薬局ですぐに役立つ

薬の比較と使い分け100

児島悠史【著】
Yushi Kojima

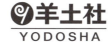

謹告

　本書に記載されている診断法・治療法に関しては，発行時点における最新の情報に基づき，正確を期するよう，著者ならびに出版社はそれぞれ最善の努力を払っております．しかし，医学，医療の進歩により，記載された内容が正確かつ完全ではなくなる場合もございます．

　したがって，実際の診断法・治療法で，熟知していない，あるいは汎用されていない新薬をはじめとする医薬品の使用，検査の実施および判読にあたっては，まず医薬品添付文書や機器および試薬の説明書で確認され，また診療技術に関しては十分考慮されたうえで，常に細心の注意を払われるようお願いいたします．

　本書記載の診断法・治療法・医薬品・検査法・疾患への適応などが，その後の医学研究ならびに医療の進歩により本書発行後に変更された場合，その診断法・治療法・医薬品・検査法・疾患への適応などによる不測の事故に対して，著者ならびに出版社はその責を負いかねますのでご了承ください．

推薦の言葉

　情報は変化する．これには賛否両論ある．薬を例に考えてみよう．賛成の立場から言えば，その一つに関係性の変化がある．例えば，ある病気の適応を有する薬にAだけがあった場合とAだけではなく類似薬Bもあった場合では状況が異なってくる．そう"使い分け"という行為が生じてくるわけだ．

　また，薬がAから類似薬Bへと変更になったとき，なぜその変更が行われたのか，を患者に伝える必要がある．納得しないと患者は薬を飲まないかもしれないし，不適切な使用へとつながる場合もあるからだ．

　次に，反対の立場から．いかに医学・薬学が進歩しようと，薬そのものが有する薬理作用は変わらない．また，薬固有のパラメータも不変である．この不変的なものである薬物動態的なデータを使い慣れていれば柔軟な服薬指導が可能になる．

　この両面を踏まえた効果的な勉強法がある．それは，薬の特徴を一言で言い表す，という訓練だ．この方法を体現したもの，それが本書である．類似薬の違いを一言で表現できれば，それは患者の理解を容易にするだろう．そして，その表現の根拠を薬理作用や薬物動態的なデータに求めるわけだ．

　本書を参考にすれば，医師の処方意図が透けて見え，服薬指導に柔軟性が生まれるようにきっとなる．そして，本書を踏み台にもう一つ上のプラトーに達したいならば，本書を参考に自分で本書の続きを作ってみることだ．類似薬を比較し，差異に注目するのだ．

　"比較対照することによって，考えを進めやすくなる．違い，差異を明らかにする作業によって，ものごとの本質をつかみやすくなるからだ．

　「意味は差異から生まれる」とは言語学者ソシュールの考え方だ．あるものとあるものの違いが，意味を生みだすという考え方である．つまり，「ずれ」や「違い」から意味が立ち現れるのだ．

　「比較」は，思考の王道である．"

（齋藤 孝『アイディアを10倍生む考える力』，だいわ文庫，p.191）

　まずは本書を手にして，比較の仕方を学ぼう．薬理や動態をどう表現し，どう用いているのか．薬理・動態といった"薬学の王道"を，比較という"思考の王道"で学んでいくのだ．これが楽しくないわけがない．本書で学び，本書を踏み台にし，薬理・動態の知識が処方提案や服薬指導に滲み出る．そんな薬剤師が増えていくことを期待して，本書の推薦の言葉としたい．

2017年9月

阪神調剤ホールディンググループ 有限会社 アップル薬局
熊本大学薬学部 臨床教授
山本 雄一郎

序

　「この薬は，前の薬とどこが違うの？」と，患者から聞かれて返答に困ったことはないでしょうか．似たような薬がたくさんある中でなぜこの薬が選ばれたのか，なぜ別の似た薬ではダメだったのか，その理由をきちんと説明するのはとても難しいことです．ひとつひとつの薬の作用は知っていても，それが今ある薬全体の中でどういった位置づけにあるのかを把握していなければ，どのように使い分ければ良いかはわからないからです．

　我々は車やパソコンを買うとき，似たような製品の性能を比べて，燃費はどちらが良い，処理速度はどちらが速い，といったことを調べた上で選びます．このように似たものを比較して違いを知ることは，そのものを深く理解するために必要なプロセスです．薬もそれぞれの作用を知るだけでなく，似たもの同士を比較して効き目の速さ，強さ，個人差の出やすさ，検査値への影響，治療効果の違い，副作用の少なさなど，どのような違いがあるかを知ることが必要です．

　本書は，ブログ「お薬Q&A～Fizz Drug Information」で公開している「似た薬の違い」から特に現場で困ることの多い100個のテーマを厳選し，大幅に加筆するとともに，より深い考察のためのコラムやこぼれ話を新規に書き下ろしたものです．1つのテーマを3〜4ページでまとめているため，忙しい日常業務の合間に，新卒の薬剤師や出産などでしばらく離職していた薬剤師でも無理なく読むことができます．また，根拠として約730点（うち添付文書・インタビューフォーム約250点を含む）の参考文献も明記しているため，患者への服薬指導に限らず，使い分けに苦慮している医師に処方提案する際にも活用して頂ければ幸いです．

　優秀な車の販売員は，車の性能をただ羅列するのではなく，他の車ではなくこの車を買ったときに人生がどう変わるかというストーリーを語ります．薬剤師も薬の情報を羅列するのではなく，薬を飲んだその人の人生がどう良くなるのかを考えて服薬指導する必要があります．本書が「薬の使い分け」を理解するための足掛かりとなり，魅力的な指導ができる薬剤師が増える一助になることを願っています．

　最後に，本書の執筆にあたり，完成まで支えてくださった編集担当の秋本佳子さま，デザイン担当の鳥山拓朗さまをはじめ，羊土社編集部の皆さまに心からの感謝を申し上げます．

2017年9月

児島 悠史

薬局ですぐに役立つ
薬の比較と使い分け100

contents

推薦の言葉 .... 山本雄一郎

序 .... 児島悠史

降圧薬・循環器系薬

1　「ARB」と「ACE阻害薬」，同じ降圧薬の違いは？ 14
　　作用と効果，適応症，副作用

2　『ブロプレス』と『ニューロタン』，同じARBの違いは？ 18
　　適応症と降圧効果

3　『タナトリル』・『レニベース』・『コバシル』，同じACE阻害薬の違いは？ 21
　　適応症とトラフ・ピーク比

4　『アムロジン』・『ワソラン』・『ヘルベッサー』，同じCa拮抗薬の違いは？ 25
　　血管と心臓に対する作用，Ca拮抗薬の3つの系統

5　『セララ』と『アルダクトンA』，同じアルドステロン拮抗薬の違いは？ 29
　　女性化乳房の副作用とアルドステロン・ブレイクスルー

6　『メインテート』と『アーチスト』，同じβ遮断薬の違いは？ 33
　　$β_1$選択性とα遮断作用，β遮断薬の3つの系統

利尿薬

7　『ラシックス』と『フルイトラン』，同じ利尿薬の違いは？ 38
　　「ループ利尿薬」と「サイアザイド系」の強さと使い分け

8　『ラシックス』・『ダイアート』・『ルプラック』，同じループ利尿薬の違いは？ ... 42
　　作用の強さと長さ，低K血症の副作用

糖尿病治療薬

9　『アマリール』・『グリミクロン』・『オイグルコン』，同じSU類の違いは？ 46
　　付加効果と血糖降下作用の強さ

10　『ザファテック』と『マリゼブ』，同じ週1回のDPP-4阻害薬の違いは？ 51
　　効果の比較と腎障害への対応

11　『ノボラピッド』と『トレシーバ』，同じインスリン製剤の違いは？ 54
　　インスリンの基礎分泌と追加分泌

12　『ランタス』・『レベミル』・『トレシーバ』，同じ持効型インスリン製剤の違いは？ ... 58
　　値段，注射回数・時間とデバイス

脂質異常症治療薬

13 『クレストール』と『メバロチン』，同じHMG-CoA還元酵素阻害薬の違いは？ ……… 63
　　スタチンの強さと夕食後服用

14 『クレストール』・『リピトール』・『リバロ』，同じストロング・スタチンの違いは？ ……… 67
　　治療効果と相互作用

15 『パルモディア』と『リピディル』，同じフィブラート系薬の違いは？ ……… 71
　　副作用とCYPの相互作用，スタチンとの併用

16 『ロトリガ』と『エパデール』，同じEPA製剤の違いは？ ……… 75
　　EPA/DHAの含有量と効果の比較，日本人のエビデンス

抗血栓薬（抗凝固薬・抗血小板薬）

17 『ワーファリン』と『バイアスピリン』，同じ血液をサラサラにする薬の違いは？ ……… 79
　　抗凝固薬と抗血小板薬

18 新薬があっても，古い『ワーファリン』が使われているのはなぜ？ ……… 84
　　直接経口抗凝固薬（DOAC）と『ワーファリン』，それぞれの利点

19 『プラビックス』と『パナルジン』，新旧の抗血小板薬の違いは？ ……… 88
　　2回の「緊急安全性情報」と副作用を減らす改良

20 『エフィエント』と『プラビックス』，新旧の抗血小板薬の違いは？ ……… 91
　　CYP2C19の個人差が与える治療への影響

21 『ブリリンタ』と『プラビックス』，同じ抗血小板薬の違いは？ ……… 94
　　抗血小板薬の可逆阻害・非可逆阻害と休薬期間

痛風・高尿酸血症治療薬

22 『ザイロリック』と『ユリノーム』，同じ痛風治療薬の違いは？ ……… 98
　　尿酸の産生と排泄，血液検査と腎機能の影響

23 『フェブリク』と『ザイロリック』，同じ尿酸生成抑制薬の違いは？ ……… 101
　　服用回数と作用の強さ，腎障害時の用量調節

解熱鎮痛薬

24 『ロキソニン』と『ボルタレン』，同じ鎮痛薬の違いは？ ……… 105
　　鎮痛薬の強さ・速さ，NSAIDsが適さない痛み

25 『ロキソニン』と『セレコックス』，同じ鎮痛薬の違いは？ ……… 109
　　速効性と持続性，COX-1・COX-2と副作用の関係

26 『ロキソニン』と『カロナール』，同じ解熱鎮痛薬の違いは？ ……… 113
　　インフルエンザ，小児・妊婦への使用

27 『ロキソニン』と『ソランタール』，同じ鎮痛薬の違いは？ ……… 118
　　鎮痛効果の強さと解熱効果の有無，NSAIDsの分類

28 『PL配合顆粒』と『SG配合顆粒』，「アセトアミノフェン」を含む配合薬の違いは？ ……… 122
　　併用の是非と「アセトアミノフェン」の量

29 『モーラステープ』と『モーラスパップ』，同じ「ケトプロフェン」外用剤の違いは？ ……… 126
　　吸収率と貼り替え回数，粘着力とかぶれやすさ

抗アレルギー薬

30 『ポララミン』と『アレグラ』，新旧の抗ヒスタミン薬の違いは？ 129
第一世代と第二世代の効果・副作用の差，併用の目的

31 『ザイザル』と『アレグラ』，同じ抗ヒスタミン薬の違いは？ 133
治療効果と脳内ヒスタミン受容体占有率，自動車運転

32 『ザイザル』と『ジルテック』，同じ抗ヒスタミン薬の違いは？ 137
光学異性体と効果・眠気の副作用

33 『デザレックス』と『ビラノア』，新しい抗ヒスタミン薬の違いは？ 141
食事の影響と用法，新薬の効果・副作用の比較

34 『ザイザル』と『シングレア』，同じ抗アレルギー薬の違いは？ 145
「ヒスタミン」と「ロイコトリエン」

35 『ディレグラ』と『アレグラ』，同じ抗アレルギー薬の違いは？ 149
血管収縮薬の効果と安全性，ドーピング禁止薬

36 『アラミスト』・『ナゾネックス』・『エリザス』，同じステロイド点鼻薬の違いは？ 152
バイオアベイラビリティと添加物

37 『パタノール』と『インタール』，同じアレルギー点眼液の違いは？ 157
pH・浸透圧と涙の性質

38 『アシテア』と『ミティキュア』，同じ減感作療法の薬の違いは？ 161
抗原量と効果，錠剤の溶けやすさ，漸増方法

経口ステロイド

39 『プレドニン』と『リンデロン』，同じステロイド内服薬の違いは？ 165
作用の強さ・長さ，用法の工夫，大量投与

吸入ステロイド

40 『アドエア』と『シムビコート』，同じ喘息吸入薬の違いは？ 170
デバイスと吸入回数，有効成分の性質差

去痰・鎮咳薬

41 『ムコダイン』と『ムコソルバン』，同じ去痰薬の違いは？ 176
痰への作用と粘膜への作用

42 『メジコン』と『アスベリン』，同じ鎮咳薬の違いは？ 180
効果・副作用の差，小児への安全性

43 『カフコデ』と『フスコデ』，同じ「リン酸コデイン」を含む配合薬の違いは？ 184
有効成分と使用目的

抗菌薬

44 たくさん種類がある抗菌薬の違いは？ 187
抗菌スペクトル，PK-PD理論と用法，併用の利害

45 『オーグメンチン』と『サワシリン』，同じ抗菌薬「アモキシシリン」製剤の違いは？ 192
耐性菌とβ-ラクタマーゼ，併用の目的

抗ウイルス薬

46 『タミフル』・『リレンザ』・『イナビル』・『ラピアクタ』，同じインフルエンザ治療薬の違いは？ …… 196
投与経路と治療効果の比較

47 『バルトレックス』と『ゾビラックス』，同じヘルペス治療薬の違いは？ …… 201
プロドラッグの服用回数と吸収効率

抗真菌薬

48 『ラミシール』と『イトリゾール』，同じ白癬（水虫）治療の内服薬の違いは？ …… 204
効果と治療期間，副作用や併用禁忌による使い分け

49 『アスタット』・『ルリコン』・『ゼフナート』・『ラミシール』，同じ白癬（水虫）治療の外用薬の違いは？ …… 209
治療効果の優劣と系統

50 『ルコナック』と『クレナフィン』，同じ爪白癬（爪水虫）治療の外用薬の違いは？ …… 213
抗真菌効果の強さと使いやすさ

消化性潰瘍治療薬

51 PPIとH₂ブロッカー，同じ胃酸分泌抑制薬の違いは？ …… 216
効果の強さと投与制限，ピロリ偽陰性，併用の目的

52 『ネキシウム』と『オメプラール』，同じPPIの違いは？ …… 220
光学異性体とCYP2C19による個人差，小児用量

53 『タケキャブ』と『タケプロン』，同じ胃酸分泌抑制薬の違いは？ …… 223
P-CABとPPI，ピロリ除菌の成功率

54 『セルベックス』と『ムコスタ』，同じ胃粘膜保護薬の違いは？ …… 228
同じ適応症，頓服時の選び方

潰瘍性大腸炎治療薬

55 『ペンタサ』と『アサコール』，同じ「メサラジン」製剤の違いは？ …… 231
ドラッグ・デリバリー・システムによる適応症の差

整腸剤・止瀉薬・下剤

56 『ビオフェルミン』と『ビオフェルミンR』，同じ整腸剤の違いは？ …… 235
耐性，抗菌薬との併用

57 『アドソルビン』と『タンナルビン』，同じ止瀉薬の違いは？ …… 239
吸着剤と整腸剤

58 『マグミット』と『プルゼニド』，同じ便秘薬の違いは？ …… 243
刺激の有無と耐性，相互作用，効きはじめの時間

睡眠・抗不安薬

59 『デパス』と『ソラナックス』，同じ抗不安薬の違いは？ …… 247
ベンゾジアゼピン系の筋弛緩作用と抗不安作用

60 『レンドルミン』と『サイレース』，同じベンゾジアゼピン系の睡眠薬の違いは？ …… 251
作用時間，入眠障害と中途覚醒・早朝覚醒

61 『マイスリー』と『ハルシオン』，同じ睡眠薬の違いは？ 256
　　筋弛緩作用と相互作用

62 『ルネスタ』と『アモバン』，同じ睡眠薬の違いは？ 260
　　光学異性体の用量，苦味，減量・中止のしやすさ

63 『ベルソムラ』と『ロゼレム』，新しい睡眠薬の違いは？ 264
　　「オレキシン」と「メラトニン」

抗うつ薬

64 『ジェイゾロフト』と『サインバルタ』，同じ抗うつ薬の違いは？ 267
　　SSRIとSNRI，「セロトニン」と「ノルアドレナリン」

65 『レクサプロ』と『ジェイゾロフト』，同じSSRIの違いは？ 271
　　初期投与量と治療用量，10代への効果

統合失調症治療薬

66 『セレネース』と『リスパダール』，新旧の抗精神病薬の違いは？ 275
　　定型・非定型の効果と副作用，併用の意義

67 『リスパダール』・『ルーラン』・『ロナセン』，同じ統合失調症治療薬SDAの違いは？ 280
　　使用実績・食事の影響と副作用による使い分け

68 『インヴェガ』と『リスパダール』，新旧の統合失調症治療薬の違いは？ 285
　　CYP2D6による個人差，服用回数，製剤工夫

抗認知症薬

69 『アリセプト』と『メマリー』，同じ抗認知症薬の違いは？ 289
　　進行度・周辺症状・副作用による使い分けと併用

片頭痛治療薬

70 『マクサルト』・『アマージ』・『イミグラン』，同じトリプタン製剤の違いは？ 293
　　速効性と持続性による使い分けと予防投与

71 『デパケン』・『インデラル』・『ミグシス』，同じ片頭痛予防薬の違いは？ 297
　　推奨度と禁忌の違い，薬物乱用頭痛の防止

制吐薬

72 『ナウゼリン』と『プリンペラン』，同じ制吐薬の違いは？ 302
　　血液脳関門とCTZ，中枢での効果と副作用

73 『ガナトン』と『ガスモチン』，同じ胸焼け・胃炎の薬の違いは？ 306
　　ドパミンとセロトニンによる作用と副作用の差

めまい治療薬

74 『メリスロン』と『セファドール』，同じめまい治療薬の違いは？ 309
　　メニエール病への効果，内リンパ水腫と内耳障害

貧血治療薬

75 『フェロミア』と『フェロ・グラデュメット』，同じ鉄剤の違いは？ 312
　　胃酸の影響と錠剤の大きさ，お茶の相互作用

骨粗鬆症治療薬

76 『エディロール』と『アルファロール』，同じビタミン D_3 製剤の違いは？ ……… 316
カルシウム吸収と骨代謝

77 『ビビアント』と『エビスタ』，同じ骨粗鬆症治療薬の違いは？ ……… 319
SERMのメカニズムと骨折予防効果

78 『ボナロン』と『ボノテオ』，同じビスホスホネート製剤の違いは？ ……… 323
大腿骨への効果と服薬実行率

泌尿器系の治療薬

79 『ハルナール』・『ユリーフ』・『フリバス』，同じ排尿障害治療薬の違いは？ ……… 327
$α_{1A}$・$α_{1D}$の分布差と効果・副作用の差

80 『ベシケア』と『ベタニス』，同じ過活動膀胱治療薬の違いは？ ……… 331
抗コリン薬と$β_3$刺激薬，年齢による使い分け

81 『バイアグラ』・『レビトラ』・『シアリス』，同じED治療薬の違いは？ ……… 335
値段・速効性・持続性の比較

乳がん・前立腺がんの治療薬

82 『ノルバデックス』と『アリミデックス』，同じ乳がん治療薬の違いは？ ……… 340
閉経の前後で変わる治療の効果，併用の問題点

83 『カソデックス』と『オダイン』，同じ前立腺がん治療薬の違いは？ ……… 343
抗アンドロゲン薬の交替療法と治療抵抗性

オピオイド鎮痛薬

84 『タペンタ』と『トラマール』，同じオピオイド鎮痛薬の違いは？ ……… 346
除痛ラダーの位置づけと，個人差・麻薬指定

甲状腺疾患治療薬

85 『チラーヂン』と『メルカゾール』，同じ甲状腺疾患治療薬の違いは？ ……… 350
甲状腺ホルモンを増やす薬と減らす薬，併用の目的

抗てんかん薬

86 『デパケン』と『テグレトール』，同じ抗てんかん薬の違いは？ ……… 354
全般発作と部分発作の第一選択薬

ビタミン剤

87 『ビタノイリン』・『ノイロビタン』・『ビタメジン』，同じビタミンB製剤の違いは？ ……… 358
誘導体の違いと，ビタミンB_2の配合意義

88 『ロイコボリン』と『フォリアミン』，同じ葉酸製剤の違いは？ ……… 363
効果・保険適用と値段の問題

アミノ酸製剤

89 『リーバクト』と『アミノレバン』，同じアミノ酸製剤の違いは？ ……… 366
BCAA製剤のカロリーと使い分け

漢方薬

90 同じ『葛根湯』でも，メーカーによって分量が違うのはなぜ？ ……………… 370
　　日本薬局方の「葛根湯」のレシピと「満量処方」の意味

外用薬

91 ステロイド外用剤の『リンデロン』，DP・V・VG・Aの違いは？ ……………… 374
　　ステロイドの強さと使い分け

92 『ヒルドイド』と『パスタロン』，同じ保湿剤の違いは？ ……………………… 379
　　皮膚への刺激と角質への作用

ドライアイ治療薬

93 『ムコスタ』と『ジクアス』，同じドライアイ治療薬の違いは？ ……………… 384
　　点眼回数と苦味・コンタクトレンズ

緑内障治療薬

94 『キサラタン』・『タプロス』・『トラバタンズ』・『ルミガン』，
　　同じプロスタグランジン関連薬の違いは？ ……………………………………… 387
　　値段・使いやすさ・効果と副作用の比較

うがい薬

95 『アズノール』と『イソジン』，同じうがい薬の違いは？ ……………………… 392
　　炎症止めと消毒薬，薄め方・「うがい」の方法

消毒薬

96 『ウエルセプト』と『ウエルパス』，同じ消毒薬の違いは？ …………………… 395
　　ノロウイルスと指向性アルコール

禁煙補助薬

97 『チャンピックス』と『ニコチネル』，同じ禁煙補助薬の違いは？ …………… 399
　　ニコチンの有無，禁煙方法と成功率，副作用の違い

AGA治療薬

98 『ザガーロ』と『プロペシア』，同じAGA治療薬の違いは？ ………………… 403
　　治療効果の違いと値段の比較

薬に関わるすべての人に知ってほしいこと

99 「エビデンスレベル」って何？ …………………………………………………… 406
　　専門家個人の意見からランダム化比較試験のメタ解析まで

100 他人の薬，個人輸入の薬はなぜ使ったらいけないのか ……………………… 412
　　医薬品副作用被害救済制度について

　　索引 ………………………………………………………………………………… 415

本書に掲載されている薬剤は基本的に商品名で表記しております．なお初出箇所には一般名を併記しております．

薬局ですぐに役立つ

薬の比較と使い分け 100

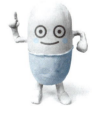

降圧薬・循環器系薬

1. 「ARB」と「ACE阻害薬」，同じ降圧薬の違いは？
作用と効果，適応症，副作用

 空咳の副作用がない「ARB」と，実績豊富で適応症も広い「ACE阻害薬」

「ARB」と「ACE阻害薬」はどちらも高血圧治療の第一選択薬として広く使われている薬ですが，それぞれ血圧を下げるメカニズムが異なります．

- 正式な表記

  ARB　　　　アンジオテンシンII受容体拮抗薬（Angiotensin II Receptor Blocker）
  ACE阻害薬　アンジオテンシン変換酵素阻害薬（Angiotensin Converting Enzyme Inhibitors）

「ACE阻害薬」の方が古くから使われている薬で，**使用実績も豊富なため適応症も広いですが，「空咳」の副作用で薬を飲み続けられない人が少なくありません．**

「ARB」は，この**「空咳」の副作用がなく非常に飲み続けやすい薬**ですが，新しいぶん値段も高い傾向があります．

高血圧の治療効果には大きな違いはないため，持病や副作用・値段などの観点から薬を選ぶのが一般的です．

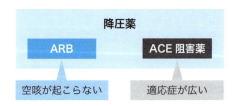

作用の違い〜レニン・アンジオテンシン系

血圧が下がり過ぎると，脳に血液が届かず死んでしまいます．そのため，血圧を維持する「昇圧システム」が身体には備わっています．

その一つが「レニン・アンジオテンシン系」と呼ばれるシステムです．「ARB」と「ACE阻害薬」は，この「レニン・アンジオテンシン系」の別々の場所に作用します．「ARB」は，「アンジオテンシンII」が「アンジオテンシンII₁受容体（AT₁受容体）」に結合することを阻害します．「ACE阻害薬」は，「アンジオテンシンI」を「アンジオテンシンII」に変換する酵素「アンジオテンシン変換酵素（ACE）」を阻害します．どちらの薬も，「レニン・アンジオテンシン系」のなかで血管収縮・血圧上昇に関わる「アンジオテンシンII」の作用を弱め

こぼれ話　「ARB」と「ACE阻害薬」を併用すると，腎障害の副作用などが増えることが報告されている（参考文献2，Lancet，372：547-553，2008［PMID：18707986］）ため，推奨はされていません．

ることで，降圧効果を発揮します．

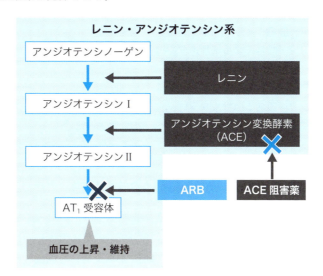

治療効果の違い

　高血圧を治療する目的は，単に血圧を下げることではなく，高血圧が原因で起こる心筋梗塞や脳卒中などの血管トラブルを防ぐことです．

　こうした血管トラブルの予防効果について，「ARB」と「ACE阻害薬」の間に大きな違いはありません[1,2]．そのため，どちらも高血圧治療の第一選択薬に選ばれ，ガイドラインでも「ARBまたはACE阻害薬」と一括りに扱われています[3]．

　このことから，種類にこだわるよりも，基準値まで血圧を下げられるかどうかを重視して選ぶのが一般的です．

適応症の違い～「ACE阻害薬」の豊富な使用実績

　「ACE阻害薬」の方が古くから使われているため，血管や心臓・腎臓などさまざまな臓器に対する保護効果がすでに立証されています．そのため，「高血圧」だけでなく「慢性心不全」や「糖尿病性腎症」など幅広い適応症をもっているものがあります．

　「ARB」は新しい薬のため，ほとんどの薬の適応症は「高血圧症」だけです．最近は臓器保護効果の報告も増えてきていますが，まだ歴史が浅く「ACE阻害薬」ほど豊富ではありません．そのため，『ブロプレス（一般名：カンデサルタン）』の慢性心不全に対する適応症は，「ACE阻害薬が使えない場合の」という条件付き（☞p.18）になっており，あくまで「ACE阻害薬」が優先とされています[4]．

■「ACE阻害薬」の適応症の例（☞p.21）
　『レニベース（一般名：エナラプリル）』　高血圧症，慢性心不全
　『タナトリル（一般名：イミダプリル）』　高血圧症，1型糖尿病に伴う糖尿病性腎症
　『ロンゲス（一般名：リシノプリル）』　　高血圧症，慢性心不全

こぼれ話　「ARB」に，「Ca拮抗薬」や「利尿薬」を組み合わせた配合剤は数多く販売されていますが，「ACE阻害薬」の配合剤は今のところありません（2017年8月現在）．

■「ARB」の適応症の例

『アジルバ（一般名：アジルサルタン）』	高血圧症
『イルベタン（一般名：イルベサルタン）』	高血圧症
『オルメテック（一般名：オルメサルタン）』	高血圧症
『ディオバン（一般名：バルサルタン）』	高血圧症
『ミカルディス（一般名：テルミサルタン）』	高血圧症
『ニューロタン（一般名：ロサルタン）』	高血圧症，高血圧・蛋白尿を伴う2型糖尿病の糖尿病性腎症
『ブロプレス（一般名：カンデサルタン）』	高血圧症，ACE阻害薬が使えない慢性心不全

「空咳」の副作用～「ARB」が飲み続けやすい理由

「ACE阻害薬」では，副作用で痰の出ない乾いた咳（空咳）が出ることがあります．この「空咳」は，「ACE阻害薬」が「ブラジキニン」の分解も一緒に阻害してしまうことで起こります．「ブラジキニン」が身体に蓄積すると，気道にある受容体を刺激するため，喉の違和感や咳を起こします[5]．「ACE阻害薬」のなかでは「空咳」が少ないとされる『タナトリル（一般名：イミダプリル）』でも4.76％の頻度で起こります[6]．この「空咳」は，「ACE阻害薬」を使い続けられない最大の原因となっており，**「ACE阻害薬」を中断する理由の70％**近くにのぼるとされています[7]．

一方，「ARB」は「ブラジキニン」の分解に影響しないため，「空咳」の副作用は起こりません．そのため，「空咳」が問題になる場合には「ARB」に変更するのが一般的です．

ただし高齢者の場合，「誤嚥性肺炎」の予防のためにあえて咳の出る「ACE阻害薬」を使うこともあります[3]（☞p.21）．

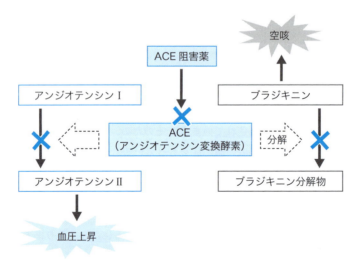

advice
飲み続けやすい薬で治療の手助けを

「ARB」と「ACE阻害薬」では，新しい「ARB」の方がやや高価な傾向があります．一方で，Ca拮抗薬や利尿薬との配合剤のほか，ネプリライシン阻害薬「サクビトリル」と一緒に

こぼれ話　「ACE阻害薬」は，血圧降下に依存しない冠動脈疾患予防効果が報告され，その有用性が見直されるきっかけとなった研究があります（J Hypertens, 25：951-958, 2007 [PMID：17414657]）．

なった『エンレスト』も登場しており，臨床での存在感は大きくなっています．

薬物治療を続けていく上で，"経済的な理由"や"錠剤の多さ"はよく問題になりますが，個々の患者の事情も踏まえた選択をすることが大切です．

Point

❶「ARB」は，「空咳」の副作用がなく飲み続けやすい．
❷「ACE阻害薬」は，使用実績が豊富で適応症も広い．
❸ どちらも高血圧治療の第一選択薬で，治療効果に大きな違いはない．

▶ 共通の弱点「アルドステロン・ブレイクスルー」と，『セララ』の効果

「ARB」や「ACE阻害薬」によっていったんは血圧が下がったものの，しばらくすると再び血圧が上昇してくることがあります．これは，薬によって「レニン・アンジオテンシン系」を阻害しているにもかかわらず，別の経路で最終産物である「アルドステロン」が産生され，これによって血圧が上昇することが原因と考えられています．この現象は「アルドステロン・ブレイクスルー」と呼ばれ，「ARB」や「ACE阻害薬」の共通の弱点として知られています．

この「アルドステロン・ブレイクスルー」は，「アルドステロン」を直接ブロックする『セララ（一般名：エプレレノン）』（☞p.29）で阻止できることが知られています[8]．

■ 参考文献

1) Pitt B, et al：Effect of losartan compared with captopril on mortality in patients with symptomatic heart failure: randomised trial—the Losartan Heart Failure Survival Study ELITE II. Lancet, 355：1582-1587, 2000［PMID 10821361］※ELITE II試験
2) Yusuf S, et al：Telmisartan, ramipril, or both in patients at high risk for vascular events. N Engl J Med, 358：1547-1559, 2008［PMID 18378520］
3)「高血圧治療ガイドライン2014」（日本高血圧学会高血圧治療ガイドライン作成委員会/編），日本高血圧学会，2014
4) ブロプレス錠　添付文書
5) 後藤英司，石井當男：ACE阻害薬使用上の注意．綜合臨牀，45：1946-1951，1996
6) タナトリル錠　添付文書
7) Granger CB, et al：Effects of candesartan in patients with chronic heart failure and reduced left-ventricular systolic function intolerant to angiotensin-converting-enzyme inhibitors: the CHARM-Alternative trial. Lancet, 362：772-776, 2003［PMID 13678870］
8) Narayan H & Webb DJ：New Evidence Supporting the Use of Mineralocorticoid Receptor Blockers in Drug-Resistant Hypertension. Curr Hypertens Rep, 18：34, 2016［PMID 27072827］

こぼれ話 ACE阻害薬の空咳は，薬の中止で通常4週間以内に治まり，再開時には起こらないこともあります（Chest, 129(1Suppl)：169S-173S, 2006［PMID 16428706］）．

降圧薬・循環器系薬

2. 『ブロプレス』と『ニューロタン』, 同じARBの違いは？
適応症と降圧効果

 Answer　『ブロプレス』は慢性心不全, 『ニューロタン』は糖尿病性腎症にも適応

　『ブロプレス（一般名：カンデサルタン）』と『ニューロタン（一般名：ロサルタン）』は，どちらも高血圧に使う「アンジオテンシンⅡ受容体拮抗薬（ARB）」です．

　『ブロプレス』は慢性心不全，**『ニューロタン』は糖尿病性腎症**と，それぞれ高血圧以外にも適応症があります．

　ARBはすべて高血圧治療の第一選択薬で，血圧を下げる効果に大きな違いはありませんが，こうした適応症の違いによって使い分けることがあります．

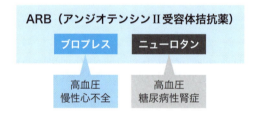

『ブロプレス』の適応症〜「ACE阻害薬」が使えない慢性心不全

　『ブロプレス』は高血圧症のほかに，軽症〜中等度の慢性心不全にも適応があります[1]．これは，『ブロプレス』には心不全の進行を抑える作用[2]があり，特に「ACE阻害薬」（☞p.21）を使えない患者の死亡や入院といったトラブルを減らす効果[3]があるからです．

　通常，慢性心不全には「ACE阻害薬」を積極的に使います[4]．しかし，空咳の副作用がひどいなどの理由で「ACE阻害薬」を使えない場合には，『ブロプレス』が選択肢になります．

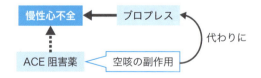

『ニューロタン』の適応症〜「糖尿病性腎症」

　『ニューロタン』は高血圧症のほかに，2型糖尿病における糖尿病性腎症に適応があります[5]．「糖尿病性腎症」とは，高血糖状態で腎臓のろ過機能が衰える病態のことで，透析の大

こぼれ話　『ブロプレス』は片頭痛予防にも効果があり，慢性頭痛の診療ガイドラインでも「Group2（ある程度有効）」に分類されています．

きな原因とされています．こうした「糖尿病性腎症」に対して，『ニューロタン』は腎不全の進行を抑える効果が報告されています[6]．そのため，『ニューロタン』は糖尿病性腎症を合併した高血圧の治療に効果的な薬として使われています．

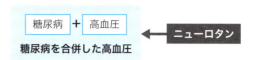

降圧効果に大きな違いはない

「ARB」にはいろいろな種類（全7種）がありますが，高血圧に対する治療効果にはそれほど明確な違いはないとされています[7]．

『ニューロタン』はほかの「ARB」と比べると降圧効果はやや弱めとする報告もあります[8]が，ガイドライン等でもまとめて「ARB」として扱われているため，厳密な使い分けが必要というわけではありません．

そのため，患者の持病や併用薬などの事情から，適した薬を選ぶのが一般的です．

advice
高血圧を治療する目的・意義を理解してもらう

高血圧治療の目的は，血圧をコントロールして心筋梗塞などの心血管疾患を防ぐことです．しかし，一般的に高血圧はよほどのことがない限り，自覚症状がありません．そのため，「少しくらい血圧が高くても平気」と思い，薬の服用が疎かになるケースが少なくありません．

何のために薬が必要なのか，降圧薬の目的・意義をきちんと理解してもらい，薬を飲み続けられるように指導する必要があります．

💡 Point
❶『ブロプレス』は慢性心不全，『ニューロタン』は糖尿病性腎症にも保険適用がある．
❷ ARBの効果に大きな差はないため，持病などの患者背景から選ぶのが一般的．
❸ 高血圧治療の目的は，血圧を下げることではなく心血管疾患を防ぐこと，という理解が重要．

▶ ARBを1日2回で服用する意味

高血圧にも，早朝に血圧が急上昇する「早朝高血圧（morning surge）」や，夜間に血圧が下がらない「non-dipper型」など，さまざまな病態があることがわかっています．特に，こうした血圧の変動が大きい場合，心筋梗塞などを起こしやすいとする報告もあり[9]，血圧は，単に基準値以下に下げればよいというわけではなく，1日のなかで大きく変動しない安定した状態で降圧することが大切だという考え方が広がっています．実際，原則1日1回のARBであっても，24時間の安定した降圧のために1日2回に分けて服用することは選択肢の一つである，とガイドラインにも記載されています[10]．

こぼれ話　『ニューロタン』には，URAT1阻害による尿酸排泄促進作用があります（Eur J Clin Pharmacol, 42：333-335, 1992 [PMID：1577054]）．

保険適用上の用法を守ることも重要ですが，それにこだわるのではなく臨機応変に対応することも大切です．

添付文書，インタビューフォームの比較

- **適応症**
  プロプレス　：高血圧症，腎実質性高血圧症，**軽症～中等度の慢性心不全（ACE阻害薬が使えない場合）**
  ニューロタン：高血圧症，**高血圧および蛋白尿を伴う2型糖尿病における糖尿病性腎症**

- **用法**
  プロプレス　：1日1回
  ニューロタン：1日1回

- **規格の種類**
  プロプレス　：2 mg，4 mg，8 mg，12 mg（※12 mgは心不全の適応なし）
  ニューロタン：25 mg，50 mg，100 mg

- **妊婦への安全性**
  プロプレス　：禁忌（オーストラリア基準【D】）
  ニューロタン：禁忌（オーストラリア基準【D】）

- **配合剤**
  プロプレス　：『エカード（＋ヒドロクロロチアジド）』，『ユニシア（＋アムロジピン）』
  ニューロタン：『プレミネント（＋ヒドロクロロチアジド）』

- **製造販売元**
  プロプレス　：武田テバ薬品
  ニューロタン：MSD

参考文献

1) プロプレス錠　添付文書
2) Matsumori A：Efficacy and safety of oral candesartan cilexetil in patients with congestive heart failure. Eur J Heart Fail, 5：669-677, 2003［PMID 14607207］
3) Granger CB, et al：Effects of candesartan in patients with chronic heart failure and reduced left-ventricular systolic function intolerant to angiotensin-converting-enzyme inhibitors: the CHARM-Alternative trial. Lancet, 362：772-776, 2003［PMID 13678870］
4) 日本循環器学会：慢性心不全治療ガイドライン（2010年改訂版）（http://www.j-circ.or.jp/guideline/pdf/JCS2010_matsuzaki_h.pdf）
5) ニューロタン錠　添付文書
6) Brenner BM, et al：Effects of losartan on renal and cardiovascular outcomes in patients with type 2 diabetes and nephropathy. N Engl J Med, 345：861-869, 2001［PMID 11565518］
7) Pitt B, et al：Effect of losartan compared with captopril on mortality in patients with symptomatic heart failure: randomised trial—the Losartan Heart Failure Survival Study ELITE II. Lancet, 355：1582-1587, 2000［PMID 10821361］ ※ELITE II試験
8) Fabia MJ, et al：Antihypertensive activity of angiotensin II AT1 receptor antagonists: a systematic review of studies with 24 h ambulatory blood pressure monitoring. J Hypertens, 25：1327-1336, 2007［PMID 17563549］
9) Kikuya M, et al：Day-by-day variability of blood pressure and heart rate at home as a novel predictor of prognosis: the Ohasama study. Hypertension, 52：1045-1050, 2008［PMID 18981332］
10)「高血圧治療ガイドライン 2014」（日本高血圧学会高血圧治療ガイドライン作成委員会/編），日本高血圧学会，2014

こぼれ話　『ニューロタン』は「慢性心不全」に対して「ACE阻害薬」と同等の効果が報告されています（参考文献7）．また，『アバプロ（一般名：イルベサルタン）』は欧米で「糖尿病性腎症」の適応症をもっています．

降圧薬・循環器系薬

3. 『タナトリル』・『レニベース』・『コバシル』，同じACE阻害薬の違いは？
適応症とトラフ・ピーク比

> **Answer** 適応症や，効き目の安定性が異なる

『タナトリル（一般名：イミダプリル）』，『レニベース（一般名：エナラプリル）』，『コバシル（一般名：ペリンドプリル）』は，いずれも高血圧に使う「ACE阻害薬」です．

高血圧以外にも，『タナトリル』は**糖尿病性腎症**，『レニベース』は**慢性心不全**に保険適用があります．

また，『コバシル』は「ACE阻害薬」のなかでも最も安定して効き目が持続するため，24時間の安定した降圧に適した薬と言えます．

「ACE阻害薬」の治療効果に大きな差はありませんが，こうした適応症や効果の持続性によって使い分けることがあります．

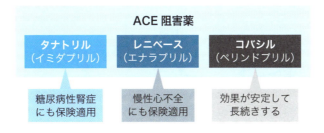

適応症の違い

「ACE阻害薬」は主に高血圧の治療に使う降圧薬ですが，古い薬である分豊富な使用実績があり，高血圧以外にも使えるものがあります．

『タナトリル』は「1型糖尿病に伴う糖尿病性腎症」，『レニベース』は「軽症〜中等度の慢性心不全」に，それぞれ適応があります[1,2]．

降圧効果の持続性〜トラフ・ピーク（T/P）比

血圧は単に下げればよいというわけではなく，24時間全体を通して安定して下げることが重要です．このとき，「トラフ・ピーク（T/P）比」が一つの指標となります．

■「トラフ・ピーク（T/P）比」とは
「トラフ値」を「ピーク値」で割った比のこと．

こぼれ話 高血圧治療では，血圧がどれだけ下がったか（代用のアウトカム）と，それによって死亡率をどれだけ減らせたか（真のアウトカム）とを考える必要があります．

トラフ値…次回の薬を飲む直前，つまり薬の効果が切れるときの降圧値（trough：谷）
ピーク値…最も薬がよく効いているときの降圧値（peak：峰）

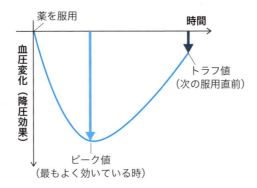

T/P比が100％ということは，最大の降圧効果が次回の服用直前にまで維持されている，ということを意味します．つまり100％に近いほど，継続して飲んだ場合に降圧効果が安定して長続きします．

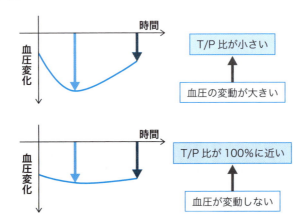

『タナトリル』のT/P比：55％程度[3]
『レニベース』のT/P比：40〜64％ [4]
『コバシル』のT/P比　：75〜100％ [4,5]

T/P比は50％以上が推奨

高血圧では，朝に目覚めたときに急激な血圧上昇（早朝高血圧：morning surge）を起こすことがあります．こうした血圧の急上昇は，朝の脳卒中や心筋梗塞などの大きな要因と考えられています[6]．

前日の朝食後に飲んだ薬の効き目が，翌朝起きる時間にはすでに切れている，といった状況になると，このような血圧の急上昇が起こってしまいます．そのため，「トラフ・ピーク（T/P）比」ができるだけ高い，安定して効き目が長続きする降圧薬を選ぶ必要があります．このことから米国食品医薬品局（FDA）は，「トラフ・ピーク（T/P）比」が50％以上の降圧薬を選ぶことを推奨しています[7]．

> こぼれ話　90dBを超える騒音に曝された人は，血圧が高くなる傾向があります（Arch Environ Health, 55：319-325, 2000［PMID 11063406］）．

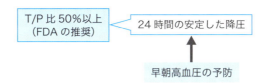

『タナトリル』・『レニベース』・『コバシル』はいずれも50％以上で，安定した降圧効果が得られる薬ですが，なかでも『コバシル』は特に優れた安定性・持続性をもつ薬だと言えます．

実際の降圧効果

『タナトリル』や『コバシル』は試験段階で『レニベース』との比較試験を行っていますが，血圧を下げる効果には差がないことが確認されています[8,9]．実際に，ガイドラインでも「ACE阻害薬」として一括りにされています[10]．そのため，「ACE阻害薬」の細かな違いによって厳密な使い分けをしなければならない，というわけではありません．

advice

「空咳」は，うまく利用する方法もある

「ACE阻害薬」の副作用である「空咳」を利用すると，誤嚥性肺炎を防ぐことができます．実際，「ACE阻害薬」を使うことで高齢者の肺炎発症率を3分の1にまで減らすことができた，とする報告もあります[11]．

ガイドライン上でも，誤嚥性肺炎のリスクが高い場合の降圧薬には，「ACE阻害薬」が推奨されている[10]ため，「咳が出ればARBに変更」と一概に決まっているわけではありません．価格も安い「ACE阻害薬」に変更することで使う薬を減らせる可能性もあるため，必要に応じて提案していく必要があります．

ただし，経管導入されている高齢患者ではこの効果は期待できないとする報告もある[12]ため，薬の追加は慎重に考える必要があります．

Point

❶『タナトリル』は「糖尿病性腎症」，『レニベース』は「慢性心不全」にも適用がある．
❷『コバシル』はT/P比75〜100％と，安定した効果が得られる．
❸「空咳」の副作用をうまく利用すれば，誤嚥性肺炎を防ぐこともできる．

添付文書，インタビューフォームの比較

◆ 商品名と一般名
　タナトリル：イミダプリル
　レニベース：エナラプリル
　コバシル　：ペリンドプリル

◆ 適応症
　タナトリル：高血圧症，腎実質性高血圧症，**1型糖尿病に伴う糖尿病性腎症（2.5 mg錠，5 mg錠のみ）**

こぼれ話 誤嚥性肺炎は，口腔ケアを行うことで大きく軽減できることが実証されています（J Am Geriatr Soc, 50：430-433, 2002 [PMID：11943036]）．

レニベース：高血圧症（本態性，腎性，腎血管性，悪性），**軽症〜中等症の慢性心不全**（ジギタリス製剤・利尿剤等の基礎治療剤を投与しても十分な効果が認められない場合）
コバシル　：高血圧症のみ

◆ 用法
タナトリル：1日1回
レニベース：1日1回
コバシル　：1日1回

◆ 咳の副作用頻度
タナトリル：4.76 %
レニベース：2.13 %
コバシル　：8.3 %

◆ 製造販売元
タナトリル：田辺三菱製薬
レニベース：MSD
コバシル　：協和発酵キリン

参考文献

1）タナトリル錠　添付文書（※2.5 mg錠，5 mg錠のみ）
2）レニベース錠　添付文書
3）Harder S, et al：Single dose and steady state pharmacokinetics and pharmacodynamics of the ACE-inhibitor imidapril in hypertensive patients. Br J Clin Pharmacol, 45：377-380, 1998 ［PMID 9578185］
4）Neutel JM：Effect of the renin—angiotensin system on the vessel wall: using ACE inhibition to improve endothelial function. J Hum Hypertens, 18：599-606, 2004 ［PMID 15190263］
5）Morgan T & Anderson A：Clinical efficacy of perindopril in hypertension. Clin Exp Pharmacol Physiol Suppl, 19：61-65, 1992 ［PMID 1395118］
6）Kario K & White WB：Early morning hypertension: what does it contribute to overall cardiovascular risk assessment? J Am Soc Hypertens, 2：397-402, 2008 ［PMID 20409923］
7）日本循環器学会：24時間血圧計の使用（ABPM）基準に関するガイドライン（2010年改訂版）（http://www.j-circ.or.jp/guideline/pdf/JCS2010_shimada_h.pdf）
8）Saruta T, et al：Imidapril hydrochloride in essential hypertension: a double-blind comparative study using enalapril maleate as a control. J Hypertens Suppl, 13：523-530, 1995 ［PMID 8592249］
9）吉永 馨，他：本態性高血圧症に対するアンジオテンシン変換酵素阻害薬Perindopril Erbumine（SED-9490）単独投与時の臨床評価-Enalapril Maleateを対照薬とした二重盲検群間比較試験．臨床医薬, 13：4259-4297, 1997
10）「高血圧治療ガイドライン 2014」（日本高血圧学会高血圧治療ガイドライン作成委員会/編），日本高血圧学会，2014
11）Arai T, et al：ACE inhibitors and protection against pneumonia in elderly patients with stroke. Neurology, 64：573-574, 2005 ［PMID 15699404］
12）Does low dose angiotensin converting enzyme inhibitor prevent pneumonia in older people with neurologic dysphagia--a randomized placebo-controlled trial. J Am Med Dir Assoc, 16：702-707, 2015 ［PMID 26123256］

こぼれ話　漢方薬の『半夏厚朴湯』にも，誤嚥性肺炎の予防効果が報告されています（J Am Geriatr Soc, 55：2035-2040, 2007 ［PMID：17944889］）．

降圧薬・循環器系薬

4. 『アムロジン』・『ワソラン』・『ヘルベッサー』, 同じCa拮抗薬の違いは？
血管と心臓に対する作用, Ca拮抗薬の3つの系統

> 『アムロジン』は高血圧, 『ワソラン』は不整脈の薬,
> 『ヘルベッサー』はその中間

『アムロジン（一般名：アムロジピン）』・『ワソラン（一般名：ベラパミル）』・『ヘルベッサー（一般名：ジルチアゼム）』は, いずれもCa拮抗薬です.

『アムロジン』は血管への作用が強いため, 高血圧の薬として使います.

『ワソラン』は心臓への作用が強いため, 不整脈（頻脈）の薬として使います.

『ヘルベッサー』は, 『アムロジン』と『ワソラン』の中間くらいの薬で, 頻脈傾向の高血圧に使います.

同じCa拮抗薬でも作用する場所が異なるため, 全く別の薬として扱います.

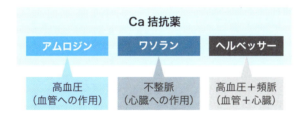

Ca拮抗薬には3つの系統がある

血管や心臓が収縮するためには, 筋肉の細胞にCaイオンが流入する必要があります. このCaイオンの流入にかかわるCaチャネルを阻害する薬が「Ca拮抗薬」です. 「Ca拮抗薬」には, 主に血管に作用する「ジヒドロピリジン系」, 主に心臓に作用する「フェニルアルキルアミン系」, 血管にも心臓にもほどほどに作用する「ベンゾチアゼピン系」という3つの系統があります.

血管に作用する「ジヒドロピリジン系」のCa拮抗薬は, 血圧を下げる効果が強力で, ARB・ACE阻害薬 (☞p.14) と並んで高血圧治療の第一選択薬に選ばれています.

心臓に作用する「フェニルアルキルアミン系」のCa拮抗薬は, 心臓の異常な興奮を抑え, 頻脈性の不整脈を抑える効果があります.

両方にほどほどに作用する「ベンゾチアゼピン系」のCa拮抗薬は, 上記2つのちょうど中間くらいの作用があるため, 頻脈傾向にある高血圧患者の治療に使います.

こぼれ話　Ca拮抗薬では「浮腫」がしばしば問題になりますが, 高用量（最大用量の50％以上）で使っていると浮腫を起こすリスクが2.8倍高いという報告があります (J Hypertens, 29：1270-1280, 2011 [PMID 21558959]).

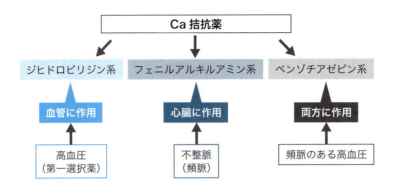

『アムロジン』～血管選択性の高い「ジヒドロピリジン系」

　『アムロジン』などの「ジヒドロピリジン系」のCa拮抗薬は、冠動脈・末梢血管の平滑筋を弛緩させ、血管を広げる作用があり[1]、ARB・ACE阻害薬（☞p.14）などとともに**高血圧治療の第一選択薬**に選ばれていますが、特に『アムロジン』はARBの『ディオバン（一般名：バルサルタン）』と比べて、降圧効果が強いことが報告されています[2]．これは、『アムロジン』などのCa拮抗薬は血管に直接作用して降圧効果を発揮するため、内分泌や交感神経などの影響を受けにくく、ARBやACE阻害薬よりも安定して強力な降圧効果を発揮できることが要因と考えられています．

　このことから、『アムロジン』などの「ジヒドロピリジン系」のCa拮抗薬は高血圧の治療に広く使われています．

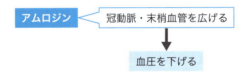

■「ジヒドロピリジン系」のCa拮抗薬の例
　『アムロジン（一般名：アムロジピン）』
　『ノルバスク（一般名：アムロジピン）』
　『アダラート（一般名：ニフェジピン）』
　『コニール（一般名：ベニジピン）』
　『アテレック（一般名：シルニジピン）』
　『カルブロック（一般名：アゼルニジピン）』

『ワソラン』～心筋選択性の高い「フェニルアルキルアミン系」

　『ワソラン』もCa拮抗薬ですが、『アムロジン』と違って主に心臓、特に心臓の心室と心房をつなぐ「房室結節」に作用し、心臓の異常な拍動を抑えます[3]．『ワソラン』には降圧作用がほとんどないため、適応症にも高血圧は入っていませんが、その代わりに**頻脈性不整脈**に対する保険適応があります[3]．

　そのため降圧薬ではなく、Vaughan Williams分類のクラスIVに分類される「抗不整脈薬」

> **こぼれ話**　「ジヒドロピリジン系」のCa拮抗薬のなかでも、CaチャネルのL型・N型・T型のどこに作用するかで、浮腫のリスクや腎保護効果、狭心症予防効果に差があります．

として使われます．

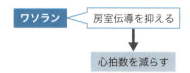

『ヘルベッサー』～血管と心臓とに作用する「ベンゾチアゼピン系」

『ヘルベッサー』は，『アムロジン』のような血管に作用して血圧を下げる効果と，『ワソラン』のような心臓に作用して心拍数を減らす効果の両方をもっています[4]．そのため**高血圧と頻脈性不整脈の両方に適応がある**など，ちょうど『アムロジン』と『ワソラン』の中間的な特徴をもっています．

特に高血圧のガイドラインでは頻脈を伴う高血圧患者に対する積極的適応として，『ヘルベッサー』のような「非ジヒドロピリジン系」のCa拮抗薬があげられています[5]．

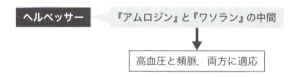

advice
Ca拮抗薬は種類が多く，適応症も広い

Ca拮抗薬は，高血圧症・狭心症・心筋梗塞・不整脈などさまざまな適応をもつ薬があります．また，用法も1日1回のものから1日3回のものまで，非常に種類がたくさんあります．それぞれに変わった特徴があるため，場合によっては異なる特徴をもつCa拮抗薬どうしを併用することもあります．特に高血圧の第一選択薬として非常に多く使われ，また配合剤もたくさん登場しているため，それぞれの特徴を理解しておく必要があります．

Point

❶『アムロジン』は「ジヒドロピリジン系」，血管への作用が強い降圧薬．
❷『ワソラン』は「フェニルアルキルアミン系」，心臓への作用が強い抗不整脈薬．
❸『ヘルベッサー』は「ベンゾチアゼピン系」，血管と心臓にほどほどに作用する中間型．

▶ **Ca拮抗薬は，グレープフルーツ以外の柑橘系ジュースもダメ？**

Ca拮抗薬と「グレープフルーツジュース」の相互作用は有名です．これは，ジュースに含まれる「フラノクマリン」が代謝酵素の「CYP3A4」を阻害してしまうことで起こります．実際に，Ca拮抗薬の『バイミカード（一般名：ニソルジピン）』を「グレープフルーツジュース」で飲んだ場合，血中濃度が4倍近くまで上昇し，頭痛などの副作用が起こることが報告されています[6]．

また，「フラノクマリン」はグレープフルーツ以外の柑橘系にも含まれているものがあり，「Ca拮抗薬」との相互作用が報告されているものがあります[7]．

こぼれ話 Vaughan Williams分類のクラスⅣには，『ワソラン』と『ヘルベッサー』，『ベプリコール（一般名：ベプリジル）』が該当します．

- 「フラノクマリン」が含まれ，相互作用が報告されている柑橘系
  スウィーティー，ザボン（ブンタン，晩白柚），ハッサク，夏みかん，ダイダイ
- 「フラノクマリン」が含まれず，相互作用もほとんどない柑橘系
  バレンシアオレンジ，レモン，カボス，温州みかん

柑橘系は種類が非常に多く，実際に薬の効果に影響するかどうか，すべてが明確になっているわけではありません．そのため，余計なトラブルを避けるためには，少なくとも相互作用がすでに報告されているものを，ジュースなどで大量摂取することは避けた方が無難です．

添付文書，インタビューフォームの比較

◆ **薬効分類**
- アムロジン ：**高血圧症・狭心症**治療薬（持続性 Ca 拮抗薬）
- ワソラン ：Ca 拮抗性**不整脈**・虚血性心疾患治療剤
- ヘルベッサー：Ca 拮抗薬

◆ **適応症**
- アムロジン ：**高血圧症**，狭心症
- ワソラン ：**頻脈性不整脈**，狭心症，心筋梗塞（急性期を除く），その他虚血性心疾患
- ヘルベッサー：本態性**高血圧症**，狭心症・異型狭心症，**頻脈性不整脈**（※注射のみ）

◆ **用法**
- アムロジン ：1日1回
- ワソラン ：1日3回
- ヘルベッサー：錠剤は1日3回，Rカプセルは1日1回

◆ **グレープフルーツジュースとの併用注意**
- アムロジン ：**記載あり**
- ワソラン ：**記載あり**
- ヘルベッサー：記載なし

◆ **剤形の種類**
- アムロジン ：錠（2.5 mg，5 mg，10 mg），OD錠（2.5 mg，5 mg，10 mg）
- ワソラン ：錠（40 mg），静注
- ヘルベッサー：錠（30 mg，60 mg），Rカプセル（100 mg，200 mg），注射

◆ **製造販売元**
- アムロジン ：大日本住友製薬
- ワソラン ：エーザイ
- ヘルベッサー：田辺三菱製薬

■ 参考文献

1) アムロジン錠　インタビューフォーム
2) Julius S, et al：Outcomes in hypertensive patients at high cardiovascular risk treated with regimens based on valsartan or amlodipine: the VALUE randomised trial. Lancet, 363：2022-2031, 2004［PMID 15207952］
3) ワソラン錠　添付文書
4) ヘルベッサーRカプセル　インタビューフォーム
5) 「高血圧治療ガイドライン 2014」（日本高血圧学会高血圧治療ガイドライン作成委員会／編），日本高血圧学会，2014
6) Takanaga H, et al：Relationship between time after intake of grapefruit juice and the effect on pharmacokinetics and pharmacodynamics of nisoldipine in healthy subjects. Clin Pharmacol Ther, 67：201-214, 2000［PMID 10741622］
7) 独立行政法人国立健康・栄養研究所：「健康食品」の安全性・有効性情報．（https://hfnet.nih.go.jp）

こぼれ話　『アムロジン』では，グレープフルーツジュースによる血圧への影響はないとする報告もあります（Br J Clin Pharmacol, 50：455-463, 2000［PMID：11069440］）．

5. 『セララ』と『アルダクトンA』，同じアルドステロン拮抗薬の違いは？
女性化乳房の副作用とアルドステロン・ブレイクスルー

> **Answer**　『セララ』は，『アルダクトンA』の副作用を減らした薬

　『セララ（一般名：エプレレノン）』と『アルダクトンA（一般名：スピロノラクトン）』は，どちらも高血圧や心不全に使う「アルドステロン拮抗薬」または「カリウム保持性利尿薬」に分類される薬です．

　『セララ』は，『アルダクトンA』の女性化乳房や月経不順といった，性機能に関する副作用を減らすように改良された薬です．

　効き目に大きな違いはないため，その人に合わせた適応症や副作用の有無から選ぶのが一般的です．

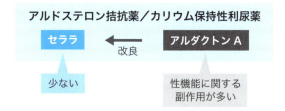

『セララ』の改良点〜「アルドステロン」の選択性と副作用

　『セララ』と『アルダクトンA』は，どちらも「アルドステロン」の働きを阻害することで，血圧を下げ，心臓や腎臓を保護する効果を発揮します．

　しかし，『アルダクトンA』は「アルドステロン」だけでなく，よく似た構造の「アンドロゲン（男性ホルモン）」や「プロゲステロン（女性ホルモン）」にも作用してしまいます．そのため，長く使い続けていると，男性では胸が膨らんでしまう女性化乳房，女性では月経不順といった性機能に関する副作用を起こすことがあります．

　『セララ』は，こうした性ホルモンには作用せず，「アルドステロン」だけを選択的に阻害するよう改良された薬です[1]．特に，『アルダクトンA』では10％程度の男性で起きていた女性化乳房の副作用が，『セララ』では0.5％程度と20分の1にまで減らせることも報告されています[2]．

こぼれ話　「NYHA分類」は心不全の重症度の指標で，疲労・動悸・呼吸困難・狭心痛といった自覚症状が，日常生活で起こる（Ⅱ度），日常生活以下の身体活動でも起こる（Ⅲ度），安静時にも起こる（Ⅳ度）に大別されます．

■『セララ』の各受容体への親和性（「アルドステロン」への親和性との比）[1]
「糖質コルチコイド」の受容体に対する親和性 ：1/20以下
「アンドロゲン（男性ホルモン）」の受容体に対する親和性 ：1/100以下
「プロゲステロン（女性ホルモン）」の受容体に対する親和性：1/100以下

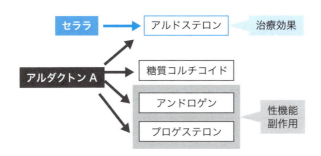

性機能に関する副作用は，元に戻る

こうした性機能に関する副作用は，薬を減量・中止すれば通常1〜2カ月で元に戻ります．ごく稀に持続するケースもありますが，そういった場合にはホルモン療法による治療も可能です[3]．

「アルドステロン」とは〜アルドステロン拮抗薬の位置づけ

「アルドステロン」は，昇圧システムである「レニン・アンジオテンシン系」の最終産物で，主に腎臓の遠位尿細管でナトリウム（Na）を再吸収することで水分を貯留し，血圧を高めて維持する働きがあります．しかし，あまり増えすぎると高血圧や動脈硬化の原因となり，心臓や腎臓に悪影響を及ぼすこともあります．

『セララ』や『アルダクトンA』は，この「アルドステロン」をブロックする「アルドステロン拮抗薬」で，心不全や心筋梗塞の予後を改善すること[4,5,6]，また腎臓に対しても保護効果を発揮すること[7]が報告されています．

高血圧の治療に使う場合は，こうした臓器保護効果を期待し，ARB・ACE阻害薬 (☞p.14)やCa拮抗薬などの薬と併せて使われるのが一般的です．

「アルドステロン・ブレイクスルー」への効果

ARBやACE阻害薬によって「レニン・アンジオテンシン系」をブロックしているにもかかわらず，別の経路で「アルドステロン」が増えてしまう現象を「アルドステロン・ブレイクスルー」と呼びます．この「アルドステロン・ブレイクスルー」では，時に血圧が明確に上昇しないまま起こり，気づかないうちに血管や臓器にダメージが蓄積するといったことが起こってしまうこともあります．

『セララ』や『アルダクトンA』は，こうした「アルドステロン・ブレイクスルー」を阻止できることが報告されています[8]．

こぼれ話 ARBのなかでも，『オルメテック（一般名：オルメサルタン）』はアルドステロン・ブレイクスルーを起こしにくいとされています（日薬理誌，147：120-121，2016）．

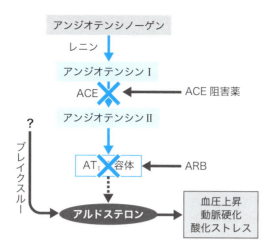

advice

性機能に関するトラブルは，相談しやすい環境で

　性機能に関する副作用は，医師・薬剤師に相談しにくいと感じる人が少なくありません．特にこうした副作用は，「何か自分に原因があるのではないか」と抱え込んでしまう人も多いため，本人には何の原因もなく薬によるものであること，また薬を減らしたり変えたりといった方法によって元に戻ることを伝える必要があります．

　ただし，こうしたアドバイスをするためには，薬局で**同性の薬剤師の指名や個室での相談**など，**相談しやすい環境**をあらかじめ整えておく必要があります．

Point

❶『セララ』は，『アルダクトンA』のような性機能に関する副作用が少ない．
❷『セララ』や『アルダクトンA』は，心臓や腎臓を保護する効果が高い．
❸性機能に関する副作用は，自分に原因があると抱え込む人が多いため，相談しやすい環境を整える．

▶ **臨床試験の結果を参考にする時は，対象となった患者の背景に注意**

　『アルダクトンA』はRALES試験[6]で心不全に対する有効性・安全性が示されていますが，この試験は平均65歳と比較的若く合併症も少ない患者が対象だったことに注意が必要です．実際，カナダでは75歳以上の高齢者に対する処方が増えたことで，RALES試験では少なかった「高K血症」が急増したことが報告されています[9]．

▶ **降圧効果は，『アルダクトンA』の方がやや優れる**

　『セララ』と『アルダクトンA』の効果には大きな違いはありませんが，作用時間の長い『アルダクトンA』の方が降圧効果の点でやや優れるとする報告もあります[10]．そのため，血圧を下げる効果を期待する場合には『アルダクトンA』を選ぶ場合があります．

こぼれ話　ある臨床試験の結果を，他の集団（例：実際の臨床現場）に当てはめても同様の結果（有効性・安全性）が得られるかどうかを「外的妥当性」と呼びます．

添付文書,インタビューフォームの比較

◆ **適応症**
セララ　　　：**高血圧症**,慢性心不全
アルダクトンA：**高血圧症**(本態性,腎性等),うっ血性心不全,腎性浮腫,肝性浮腫,特発性浮腫,悪性腫瘍に伴う浮腫および腹水,栄養失調性浮腫,原発性アルドステロン症

◆ **性機能に関する副作用の頻度**
セララ　　　：女性化乳房,月経異常(0.5％未満)
アルダクトンA：女性化乳房,乳房腫脹,性欲減退,月経不順,音声低音化(〜5％)

◆ **女性化乳房の副作用の頻度** [2]
セララ　　　：0.5％
アルダクトンA：**10％**

◆ **用法**
セララ　　　：1日1回
アルダクトンA：数回に分割

◆ **剤形の種類**
セララ　　　：錠剤(25 mg,50 mg,100 mg)
アルダクトンA：錠剤(25 mg,50 mg),細粒

◆ **製造販売元**
セララ　　　：ファイザー
アルダクトンA：ファイザー

参考文献

1) セララ錠　インタビューフォーム
2) Pitt B, et al：Eplerenone, a selective aldosterone blocker, in patients with left ventricular dysfunction after myocardial infarction. N Engl J Med, 348：1309-1321, 2003［PMID 12668699］
3) アルダクトンA錠　インタビューフォーム
4) Ezekowitz JA & McAlister FA：Aldosterone blockade and left ventricular dysfunction: a systematic review of randomized clinical trials. Eur Heart J, 30：469-477, 2009［PMID 19066207］
5) Zannad F, et al：Eplerenone in patients with systolic heart failure and mild symptoms. N Engl J Med, 364：11-21, 2011［PMID 21073363］※EMPHASIS-HF試験
6) Pitt B, et al：The effect of spironolactone on morbidity and mortality in patients with severe heart failure. Randomized Aldactone Evaluation Study Investigators. N Engl J Med,341:709-717,1999［PMID 10471456］※RALES試験
7) Bomback AS, et al：Change in proteinuria after adding aldosterone blockers to ACE inhibitors or angiotensin receptor blockers in CKD: a systematic review. Am J Kidney Dis, 51：199-211, 2008［PMID 18215698］
8) Sato A, et al：Effectiveness of aldosterone blockade in patients with diabetic nephropathy. Hypertension, 41：64-68, 2003［PMID 12511531］
9) Juurlink DN, et al：Rates of hyperkalemia after publication of the Randomized Aldactone Evaluation Study. N Engl J Med, 351：543-551, 2004［PMID 15295047］
10) Parthasarathy HK, et al：A double-blind, randomized study comparing the antihypertensive effect of eplerenone and spironolactone in patients with hypertension and evidence of primary aldosteronism. J Hypertens, 29：980-990, 2011［PMID 21451421］

こぼれ話　アルドステロン拮抗薬には,2019年に『ミネブロ(一般名:エサキセレノン)』が新しく登場しています.『セララ』よりも禁忌項目が少ないのが特徴です.

降圧薬・循環器系薬

6. 『メインテート』と『アーチスト』, 同じβ遮断薬の違いは?

β₁選択性とα遮断作用, β遮断薬の3つの系統

> **Answer** β₁選択性が高い『メインテート』, α遮断作用をもつ『アーチスト』

『メインテート(一般名:ビソプロロール)』と『アーチスト(一般名:カルベジロール)』は,どちらも心不全に適応をもつβ遮断薬です.

『メインテート』は,「β₁選択性」の高い薬です.そのため心臓への作用が強力で,気管支や代謝への副作用が少ないのが特徴です.

『アーチスト』は,「α遮断作用」ももつβ遮断薬です.そのため血管を収縮させる作用(末梢血管抵抗)が少なく,さまざまな臓器を守る効果があります.

『メインテート』と『アーチスト』は,心臓の状態や持病の有無などによって使い分けるのが一般的です.

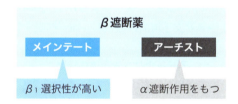

β遮断薬の3つの進化系統

β遮断薬は,1967年に最初の『インデラル(一般名:プロプラノロール)』が登場して以降,付加価値を高め改良されていくなかで,主に「β₁選択性」・「α遮断作用」・「内因性交感神経刺激作用(ISA)」という3つの観点で進化しています.

このうち,『メインテート』は「β₁選択性」の系統で,『アーチスト』は「α遮断作用」の系統で最も新しく,優れた効果をもつため現在多くの人に処方されています.

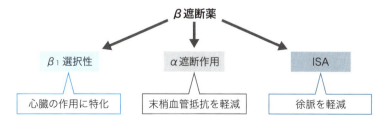

こぼれ話 『メインテート』はCIBIS-II試験(Lancet, 353:9-13, 1999 [PMID:10023943])で,心不全の原因にかかわらず死亡・入院率を低減させ,「β遮断薬=心不全に禁忌」という当時の常識を覆しました.

- β₁選択性（心臓への作用に特化）
    1981年 『アセタノール（一般名：アセブトロール）』
    1983年 『セロケン（一般名：メトプロロール）』（$β_1：β_2＝20：1$）
    1984年 『テノーミン（一般名：アテノロール）』（$β_1：β_2＝35：1$）
    1990年 『**メインテート**（一般名：ビソプロロール）』（$β_1：β_2＝75：1$）

- α遮断作用（末梢血管抵抗の軽減）
    1983年 『トランデート（一般名：ラベタロール）』
    1985年 『アルマール（一般名：アロチノロール）』　※過誤防止のため2012年に一般名表記へ変更
    1993年 『**アーチスト**（一般名：カルベジロール）』

- ISA（徐脈を軽減）
    1973年 『カルビスケン（一般名：ピンドロール）』
    1980年 『ミケラン（一般名：カルテオロール）』
    1992年 『セレクトール（一般名：セリプロロール）』

アドレナリン受容体と血管への作用

　アドレナリン受容体のうち，心血管に作用するものは主に$α_1$受容体・$β_1$受容体・$β_2$受容体の3つがあります．
　$α_1$受容体：主に血管平滑筋に存在し，血管収縮作用によって末梢抵抗を上昇させる．
　$β_1$受容体：心臓の大部分を占めるアドレナリン受容体で，心筋収縮力や心拍数を増加させる．
　$β_2$受容体：血管平滑筋や気管支平滑筋に存在し，血管拡張・気管支拡張作用を発揮．

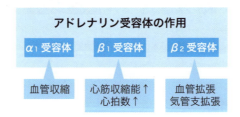

β₁選択性が最も高い『メインテート』

　β遮断薬が$β_2$受容体にまで作用してしまうと，気管支喘息を悪化させたり，糖・脂質代謝に悪影響を与えたりと，さまざまな副作用が出てしまいます．また，血管拡張作用をもつ$β_2$受容体まで遮断してしまうことで，血圧を下げる効果が弱まってしまうことにもなります．そのため，$β_1$受容体に対する選択性「**$β_1$選択性**」を高めることで副作用を減らし，**心臓への作用を強める**ことができます．
　『メインテート』の$β_1$と$β_2$に対する作用強度は75：1と，現在使われているβ遮断薬のなかで最も高い「$β_1$選択性」をもっています[1]．つまり，『メインテート』は心臓への作用に特化したβ遮断薬で，気管支喘息や慢性閉塞性肺疾患（Chronic Obstructive Pulmonary Disease：COPD）の人でも少ないリスクで使うことができる薬と言えます．実際に，「$β_1$選択性」が高い薬であればCOPD患者に対して問題なく使え，予後を改善できることも報告さ

> **こぼれ話**　『メインテート』は「β遮断薬の中心的な位置（Main State）」，『アーチスト』は「創造的かつ個性的に治療する名人・達人（Artist）」という意味から名づけられています．

れています[2]．

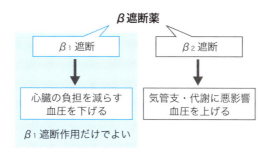

α遮断作用ももつ『アーチスト』〜さまざまな臓器保護効果

　β遮断薬を使っていると，相対的にα受容体の刺激が強まり，血管が収縮して血圧が上がる（末梢血管抵抗が上昇する）ため，薬の効果が弱まってしまうことがあります[3]．そのため，β遮断薬に「α遮断作用」も併せもたせることで，この末梢血管抵抗を減らし，治療効果を高めることができます．

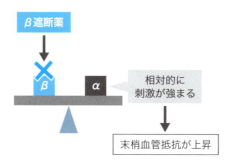

　『アーチスト』のαとβに対する作用強度は1：8と，β遮断薬でありながら「α遮断作用」も併せもっています[3]．つまり，『アーチスト』は末梢血管抵抗を軽減することで，さまざまな臓器保護効果を発揮する薬と言えます．

　ただし，『アーチスト』に「$β_1$選択性」はないため，心臓への作用は『メインテート』の方が強力と考えられます．また，気管支喘息の人にも使えないなどの制約もあることに注意が必要です．

『アーチスト』の臓器保護効果

　『アーチスト』は$β_1$選択性をもつ『セロケン』と比べて，心不全患者の突然死予防効果が高いこと[4]，腎保護効果が高いこと[5]など，さまざまな臓器保護効果が報告されています．このように，『アーチスト』はβ遮断薬のなかでも優れた効果をもつことから，『アーチスト』と従来のβ遮断薬とでは，臨床試験の結果に違いが出る可能性も指摘されています[6]．

　ただし，こうした効果が『アーチスト』の「α遮断作用」によるものなのかどうかは明確にはなっておらず，『アーチスト』独自の抗酸化作用などもかかわっているとする見解もあります[7]．

こぼれ話　『メインテート』の「ビソプロロール」には，テープ剤『ビソノテープ』（適応症：軽〜中等症の本態性高血圧症）もあります．

advice

β遮断薬は，高血圧の第一選択薬から外れたが…

β遮断薬は，2014年の高血圧治療ガイドラインで「第一選択薬」から外されています．これは，ARB・ACE阻害薬やCa拮抗薬と比べて効果が劣るとされたからです．しかし，それでも狭心症，心筋梗塞後などの高血圧には「積極的適応」とされ推奨されています．特に，最近は『メインテート』や『アーチスト』のように心不全に対する効果が見直されている薬も登場しています．

作用が複雑で扱いづらいと思われがちなβ遮断薬ですが，今後も心疾患をもつ高血圧患者には積極的に使われていくと考えられるため，それぞれの特徴と使い分けについて意識しておくようにしてください．

💡 Point

❶ β遮断薬は，「$β_1$選択性」・「α遮断作用」・「ISA」という観点で進化している．
❷『メインテート』は「$β_1$選択性」が高く，心臓への作用が強力で，気管支喘息の人でも使える．
❸『アーチスト』は「α遮断作用」があり，さまざまな臓器保護効果がある．

▶ **もう一つの進化系統「ISA」**

「ISA（Intrinsic Sympathomimetic Activity）」は，内因性交感神経刺激作用のことで，この作用をもつβ遮断薬は心拍数を減らし過ぎないという利点があります．

しかし，「ISA」をもつβ遮断薬では，「$β_1$選択性」や「α遮断作用」のような生命予後を改善する効果が得られなかったことから，徐脈が問題になる場合を除いて，現在はあまり使われていません．

添付文書，インタビューフォームの比較

◆ **薬効分類**
　メインテート：選択的$β_1$遮断薬
　アーチスト　：αβ遮断薬

◆ **『メインテート』の適応症**（※錠剤のmgによって適応症が異なるため注意）
　0.625 mg錠　　　：慢性心不全
　2.5 mg錠・5 mg錠：慢性心不全，頻脈性心房細動，高血圧症，狭心症，心室性期外収縮

◆ **『アーチスト』の適応症**（※錠剤のmgによって適応症が異なるため注意）
　1.25 mg錠：慢性心不全
　2.5 mg錠　：慢性心不全，頻脈性心房細動
　10 mg錠　：慢性心不全，頻脈性心房細動，高血圧症，腎実質性高血圧，狭心症
　20 mg錠　：頻脈性心房細動，高血圧症，腎実質性高血圧，狭心症

◆ **用法**
　メインテート：1日1回
　アーチスト　：1日1回（慢性心不全のみ1日2回）

◆ **気管支喘息患者への注意喚起**
　メインテート：慎重投与
　アーチスト　：**禁忌**

こぼれ話　病院薬剤師が主人公の漫画「アンサングシンデレラ」では，β遮断薬を服用している患者に「アドレナリン」が効きにくいという話が出てきます．

◆製造販売元
メインテート：田辺三菱製薬
アーチスト　：第一三共

■参考文献

1）Wellstein A, et al：Affinity and selectivity of beta-adrenoceptor antagonists in vitro. J Cardiovasc Pharmacol, 8 Suppl 11：S36-S40, 1986［PMID 2439796］

2）Short PM, et al：Effect of beta blockers in treatment of chronic obstructive pulmonary disease: a retrospective cohort study. BMJ, 342：d2549, 2011［PMID 21558357］

3）アーチスト錠　インタビューフォーム

4）Poole-Wilson PA, et al：Comparison of carvedilol and metoprolol on clinical outcomes in patients with chronic heart failure in the Carvedilol Or Metoprolol European Trial (COMET)：randomised controlled trial. Lancet, 362：7-13, 2003［PMID 12853193］　※COMET試験

5）Ito H, et al：Differential effects of carvedilol and metoprolol on renal function in patients with heart failure. Circ J, 74：1578-1583, 2010［PMID 20562496］

6）Bakris GL, et al：Metabolic effects of carvedilol vs metoprolol in patients with type 2 diabetes mellitus and hypertension: a randomized controlled trial. JAMA, 292：2227-2236, 2004［PMID 15536109］

7）Torp-Pedersen C, et al：Effects of metoprolol and carvedilol on pre-existing and new onset diabetes in patients with chronic heart failure: data from the Carvedilol Or Metoprolol European Trial (COMET). Heart, 93：968-973, 2007［PMID 17237130］

利尿薬

7. 『ラシックス』と『フルイトラン』，同じ利尿薬の違いは？

「ループ利尿薬」と「サイアザイド系」の強さと使い分け

> **Answer** 『ラシックス』は強力なループ利尿薬，
> 『フルイトラン』は降圧薬として優秀なサイアザイド系

　『ラシックス（一般名：フロセミド）』と『フルイトラン（一般名：トリクロルメチアジド）』は，どちらも心不全や高血圧の治療に使う利尿薬です．

　『ラシックス』は，利尿薬のなかで最も**利尿作用が強力**な「ループ利尿薬」の薬です．

　『フルイトラン』は，**高血圧の治療によく使われる**「サイアザイド系利尿薬」の薬です．

　『ラシックス』と『フルイトラン』は適応症もほとんど同じため，利尿作用や降圧効果の強さによって使い分けるのが一般的ですが，場合によっては併用することもあります．

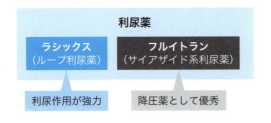

『ラシックス』の強力な利尿作用～ループ利尿薬の作用点

　『ラシックス』や『フルイトラン』などの利尿薬は，腎臓でのNa再吸収を阻害することで，Naや水の排出を促す作用があります（この作用で循環血液量を減らし，血圧を下げます）．糸球体でろ過されたNaは，「近位尿細管」で60％，「ヘンレ上行脚」で30％，「遠位尿細管」で7％が再吸収され，最終的な尿がつくられます[1]．主に，『ラシックス』（ループ利尿薬）は「ヘンレ上行脚」に，『フルイトラン』（サイアザイド系利尿薬）は「遠位尿細管」での再吸収に作用します[1]．

　通常はより上流，多くの再吸収にかかわる部位で作用する「ループ利尿薬」の方が，利尿作用は大きくなります．特に，『ラシックス』は「サイアザイド系利尿薬」の3倍程度の利尿作用を発揮することが確認されています[2]．そのため『ラシックス』などの「ループ利尿薬」は，心不全や浮腫などの治療で水分やNaを大量に排出する際によく使われます．

こぼれ話　『ラシックス』は化学的に安定な物質ですが，光で黄～褐色に徐々に着色するため，遮光の赤いPTPシートが使われています．

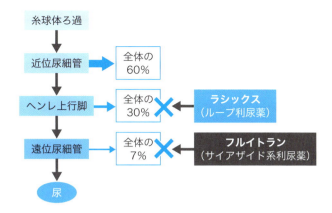

Na の再吸収

腎機能不全の際の使用

　利尿薬は腎機能が悪いと効き目が悪く，機能障害をさらに悪化させる恐れもあるため，通常は腎不全の人にはあまり使いません．しかし，『ラシックス』には腎血流量を増やす作用があり，GFR が 20 mL/min 以下の慢性腎不全患者であっても利尿効果が期待できます[3]．

降圧薬としての『フルイトラン』～サイアザイド系の目的

　『フルイトラン』などの「サイアザイド系」の利尿薬は，利尿作用は弱いものの効果が長続きします．特に，『フルイトラン』は1日1回の服用で24時間効果が持続します[4]．

■ 効果持続時間の比較[2,4]
　『ラシックス』　　約6時間
　『フルイトラン』　24時間

　また，『フルイトラン』などの「サイアザイド系利尿薬」は，少量でも十分な降圧効果を発揮する[5]ことから，主に高血圧の治療薬として使われています．

高血圧の第一選択薬と積極的適応

　『フルイトラン』などの「サイアザイド系利尿薬」は，ARB や ACE 阻害薬（☞p.14）・Ca 拮抗薬と並んで高血圧治療の「第一選択薬」であり，また心不全や骨粗鬆症を伴う高血圧の「積極的適応」にも指定されています[6]．また，ほかの降圧薬と併用してよく使われることから，「サイアザイド系利尿薬」が配合された降圧薬がたくさん登場しています．

■ サイアザイド系利尿薬が配合された降圧薬の例
　『イルトラ』　　イルベサルタン（ARB）＋トリクロルメチアジド（サイアザイド系利尿薬）
　『エカード』　　カンデサルタン（ARB）＋ヒドロクロロチアジド（サイアザイド系利尿薬）
　『コディオ』　　バルサルタン（ARB）＋ヒドロクロロチアジド（サイアザイド系利尿薬）
　『プレミネント』ロサルタン（ARB）（☞p.18）＋ヒドロクロロチアジド（サイアザイド系利尿薬）
　『ミカトリオ』　テルミサルタン（ARB）＋アムロジピン（Ca 拮抗薬）＋ヒドロクロロチアジド（サイアザイド系利尿薬）

こぼれ話　『フルイトラン』は「花形の錠剤」であって，「割線」はありません．質量偏差試験や含量均一性試験によって，そこで割れば含量が半分になると保証されたものだけが「割線」です．

advice

「利尿効果」が現れるタイミングに注意する

　薬を飲みはじめたときにトラブルが起こると，その後の治療・服薬状況に大きく影響します．『ラシックス』や『フルイトラン』などの利尿薬は，文字通り尿量を増やす作用があるため，寝る前に飲むと夜中にトイレに行きたくなってしまう恐れがあります．このことから，利尿薬は特別な理由がなければ，起きている午前中に服用するのが一般的です．

　ただし，飲みはじめの2週間程度は，薬を飲んだ後にトイレに行きたくなることがあるため，午前中であっても電車通勤の人は会社に着いてから飲むなど，トイレに行きにくい時間帯を避けるなどの注意喚起が必要です．

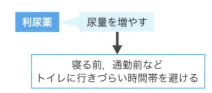

Point

❶『ラシックス』などの「ループ利尿薬」は，利尿作用が強力なので心不全や浮腫によく使う．
❷『フルイトラン』などの「サイアザイド系利尿薬」は，降圧作用が優秀で，高血圧治療によく使う．
❸ 利尿薬は，寝る前や電車に乗る前など，トイレに行きたくなると困るようなタイミングは避けて飲む．

▶ 代償性の抗利尿に対する併用

　『ラシックス』などの「ループ利尿薬」を長期間使い続けていると，「ヘンレ上行脚」で再吸収が減った分の代償として，「遠位尿細管」での再吸収が増えることがあります（代償性抗利尿）．
　この場合，「遠位尿細管」に作用する「サイアザイド系利尿薬」を併用することによって，一時的に利尿効果を高めることができる場合があります[7]．

添付文書，インタビューフォームの比較

◆ 利尿薬の分類
　ラシックス　：ループ利尿薬
　フルイトラン：サイアザイド系利尿薬

◆ 適応症
　ラシックス　：高血圧症（本態性，腎性等），悪性高血圧，心性浮腫（うっ血性心不全），腎性浮腫，肝性浮腫，月経前緊張症，**末梢血管障害による浮腫，尿路結石排出促進**
　フルイトラン：高血圧症（本態性，腎性等），悪性高血圧，心性浮腫（うっ血性心不全），腎性浮腫，肝性浮腫，月経前緊張症

◆ 用法
　ラシックス　：1日1回

> **こぼれ話**　『ラシックス』は顔のむくみ解消・ダイエットと称した女性による不正使用が多い薬の1つです．FacebookやTwitterなどのSNSでも危険な情報が出回っています．

フルイトラン：1日1～2回

◆ **腎不全患者に対する禁忌**
ラシックス　：なし
フルイトラン：**禁忌**

◆ **効果持続時間**
ラシックス　：6時間
フルイトラン：24時間

◆ **降圧薬への配合**
ラシックス　：なし
フルイトラン：**あり**

◆ **製造販売元**
ラシックス　：サノフィ
フルイトラン：塩野義製薬

■ **参考文献**

1）「今日の治療薬 2016」（浦部晶夫，他/編），南江堂，2016
2）ラシックス錠　インタビューフォーム
3）Muth RG：Diuretic properties of furosemide in renal disease. Ann Intern Med, 69：249-261, 1968［PMID 4385956］
4）フルイトラン錠　インタビューフォーム
5）寺沢富士夫：老年者の高血圧治療に関する知見．日本老年医学会雑誌，12：235-243, 1975
6）「高血圧治療ガイドライン 2014」（日本高血圧学会高血圧治療ガイドライン作成委員会/編），日本高血圧学会，2014
7）猪阪善隆，楽木宏実：腎臓内科医からみた利尿薬抵抗性．Fluid Manag Renaiss, 3（3）：58-63, 2013

こぼれ話　糖尿病の薬として登場したSGLT-2阻害薬ですが，糖尿病の有無にかかわらず心不全予後を改善するという報告（JAMA, 323：1353-1368, 2020［PMID 32219386］）もあり，近年は利尿薬として使われる機会も増えています．

利尿薬

8. 『ラシックス』・『ダイアート』・『ルプラック』、同じループ利尿薬の違いは？
作用の強さと長さ、低K血症の副作用

> **Answer** 高血圧にも使う『ラシックス』、長続きする『ダイアート』、強力な『ルプラック』

『ラシックス（一般名：フロセミド）』、『ダイアート（一般名：アゾセミド）』、『ルプラック（一般名：トラセミド）』は、いずれも「ループ利尿薬」に分類される薬です。

『ラシックス』は、**高血圧にも保険適用**があります。

『ダイアート』は、**作用が長続きする**ため、心不全など浮腫の治療に適しています。

『ルプラック』は、**作用が最も強力**で、また**K（カリウム）を保持する作用**もあるため、利尿薬で問題になる「低K血症」を起こしにくい薬です。

「ループ利尿薬」は強力な作用をもつため、脱水や「低K血症」の副作用に注意し、また就寝後や通勤中のトイレが問題にならないよう、生活習慣に合わせたタイミングで服用することを指導する必要があります。

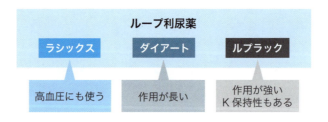

高血圧にも保険適用のある『ラシックス』

「ループ利尿薬」は利尿作用が強力なため、体内の水分やNaを大量に排泄する目的で、主に心不全や浮腫の治療に使われます (☞ p.38)。

しかし『ラシックス』は、心不全や浮腫だけでなく、**高血圧にも保険適用**があります[1]。特に、『ラシックス』は作用が短く、6時間程度で効果が切れる[1]ため、午前〜昼に服用することで就寝後のトイレを防ぐこともできます。

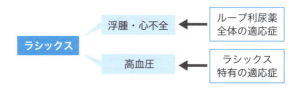

> **こぼれ話** 『ラシックス』を高血圧治療に使うことが推奨されるのは、特にGFR 30 mL/min未満の腎機能が低下した高血圧患者の場合です〔「CKD診療ガイド2012」（日本腎臓学会／編）、東京医学社、2012〕。

『ラシックス』にも利点はあるが，高血圧の「第一選択薬」ではない

『ラシックス』には**腎血流量を改善する作用**があり，GFRが20 mL/min以下の慢性腎不全患者であっても使うことができます[2]．また，基本的に『ラシックス』は**用量依存的に効果**が得られる[3]ため，必要に応じて**大量投与することもできます**．

ただし，高血圧治療の「第一選択薬」は降圧効果に優れた「サイアザイド系」の利尿薬（☞ p.38）です[4]．

作用が長く，急な体液・血圧変動を起こさない『ダイアート』

『ダイアート』は60 mgで，『ラシックス』40 mgと同じ強さの利尿作用を発揮します[5]．しかし『ダイアート』は作用が長く，特に浮腫患者の場合，続けて服用していれば**1日1回で12時間効果が続く**ようになります[5]．

実際，『ダイアート』の作用は安定して長続きするため，『ラシックス』よりも心不全予後の改善効果が高いことが報告されています[6]．これは，『ダイアート』が急な体液・血圧変動を起こさず，「交感神経」や「レニン・アンジオテンシン系」を刺激しにくいことが要因と考えられています．

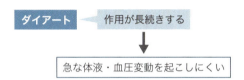

作用が強力で，低カリウム血症を起こしにくい『ルプラック』

『ルプラック』の利尿作用は，『ラシックス』の10〜30倍ほど**強力**です[7]．

「ループ利尿薬」は水やNaと一緒にK（カリウム）も排泄するため，副作用として「低K血症」を起こすことがあります．『ルプラック』はKを保持する「**抗アルドステロン作用**」（☞ p.29）も併せもっているため，ほかの「ループ利尿薬」に比べてKの排泄量が少ないのが特徴です[7]．そのため，強力な利尿作用をもちながら，「低K血症」を起こしにくい薬と言えます．

実際，『ルプラック』は『ラシックス』と比べ，心不全による死亡率をより低く抑えることができるとする報告があります[8]．これには，『ルプラック』のもつ「抗アルドステロン作用」が関係していると考えられています[9]．

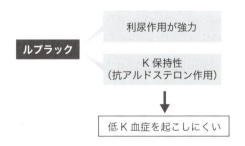

こぼれ話　『ダイアート』は，心不全による死亡率を『ラシックス』より軽減できるとする報告もあります（Int J Cardiol, 244：242-244, 2017 [PMID 28645802]）．

advice

利尿作用も強力なため，脱水や低K血症に注意

「ループ利尿薬」は利尿作用が強力なため，脱水や「低K血症」といった副作用に注意が必要です．「低K血症」は，血液中のK（カリウム）が少なくなってしまった状態のことを言います．Kはさまざまな臓器の機能維持や生理活性にかかわっているため，バランスが崩れると多様な症状が現れますが，最も危険な症状は**致死的な不整脈**です．

軽度～中等度のものであれば，消化器症状（吐き気・食欲不振）や骨格筋症状（脱力・震え）のほか，尿量が異常に増えるなどの症状も現れます．これらは加齢や疲れによって起こるものと思って放置しがちな症状のため，薬を使っている際の体調変化はきちんと正確に医師・薬剤師に伝えるよう，患者教育が必要です．

また，「低K血症」を防ぐためには，Kが豊富な野菜や果物を普段から積極的に摂っておくことも効果的です．

💡 Point

❶『ラシックス』は高血圧にも保険適用があり，腎機能を悪化させず大量投与もできる．
❷『ダイアート』は作用が安定して長続きし，交感神経・レニン-アンジオテンシン系の反動が少ないため心不全の予後もよい．
❸『ルプラック』は利尿作用が強力で，抗アルドステロン作用もあって「低K血症」を起こしにくい．

添付文書，インタビューフォームの比較

◆ **利尿薬の分類**
　ラシックス：ループ利尿薬
　ダイアート：ループ利尿薬
　ルプラック：ループ利尿薬

◆ **主な適応症**
　ラシックス：**高血圧症**，心性浮腫（うっ血性心不全），腎性・肝性浮腫，末梢血管障害浮腫，尿路結石排出促進
　ダイアート：心性浮腫（うっ血性心不全），腎性・肝性浮腫
　ルプラック：心性浮腫，腎性・肝性浮腫

◆ **用法・用量**
　ラシックス：1日1回40～80 mg，腎不全時は大量可
　ダイアート：1日1回60 mg
　ルプラック：1日1回4～8 mg

◆ **作用持続時間**
　ラシックス：6時間
　ダイアート：**12時間**（浮腫患者が7日間服用した場合）
　ルプラック：6～8時間

◆ **利尿作用の強さ**
　ラシックス：「サイアザイド系」の3倍
　ダイアート：『ダイアート』60 mgで，『ラシックス』40 mgと同等
　ルプラック：『ラシックス』の**10～30倍**

◆ **低K血症の発生頻度**
　ラシックス：（データなし）

こぼれ話　「ループ利尿薬」などほかの利尿薬で効果が不十分な体液貯留には，「バソプレシン拮抗薬」の『サムスカ（一般名：トルバプタン）』が選択肢になります．

ダイアート：1.26％
ルプラック：**0.28**％

◆ **剤形の種類**
ラシックス：錠（10 mg, 20 mg, 40 mg），細粒，注
ダイアート：錠（30 mg, 60 mg）
ルプラック：錠（4 mg, 8 mg）

◆ **製造販売元**
ラシックス：サノフィ
ダイアート：三和化学研究所
ルプラック：田辺三菱製薬

■ **参考文献**

1）ラシックス錠　インタビューフォーム
2）Muth RG：Diuretic properties of furosemide in renal disease. Ann Intern Med, 69：249-261, 1968 ［PMID 4385956］
3）猪又孝元：利尿薬．心臓, 44：531-533, 2012
4）「高血圧治療ガイドライン 2014」（日本高血圧学会高血圧治療ガイドライン作成委員会/編），日本高血圧学会, 2014
5）ダイアート錠　インタビューフォーム
6）Masuyama T, et al：Superiority of long-acting to short-acting loop diuretics in the treatment of congestive heart failure. Circ J, 76：833-842, 2012 ［PMID 22451450］
7）ルプラック錠　インタビューフォーム
8）Cosín J & Díez J：Torasemide in chronic heart failure: results of the TORIC study. Eur J Heart Fail, 4：507-513, 2002 ［PMID 12167392］
9）木戸秀明，大滝裕：カリウム保持性ループ利尿薬トラセミド（ルプラック（R））の薬理作用と臨床．日薬理誌, 118：97-105, 2001

こぼれ話　RAS 阻害薬 + 利尿薬 + NSAIDs の組み合わせは，急性腎障害のリスクを高める Triple Whammy として知られています（Kidney Int, 88：396-403, 2015 ［PMID 25874600］）．

糖尿病治療薬

9. 『アマリール』・『グリミクロン』・『オイグルコン』，同じSU類の違いは？
付加効果と血糖降下作用の強さ

> **Answer** 日本人向きの『アマリール』，網膜症を防ぐ『グリミクロン』，作用が強い『オイグルコン』

『アマリール（一般名：グリメピリド）』・『グリミクロン（一般名：グリクラジド）』・『オイグルコン（一般名：グリベンクラミド）』は，すべて「スルホニル尿素類（SU類）」に分類される，インスリン分泌を促す薬です．

『アマリール』には「**インスリン抵抗性**」を改善する効果があり，日本人向きの薬です．

『グリミクロン』には，三大合併症の一つである「**糖尿病性網膜症**」の進行を抑える効果があります．

『オイグルコン』は，血糖値を下げる作用が最も**強力**です．

いずれの薬も，低血糖を起こしやすいため血糖値の変化には注意が必要ですが，古くから使われている薬のため値段が安く，使用実績も豊富なため，今でもインスリンが少なくなっているタイプの糖尿病に広く使われています．

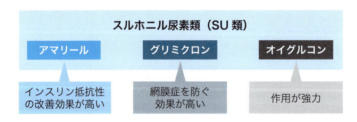

『アマリール』～日本人向きな「インスリン抵抗性」の改善効果

『アマリール』は，膵臓に作用してインスリン分泌を促すだけでなく，「インスリン抵抗性」を改善する効果があります[1]．これには，『アマリール』が糖輸送担体の活性化など膵臓以外にも作用することが関係していると考えられています[1]．

「インスリン抵抗性」が増大すると，膵臓がインスリンを分泌していても肝臓や筋肉が血液中から糖を取り込めず，血糖値が高いままの状態が続いてしまうため，糖尿病の進展につながります．こうした「インスリン抵抗性」は，内臓脂肪の増加に伴って増大することが知られていますが，特に日本人は欧米人に比べて内臓脂肪がつきやすいことが指摘されています[2,3]．そのため，『アマリール』はより日本人の病態に適した薬と言えます．

こぼれ話 血糖値コントロール目標の基本は「HbA1c 6.0%未満」と設定されていますが，罹病期間の長い高齢の2型糖尿病患者では，7～8%前後でも死亡率は変わらないことが示唆されています（J Am Geriatr Soc, 60：1215-1221, 2012 [PMID 22702660]）．

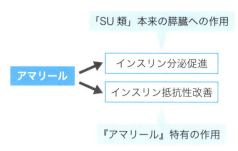

心筋への悪影響

「SU類」は，膵臓のβ細胞にある「ATP感受性Kチャネル」に作用することで，インスリン分泌を促します．しかし，この「ATP感受性Kチャネル」は心筋にも存在するため，「SU類」が心筋に影響する可能性が指摘されています[4]．

このなかで『アマリール』は，心筋の機能に悪影響を与えないことが確認されています[5]．

『グリミクロン』と「糖尿病性網膜症」

『グリミクロン』は，膵臓に作用してインスリン分泌を促すだけでなく，「網膜症」の進展を抑える効果があります[6]．これには，『グリミクロン』の抗血栓作用や血小板機能抑制作用などが関係していると考えられています[7]．

糖尿病で高血糖状態が続くと，眼の細い血管を詰まらせてしまうことがあります．こうした「網膜症」は，糖尿病の三大合併症の一つとされ，大きな問題となっています．実際に『グリミクロン』は，ほかの「SU類」と比べてこの「網膜症」を防ぐ効果が高いことも報告されています[8]．

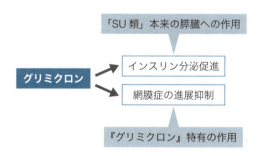

『オイグルコン』〜最も作用が強いSU類

『オイグルコン』は，「SU類」のなかでも作用が最も強力です[9]．しかし作用が強力な分，低血糖の発生頻度も高く，より注意深い血糖コントロールが必要です．

■ 添付文書上の低血糖の発生頻度
『アマリール』　1.44％
『グリミクロン』　1.9％
『オイグルコン』　**2.5**％

こぼれ話　DPP-4阻害薬と併用した場合でも，『オイグルコン』が最も低血糖リスクが多く報告されています（J Diabetes Investig, 5：475-477, 2014［PMID 25411611］）．

海外では，低血糖リスクにより慎重な姿勢

米国糖尿病学会（ADA）や欧州糖尿病学会（EASD）のガイドラインでは，低血糖リスクの観点から，通常は作用が強力な『オイグルコン』以外の「SU類」を使うことを推奨しています[10]．

advice
低血糖を起こさない治療を

糖尿病治療の目的は，糖尿病特有の3つの合併症「腎症・網膜症・神経障害」や，動脈硬化性疾患の発症を防ぎ，健常人と同じ生活を確保することです．また，その際には低血糖を起こさない治療をすることが大切です．

「SU類」にはインスリン分泌を促す作用があるため，低血糖を起こしやすい傾向があります．特に，**体調不良で食事が少ない場合，コース料理などでゆっくりと食事をする場合，精進料理など糖質の少ない食事をする場合**などは，低血糖を起こしやすくなります．具体的に低血糖を起こしやすい事例を挙げ，低血糖を起こした場合にはブドウ糖などの補給ができるよう，常に糖類を携帯しておくよう指導する必要があります．

また，『ベイスン（一般名：ボグリボース）』などの「α-グルコシダーゼ阻害薬」を使っている場合，薬の作用によって「ショ糖（スクロース）」などの二糖類の分解・吸収が遅くなっています．そのため，**糖分補給には氷砂糖のような「ショ糖」ではなく，必ず「ブドウ糖（グルコース）」を使わなければならない**ことにも注意が必要です．

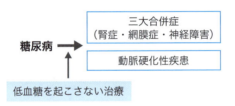

Point

❶『アマリール』はインスリン抵抗性の改善効果，『グリミクロン』は網膜症を防ぐ効果が高い．
❷『オイグルコン』は作用が強力な分，低血糖の副作用にも注意．
❸低血糖を起こした場合に備えて，ブドウ糖を必ず携帯しておく．

▶ **低血糖の自覚症状と血糖値の目安**

通常，血糖値が60 mg/dLを下回ると，発汗・手指の震え・動悸・頻脈などの交感神経症状が現れます．さらに，血糖値が45 mg/dLを下回ると，頭痛や生あくび・眠気などの中枢症状が現れます．また，血糖値が30 mg/dLを下回ると，昏睡などを起こし，放置すると生命の危機に陥る恐れがあります．

こぼれ話　低血糖は心血管疾患や死亡率を高める（Diabetes Care, 36：894-900, 2013 [PMID 23223349]）ため，厳格過ぎる血糖値コントロールはリスクの方が高くなる場合があります．

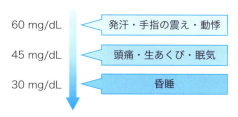

低血糖の症状と，血糖値の目安

- 60 mg/dL ← 発汗・手指の震え・動悸
- 45 mg/dL ← 頭痛・生あくび・眠気
- 30 mg/dL ← 昏睡

　そのため，血糖値を下げる効果のある薬を使う場合には，薬の効き過ぎによる低血糖の副作用を防ぐことが最も大きな課題になります．もし薬を使っていて低血糖の症状が現れた場合には，「ブドウ糖」などで糖分を補給し，一時的に血糖値を回復させる必要があります．

　しかし，低血糖症状をいったん「ブドウ糖」などで改善しても，30分程度で再び低血糖症状をぶり返してしまうケースがあります．こうした慢性的な低血糖（遷延性低血糖）は，特に高齢者や腎障害の患者が「SU類」を使うと起こるリスクが高いことが知られています[11]．

添付文書，インタビューフォームの比較

◆ 適応症
- アマリール　：2型糖尿病
- グリミクロン：インスリン非依存型糖尿病（2型糖尿病の旧称）
- オイグルコン：インスリン非依存型糖尿病（2型糖尿病の旧称）

◆ 用法
- アマリール　：1日1〜2回，食前または食後
- グリミクロン：1日1〜2回，食前または食後
- オイグルコン：1日1〜2回，食前または食後

◆ 初期用量と，1日最大用量
- アマリール　：1日0.5〜1 mgから開始，最大6 mg
- グリミクロン：1日40 mgから開始，最大160 mg
- オイグルコン：1日1.25〜2.5 mg，最大10 mg

◆ 低血糖の発生頻度
- アマリール　：1.44 %
- グリミクロン：1.9 %
- オイグルコン：2.5 %

◆ 錠剤のバリエーション
- アマリール　：錠（0.5 mg，1 mg，3 mg），OD錠（0.5 mg，1 mg，3 mg）
- グリミクロン：錠（20 mg [HA]，40 mg）
- オイグルコン：錠剤（1.25 mg，2.5 mg）

◆ 製造販売元
- アマリール　：サノフィ
- グリミクロン：大日本住友製薬
- オイグルコン：中外製薬

■ 参考文献

1) アマリール錠　インタビューフォーム
2) Tanaka S, et al：Ethnic differences in abdominal visceral fat accumulation between Japanese, African-Americans, and Caucasians: a meta-analysis. Acta Diabetol, 40 Suppl 1：S302-S304, 2003 [PMID 14618500]
3) Azuma K, et al：Higher liver fat content among Japanese in Japan compared with non-Hispanic whites in the United States. Metabolism, 58：1200-1207, 2009 [PMID 19428036]
4) Gribble FM, et al：Tissue specificity of sulfonylureas: studies on cloned cardiac and beta-cell K (ATP) channels. Diabetes, 47：1412-1418, 1998 [PMID 9726229]

こぼれ話　重度の低血糖を起こすと，服薬遵守率は46％程度にまで低下するという調査報告があります（Patient Prefer Adherence, 8：593-601, 2014 [PMID 24812495]）．

5) Mocanu MM, et al：Glimepiride, a novel sulfonylurea, does not abolish myocardial protection afforded by either ischemic preconditioning or diazoxide. Circulation, 103：3111-3116, 2001［PMID 11425777］
6) 小坂樹徳，他：糖尿病治療の臨床研究 特に糖尿病性網膜症に関する臨床長期比較試験–第4編糖尿病性網膜症への影響．糖尿病，26：561-570，1983
7) グリミクロン錠　インタビューフォーム
8) 滝澤裕美子，他：グリクラジドの慢性糖尿病合併症に及ぼす影響–後ろ向き調査によるグリベンクラミドとの比較検討．糖尿病，47：283-289, 2004
9) 「今日の治療薬 2016」(浦部晶夫，他／編)，南江堂，2016
10) Nathan DM, et al：Medical management of hyperglycemia in type 2 diabetes: a consensus algorithm for the initiation and adjustment of therapy: a consensus statement of the American Diabetes Association and the European Association for the Study of Diabetes. Diabetes Care, 32：193-203, 2009［PMID 18945920］
11) 厚生労働省：重篤副作用疾患別対応マニュアル（代謝・内分泌：低血糖）(http://www.info.pmda.go.jp/juutoku/juutoku_index.html)

こぼれ話 SU類での治療は「メトホルミン」単独での治療に比べて心停止リスクが低かったという報告もあります（Br J Clin Pharmacol, 2021 Apr 25［PMID 33896015］)．

糖尿病治療薬

10. 『ザファテック』と『マリゼブ』，同じ週1回のDPP-4阻害薬の違いは？
効果の比較と腎障害への対応

> Answer ▶ 大きな違いはない

　『ザファテック（一般名：トレラグリプチン）』と『マリゼブ（一般名：オマリグリプチン）』は，どちらも糖尿病の治療に使う「DPP-4阻害薬」で，週1回の服用でよい薬です．

　『ザファテック』と『マリゼブ』の効果に大きな違いはなく，適応症や薬の値段，飲み忘れたときの対応も同じため，特に厳密な使い分けは必要ありません．

　ただし，効き目が長続きする理由の違いから，『マリゼブ』は中等度の腎障害では基本的に**用量調節が必要ない**という特徴があります．

DPP-4阻害薬

ザファテック	マリゼブ
中等度の腎障害から用量調節	重度の腎障害から用量調節

『ザファテック』と『マリゼブ』の効果・適応症・値段

　『ザファテック』と『マリゼブ』の効果を直接比較した試験はありません．しかし臨床試験の段階では，週1回100mgの『ザファテック』と1日1回25mgの『ネシーナ（一般名：アログリプチン）』，週1回25mgの『マリゼブ』と1日1回50mgの『ジャヌビア（一般名：シタグリプチン）』で，それぞれ効き目や安全性に大きな違いはないことが確認されています[1,2]．現状DPP-4阻害薬の薬剤間に大きな違いは報告されていないこと，『ネシーナ』と『ジャヌビア』の間にも大きな違いはないことがすでに報告されている[3]ことから，『ザファテック』と『マリゼブ』にも厳密な使い分けが必要なほどの差はないと考えられます．

　また，『ザファテック』と『マリゼブ』の適応症は「2型糖尿病」と同じで[2,4]，薬の値段にも大きな違いはありません．そのため，基本的には特別な使い分けは必要ありません．

■薬価の比較（2025年改定時）
『ザファテック』 25 mg（226.00），50 mg（420.70），100 mg（806.90）
『マリゼブ』 12.5 mg（308.50），25 mg（576.00）

こぼれ話　『ザファテック』は，『ネシーナ』にフッ素（F）を付加した構造で，これによって半減期が長くなっています．

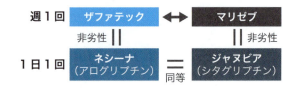

飲み忘れたときの対応も同じ

『ザファテック』と『マリゼブ』は，飲み忘れた場合の対応も「飲み忘れに気づいた時点で決められた量を服用し，以降は元の予定通りに服用する」ことで同じです．

■ 毎週日曜日に服用していた場合の例

5日（日）に服用 → 12日（日）に忘れていた → 気づいた15日（水）に服用 → 19日（日）に服用

「DPP-4阻害薬」は，単独では低血糖の副作用を起こしにくい薬ですが，2回分をまとめて飲まないよう指導することも必要です．

中等度の腎障害では用量調節が不要の『マリゼブ』

腎機能が衰えていると，薬を体外へ排泄する機能も低下するため，薬が体内に蓄積しやすくなります．このとき，薬理活性を持つ物質が体内に蓄積すると，中毒性の副作用を起こすことがあります．そのため，腎障害がある場合は薬の量を減らしたり，その腎障害が重い場合は薬を使えなかったりといったことが起こります．

『ザファテック』は，血液中から薬が消失しても薬の活性が続くように設計された薬です[4]．そのため，腎機能の低下で薬の排泄が遅れると，蓄積した薬によってその薬理活性が強まり，必要以上に薬が効き過ぎてしまう恐れがあります．このことから，**中等度の腎機能障害の段階から用量を調節する必要があります**[4]．

一方で『マリゼブ』は，腎臓でいったんろ過された後，大部分が再吸収され，血液中に戻ります[2]．これによって薬は長く体内を循環し，効き目が1週間続くことになります．このように『マリゼブ』は，もともと体内に薬が残るように設計された薬です．そのため，中等度の腎障害までは基本的に用量調節が不要とされています[2]．

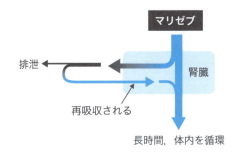

■ 腎機能による用量調節

『ザファテック』 通常100mg/週，中等度腎機能障害：50mg/週，
　　　　　　　　重度腎機能障害・末期腎不全：25mg/週

『マリゼブ』　　通常25mg/週，重度腎機能障害・末期腎不全：12.5mg/週

> **こぼれ話** 心血管疾患や腎障害を抑える効果は，DPP-4阻害薬よりも後に登場したSGLT-2阻害薬の方が高いことを示唆する研究が，近年多く報告されています（Diabetes Obes Metab, 23：75-85, 2021［PMID 32893440］）．

advice

週1回の薬で，かえって飲み忘れが増えることもある

　基本的に，薬を飲む回数や錠数は少ない方が負担も軽くなります．実際，DPP-4阻害薬でも，週1回服用でよい『ザファテック』や『マリゼブ』は，便利さなどの点で患者の満足度が高く[5]，多くの人が週1回服用の薬を希望する[6]ということも報告されています．

　しかし，毎日の薬がすでに習慣になっている場合や，日によって飲む薬の内容が変わると混乱してしまうような場合には，週1回の薬が必ずしもよいとは限りません．かえって飲み忘れが増えてしまうこともあります．「1日1回の薬の方が飲み忘れは少なかった」ということもあるため，週1回＝飲み忘れが少ない，と早合点せず，服薬の曜日を具体的に確認するなど，本当に負担が減っているのかどうかを確認するようにしてください．

Point

❶『ザファテック』と『マリゼブ』は，適応症も同じで，効き目も値段も大きくは変わらない．
❷『マリゼブ』は，元から体内に長く残る設計の薬のため，中等度の腎障害までは用量調節が不要．
❸ 人によっては，週1回の薬でかえって飲み忘れが増えることもある．

添付文書，インタビューフォームの比較

◆ **適応症**
ザファテック：2型糖尿病
マリゼブ　　：2型糖尿病

◆ **用法**
ザファテック：週1回
マリゼブ　　：週1回

◆ **非劣性を確認した試験での対照薬**
ザファテック：ネシーナ（アログリプチン）
マリゼブ　　：ジャヌビア（シタグリプチン）

◆ **用量調節が必要になる腎障害**
ザファテック：中等度から
マリゼブ　　：重度・末期腎不全から

◆ **剤形の種類**
ザファテック：錠（25 mg，50 mg，100 mg）
マリゼブ　　：錠（12.5 mg，25 mg）

◆ **製造販売元**
ザファテック：武田薬品工業
マリゼブ　　：MSD

参考文献

1) Inagaki, N et al：Once-weekly trelagliptin versus daily alogliptin in Japanese patients with type 2 diabetes: a randomised, double-blind, phase 3, non-inferiority study. Lancet Diabetes Endocrinol, 3：191-197, 2015 ［PMID 25609193］
2) マリゼブ錠 インタビューフォーム
3) Aroda VR, et al：Efficacy of GLP-1 receptor agonists and DPP-4 inhibitors：meta-analysis and systematic review. Clin Ther, 34：1247-1258, 2012 ［PMID 22608780］
4) ザファテック錠 インタビューフォーム
5) Tosaki T, et al：Efficacy and patient satisfaction of the weekly DPP-4 inhibitors trelagliptin and omarigliptin in 80 Japanese patients with type 2 diabetes. Intern Med, 56：2563-2569, 2017 ［PMID 28883229］
6) Suzuki, K et al：Efficacy and patient satisfaction of dipeptidyl peptidase-4 inhibitor after switching from once-daily DPP-4 inhibitor to once-weekly regimen. J Clin Med Res, 10：641-647, 2018 ［PMID 29977422］

こぼれ話　DPP-4阻害薬のなかでも，胆汁排泄型の『トラゼンタ（一般名：リナグリプチン）』，腎障害時でもAUC変動が2倍未満の『テネリア（一般名：テネリグリプチン）』は，腎障害時でも用量調整が不要とされています．

糖尿病治療薬

11. 『ノボラピッド』と『トレシーバ』，同じインスリン製剤の違いは？
インスリンの基礎分泌と追加分泌

> **Answer** 『ノボラピッド』は超速効型，『トレシーバ』は持効型のインスリン

『ノボラピッド（一般名：インスリン アスパルト）』と『トレシーバ（一般名：インスリン デグルデク）』は，どちらもインスリンの注射薬です．

『ノボラピッド』は超速効型のインスリンで，**食事の後に起こる血糖値の上昇を防ぐ**ために使います．

『トレシーバ』は持効型のインスリンで，**不足しているインスリンの基礎分泌を補う**ために使います．

インスリンを使った治療では，こうした作用時間の異なる薬を使って，生理的なインスリン分泌を再現するのが基本です．

また，『ノボラピッド』と『トレシーバ』を最初から混合してある『ライゾデグ配合注』も登場しています．

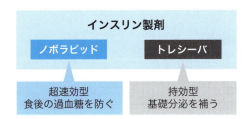

作用が速い『ノボラピッド』〜食後の過血糖を防ぐ

食事を摂ると，どんな人でも血糖値が上がります．しかし糖尿病の人は「インスリン」の分泌が弱まっているため，通常よりも急激に血糖値が上昇することがあります．このような**「食後の過血糖」**は，心筋梗塞などさまざまな病気のリスクになることから，薬で治療することが推奨されています[1]．

『ノボラピッド』は「超速効型」に分類されるインスリン製剤で，通常10〜20分で効果が現れます[2]．そのため，食事の前に注射しておくことで，こうした「食後の過血糖」を防ぐことができます．

こぼれ話 同じ『ノボラピッド』という名前でも，30ミックスや50ミックス，70ミックスは，超速効型と中間型の混合製剤です．数字は，超速効型の含有率です．

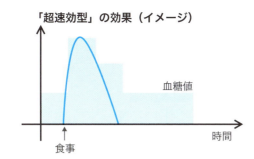

作用が長続きする『トレシーバ』〜インスリンの基礎分泌を補う

　糖尿病になると，食後の「インスリン」分泌だけでなく，1日を通した基礎的な「インスリン」分泌も不足するようになります．こうした「インスリン」の基礎分泌の不足は空腹時の高血糖の原因となり，糖尿病の進展にも大きな影響を与えます．

　『トレシーバ』は「持効型」に分類されるインスリン製剤で，1日1回の注射で24時間安定した効果が続きます[3]．そのため，こうした「インスリンの基礎分泌」を補うために使います．

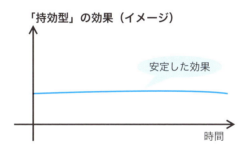

『トレシーバ』は持効型のなかでも，特に作用が長い

　「持効型」に分類されるインスリン製剤にはいくつか種類があります（☞p.58）が，なかでも特に『トレシーバ』は作用が42時間と長続きします[3]．そのため，**注射の時間指定がなく，また注射を忘れた場合でも8時間以上の間隔をあければ使える**など，時間管理の難しい人でも使いやすい薬です．

生理的なインスリン分泌を再現する

　インスリンを使った治療の基本は，『ノボラピッド』や『トレシーバ』などのインスリン製剤を使い，**身体の生理的なインスリン分泌を再現**することです[4]．

　そのためインスリン療法では1型・2型を問わず，インスリンの追加分泌を『ノボラピッド』などの「超速効型」で，基礎分泌を『トレシーバ』などの「持効型」で，それぞれ補う必要があります（basal-bolus療法）．通常は，『トレシーバ』などの「持効型」だけでは食前・食後の血糖値がコントロールできない場合に，『ノボラピッド』などの「超速効型」のインスリンを追加します．しかし，2型糖尿病ではインスリンの基礎分泌が残っている場合もあります．そういった場合には『ノボラピッド』などの「超速効型」の薬だけで血糖値をコ

こぼれ話　飛行機の貨物室やワンボックス型の冷蔵庫では，温度が0℃以下になる可能性があります．そのため飛行機に乗る際は手荷物で運ぶ，ホテルについても短期間なら室温保管するなどの対応が必要です．

ントロールできる場合もあります[4].

　このように，さまざまな作用時間・組合わせのインスリン製剤を利用し，病状や生活習慣に合わせてオーダーメイドの投与方法を考える必要があります．

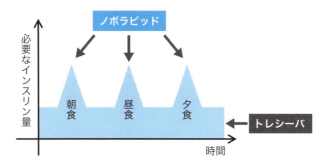

advice

「シックデイ・ルール」の対応は確実に

　糖尿病の人が風邪をひいた場合，食事を摂れない場合もあります．この時，食事を摂らないのだから血糖値も上がらないはずだ，と薬を自己判断で中断してしまう人は少なくありません．しかし，個々の病気の状況や生活習慣によって血糖値がどう変動するかは大きく異なります．そのため，薬を何割減らせばよい，どの薬を中断すればよい，と一概に述べることはできません．

　体調不良などで食事を摂れない場合にインスリンをどのように使えばよいか，あらかじめ「シックデイ・ルール」はきちんと主治医と相談して決め，自己判断の調節にならないよう指導する必要があります．

💡 Point

❶『ノボラピッド』は「超速効型」，毎食前の注射で，インスリンの追加分泌を補う．
❷『トレシーバ』は「持効型」，1日1回の注射で，インスリンの基礎分泌を補う．
❸食事を摂れない日の対応（シックデイ・ルール）は，自己判断の調節にならないよう確実に．

▶『ライゾデグ』〜『ノボラピッド』と『トレシーバ』の混合薬

　『ライゾデグ』は，『ノボラピッド』と『トレシーバ』を3：7の割合で混合した注射薬です[5]．従来の混合型（例：『ノボラピッド30ミックス』）や，『ノボラピッド』と『トレシーバ』を個別に使う場合と比べ，夜間の低血糖リスクが少ないとされています[5,6]．個別に注射しなくてもよいため注射の回数も少なくて済むほか，注射前の懸濁操作も必要ない[5]ため，シンプルな操作で注射ができることも特徴です．

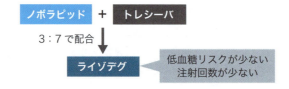

こぼれ話　持効型の経口インスリン製剤（例：OI338GT）の実用化によって，インスリン注射からの解放が期待されています．

11.『ノボラピッド』と『トレシーバ』

添付文書，インタビューフォームの比較

◆ **適応症**
ノボラピッド：インスリン療法が適応となる糖尿病
トレシーバ　：インスリン療法が適応となる糖尿病

◆ **有効成分**
ノボラピッド：インスリン アスパルト
トレシーバ　：インスリン デグルデク

◆ **分類**
ノボラピッド：超速効型
トレシーバ　：持効型

◆ **効果が現れる時間**
ノボラピッド：**10〜20分**
トレシーバ　：（作用のピークはない）

◆ **効果が続く時間**
ノボラピッド：3〜5時間
トレシーバ　：**42時間**

◆ **用法**
ノボラピッド：**毎食直前**
トレシーバ　：**1日1回**

◆ **デバイス（機器）の種類**
ノボラピッド：フレックスタッチ，フレックスペン，イノレット，ペンフィル，注
トレシーバ　：フレックスタッチ，ペンフィル

◆ **製造販売元**
ノボラピッド：ノボ ノルディスクファーマ
トレシーバ　：ノボ ノルディスクファーマ

参考文献

1) 「糖尿病における食後血糖値の管理に関するガイドライン」〔国際糖尿病連合（IDF）〕，2011
2) ノボラピッド注　インタビューフォーム
3) トレシーバ注　インタビューフォーム
4) 「糖尿病診療ガイドライン 2016」（日本糖尿病学会/編著），南江堂，2016
5) ライゾデグ配合注　インタビューフォーム
6) Taneda S, et al：Insulin degludec/insulin aspart versus biphasic insulin aspart 30 twice daily in insulin-experienced Japanese subjects with uncontrolled type 2 diabetes: Subgroup analysis of a Pan-Asian, treat-to-target Phase 3 Trial. J Diabetes, 9：243-247, 2017［PMID 27059529］

こぼれ話　発症から約8年が経過した2型糖尿病では，HbA1cを内服治療なら7.0〜9.0，インスリン治療では7.5〜8.0の範囲で維持するのが最も死亡率が低いとされています（Lancet, 375：481-489, 2010［PMID 20110121］）．

糖尿病治療薬

12. 『ランタス』・『レベミル』・『トレシーバ』, 同じ持効型インスリン製剤の違いは？
値段, 注射回数・時間とデバイス

> **Answer** 価格の安い『ランタス』, 朝夕で調節できる『レベミル』, 時間指定のない『トレシーバ』

『ランタス（一般名：インスリン グラルギン）』, 『レベミル（一般名：インスリン デテミル）』, 『トレシーバ（一般名：インスリン デグルデク）』は, いずれもインスリンの注射薬（持効型）です.

『ランタス』は最初に登場した持効型のインスリン注射で, **値段も安い**ため広く使われています.

『レベミル』は**1日2回に分けて使うことができる**ため, 朝夕で血糖値が変動する場合には薬の量を調節することができます.

『トレシーバ』は**注射の時間指定がなく**, また注射を忘れた場合でも**8時間以上の間隔をあければ使える**など, 時間管理の難しい人でも使いやすい薬です.

3つとも薬としての本体がインスリンであることを含め, 副作用の頻度や注意点も同じです. そのため, 値段や注射の時間・回数, デバイスの使い勝手のよさなどから, 最も都合のよいものを選ぶことができます.

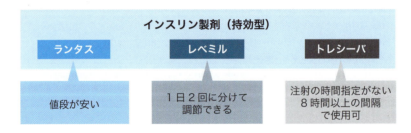

『ランタス』～最初に出た薬で最も安く, 使い勝手がよい

『ランタス』は, 1日1回で24時間の安定した効果が続く「持効型」のインスリンとしてはじめて登場した薬です. ちょうど効き目が24時間で[1] 使い勝手もよく, 今でも広く使われています. また値段が最も安く, 経済的負担が少ないのも特徴です.

■販売開始年と, 薬価の比較（2025年改定時）
『ランタス』　2001年（ソロスター1キット1,049円）
『レベミル』　2007年（フレックスペン1キット1,424円）
『トレシーバ』　2013年（フレックスタッチ1キット1,841円）

こぼれ話 開封後のインスリン製剤を冷蔵庫で保管しないのは, 冷たいインスリンを注射すると痛みが強まることと, 結露によって機器に不具合が生じる恐れがあることが理由です（※バイアル製剤を除く）.

より血中濃度が安定する『ランタスXR』

『ランタス』の濃度を3倍にした『ランタスXR』では，より安定したインスリンの血中濃度が得られます[2]．『ランタス』のようなインスリンの基礎分泌を補う薬の場合，24時間の安定した効果が必要なため，こうした血中濃度の変動が少ない薬を選ぶことも重要です．

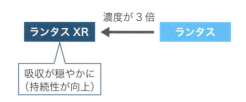

『レベミル』〜1日2回に分けて調節できる

『レベミル』は「持効型」のインスリン製剤のなかで唯一，**1日2回に分けて使う**ことができます[3]．1日1回の注射で安定している場合，わざわざ手間を増やす必要はありません．しかし，1日のなかで血糖値に変動があり，朝と夕とで必要なインスリン量が異なるような場合，『レベミル』であれば薬の量を調節し，よりその人の状況に合わせた使い方ができます．

妊娠中の安全性評価で，やや優れる『レベミル』

『レベミル』は，アメリカ食品医薬品局（FDA）による妊娠中の安全性評価で【B】と評価され，【C】と評価された『ランタス』よりも安全性の点で優れています[1,3]．FDAによる基準は2015年に廃止されましたが，これを一つの判断基準として，妊娠中や今後妊娠する可能性が高い場合には『レベミル』を選ぶ場合があります．

『トレシーバ』〜注射の時間が少しズレても問題がない

『トレシーバ』は1日1回，毎日一定の時間であれば，朝・昼・夕どのタイミングで使ってもよい薬です[4]．そのため，介護施設等で朝食前や夕食前・就寝前といった忙しい時間帯の注射が難しい場合でも使いやすい薬と言えます．

注射を忘れた場合でもリカバリーしやすい

『トレシーバ』は作用時間が42時間以上と長いため，注射を忘れた場合でもすぐには血中濃度に影響しにくく，リカバリーしやすいという特徴があります．実際に，注射時刻を曜日ごとに変更し，月・水・金は朝，火・木・土・日は夕方で使っても，長期的な血糖値のコントロールには影響しなかったことが報告されています[5]．

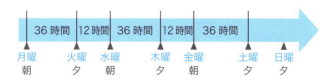

そのため，『トレシーバ』は投与を忘れた場合でも，次の投与まで8時間以上の間隔があれば，気づいた時点で注射してよい，とされています[5]．

こぼれ話 遺伝子組み換え技術を応用してつくられた「バイオ医薬品」のジェネリックは，「バイオシミラー」と呼ばれます．糖鎖や不純物などに若干の違いはあっても，作用の根幹となるアミノ酸配列は同じで，同等・同質の効果・安全性があります．

advice

デバイスの違いにも注意

『ランタス』・『レベミル』・『トレシーバ』は，作用や用法によって使い分けることもありますが，それ以上にデバイスによって使い分けることにも注意が必要です．うまく注射できないと安定した効き目は得られず，うっかり薬の量を間違えれば低血糖を起こすリスクにもつながります．

そのため，**手指が不自由な場合には最も弱い力で注射できる『トレシーバ』の「フレックスタッチ」**を，**老眼でデバイスの文字が読めない場合には文字が大きい『レベミル』の「イノレット」**を，といったように，デバイスの適性という観点から選ぶこともあります．

また，長く使い続けていると，しだいに自己流の方法に偏っていってしまうことが少なくありません．定期的に手技を確認するなど，正しく使い続けられるような指導が必要です．

Point

❶『ランタス』は，効き目が24時間で使い勝手がよく，値段も安い．
❷『レベミル』は，1日2回に分けて調節でき，妊娠中の安全性評価が比較的高い．
❸『トレシーバ』は，注射の時間指定がなく，忘れた場合のリカバリーもしやすい．

▶ 効果を持続化させる工夫の違い

『ランタス』・『レベミル』・『トレシーバ』は，いずれも「インスリン」ですが，作用が長続きするように施した工夫が違うため，薬の構造にも違いがあります．そのため，有効成分の表記にも若干の違いがあります．

■『ランタス』の構造と有効成分の表記
　構造：ヒトインスリンA鎖21位のアスパラギンをグリシンに置換，B鎖C末端のスレオニンにアルギニンを2つ付加
　名称：インスリン **グラルギン**

■『レベミル』の構造と有効成分の表記
　構造：ヒトインスリンB鎖30位のスレオニンを欠損，29位のリジン残基にミリスチン酸を結合
　名称：インスリン **デテミル**

■『トレシーバ』の構造と有効成分の表記
　構造：ヒトインスリンB鎖30位のスレオニンを欠損，29位のリジンにグルタミン酸を介してヘキサデカン二酸を結合
　名称：インスリン **デグルデク**

『ランタス』の作用が続く理由〜pH差による等電点沈殿を利用した方法
『ランタス』は，等電点がpH 7.4に設計されています．そのため皮下注射すると，生体のpHでは溶解度が低くなり，いったん沈殿物を形成します（等電点沈殿）．その後，この沈殿物がゆっく

こぼれ話　『トレシーバ』は，『ランタス』よりも維持期での症候性低血糖の発生頻度が低かったとする報告があります（JAMA, 318：45-56, 2017 [PMID 28672317]）．

りと溶けて血液中に移行するため，インスリンが徐々に作用する，という効果が得られます[1]．

濃度が高い『ランタスXR』を使うと，皮下に注射する液量が少なくなるため，生成される沈殿物も小さくなります．小さな沈殿物では表面積が小さいため，溶解するスピードは遅くなります．

つまり，『ランタスXR』の特徴は**インスリン濃度が3倍 ⇒ 1回の注射量が少なくてすむ ⇒ 皮下組織で生成される沈殿物が小さくなる ⇒ 沈殿物の溶解速度が遅くなる ⇒ インスリンの吸収が穏やかになる ⇒ 血糖値がより安定する**，ということです．

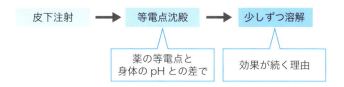

『レベミル』の作用が続く理由〜アルブミンとの結合

『レベミル』は血液中に吸収された後，97％近くが血液中の「アルブミン」と結合します．その結果，「アルブミン」と結合した「結合型」と結合しなかった「非結合型」が平衡状態となり，薬として作用する「非結合型」のインスリンは量が少ない状態が長く維持されます[3]．

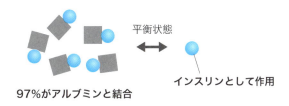

『トレシーバ』の作用が続く理由〜複合体の形成

「インスリン」は，「インスリン」どうしで複合体を形成する性質（自己会合）があります．しかし，薬として作用を発揮するのは，複合体を形成していない「単量体」だけです．

『トレシーバ』は，もともと6つの「インスリン」からなる「6量体」が2個くっついた状態になっています．皮下注射すると，これらがいくつも連なった複合体をつくります．ここから少しずつ「単量体」の「インスリン」を解離していくため，作用も徐々に発揮され，長続きします[5]．

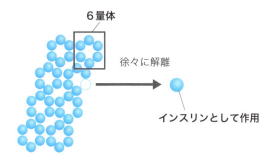

▶ 毎日同じ場所に注射を打たないように注意

『ランタス』や『レベミル』・『トレシーバ』は効き目が続く「持効型」に分類されるインスリン注射で，身体の基礎的なインスリン分泌を補うための薬です．そのため，24時間安定した効果が得られることが重要です．

しかし，毎日同じ場所に注射を打ち続けていると，皮膚や皮下組織が硬くなり，インスリンの

こぼれ話 大規模災害時には，インスリンや注射針の不足，食事の偏り・ストレス等によって糖尿病患者の血糖コントロールが半年〜1年ほど悪化します〔糖尿病，57(1)：16-21，2014〕．

吸収が悪化することがあります[6]．特に，右利きの人は左の腹部に注射をする傾向があるため，知らず知らずのうちに同じ場所に注射をすることのないように指導する必要があります．また，硬くなった皮膚に注射を続けていた場合，インスリンの効果減弱のため本来必要な量以上のインスリンが処方されている恐れもあります．急に注射部位を変えると低血糖を起こすリスクにもつながるため，注意が必要です．

▶ **インスリンは最終手段ではない**

　糖尿病が悪化したら「インスリン」を打たなければいけなくなる，と考えている人は少なくありません．しかし，現在の糖尿病治療では，食事制限や運動療法を緩めに行いながら，初期のうちから『ランタス』などの「インスリン」製剤を使い，負担の少ない治療を続ける，という選択肢もあります．
　インスリン注射を「最終手段だ」と脅しのように使っている医療従事者は少なくありませんが，無用の誤解を招く恐れもあるため，注意してください．

添付文書，インタビューフォームの比較

◆ **有効成分**
ランタス　：インスリン グラルギン
レベミル　：インスリン デテミル
トレシーバ：インスリン デグルデク

◆ **用法**
ランタス　：1日1回（朝食前または就寝前）
レベミル　：1日1回（夕食前または就寝前），**1日2回**（朝食前と，夕食前または就寝前）
トレシーバ：1日1回

◆ **適応症**
ランタス　：インスリン療法が適応となる糖尿病
レベミル　：インスリン療法が適応となる糖尿病
トレシーバ：インスリン療法が適応となる糖尿病

◆ **作用時間**
ランタス　：ほぼ24時間
レベミル　：約24時間（最大効力は3〜14時間）
トレシーバ：**42時間以上**

◆ **デバイスの種類**
ランタス　：注射（カート，ソロスター）
レベミル　：注射（ペンフィル，フレックスペン，イノレット）
トレシーバ：注射（ペンフィル，フレックスタッチ）

◆ **製造販売元**
ランタス　：サノフィ
レベミル　：ノボ ノルディスクファーマ
トレシーバ：ノボ ノルディスクファーマ

■ **参考文献**
1) ランタス注ソロスター　インタビューフォーム
2) Becker RH, et al：New insulin glargine 300 Units・mL-1 provides a more even activity profile and prolonged glycemic control at steady state compared with insulin glargine 100 Units・mL-1. Diabetes Care, 38：637-643, 2015 [PMID 25150159]
3) レベミル注フレックスタッチ　インタビューフォーム
4) トレシーバ注フレックスタッチ　添付文書
5) トレシーバ注フレックスタッチ　インタビューフォーム
6) 石井 彩, 他：2型糖尿病患者におけるインスリン同一部位注射による腹部硬結とHbA1c及び空腹時血糖日差変動幅との関連．糖尿病, 58：94-99, 2015

脂質異常症治療薬

13. 『クレストール』と『メバロチン』, 同じHMG-CoA還元酵素阻害薬の違いは?
スタチンの強さと夕食後服用

> **Answer** 『クレストール』は,『メバロチン』より強力な「ストロング・スタチン」

　『クレストール（一般名：ロスバスタチン）』と『メバロチン（一般名：プラバスタチン）』は,どちらもコレステロール値を下げる「HMG-CoA還元酵素阻害薬（スタチン）」です.
　『クレストール』は「ストロング・スタチン」に分類（☞ p.67）され,『メバロチン』よりも**コレステロールを下げる作用が強力**です.薬の安全性に大きな差はないため,どのくらいコレステロール値を下げる必要があるかによって使い分けます.
　ただし,『クレストール』の服用は朝と夕どちらでもよいですが,『メバロチン』は夕食後の服用が望ましい,とされています.

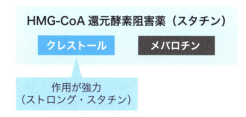

『クレストール』の強さ～「ストロング・スタチン」

　『クレストール』や『メバロチン』などの「HMG-CoA還元酵素阻害薬（スタチン）」は,肝臓でのコレステロール生合成にかかわる酵素「HMG-CoA還元酵素」を阻害することで,動脈硬化の原因となる「LDLコレステロール（LDL-C）」を減らす効果があります.このLDL-Cを減らす効果は,『クレストール』の通常量5 mgの方が,『メバロチン』の1日最大量20 mgよりも強力です[1].

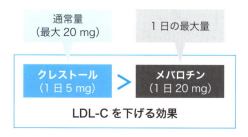

> **こぼれ話**　『メバロチン』は日本人がアオカビから発見した薬です.その縁もあり,日本人を対象にした大規模臨床試験でのエビデンスがあります（Lancet, 368：1155-1163, 2006［PMID 17011942］）.

3つの「ストロング・スタチン」

現在使われている「HMG-CoA還元酵素阻害薬（スタチン）」は6種類あります．そのうち，『クレストール』のようにLDL-Cを下げる効果の高い3種は「ストロング・スタチン」と呼ばれています．

- **通常のスタチン**
  『メバロチン（一般名：プラバスタチン）』
  『リポバス（一般名：シンバスタチン）』
  『ローコール（一般名：フルバスタチン）』

- **ストロング・スタチン**
  『クレストール（一般名：ロスバスタチン）』
  『リバロ（一般名：ピタバスタチン）』
  『リピトール（一般名：アトルバスタチン）』

これらの薬の安全性に大きな差はなく，すべて高LDL-C血症の第一選択薬として選ばれています[2]．また，通常のスタチン3種，ストロング・スタチン3種の間にも特に優劣はありません[3]．そのため，LDL-C値をどの程度下げる必要があるか，患者背景や併用薬などの事情から選ぶのが一般的です．

スタチンは，朝夕どちらで飲むのがよいか

コレステロールは夜間に体内で合成されるため，「HMG-CoA還元酵素阻害薬（スタチン）」は朝より夕食後に飲んだ方が，高い効果が得られることが知られています．そのため，『メバロチン』など通常のスタチンは「夕食後」での服用が望ましい，とされています[4]．

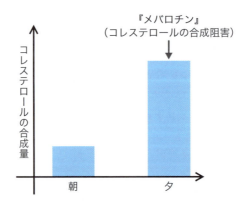

- **通常のスタチンの用法**
  『メバロチン』　1日1回または1日2回（※1日1回の場合は，**夕食後が望ましい**）
  『リポバス』　　1日1回（※**夕食後が望ましい**）
  『ローコール』　1日1回　**夕食後**

こぼれ話　『リポバス』に『ゼチーア（一般名：エゼチミブ）』を併用すると，LDL-C値をさらに下げ心血管疾患の発症抑制効果をわずかに上乗せできるという報告があります（N Engl J Med, 372：2387-2397, 2015［PMID 26039521］）．

しかし，『クレストール』などの「ストロング・スタチン」は作用が長続きするため，朝でも夕でも効き目は変わりません[5]．そのため，用法も「夕食後」にこだわる必要はありません[4]．

■ ストロング・スタチンの用法
『クレストール』　1日1回
『リバロ』　　　　1日1回
『リピトール』　　1日1回

advice

「コレステロール」は気にしなくてもよくなったわけではない

「2015年日本人の食事摂取基準」から，これまで定められていたコレステロール値の基準が撤廃されました．これは，食事制限ではLDL-C値が下がらない人もいて，一概に食事によるコレステロール摂取を制限すればよいというわけではない，ということが最近の研究でわかったからです．LDL-C値が高い状態が続くと，心筋梗塞や脳梗塞などのリスクとなる事実に違いはありません．決して，「コレステロールは高くても気にする必要はなくなった」というわけではありません．

また摂取基準が撤廃された代わりに，野菜や海藻の積極的な摂取や減塩，タバコ・お酒の減量，1日30分以上の有酸素運動など，多方面からアプローチする必要があることが示されました．特に，高齢者がコレステロールを気にして肉類を避け過ぎた結果，筋力低下を招くリスクも指摘されています．食事内容が極端に偏ることがないよう，バランスのよい食事を指導するようにしてください．

Point

❶『クレストール』は，『メバロチン』より強力な「ストロング・スタチン」．
❷「ストロング・スタチン」は，朝夕どちらで飲んでもよい．
❸ 食事による摂取基準は撤廃されたが，コレステロール値を気にしなくてよくなったわけではない．

添付文書，インタビューフォームの比較

◆ 適応症
　クレストール：高コレステロール血症，家族性高コレステロール血症
　メバロチン　：高脂血症，家族性高コレステロール血症

◆ 用法
　クレストール：1日1回
　メバロチン　：1日1回または2回（※**1日1回の場合は夕食後が望ましい**）

◆ 半減期
　クレストール：20時間
　メバロチン　：2.7時間

こぼれ話　ストロング・スタチンでは，糖尿病発症リスクの上昇を示唆する報告もあります（BMJ, 348：g3244, 2014 [PMID 24874977]）．

- **用量の幅**
  クレストール：1日2.5～20 mg
  メバロチン　：1日10～20 mg

- **妊娠中の使用**
  クレストール：禁忌
  メバロチン　：禁忌（オーストラリア基準：D）

- **発売された年**
  クレストール：2005年
  メバロチン　：1991年

- **製造販売元**
  クレストール：アストラゼネカ
  メバロチン　：第一三共

■ 参考文献

1) Blasetto JW, et al：Efficacy of rosuvastatin compared with other statins at selected starting doses in hypercholesterolemic patients and in special population groups. Am J Cardiol, 91：3C-10C; discussion 10C, 2003［PMID 12646336］
2)「動脈硬化性疾患予防ガイドライン 2012年版」（日本動脈硬化学会/編），日本動脈硬化学会，2012
3) Saku K, et al：Randomized head-to-head comparison of pitavastatin, atorvastatin, and rosuvastatin for safety and efficacy (quantity and quality of LDL)：the PATROL trial. Circ J, 75：1493-1505, 2011［PMID 21498906］
4) 各薬剤　添付文書
5) Cilla DD Jr, et al：Pharmacodynamic effects and pharmacokinetics of atorvastatin after administration to normocholesterolemic subjects in the morning and evening. J Clin Pharmacol, 36：604-609, 1996［PMID 8844442］

こぼれ話　欧米に比べ日本で虚血性心疾患の発症率が低いのは，脂質異常症の罹病期間が短い（昔は少なかった）こと，高血圧管理の普及，喫煙率の低さなどが要因とされています（J Atheroscler Thromb, 14：278-286, 2007［PMID 18174657］）．

脂質異常症治療薬

14. 『クレストール』・『リピトール』・『リバロ』，同じストロング・スタチンの違いは？
治療効果と相互作用

> **Answer** 強力な『クレストール』，使用実績が豊富な『リピトール』，相互作用が少ない『リバロ』

『クレストール（一般名：ロスバスタチン）』，『リピトール（一般名：アトルバスタチン）』，『リバロ（一般名：ピタバスタチン）』は，いずれもLDLコレステロール（LDL-C）値を下げる「HMG-CoA還元酵素阻害薬（スタチン）」です．

『クレストール』は，**用量の幅が大きく，最も強力な作用を期待**できます．

『リピトール』は，世界で最も広く使われているため**使用実績が豊富**です．

『リバロ』は，**代謝酵素CYPの関与が少なく，相互作用の少ない**薬です．

3つとも作用が強力な「ストロング・スタチン」と呼ばれる薬で，治療効果や副作用に大きな違いはありません．そのため，LDL-C値や併用薬によって使い分けるのが一般的です．

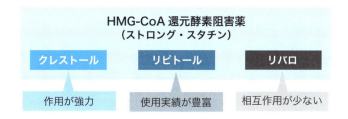

作用が強力な『クレストール』〜用量の幅

「HMG-CoA還元酵素阻害薬（スタチン）」は，LDL-C値を下げる作用の強さによって，「スタンダード」と「ストロング」の2種類に分類されます（☞p.63）．

『クレストール』・『リピトール』・『リバロ』は，作用が強力な「ストロング・スタチン」に分類されています．ガイドライン上でも特に厳密な使い分けに関する記載はなく，すべて高LDL-C血症の第一選択薬として選ばれています[1]．このことから，3つの薬の間に目立った優劣はないと言えます．

実際，1日量を『クレストール』2.5 mg，『リピトール』10 mg，『リバロ』2 mgに設定して比較した結果，LDL-C値やトリグリセリド値を下げる効果は同じで，副作用の発生頻度も同じだったことが示されています[2]．

しかし，『クレストール』は用量の幅が広く，最大8倍の20 mgにまで増やすことができます[3]．そのため，より大きくLDL-C値を下げる必要がある場合に適した薬です．

> **こぼれ話** 「脂質異常症」は従来「高脂血症」と呼ばれていましたが，定義のなかに「低HDLコレステロール血症」も含むことから，2007年に動脈硬化学会が改称を提唱しました．

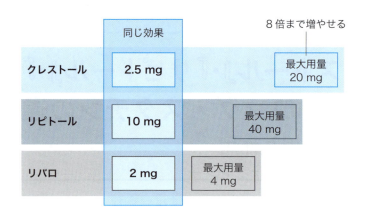

使用実績が豊富な『リピトール』〜降圧薬との配合薬

　『リピトール』は，3つの「ストロング・スタチン」のなかで最初に登場した薬です．そのため，使用実績が豊富で，世界でも最も広く使われています．

■ 国際誕生年と外国での販売状況 [3,4,5]
　『クレストール』　2002年，世界100ヵ国以上
　『リピトール』　　1996年，世界140ヵ国以上
　『リバロ』　　　　2003年，世界22ヵ国

　このことから，『リピトール』はほかの薬と併用した場合の有効性や安全性も多く報告され，特に高血圧の治療薬「Ca拮抗薬」との配合薬『カデュエット（一般名：アムロジピン＋アトルバスタチン）』も登場しています．

代謝酵素の影響が少ない『リバロ』〜CYP3A4と横紋筋融解症

　『リバロ』の代謝にCYPはほとんど関与していません[3,4,5]．そのため，『リバロ』はCYPに関係した相互作用が少ないという特徴があります．
　一方，『リピトール』の代謝にはCYP3A4が関与しているため，この酵素を阻害する『クラリス（一般名：クラリスロマイシン）』や『エリスロシン（一般名：エリスロマイシン）』と併用すると，副作用の「横紋筋融解症」を起こすリスクが高まることが報告されています[6]．
　また，『クレストール』はCYP3A4阻害による明らかな相互作用はない[3]とされていますが，『クラリス』との併用で「横紋筋融解症」や「急性腎障害」のリスクがやや高くなるという報告[7]もあり，少し注意が必要です．

トランスポーター（OATP）に影響する薬との相互作用にも注意

　『クレストール』・『リピトール』・『リバロ』は，いずれも「有機アニオン輸送ポリペプチド（Organic anion transporting polypeptide：OATP）」によって肝臓に取り込まれます．そのため，この「OATP1B1」を阻害する作用をもつ『ネオーラル（一般名：シクロスポリン）』との併用によって，血中濃度が高まる恐れがあります．

> こぼれ話　『クレストール』は頂上を意味するCrestが由来で，その強力な作用への期待が伺えます．『リピトール』は脂質Lipidから，『リバロ』はLipids and Vascular event Lowering（冠血管イベントの発症を減らす）が由来です．

『リピトール』は，添付文書上では『ネオーラル』と併用禁忌とされていませんが，併用によって『リピトール』の血中濃度が8.7倍にまで上昇する[4]ため，『クレストール』や『リバロ』と同様，基本的に併用禁忌と考える必要があります．

advice

テレビや週刊誌の「薬叩き」に要注意

『クレストール』や『リピトール』，『リバロ』などの「HMG-CoA還元酵素阻害薬（スタチン）」は，日本に限らず世界中で非常にたくさん使われている薬です．そのため，テレビや週刊誌・インターネット上では根拠もなく批判の的になることが多々あります．

実際に，「スタチン」に対して不安を煽るようなテレビ番組に惑わされ，**自己判断で勝手に薬の服用を止めてしまう事態**が2013年にオーストラリアで起こっています．このテレビ番組は60,000人近い患者の服薬状況に悪影響を与え，その結果，本来は防げたはずの心筋梗塞による死亡が増え，その数は5年で1,500～2,900人にのぼるという試算がされています[8]．

最近は，その情報が事実かどうかよりも，ぱっと見でおもしろいかどうかだけが重視される傾向にあります．耳目を集める目的でつくられた不確かな情報に惑わされることがないよう，そもそもなぜ薬が必要なのか，薬を飲まないことのリスクはどういったものがあるのかをきちんと説明できるよう準備しておくとともに，日々のメディアの情報にはアンテナを張っておく必要があります．

Point

① 『クレストール』は用量の幅が広く，LDL-C値を下げる作用が強力．
② 『リピトール』は使用実績が豊富で，「Ca拮抗薬」との配合薬もある．
③ 『リバロ』は代謝酵素CYPの影響をほとんど受けず，相互作用の心配が少ない．

▶ 水溶性・脂溶性の違い

『クレストール』は水溶性，『リピトール』と『リバロ』は脂溶性という違いがあります．
一般的に，脂溶性の薬は細胞膜の透過性に優れ，あらゆる臓器・組織に移行しやすい特徴があります．そのため，水溶性の薬と比べると，思いもよらない臓器での副作用が起こる可能性が高い傾向にあります．こうした背景から，水溶性のスタチンを推奨すべきという声もあります[9]．
※ただしこの見解では，水溶性・脂溶性にかかわらず，本来作用すべき肝臓以外の細胞に影響するほどの量が移行するかどうかを慎重に見極めるべき，とも付け加えられています．

こぼれ話　スタチンとフィブラートを併用した場合，横紋筋融解症による入院リスクがおよそ10倍高くなるという報告があります（JAMA, 292：2585-2590, 2004 [PMID 15572716]）．

添付文書，インタビューフォームの比較

◆ **有効成分**
- クレストール ：ロスバスタチン
- リピトール　 ：アトルバスタチン
- リバロ　　　 ：ピタバスタチン

◆ **適応症**
- クレストール ：高コレステロール血症，家族性高コレステロール血症
- リピトール　 ：高コレステロール血症，家族性高コレステロール血症
- リバロ　　　 ：高コレステロール血症，家族性高コレステロール血症（※**10歳以上の小児含む**）

◆ **用法**
- クレストール ：1日1回
- リピトール　 ：1日1回
- リバロ　　　 ：1日1回

◆ **用量**
- クレストール ：2.5～20 mg
- リピトール　 ：10～40 mg
- リバロ　　　 ：1～4 mg

◆ **代謝酵素「CYP3A4」の関与**
- クレストール ：主にCYP2C9及びCYP2C19，CYP2D6やCYP3A4が関与する可能性も
- リピトール　 ：主にCYP3A4
- リバロ　　　 ：**CYPではほとんど代謝されない**

◆ **シクロスポリンとの併用とAUCへの影響**
- クレストール ：併用禁忌（AUC 7倍）
- リピトール　 ：併用注意（AUC 8.7倍）
- リバロ　　　 ：併用禁忌（AUC 4.6倍）

◆ **剤形の種類**
- クレストール ：錠剤（2.5 mg, 5 mg），OD錠（2.5 mg, 5 mg）
- リピトール　 ：錠剤（5 mg, 10 mg）
- リバロ　　　 ：錠剤（1 mg, 2 mg, 4 mg），OD錠（1 mg, 2 mg, 4 mg）（※mgによって適応症が異なる）

◆ **製造販売元**
- クレストール ：アストラゼネカ
- リピトール　 ：アステラス製薬
- リバロ　　　 ：興和

参考文献

1） 「動脈硬化性疾患予防ガイドライン 2012年版」（日本動脈硬化学会/編），日本動脈硬化学会，2012
2） Saku K, et al：Randomized head-to-head comparison of pitavastatin, atorvastatin, and rosuvastatin for safety and efficacy (quantity and quality of LDL)：the PATROL trial. Circ J, 75：1493-1505, 2011 [PMID 21498906]
3） クレストール錠　添付文書
4） リピトール錠　添付文書
5） リバロ錠　添付文書
6） Patel AM, et al：Statin toxicity from macrolide antibiotic coprescription: a population-based cohort study. Ann Intern Med, 158：869-876, 2013 [PMID 23778904]
7） Li DQ, et al：Risk of adverse events among older adults following co-prescription of clarithromycin and statins not metabolized by cytochrome P450 3A4. CMAJ, 187：174-180, 2015 [PMID 25534598]
8） Schaffer AL, et al：The crux of the matter: Did the ABC's Catalyst program change statin use in Australia? Med J Aust, 202：591-595, 2015 [PMID 26068693]
9） 市原和夫：スタチンと心疾患予防．日薬理誌，120：261，2002

脂質異常症治療薬

15. 『パルモディア』と『リピディル』，同じフィブラート系薬の違いは？
副作用とCYPの相互作用，スタチンとの併用

> **Answer** 副作用が少ない『パルモディア』，
> CYPの相互作用が少ない『リピディル』

『パルモディア（一般名：ペマフィブラート）』と『リピディル（一般名：フェノフィブラート）』は，どちらも脂質異常症の治療に使われる「フィブラート系薬」です．

『パルモディア』は，『リピディル』よりも副作用が少ない薬です．

『リピディル』は，代謝酵素CYPの影響を受けないため相互作用が少ない薬です．

「フィブラート系薬」と「HMG-CoA還元酵素阻害薬（スタチン）」は併用しないのが基本ですが，『パルモディア』と『リピディル』はどちらも比較的安全に使える組み合わせがあります．

『パルモディア』は2017年7月に登場したばかりの新薬のため，これからの使用実績によって賢い使い分けの基準ができていくことが期待されています．

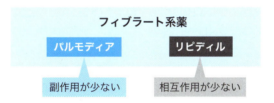

『パルモディア』の少ない副作用～PPAR αの選択性と肝障害

『パルモディア』は『リピディル』との比較試験で，同じ効果で副作用は少なかったことが示されています[1]．

■ 副作用の発現率[1]
『パルモディア』　　2.7～6.8％
『リピディル』　　 10.8～23.7％

『パルモディア』や『リピディル』などの「フィブラート系薬」は，肝臓で核内受容体PPAR α（peroxisome proliferator-activated receptor α）を活性化することで脂質代謝を改善し，主に中性脂肪（トリグリセライド：TG）を減らし，HDLコレステロール（HDL-C）を増やす効果を発揮します．『パルモディア』はこの**PPAR αに対する選択性が高い**[1]ため，副

こぼれ話　「フィブラート系薬」はPPAR αに作用して脂質代謝を改善する脂質異常症の治療薬ですが，『アクトス（一般名：ピオグリタゾン）』はPPAR γに作用してインスリン抵抗性を改善する糖尿病の治療薬です．

作用が少ないと考えられています．

　実際，「フィブラート系薬」では肝機能に関する副作用がよく問題になるため，『リピディル』は肝障害がある場合は禁忌で使うことはできません[2]．一方，『パルモディア』は軽度の肝障害であれば用量を調節しながら使うことができます[1]．

『リピディル』の少ない相互作用〜代謝酵素CYPやOATPの影響

　『パルモディア』はCYP2C8やCYP2C9，CYP3Aによって代謝・分解され，有機アニオントランスポーターであるOATP1B1やOATP1B3の基質にもなります[1]．そのため，これらに影響する薬と併用すると『パルモディア』の血中濃度が高まり，副作用を起こす恐れがあります．

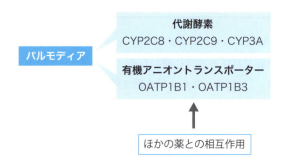

■『パルモディア』と相互作用を起こす薬の例[1]
『ネオーラル（一般名：シクロスポリン）』　　C_{max} 8.96倍，AUC 13.99倍（**併用禁忌**）
『リファジン（一般名：リファンピシン）』　　C_{max} 9.43倍，AUC 10.90倍（**併用禁忌**）※単回投与
『プラビックス（一般名：クロピドグレル）』　C_{max} 1.48倍，AUC　2.37倍（併用注意）
『クラリス（一般名：クラリスロマイシン）』　C_{max} 2.42倍，AUC　2.09倍（併用注意）

　一方，『リピディル』はこれら代謝酵素などの影響を受けないため，「スタチン」以外に併用禁忌とされている薬はありません[2]．このことから，脂質異常症以外でもいろいろな薬を併用している人にとっては，相互作用を起こしにくい『リピディル』の方が使いやすい薬と言えます．

「フィブラート系薬」と「スタチン」の併用

　LDLコレステロールが高い脂質異常症では，『クレストール（一般名：ロスバスタチン）』や『メバロチン（一般名：プラバスタチン）』(☞p.63) などの「スタチン」による治療が推奨されています[3]．このとき，「スタチン」だけではTG高値やHDL-C低値は十分に改善しないことがあり，その場合には「フィブラート系薬」を併用することがあります．しかし，この併用では副作用の「横紋筋融解症」を起こすリスクも高まる[4]ため，気軽に試せる治療方法ではありません．
　そのなかで，『パルモディア』は『リバロ（一般名：ピタバスタチン）』(☞p.67) との併用でも副作用は増えなかったことや，各種スタチンとの併用でも血中薬物動態には大きく影響しないことが確認されています[1]．

こぼれ話　きちんとデータが揃っている『パルモディア』と『リバロ』の併用ですが，この2剤はどちらも「興和」の薬です．ほかのスタチン製剤との併用に関する報告は今後増えていくと考えられるため，注目です．

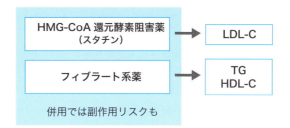

■『パルモディア』と『リバロ』併用時の副作用発現率[1]
『リバロ』単独時　　　　　　：8.7％
『パルモディア』0.1 mg併用時：6.7％
『パルモディア』0.2 mg併用時：10.2％
『パルモディア』0.4 mg併用時：4.2％

　また，『リピディル』も『リポバス（一般名：シンバスタチン）』や『リピトール（一般名：アトルバスタチン）』との併用で有効性や安全性が報告されています[5,6]．このことから，「フィブラート系薬」と「スタチン」を併用する際には，『パルモディア』や『リピディル』のように比較的安全に使えることが確認された薬を選ぶ必要があります．

advice
「ずっと使い続けている薬」の副作用に要注意

　『パルモディア』・『リピディル』のような「フィブラート系薬」や「HMG-CoA還元酵素阻害薬（スタチン）」など脂質異常症の薬を使う場合，「横紋筋融解症」の副作用に注意する必要があります．特に，脂質異常症の治療は動脈硬化の進行による脳卒中や心筋梗塞といったトラブルを防ぐことが目的のため，薬の服用も長期間に渡る場合がほとんどです．

　薬の飲み始めには副作用に注意していても，同じ薬をずっと使い続けていると警戒心も薄れてきます．特に，脂質異常症の薬には抗菌薬や抗真菌薬などさまざまな薬と相互作用を起こすものが多いため，**別の薬を使ったことで副作用が現れる**場合も少なくありません．

　「何年もずっと使い続けている薬だから大丈夫」と油断することなく，同じ薬でもお薬手帳には必ず記録を続け，追加で何か別の薬を服用することになった場合には改めて注意するように指導しなければなりません．

Point
❶『パルモディア』は副作用，『リピディル』は相互作用が少ない．
❷「フィブラート系薬」と「スタチン」は基本的に併用しないが，有効性・安全性が報告されている組み合わせもある．
❸「ずっと使い続けている薬だから大丈夫」と油断せず，飲み合わせや副作用には注意する．

こぼれ話　『リピディル』には2012年までカプセル剤がありましたが，少ない量で生物学的に同等となる製造技術によって67 mgカプセルは53.3 mg錠，100 mgカプセルは80 mg錠に改良されています．

▶ 『リピディル』は糖尿病領域でも注目

『リピディル』は，糖尿病性網膜症の進展を防ぐ効果が確認され[7]，オーストラリアでは『リピディル』の適応症に追加されています．また，2型糖尿病患者の冠動脈狭窄を抑える効果[8]や，下肢切断リスクの軽減効果[9]なども示唆され，糖尿病領域でも注目されている薬です．

添付文書，インタビューフォームの比較

◆ 適応症
パルモディア：高脂血症（家族性を含む）
リピディル　：高脂血症（家族性を含む）

◆ 用法
パルモディア：1日2回 朝夕
リピディル　：1日1回 食後

◆ 肝障害時の投与
パルモディア：**重篤な**肝障害がある場合は禁忌
リピディル　：肝障害がある場合は禁忌

◆ 併用禁忌の薬（HMG-CoA還元酵素阻害薬を除く）
パルモディア：**シクロスポリン，リファンピシン（CYPやOATPの影響）**
リピディル　：なし

◆ 剤形の種類
パルモディア：錠（0.1 mg）
リピディル　：錠（53.3 mg，80 mg）

◆ 製造販売元
パルモディア：興和
リピディル　：あすか製薬

参考文献

1）パルモディア錠　インタビューフォーム
2）リピディル錠　添付文書
3）「動脈硬化性疾患予防ガイドライン（2017年版）」（日本動脈硬化学会/編），日本動脈硬化学会，2017
4）Graham DJ, et al：Incidence of hospitalized rhabdomyolysis in patients treated with lipid-lowering drugs. JAMA, 292：2585-2590, 2004［PMID 15572716］
5）Enger C, et al：Pharmacoepidemiology safety study of fibrate and statin concomitant therapy. Am J Cardiol, 106：1594-1601, 2010［PMID 21094360］
6）Koh KK, et al：Additive beneficial effects of fenofibrate combined with atorvastatin in the treatment of combined hyperlipidemia. J Am Coll Cardiol, 45：1649-1653, 2005［PMID 15893182］
7）ACCORD Study Group & ACCORD Eye Study Group：Effects of medical therapies on retinopathy progression in type 2 diabetes. N Engl J Med, 363：233-244, 2010［PMID 20587587］
8）Keech A, et al：Effects of long-term fenofibrate therapy on cardiovascular events in 9795 people with type 2 diabetes mellitus (the FIELD study)：randomised controlled trial. Lancet, 366：1849-1861, 2005［PMID 16310551］
9）Rajamani K, et al：Effect of fenofibrate on amputation events in people with type 2 diabetes mellitus (FIELD study)：a prespecified analysis of a randomised controlled trial. Lancet, 373：1780-1788, 2009［PMID 19465233］

こぼれ話 フィブラートでは，65歳以上の脂質異常症患者の心血管疾患を減らせないというメタ解析があります（J Clin Endocrinol Metab, 104：1585-1594, 2019［PMID 30903687］）．

脂質異常症治療薬

16. 『ロトリガ』と『エパデール』, 同じEPA製剤の違いは？
EPA/DHAの含有量と効果の比較, 日本人のエビデンス

> **Answer** 『ロトリガ』はEPA＋DHA, 『エパデール』は純粋なEPA

『ロトリガ（一般名：ω-3脂肪酸）』と『エパデール（一般名：イコサペント酸）』は, どちらも中性脂肪を下げる「不飽和脂肪酸」の薬です.

『ロトリガ』は,「EPA」と「DHA」を主成分とする「ω-3脂肪酸」の薬です. **1日1回の服用**でもよく, また薬の量を増やしやすいのが特徴です.

『エパデール』は, 純粋な「EPA」の薬です. 日本で開発された薬のため, **日本人を対象にした臨床試験のデータ**があります.

「EPA」と「DHA」の作用にはほとんど違いもなく, 中性脂肪を下げる効果も同じなので, 使い分けの基準はありません.

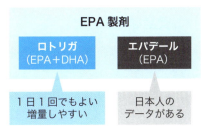

※EPA：イコサペント酸, DHA：ドコサヘキサエン酸

含まれる不飽和脂肪酸の違い

『ロトリガ』と『エパデール』は, それぞれ含まれる不飽和脂肪酸の量が異なります.

■ 不飽和脂肪酸の含有量[1]
　『ロトリガ』　EPA　930 mg＋DHA 750 mg（1日量2 g中）
　『エパデール』EPA　1,800 mg（1日量1.8 g中）

『ロトリガ』と『エパデール』の治療効果

通常の使い方（『ロトリガ』1日2 g, 『エパデール』1日1.8 g）では, 中性脂肪を下げる効果に差はありません[2]. そのため, 中性脂肪を下げる治療においては, 特にどちらの薬で

こぼれ話　『ロトリガ』が承認されたノルウェーは, 国土の大部分がスカンディナヴィア山脈に占められ農耕に適さないため, 日本と同じく魚介類の摂取量が多い食生活を送っています.

あっても大きな違いはありません．

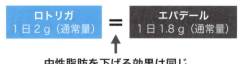

用法の違い〜1日1回の服用が便利な『ロトリガ』

『ロトリガ』は，通常1日1回で服用します[3]．1日2〜3回服用する必要のある『エパデール』と比べると，服用の手間が少なくてすみます[4]．特に，『ロトリガ』や『エパデール』は食直後（食事が終わってから10分以内）に飲まなければほとんど吸収されません．この飲み方に慣れるまでは非常に食後が慌ただしくなり，また飲み忘れてしまうことも少なくありません．1日1回でよい『ロトリガ』であれば，薬は落ち着いて食事できる夕食後だけ，といったように注意するべきタイミングを絞れるため，忙しい人でも使いやすい薬と言えます．

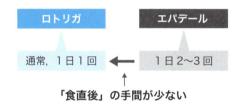

用量の幅〜『ロトリガ』の安全な増量

『ロトリガ』や『エパデール』には抗血小板作用があるため，出血しやすくなる副作用がしばしば問題になります．そのため，安易に薬の量を増やすことはできません．

『ロトリガ』と『エパデール』にはそれぞれ1日の上限量が設定されていますが，『ロトリガ』は通常の2倍量である1日4g，『エパデール』は通常の1.5倍量である1日2.7gが上限量として設定されています[3,4]．特に『ロトリガ』は，1日4gの上限量で使っても副作用は増えないことが確認されています[2]．このことから，『ロトリガ』の方が薬の量を増やしやすい薬だと言えます．

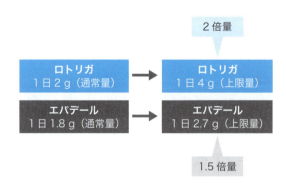

こぼれ話 EPAは，要指導医薬品の『エパデールT』としても販売されていますが，医療機関を受診した人しか使えない，販売認定薬剤師でなければ販売できないなどの制約があります．

日本で開発され，日本人のデータがある『エパデール』

『ロトリガ』はノルウェー，『エパデール』は日本で開発された薬です．どちらも高脂血症（脂質異常症）の治療効果が認められていますが，特に『エパデール』は日本人を対象にした臨床試験で，心筋梗塞などの冠動脈疾患を防ぐ効果が示されています[5]．

薬の効き目は，生活習慣・食文化・遺伝子などさまざまな要因によって変わることがあります．そのため，日本人のデータがある『エパデール』は，より日本人の治療に適した薬と言えます．

advice
「ごちそうさま」のタイミングでの服用を指導する

『ロトリガ』や『エパデール』の用法は，「食直後」です．通常，これは**食事が終わってから10分以内**のことを指します．10分から少しでも遅れたら効かなくなってしまうわけではありませんが，大きくズレると十分な効果が得られなくなる恐れもあります．「食直後」という表現だけでは人によって解釈が違ってしまう恐れがあるため，一つの目安として「ごちそうさま」のタイミングで飲む，10分以内に飲む，ということを指導する必要があります．

また，仕事などで予期せぬ外食が多い人は，1回分の薬を財布に入れてもち歩いておくなど，急な外食でも薬を「食直後」で飲めるような準備も併せて伝えるようにしてください．

Point

❶『ロトリガ』はEPA＋DHAの薬，1日1回でよく増量もしやすい．
❷『エパデール』は純粋なEPAの薬，日本人のエビデンスがある．
❸「食直後」は食後10分以内，「ごちそうさま」のタイミングでの服用を指導する．

▶『ロトリガ』と『エパデール』の用法が食直後な理由

『エパデール』もほかの薬と同様に，飲むと消化管から吸収されて効果を発揮します．
しかし，『エパデール』が消化管から吸収されるためには，胆汁酸や食物などの成分が一緒に消

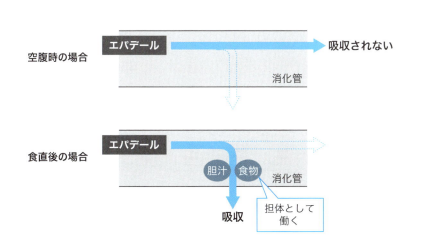

こぼれ話 C型肝炎のインターフェロン治療に際して，EPAを予防投与することでうつ病発症率を減らせるという報告があります（Biol Psychiatry, 76：559-566, 2014［PMID 24602409］）．

化管に存在している必要があります[6]．そのため，空腹時や食事から時間が経過した後に飲んでも，ほとんど吸収されません．

実際，絶食下で『エパデール』を投与しても，ほとんど吸収されず血液中の濃度が全く上昇しないことがわかっています[6]．『ロトリガ』も同様の理由から，用法は「食直後」です．

添付文書，インタビューフォームの比較

◆ **一般名表記**
　ロトリガ　：ω-3脂肪酸
　エパデール：イコサペント酸

◆ **不飽和脂肪酸の含有量**
　ロトリガ　：EPA 930 mg ＋ DHA 750 mg（1日量）
　エパデール：EPA 1,800 mg（1日量）

◆ **用量**
　ロトリガ　：1日2〜4 g
　エパデール：1日1.8〜2.7 g

◆ **用法**
　ロトリガ　：通常は **1日1回**，2回に増量も可（※食直後）
　エパデール：1日2〜3回（※食直後）

◆ **適応症**
　ロトリガ　：高脂血症
　エパデール：高脂血症，**閉塞性動脈硬化症に伴う潰瘍・疼痛・冷感の改善**

◆ **製造販売元**
　ロトリガ　：武田薬品工業
　エパデール：持田製薬

◆ **開発のきっかけ**
　ロトリガ　：Pronova BioPharma ASA（ノルウェー）
　エパデール：日本水産，持田製薬（**日本**）

参考文献

1) 「今日の治療薬 2017」（浦部晶夫，他/編），南江堂，2017
2) ロトリガ粒状カプセル　インタビューフォーム
3) ロトリガ粒状カプセル　添付文書
4) エパデールS　添付文書
5) Yokoyama M, et al：Effects of eicosapentaenoic acid on major coronary events in hypercholesterolaemic patients (JELIS)：a randomised open-label, blinded endpoint analysis. Lancet, 369：1090-1098, 2007［PMID 17398308］
6) エパデールS　インタビューフォーム

こぼれ話　コクランレビューでは，ω-3製剤が心血管系に及ぼす効果は，とても小さいかほとんどないとされています（Cochrane Database Syst Rev, 11：CD003177, 2018［PMID 30521670］）．

抗血栓薬（抗凝固薬・抗血小板薬）

17. 『ワーファリン』と『バイアスピリン』，同じ血液をサラサラにする薬の違いは？
抗凝固薬と抗血小板薬

> Answer 「抗凝固薬」と「抗血小板薬」で，全く別の薬

「血液をサラサラにする薬」には，「抗凝固薬」と「抗血小板薬」の2種類があります．

『ワーファリン（一般名：ワルファリン）』は「抗凝固薬」，『バイアスピリン（一般名：アスピリン）』は「抗血小板薬」に分類されます．

この2つは全く異なる別の薬で，血栓のでき方（病気のタイプ）によって明確に使い分けます．

心不全や不整脈で**血液の流れが悪くなる**と，**滞った血が固まりやすくなります（赤色血栓）**．この場合，『ワーファリン』など血液凝固因子を阻害する「抗凝固薬」を使います．

高血圧や脂質異常症，糖尿病などで**動脈硬化が進む**と，**動脈で血の塊ができやすくなります（白色血栓）**．この場合，『バイアスピリン』など血小板の凝集を抑制する「抗血小板薬」を使います．

作用も目的も全く異なる薬なので，正しく使い分ける必要があります．また，病気の状況によっては両方を使うこともあります．

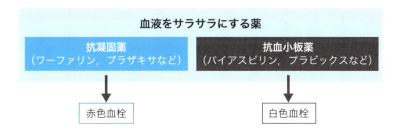

抗凝固薬～血液の流れが滞ってできる「赤色血栓」を防ぐ

「抗凝固薬」とは，血液の流れが滞ってできる「赤色血栓」を防ぐ薬です．不整脈や心房細動，心不全などによって血液の流れが悪くなると，滞って溜まった血液は固まりやすくなります．このとき，血液の流れは遅くなっているので，赤血球や血液凝固因子（フィブリンなど）を巻き込みながら固まります．そのため，赤い色の血栓（赤色血栓）ができます．

こぼれ話　「アスピリン」は，薬が胃粘膜に直接触れた際の局所的な刺激も，胃粘膜障害の原因になります（Ann Intern Med, 104：390-398, 1986 [PMID 3511824]）．そのため，『バイアスピリン』は腸で溶ける「腸溶錠」として設計されています．

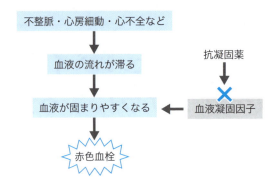

「赤色血栓」は大きくなり，心臓や脳の血管を突然詰まらせる

　「赤色血栓」は赤血球などを巻き込んでいるために，サイズが大きくなる傾向にあります．この大きな「赤色血栓」が，心臓や脳の太い血管を詰まらせると突然死につながる恐れがあります．そのため，血液が簡単に固まらないように，「抗凝固薬」を使って血液をサラサラにしておく必要があります．

　特に，心臓でできた「赤色血栓」が脳まで流れ，脳の血管を詰まらせるものを「心原性脳塞栓症」と呼びます．これは重い症状が突然現れ，命にかかわることも多い病気です．この「心原性脳塞栓症」は「赤色血栓」によって起こるため，「抗凝固薬」を使う必要があります（「抗血小板薬」の脳梗塞の適応症には，「心原性脳塞栓症」を除くと書かれています）．

■ 抗凝固薬の例
　『ワーファリン（一般名：ワルファリン）』
　『プラザキサ（一般名：ダビガトラン）』
　『イグザレルト（一般名：リバーロキサバン）』
　『エリキュース（一般名：アピキサバン）』
　『リクシアナ（一般名：エドキサバン）』

抗血小板薬〜動脈硬化が原因でできる「白色血栓」を防ぐ

　「抗血小板薬」とは，動脈硬化が原因でできる「白色血栓」を防ぐ薬です．高血圧や脂質異常症・糖尿病などの状態が続くと，動脈硬化が進み，血管の内側には「プラーク」と呼ばれる塊ができます．この「プラーク」が何らかの原因ではがれたり破れたりすると，そこに血小板が集まってきて血の塊（血栓）がつくられてしまいます．動脈は血液の流れが速いため，赤血球などの大きなものは固まる前に流されてしまいます．そのため，血小板が主体になった白い色の血栓（白色血栓）ができます．

こぼれ話　『バイアスピリン』のT$_{max}$は3.43〜4.01時間ですが，粉砕すると0.55〜0.58時間と吸収が早くなります（バイアスピリン錠 インタビューフォーム）．そのため，急性期の初期投与ではあえて噛み砕いて服用する場合があります．

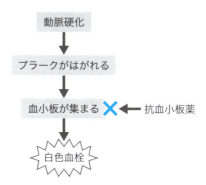

「白色血栓」は，生活習慣病からできる

頸動脈などの太い血管でできた「白色血栓」が血流に乗って脳まで到達し，脳の血管を詰まらせてしまうものを「アテローム血栓性脳梗塞」と呼びます．これは動脈硬化が原因で起こる代表的な病気の一つです．この「アテローム血栓性脳梗塞」は「白色血栓」によって起こるため，動脈硬化の原因となっている高血圧などの治療と併せて，「抗血小板薬」を使う必要があります．

■ 抗血小板薬の例
『バイアスピリン（一般名：アスピリン）』
『パナルジン（一般名：チクロピジン）』
『プラビックス（一般名：クロピドグレル）』　(☞ p.88)
『エフィエント（一般名：プラスグレル）』　(☞ p.91)
『プレタール（一般名：シロスタゾール）』
『アンプラーグ（一般名：サルポグレラート）』

advice

「血液をサラサラにする薬」という表現に注意

『ワーファリン』のような「抗凝固薬」と『バイアスピリン』のような「抗血小板薬」は，それぞれ全く異なる目的で使う薬ですが，「血液をサラサラにする薬」として説明されることが多く，同じものとして捉えている人が少なくありません．薬剤情報提供書やお薬手帳の説明文も「血液をサラサラにする薬」として同じこともあり，実際に薬を使っている人でも区別できない場合さえあります．

しかし，この2つをごちゃ混ぜに考えていると危険なのはもちろんのこと，不必要に不便な生活を強いられてしまうことにもつながります．

納豆や青汁，ブロッコリーなど「ビタミンK」が豊富な食品を制限しなければならないのは，「抗凝固薬」のなかでも「ビタミンK」と拮抗し，血液凝固因子の生合成を抑制する『ワーファリン』の話です．同じ「抗凝固薬」でも，最近新しく登場した『プラザキサ』や『イグザレルト』ではこうした制限は必要ありません．

また，『バイアスピリン』や『プラビックス』などの「抗血小板薬」ではこうした食事制限は不要です．食事制限が面倒なために「「アスピリン」を飲んでいるから『ワーファリン』は

> こぼれ話　「アスピリン」を1日100 mgで使うことで，大腸ポリープの再発を40％抑制するという報告があります（Gut, 63：1755–1759, 2014 [PMID 24488498]）．これによって大腸がんを予防できるのではないかという臨床試験がはじまっています．

要らない」，という人もいますが，代わりにはなり得ません．

「抗凝固薬」と「抗血小板薬」は，正しく区別して扱えるように指導する必要があります．

💡 Point

❶『ワーファリン』は「抗凝固薬」，血液の流れが滞って固まりやすくなった場合に使う．
❷『バイアスピリン』は「抗血小板薬」，動脈硬化がきっかけで血液が固まりやすくなった場合に使う．
❸「血液をサラサラにする薬」とまとめず，「抗凝固薬」と「抗血小板薬」は全く別の薬であることをきちんと指導する．

▶『ワーファリン』と『バイアスピリン』の併用

『ワーファリン』と『バイアスピリン』を併用すると，それぞれを単独で使っている場合よりも，出血のリスクが1.75倍に高まることが報告されています[1]．そのため，「抗凝固薬」と「抗血小板薬」の両方が必要になった場合でも，安易に追加するのではなく，出血のリスクに注意し，必要に応じて薬を減量・調節する必要があります．

▶ 別の血栓に効果はあるのか？

本来は『バイアスピリン』などの抗血小板薬を使うべき「非心原性脳梗塞」に，抗凝固薬の『ワーファリン』を使った場合でも，抗血小板薬と同程度の脳卒中の予防効果が得られることがわかっています[2]．ただし，副作用のリスクが高くなるため，通常は『バイアスピリン』を使います．

一方，本来は『ワーファリン』を使うべき「心房細動」に，抗血小板薬の『バイアスピリン』を使っても，全く効果がありません[3]．

添付文書，インタビューフォームの比較

◆ 薬効分類
　ワーファリン　：抗凝固剤
　バイアスピリン：抗血小板剤

◆ 適応症
　ワーファリン　：血栓塞栓症（静脈血栓症，心筋梗塞症，肺塞栓症，脳塞栓症，緩徐に進行する脳血栓症等）の治療および予防
　バイアスピリン：狭心症，心筋梗塞，虚血性脳血管障害における血栓・塞栓形成の抑制，冠動脈バイパス術・経皮経管冠動脈形成術施行後における血栓・塞栓形成の抑制，川崎病

◆ 主な用法
　ワーファリン　：1日1回
　バイアスピリン：1日1回

◆ 納豆・クロレラ・青汁など，ビタミンKが豊富な食品に対する注意喚起
　ワーファリン　：あり
　バイアスピリン：なし

◆ アスピリン喘息に対する注意喚起
　ワーファリン　：なし
　バイアスピリン：あり

◆ 定期的な血液検査に関する注意喚起
　ワーファリン　：あり
　バイアスピリン：なし

 アスピリンは75〜325 mgの低用量と325〜1,500 mgの高用量で，血管イベントの抑制効果に差はないという報告があります（BMJ, 324：71-86, 2002 [PMID 11786451]）．

◆ 剤形の種類
　ワーファリン　　：錠剤（0.5 mg，1 mg，5 mg），顆粒
　バイアスピリン：錠剤（100 mgのみ）

◆ 製造販売元
　ワーファリン　　：エーザイ
　バイアスピリン：バイエル薬品

■ 参考文献

1) Toyoda K, et al：Dual antithrombotic therapy increases severe bleeding events in patients with stroke and cardiovascular disease: a prospective, multicenter, observational study. Stroke, 39：1740-1745, 2008［PMID 18388341］
2) Mohr JP, et al：A comparison of warfarin and aspirin for the prevention of recurrent ischemic stroke. N Engl J Med, 345：1444-1451, 2001［PMID 11794192］
3) Sato H, et al：Low-dose aspirin for prevention of stroke in low-risk patients with atrial fibrillation: Japan Atrial Fibrillation Stroke Trial. Stroke, 37：447-451, 2006［PMID 16385088］

こぼれ話　『ロキソニン』はアスピリンの抗血小板作用を減弱させる可能性があるため，2時間以上の間隔をおいて服用する方法があります〔医療薬学37(2)：69-77, 2011〕．

抗血栓薬（抗凝固薬・抗血小板薬）

18. 新薬があっても，古い『ワーファリン』が使われているのはなぜ？
直接経口抗凝固薬（DOAC）と『ワーファリン』，それぞれの利点

> Answer 『ワーファリン』の方が優れている点もあるから

『ワーファリン（一般名：ワルファリン）』は古い薬ですが，新しい抗凝固薬よりも優れている点が3つあります．

1. 多少の飲み忘れがあってもカバーできる（半減期が長い）
2. 効き目を客観的に評価しやすい（PT-INR）
3. 値段が安い

そのため，『プラザキサ（一般名：ダビガトラン）』や『イグザレルト（一般名：リバーロキサバン）』などの新しい抗凝固薬が登場している現状でも，『ワーファリン』も広く使われています．

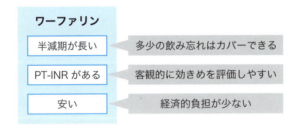

半減期の長さ〜多少の飲み忘れをカバーできる

『ワーファリン』の半減期は55〜133時間と，**新規抗凝固薬と比べても非常に長いのが特徴です**[1]．

■ 抗凝固薬の半減期

『ワーファリン（一般名：ワルファリン）』	**55〜133**時間
『プラザキサ（一般名：ダビガトラン）』	10.7〜13.4時間
『イグザレルト（一般名：リバーロキサバン）』	5.7〜12.6時間
『エリキュース（一般名：アピキサバン）』	6.12〜8.11時間
『リクシアナ（一般名：エドキサバン）』	4.9〜19.2時間

そのため，『ワーファリン』は続けて服用していると，薬の血中濃度が非常に安定するよう

 1920年頃，北米の牧場で「出血が止まらない」奇病が流行した際，牧草のスイートクローバーから発見された出血誘発物質が『ワーファリン』の元です．当初は殺鼠剤として使用されていました．

になります．つまり，毎日規則正しく薬を服用し続けていれば，たまに少し薬を飲む時間が遅くなったとしても，血中濃度が大きく変動することはありません．

一方，新規抗凝固薬は半減期が短く，ちょっとした飲み忘れでも血中濃度が下がり，効き目が弱まってしまうことがあります．

このことから，薬の飲み忘れが多い人，飲む時間が不規則な人などは，それをカバーするために半減期の長い『ワーファリン』を選ぶことがあります．

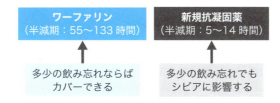

「PT-INR」で効き目を客観的に評価しやすい

『ワーファリン』には「PT-INR」という，「薬の効き目を客観的に評価できる指標」があります．1962年に登場して以来，『ワーファリン』を安全かつ有効に使うために，この「PT-INR」がどの程度の範囲に収まっていれば病気の再発が起こらないか，副作用が起こらないか，といった検討が数多く行われ，豊富な使用実績とデータが蓄積されています．実際に，この「PT-INR」の値については，1.5～2.0の範囲であれば出血リスクを増やさず治療できるとする報告[2]，2.0～3.0の範囲であればより効果を高められるとする報告[3]，70歳以上の高齢者であれば1.5～2.5の範囲がよいとする報告[4] などがあります．

このように「PT-INR」は年齢や持病，その人のめざす治療などに合わせてめざすべき値が示されているため，個々の患者の状況に合わせて，薬の量を調整することができます．

新規抗凝固薬はこうした調節の手間がなくてよいという面もあります．しかし一方で，抗凝固薬の目的が心筋梗塞や脳梗塞の予防である以上，「PT-INR」という明確な基準がある『ワーファリン』を使った方がよいという考え方もあります．

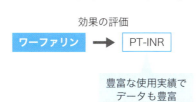

値段が安い

『ワーファリン』は，新規抗凝固薬と比べると値段が10分の1以下と，非常に安い薬です．

- 薬価の比較（2025年改定時）
  『ワーファリン』 0.5 mg（**10.40**），1 mg（**10.40**），5 mg（**10.40**）
  『プラザキサ』 75 mg（122.40），110 mg（216.30）
  『イグザレルト』 2.5 mg（120.10），10 mg（331.60），15 mg（437.20）

> **こぼれ話** 発売当初は「新規抗凝固薬（novel oral anticoagulant：NOAC）」として呼ばれていましたが，現在では国際血栓止血学会の推奨により「直接経口抗凝固薬（direct oral anticoagulant：DOAC）」という呼称が使われています．

『エリキュース』　2.5 mg（114.70），5 mg（207.00）
『リクシアナ』　　15 mg（224.70），30 mg（411.30），60 mg（416.80）

現在のところ有効性に決定的な違いはないとされている[5]ため，ランニングコストで選択するのも1つの案です．

advice

一概に，「どちらが優れる」とは言えない

これらのほかにも，『ワーファリン』は「ビタミンK」を使えば**解毒できる**ほか，錠剤は**一包化ができる**こと，微調整には**顆粒もある**など，調剤の面からも便利な点があります．

しかし新規抗凝固薬は全体的に，脳梗塞の予防効果が『ワーファリン』と同じかそれ以上で，なおかつ出血リスクは少ない，という長所があります（後述）．さらに，定期的な血液検査をする必要がなく，納豆などの「ビタミンK」を豊富に含む食品の制限もないという点で患者の負担も少なくてすみます．

そのため一概にどちらがよいとは言えず，個々の状況に応じて『ワーファリン』か新規抗凝固薬か，その人によってより安全かつ効果的な薬，という基準で選ぶことになります．

Point

❶『ワーファリン』には，多少の飲み忘れならカバーできる「半減期の長さ」がある．
❷『ワーファリン』は定期的な血液検査が必要だが，それによって効き目を客観的に評価できる．
❸『ワーファリン』は新規抗凝固薬よりはるかに安い．

▶『ワーファリン』と新規抗凝固薬の代表的な比較試験

『ワーファリン』と新規抗凝固薬を比較した試験では，おおむね脳梗塞の予防効果が『ワーファリン』と同じかそれ以上で，なおかつ出血リスクは少ない，という結果が出ています．そのため，薬の効果では新規抗凝固薬の方が優れている，というのが一般的な認識です．

■『ワーファリン』vs『プラザキサ』（RE-LY試験）[6]
『ワーファリン』と『プラザキサ』の220 mgでは同じ効果で，『プラザキサ』の方が大出血の副作用が少ない．
『プラザキサ』を300 mgまで増やすと，大出血の副作用は同じくらいになるが，より高い効果が得られる．

■『ワーファリン』vs『イグザレルト』（ROCKET-AF試験）[7]
『ワーファリン』と『イグザレルト』の効果は同じで，大出血のリスクもほぼ同程度だが，頭蓋内出血のリスクは『イグザレルト』の方が少ない．

こぼれ話　抗凝固薬についても，Xa因子阻害薬の特異的解毒薬などの研究・開発が進んでいます（Nat Med, 19：446-451, 2013 [PMID 23455714]）．

■ 『ワーファリン』vs『エリキュース』(ARISTOTLE試験)[8]

『エリキュース』は「脳梗塞や全身塞栓症」を防ぐ効果が『ワーファリン』よりも高く、さらに大出血のリスクが少ない.

ただし、高齢者や体重の軽い人に対する低用量（2.5 mgを1日2回）の『エリキュース』では『ワーファリン』よりも効果が劣るとする報告[9]もあるように、薬を使う状況によって優劣は変わる可能性があります.

そのため、これらの試験結果だけでは安易に優劣はつけられず、年齢や持病といったリスク要素、薬の用量などによって慎重に検討する必要があります.

● 参考文献

1) ワーファリン錠 添付文書
2) Ridker PM, et al：Long-term, low-intensity warfarin therapy for the prevention of recurrent venous thromboembolism. N Engl J Med, 348：1425-1434, 2003［PMID 12601075］
3) Kearon C, et al：Comparison of low-intensity warfarin therapy with conventional-intensity warfarin therapy for long-term prevention of recurrent venous thromboembolism. N Engl J Med, 349：631-639, 2003［PMID 12917299］
4) Inoue H, et al：Target international normalized ratio values for preventing thromboembolic and hemorrhagic events in Japanese patients with non-valvular atrial fibrillation: results of the J-RHYTHM Registry. Circ J, 77：2264-2270, 2013［PMID 23708863］
5) Al Said S, et al：Non-vitamin K antagonist oral anticoagulants (NOACs) post-percutaneous coronary intervention: a network meta-analysis. Cochrane Database Syst Rev, CD013252, 2019［PMID 31858590］
6) Connolly SJ, et al：Dabigatran versus warfarin in patients with atrial fibrillation. N Engl J Med, 361：1139-1151, 2009［PMID 19717844］※RE-LY試験
7) Patel MR, et al：Rivaroxaban versus warfarin in nonvalvular atrial fibrillation. N Engl J Med, 365：883-891, 2011［PMID 21830957］※ROCKET-AF試験
8) Granger CB, et al：Apixaban versus warfarin in patients with atrial fibrillation. N Engl J Med, 365：981-992, 2011［PMID 21870978］※ARISTOTLE試験
9) Nielsen PB, et al：Effectiveness and safety of reduced dose non-vitamin K antagonist oral anticoagulants and warfarin in patients with atrial fibrillation: propensity weighted nationwide cohort study. BMJ, 356：j510, 2017［PMID 28188243］

こぼれ話　『プリズバインド（一般名：イダルシズマブ）』は、『プラザキサ』の抗凝固作用を中和する解毒剤です.

抗血栓薬（抗凝固薬・抗血小板薬）

19. 『プラビックス』と『パナルジン』，新旧の抗血小板薬の違いは？
2回の「緊急安全性情報」と副作用を減らす改良

> **Answer** 『プラビックス』は，『パナルジン』の副作用を減らした薬

『プラビックス（一般名：クロピドグレル）』と『パナルジン（一般名：チクロピジン）』は，どちらも抗血小板薬 です．

『プラビックス』は，『パナルジン』の効果はそのままに副作用を減らした改良版の薬です．特に，『パナルジン』は使いはじめに副作用が起こりやすく，しばらくは2週間に1回の血液検査をする必要がありました．しかし，『プラビックス』ではこうした血液検査の必要もないため，少ない負担で飲み続けられる薬と言えます．

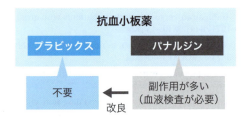

血液検査が必要な『パナルジン』

『パナルジン』は効果の高い薬ですが，その反面，重篤な副作用も多く，厚生労働省も1999年と2002年に計2回，「緊急安全性情報（イエローレター）」で警告を発しています．

　　※1999年：「血栓性血小板減少性紫斑病（TTP）」
　　※2002年：「血栓性血小板減少性紫斑病（TTP）」，「無顆粒球症」，「重篤な肝障害」

こうした副作用は，特に『パナルジン』を飲みはじめたときに起こりやすいこと，さらに血液検査によって副作用の兆候を調べられることがわかっています．そのため，『パナルジン』による治療開始から2カ月間は，2週ごとに**血液検査（白血球数と肝機能）**を行うよう，「警告事項」として記載されています[1]．

『プラビックス』では，基本的にこうした血液検査は必要ありません[2]．ただし，肝臓に障害があるなど副作用のリスクが高い場合には行う場合もあります．

こぼれ話 『パナルジン』は，1973年に血小板機能抑制をターゲットとして開発された世界初の「抗血小板薬」です．

同じ効果で，副作用の少ない『プラビックス』

『プラビックス』は，『パナルジン』の高い効果を維持したまま，副作用を少なく改良した「スーパー・パナルジン」として開発された薬です．実際，『プラビックス』の脳梗塞や心筋梗塞を防ぐ効果は『パナルジン』と同じで，さらに『パナルジン』のような大きな**副作用が60％近く少ない**ことが報告されています[3,4]．

このことから，『パナルジン』よりも安全に使える薬として，2006年に販売がはじまってからは『プラビックス』が広く使われるようになっています．

『プラビックス』の広い適応症

『プラビックス』は副作用が少ないだけでなく，「脳」・「心臓」・「末梢」の3つの領域で適応症をもっています．こうした広い適応症も，『プラビックス』の特徴の一つです．

- プラビックスの適応症[2]
  脳 ：虚血性脳血管障害〔心原性脳塞栓症を除く（☞p.79）〕の再発抑制
  心臓：経皮的冠動脈形成術（PCI）が適用される急性冠症候群，安定狭心症，陳旧性心筋梗塞
  末梢：末梢動脈疾患における血栓・塞栓形成の抑制

advice
内視鏡や歯の処置をするときは，しばらくの休薬が必要

『プラビックス』や『パナルジン』といった抗血小板薬は，血液を固まりにくくする薬なので，出血もしやすくなります．そのため，内視鏡処置や抜歯など，出血する恐れのある処置を受ける場合には，事前に薬を中止あるいは減量するなど，適切な対応をしておく必要があります．

特に，『プラビックス』や『パナルジン』などの抗血小板薬は，薬を止めてもしばらく効果が続くため，一般的には処置の7～14日前から休薬しなければなりません．前日から止めておけばよい，というわけではないため，処置が必要となった場合には主治医に早めに相談するよう，指導する必要があります．

Point
① 『プラビックス』は，『パナルジン』の効果はそのままに，副作用を減らした改良版．
② 『プラビックス』は血液検査も必要ない．
③ 抗血小板薬は，一般的に手術前7～14日の休薬が必要．

▶ 『プラビックス』をさらに改良した『エフィエント』

『プラビックス』をさらに改良し，個人差を小さくした『エフィエント（一般名：プラスグレル）』（☞p.91）が登場しています．

ただし，新しい薬ほど高価なため，副作用や個人差に問題がなければ古くから使われている『パナルジン』でも問題はありません．

抗血栓薬（抗凝固薬・抗血小板薬）

こぼれ話 緊急安全性情報（イエローレター）」は，緊急に安全対策上の措置をとる必要がある場合に，厚生労働省の指示で発せられる情報です．最近では，『タミフル（一般名：オセルタミビル）』服用後の異常行動についての情報があります．

■ 薬価の比較（2025年改定時）
『パナルジン』　100 mg（12.00）
『プラビックス』 25 mg（26.30），75 mg（58.20）
『エフィエント』 2.5 mg（178.00），3.75 mg（248.80），5 mg（326.00），
　　　　　　　　 20 mg（999.00）

添付文書，インタビューフォームの比較

◆ 薬効分類
　プラビックス：抗血小板剤
　パナルジン　：抗血小板剤

◆ 警告の記載
　プラビックス：なし
　パナルジン　：**血液検査が必要である旨の記載あり**

◆ 血液検査に対する表現
　プラビックス：注意事項として「血液検査の実施も**考慮する**」と記載
　パナルジン　：**警告**として「定期的に血液検査を行う**必要がある**」と記載

◆ 適応症
　プラビックス：虚血性脳血管障害（心原性脳塞栓症を除く）後の再発抑制，経皮的冠動脈形成術（PCI）が適用される急性冠症候群・安定狭心症・陳旧性心筋梗塞，末梢動脈疾患における血栓・塞栓形成の抑制
　パナルジン　：血管手術・血液体外循環，虚血性脳血管障害，クモ膜下出血後の脳血管攣縮に伴う血栓・塞栓・血流障害の改善，慢性動脈閉塞症に伴う潰瘍・疼痛・冷感

◆ 用法
　プラビックス：1日1回
　パナルジン　：1日1～3回（適応症によって異なる）

◆ 剤形の種類
　プラビックス：錠（25 mg，75 mg）
　パナルジン　：錠（100 mg），細粒

◆ 製造販売元
　プラビックス：サノフィ
　パナルジン　：サノフィ

参考文献

1) パナルジン錠　添付文書
2) プラビックス錠　添付文書
3) Fukuuchi Y, et al：A randomized, double-blind study comparing the safety and efficacy of clopidogrel versus ticlopidine in Japanese patients with noncardioembolic cerebral infarction. Cerebrovasc Dis, 25：40-49, 2008 [PMID 18033957]
4) CAPRIE Steering Committee：A randomised, blinded, trial of clopidogrel versus aspirin in patients at risk of ischaemic events (CAPRIE). Lancet, 348：1329-1339, 1996 [PMID 8918275]

こぼれ話　『プラビックス』は，『パナルジン』と同じ「チエノピリジン骨格」にカルボキシルメチル基（CH_3COO^-）が導入された構造をしています．

抗血栓薬（抗凝固薬・抗血小板薬）

20. 『エフィエント』と『プラビックス』, 新旧の抗血小板薬の違いは？
CYP2C19の個人差が与える治療への影響

> **Answer** 『エフィエント』は，『プラビックス』の個人差を小さくした改良版

『エフィエント（一般名：プラスグレル）』と『プラビックス（一般名：クロピドグレル）』は，どちらも抗血小板薬 (p.79) です．

『エフィエント』は，遺伝的素質や持病・生活習慣で効き目に個人差が出ないよう，『プラビックス』を改良した薬です．

ただし，新薬である『エフィエント』は値段も高く，また使用実績や適応症の広さは『プラビックス』の方が優れています．

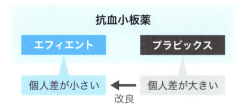

『エフィエント』の個人差〜「CYP2C19」や肝臓・腎臓の機能の影響

『プラビックス』は，そのままの構造では薬として作用しません．吸収された後，主に肝臓の代謝酵素「CYP2C19」による代謝を受けてはじめて，薬としての作用を発揮するようになります[1]．そのため，この酵素が働く人と働かない人の間では『プラビックス』の効果に差が生じてしまいます．いくつかの臨床試験では，**実際の治療効果に差が生じる**ことも報告されています[1,2]．特に，日本人の約20％はこの「CYP2C19」の働きが遺伝的に弱いことから[3]，『プラビックス』で個人差が生まれてしまう最大の原因となっています．

一方で『エフィエント』は，この「CYP2C19」をはじめとする代謝酵素や，肝機能・腎機能，喫煙の有無などによって効き目に影響しないことが確認されています[4]．つまり，『エ

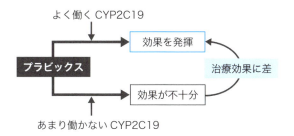

こぼれ話 『エフィエント』は，Efficacy（効果）＋ Consistent（確実）が名前の由来です．個人差に影響されない確実な効果を期待したもので，海外でも同じ名称が使われています．

フィエント』は遺伝的素質や持病，生活習慣などによって効果に個人差が出にくい，多くの人に安定した効果を発揮する薬と言えます．

「アスピリン」との併用効果も高い

『エフィエント』と『プラビックス』は，どちらも『バイアスピリン（一般名：アスピリン）』などの「アスピリン」製剤と併用されます．このとき，『エフィエント』＋「アスピリン」の治療効果は，『プラビックス』＋「アスピリン」の効果よりも高かったことが報告されています[5]．

『プラビックス』の広い適応症

『エフィエント』は新しい薬のため，まだ「心臓」と「脳」の領域にしか適応症はありません[6]．しかし『プラビックス』は古い分，すでに世界でも広く使用され，使用実績が豊富です．そのため，「脳」・「心臓」・「末梢」の3つの領域で適応症をもっています[1]（※ジェネリック医薬品では異なる場合があります）．

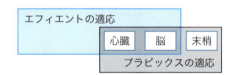

advice
副作用を減らし，個人差を小さくする薬の改良ポイント

チエノピリジン系の抗血小板薬は，『パナルジン（一般名：チクロピジン）』から，副作用を減らした『プラビックス』（☞p.88），さらに個人差を減らした『エフィエント』と，少しずつ進化してきています．

臨床試験で得られたような優れた効果が，実際の臨床の現場では十分に得られない，ということはよくあります．その主な原因として，薬の飲み方・使い方が複雑であったり，不快な副作用が多くて飲み続けられなかったりといった服薬の問題とあわせて，代謝酵素による個人差もよくあげられています．そのため，より高い効果を安定して得るため，代謝酵素による個人差を減らすという工夫は，最近の新薬によくみられる特徴です．

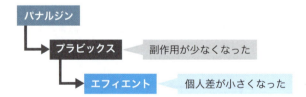

■ 個人差を減らす工夫を施した新薬の例
　『タケキャブ（一般名：ボノプラザン）』　PPIの個人差を軽減（☞p.223）
　『インヴェガ（一般名：パリペリドン）』　「リスペリドン」の個人差を軽減（☞p.285）

こぼれ話　CYP2C19の遺伝子型に合わせた『プラビックス』の至適用量を検討した報告もあります（JAMA, 306：2221-2228, 2011 [PMID 22088980]）．

Point

❶ 『エフィエント』は,「CYP2C19」が弱い約20％の日本人でも,十分な効き目を発揮する.
❷ 『エフィエント』は,ほかの代謝酵素や腎臓・肝臓の機能,喫煙などの影響も受けない.
❸ 『プラビックス』は「心臓」だけでなく,「脳」と「末梢」にも適応がある.

添付文書,インタビューフォームの比較

◆ **有効成分**
エフィエント：プラスグレル
プラビックス：クロピドグレル

◆ **適応症**
〈エフィエント〉
1. 脳…虚血性脳血管障害（大血管アテローム硬化または小血管の閉塞に伴う）後の再発抑制（脳梗塞発症リスクが高い場合に限る）
2. 心臓…経皮的冠動脈形成術（PCI）が適用される急性冠症候群,安定狭心症,陳旧性心筋梗塞
〈プラビックス〉
1. 脳　…虚血性脳血管障害（心原性脳塞栓症を除く）の再発抑制
2. 心臓…経皮的冠動脈形成術（PCI）が適用される急性冠症候群,安定狭心症,陳旧性心筋梗塞
3. 末梢…末梢動脈疾患における血栓・塞栓形成の抑制

◆ **用法**
エフィエント：1日1回
プラビックス：1日1回

◆ **薬物代謝酵素（CYP2C19）を阻害する薬剤との併用注意**
エフィエント：なし
プラビックス：併用注意の記載あり

◆ **錠剤の種類**
エフィエント：錠（2.5 mg, 3.75 mg, 5 mg, 20 mg）
プラビックス：錠（25 mg, 75 mg）

◆ **製造販売元**
エフィエント：第一三共
プラビックス：サノフィ

■ 参考文献

1）プラビックス錠　添付文書
2）Sawayama, Y, et al：Comparison between clopidogrel and prasugrel associated with CYP2C19 genotypes in patients receiving percutaneous coronary intervention in a Japanese population. Circ J, 84：1575-1581, 2020 ［PMID：32713878］
3）Furuta T, et al：CYP2C19 pharmacogenomics associated with therapy of Helicobacter pylori infection and gastro-esophageal reflux diseases with a proton pump inhibitor. Pharmacogenomics, 8：1199-1210, 2007 ［PMID 17924835］
4）エフィエント錠　インタビューフォーム
5）Wiviott SD, et al：Prasugrel versus clopidogrel in patients with acute coronary syndromes. N Engl J Med, 357：2001-2015, 2007 ［PMID 17982182］
6）エフィエント錠　添付文書

こぼれ話　経皮的冠動脈形成術（PCI）は,「バルーン」や「冠動脈インターベンション」など時代や実施施設などによって呼ばれ方はさまざまですが,すべて同じ心臓カテーテル治療のことを指します.

抗血栓薬（抗凝固薬・抗血小板薬）

21. 『ブリリンタ』と『プラビックス』，同じ抗血小板薬の違いは？
抗血小板薬の可逆阻害・非可逆阻害と休薬期間

> 個人差が小さく休薬期間も短い『ブリリンタ』と，
> 1日1回でよく適応症が広い『プラビックス』

『ブリリンタ（一般名：チカグレロル）』と『プラビックス（一般名：クロピドグレル）』は，どちらも抗血小板薬（☞ p.79）です．

『ブリリンタ』は効き目の**個人差が小さく**，また手術をする際の**休薬期間も最短5日間**と短くてすみます．

『プラビックス』は**1日1回の服用**でよく，また心臓・脳・末梢の3領域に広い適応があります．

『ブリリンタ』は，1日2回きちんと飲めば従来の抗血小板薬よりも高い効果が期待できますが，**飲み忘れが多い人では病状が悪化してしまうリスク**も高くなります．そのため，薬や治療に対する理解度によっても使い分ける場合があります．

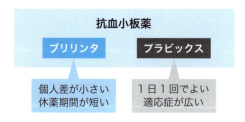

『ブリリンタ』の個人差が小さい理由～代謝酵素の影響

『プラビックス』は，主に肝臓の代謝酵素「CYP2C19」で代謝されてから薬としての作用を発揮するため，この酵素の働きが強いか弱いかによって，実際の治療効果にも影響してしまうことが報告されています[1]（☞ p.91）．

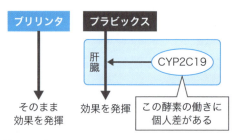

> **こぼれ話** 『ブリリンタ』はBrilliant（優れた）＋ Antiplatelet（抗血小板）が名称の由来です．Brilliantは宝石の研磨方法「ブリリアント・カット」でも有名な単語です．

しかし『ブリリンタ』はこうした酵素による代謝が必要ないため，**遺伝的素質（代謝酵素の強さ）にかかわらず安定した効果を得ることができます**[2]．

『ブリリンタ』の高い効果と推奨度

心筋梗塞など血管系の原因による死亡リスクを下げる効果は，『ブリリンタ』の方が『プラビックス』よりも高かったことが報告されています[3]．このことから，米国心臓病学会（ACC）や米国心臓協会（AHA）は，冠動脈ステント留置を受けた急性冠症候群の患者などに対しては『プラビックス』より『ブリリンタ』を優先するようなガイドラインに改訂しています[4]．

『ブリリンタ』の短い休薬期間〜可逆阻害と非可逆阻害

抗血小板薬は血液を固まりにくくする薬なので，副作用で出血しやすくなることがあります．そのため，手術や内視鏡処置・抜歯など，出血の恐れがある処置を受ける場合には，事前に薬を中止あるいは減量するといった対応をしておく必要があります．

『プラビックス』など多くの抗血小板薬は，血小板に対して「非可逆（元には戻らない）」的に作用するため，**血小板が新しく生まれ変わるまで効果が続きます**．そのため，血小板の寿命が7〜10日であることを考慮し，一般的には処置の7〜14日前から休薬しておく必要があります[5]．

しかし，『ブリリンタ』は「可逆（簡単に元に戻る）」的な作用のため，血液中の薬の濃度が下がれば効き目も弱まります[2]．そのため『ブリリンタ』の休薬は**最短5日**と短くてよいとされています[6]．

ただし，休薬期間は病気の状況や薬の量によっても変わるため，このような目安をそのまま個人に当てはめることはできません．薬は必ず主治医の指示に従って中断・減量し，絶対に自己判断では行わないよう注意する必要があります．

必要な休薬期間

ブリリンタ（可逆阻害）	プラビックス（非可逆阻害）
最短で5日	7〜14日程度

服用回数の差〜1日1回と2回の手間

『ブリリンタ』は，1日2回飲む必要があります[6]．『プラビックス』をはじめ，従来の抗血小板薬はほとんどが1日1回でよかったため，服用の手間は増えてしまうデメリットがあります．

一般的に，1日の飲む回数が多くなればなるほど，飲み忘れが増えて病状のコントロールが難しくなる傾向があります．そのため，病院などで厳密な管理をされている場合には十分に『ブリリンタ』の恩恵を受けられても，通院生活では飲み忘れ等でリスクが高まってしまう，という可能性も考える必要があります．

こぼれ話　『ブリリンタ』は，『プラビックス』や『エフィエント』などのチエノピリジン系とは構造も作用経路も全く異なる薬です．

『プラビックス』の適応症の広さ〜心臓・脳・末梢の領域

『ブリリンタ』は新しい薬のため，まだ「心臓」領域にしか適応症はありません．一方，プラビックスは「脳」・「心臓」・「末梢」の3つの領域で適応症をもっています（※ジェネリック医薬品では異なる場合があります）．

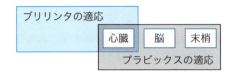

advice
臨床試験と同じ効果が，現場でも得られるかどうか

臨床試験ですばらしい結果が得られても，それは厳密な服薬管理をされているために得られるものであって，実際の現場ではそこまでの効果が得られない，ということは多々起こります．特に，吸入薬や注射薬のように使い方が難しい薬，骨粗鬆症の薬のように飲むタイミングが複雑な薬，飲む回数が多い薬などは，こうした差が大きくなる傾向にあります．

『ブリリンタ』も1日2回の服用が必要だという点で，従来の抗血小板薬よりも手間が増えています．臨床試験のように高い効果が得られるかどうかは，きちんと薬を飲み続けられるかどうかにかかっているとも言えます．薬が変更になった場合などは特に，服用間違いが起こらないよう指導する必要があります．

 Point

❶『ブリリンタ』は，個人差が小さく休薬期間も短いが，1日2回の服用が必要．
❷『プラビックス』は，心臓・脳・末梢の3つの領域に適応がある．
❸ 使い方の難しい薬は，臨床試験どおりの効果が得られるとは限らない．

▶『ブリリンタ』の適応症の違いに注意

　『ブリリンタ』には60 mgと90 mgの2種類の錠剤がありますが，それぞれ適応症が全く異なることに注意が必要です[6]．
　90 mg錠：経皮的冠動脈形成術（PCI）が適用される急性冠症候群
　60 mg錠：陳旧性心筋梗塞のうち，アテローム血栓症の発現リスクが特に高い場合（65歳以上，薬物療法を必要とする糖尿病，2回以上の心筋梗塞の既往，血管造影で確認された多枝病変を有する冠動脈疾患，または末期でない慢性の腎機能障害など）

こぼれ話 喘息治療においても，理論上は「β₂刺激薬（吸入）」の方が「抗ロイコトリエン薬（内服）」よりも得られる治療効果は高いですが，吸入の難しさが影響し，実際の治療効果は大して変わらなくなるという報告があります（N Engl J Med, 364：1695-1707, 2011 [PMID 21542741]）．

21.『ブリリンタ』と『プラビックス』

添付文書，インタビューフォームの比較

◆ **有効成分**
　ブリリンタ　：チカグレロル
　プラビックス：クロピドグレル

◆ **適応症**
　ブリリンタ　：経皮的冠動脈形成術（PCI）が適用される急性冠症候群（90 mg錠），陳旧性心筋梗塞のうちアテローム血栓症の発現リスクが特に高い場合（60 mg錠）
　プラビックス：経皮的冠動脈形成術（PCI）が適用される急性冠症候群・安定狭心症・陳旧性心筋梗塞，虚血性脳血管障害（心原性脳塞栓症を除く）の再発抑制，末梢動脈疾患における血栓・塞栓形成の抑制

◆ **用法**
　ブリリンタ　：1日2回
　プラビックス：1日1回

◆ **注意すべき代謝酵素**
　ブリリンタ　：CYP3A分子種（併用禁忌となる薬がある）
　プラビックス：CYP2C19（個人差が問題となる）

◆ **剤形の種類**
　ブリリンタ　：錠剤（60 mg, 90 mg）
　プラビックス：錠剤（25 mg, 75 mg）

◆ **製造販売元**
　ブリリンタ　：アストラゼネカ
　プラビックス：サノフィ

参考文献

1）プラビックス錠　添付文書
2）ブリリンタ錠　インタビューフォーム
3）Wallentin L, et al：Ticagrelor versus clopidogrel in patients with acute coronary syndromes. N Engl J Med, 361：1045-1057, 2009 ［PMID 19717846］
4）アストラゼネカ プレスルーム：チカグレロルが米国心臓病学会および米国心臓病協会の急性冠症候群治療ガイドラインで推奨を受ける．2016
5）「手術医療の実践ガイドライン 改訂版」，日本手術医学会，2013
6）ブリリンタ錠　添付文書

痛風・高尿酸血症治療薬

22. 『ザイロリック』と『ユリノーム』，同じ痛風治療薬の違いは？
尿酸の産生と排泄，血液検査と腎機能の影響

> **Answer** 尿酸の産生を減らす『ザイロリック』，尿酸の排泄を増やす『ユリノーム』

『ザイロリック（一般名：アロプリノール）』と『ユリノーム（一般名：ベンズブロマロン）』は，どちらも尿酸値を下げる薬です．

『ザイロリック』は，体内で新たにつくられる「尿酸」の量を減らします．

『ユリノーム』は，体から出ていく「尿酸」の量を増やします．

「尿酸」はさまざまな要因で増えますが，体内でつくられる「尿酸」が多い「尿酸産生過剰型」には『ザイロリック』を，体から出ていく「尿酸」が少ない「尿酸排泄低下型」には『ユリノーム』を，それぞれ使い分けます．

また，『ユリノーム』は服用中に定期的な血液検査が必要です．手間や負担の点から血液検査が不要な『ザイロリック』が選ばれることもあります．

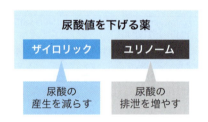

『ザイロリック』〜尿酸生成抑制薬としての作用

「尿酸」は体内でプリン体などからつくられますが，その際に「キサンチンオキシダーゼ」という酵素が深くかかわっています．

『ザイロリック』は，この「キサンチンオキシダーゼ」を阻害することで，「尿酸」の生成

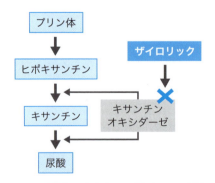

こぼれ話 『ユリノーム』のような尿酸排泄促進薬を使う場合，尿路結石を予防するために『ウラリット（一般名：クエン酸カリウム・クエン酸ナトリウム）』を用いて酸性に傾いた尿pHを是正します．

を抑制する作用があります[1]．そのため『ザイロリック』は，体内で新たにつくられる「尿酸」の量が過剰になっている「尿酸産生過剰型」の治療に使われます．

『ユリノーム』〜尿酸排泄促進薬としての作用

「尿酸」は，腎臓で尿細管へろ過された後，「ヒト尿酸輸送担体（Urate Transporter：URAT）」によって，血液中に再吸収されるようになっています．

『ユリノーム』は，この「URAT1」の機能を阻害することによって，再吸収される「尿酸」の量を減らし，排泄を促す作用があります[2,3]．そのため『ユリノーム』は，体内から排泄される「尿酸」の量が減っている「尿酸排泄低下型」の治療に使われます．ただし，『ユリノーム』のような「尿酸排泄促進薬」は，腎機能が低下して「尿酸」のろ過量が減ると薬の効果も弱まるため，腎障害のある人には適していません[4]．

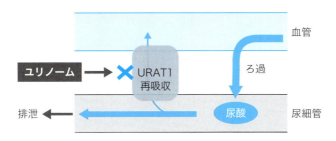

『ユリノーム』の服用中は，定期的な血液検査が必要

『ユリノーム』は，稀に肝臓に負担がかかることがあるため，服用開始から6カ月間は定期的な血液検査をする必要があります[2]．こうした検査が負担になるような場合には，血液検査が必要ない『ザイロリック』を使うこともあります．

advice

生活習慣の改善も一緒に行う

痛風発作を起こしていないから治療の必要はない，と考えている人は少なくありませんが，将来的な腎不全や心血管疾患のリスクを減らすためにも，きちんと医療機関を受診し，治療する必要があります．またその際，薬物治療をより効果的にするためには生活習慣の改善も重要なため，規則正しい生活と服薬を続けるよう指導するようにしてください．

ただし，痛風発作が起こっている最中には，尿酸値を下げる治療ができないことにも注意が必要です（☞p.101）．

💡 Point

❶『ザイロリック』は，新たにつくられる尿酸の量を減らす．
❷『ユリノーム』は，体内から排泄される尿酸の量を増やす．
❸痛風発作を起こしていなくとも，生活習慣の改善も含めた治療を行う．

こぼれ話　腎障害時には，『ザイロリック』と『ユリノーム』を併用することが有効とする報告もあります（Nihon Jinzo Gakkai Shi, 50：506-512, 2008 [PMID 18546882]）．

▶「尿酸産生過剰型」と「尿酸排泄低下型」の基準

　つくられる「尿酸」の量が多いのか，排泄される「尿酸」の量が少ないのかは，「尿酸クリアランス」と「尿中の尿酸排泄量」を尿検査によって調べることで診断できます[4]．24時間蓄尿で検査するのが理想ですが，外来診療で行うのはたいへんなため，60分間の尿で検査するのが一般的です．

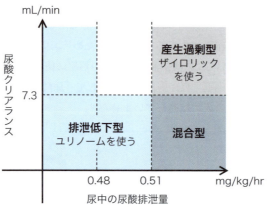

添付文書，インタビューフォームの比較

◆ 適応症
　ザイロリック：痛風，高尿酸血症を伴う高血圧症
　ユリノーム　：痛風，高尿酸血症を伴う高血圧症

◆ 用法
　ザイロリック：1日2〜3回，食後
　ユリノーム　：1日1〜3回

◆ 剤形
　ザイロリック：錠（50 mg，100 mg）
　ユリノーム　：錠（25 mg，50 mg）

◆ 肝機能検査
　ザイロリック：必要なし
　ユリノーム　：投与開始後少なくとも6カ月間は必ず，定期的に肝機能検査を行う

◆ 規制区分
　ザイロリック：処方箋医薬品
　ユリノーム　：劇薬，処方箋医薬品

◆ 製造販売元
　ザイロリック：グラクソ・スミスクライン
　ユリノーム　：鳥居薬品

■ 参考文献
1）ザイロリック錠　添付文書
2）ユリノーム錠　添付文書
3）Hyink DP, et al：Expression of the urate transporter/channel is developmentally regulated in human kidneys. Am J Physiol Renal Physiol, 281：F875–F886, 2001［PMID 11592946］
4）「高尿酸血症・痛風の治療ガイドライン 第2版」(日本痛風・核酸代謝学会ガイドライン改訂委員会/編)，メディカルレビュー社，2010

こぼれ話　産生された尿酸を分解する『ラスリテック（一般名：ラスブリカーゼ）』という点滴薬もあります．抗悪性腫瘍薬の副作用で急激に尿酸が上がった場合などに使用します．

痛風・高尿酸血症治療薬

23. 『フェブリク』と『ザイロリック』，同じ尿酸生成抑制薬の違いは？
服用回数と作用の強さ，腎障害時の用量調節

> **Answer** 『フェブリク』は1日1回の服用で，『ザイロリック』より尿酸値を大きく下げる

　『フェブリク（一般名：フェブキソスタット）』と『ザイロリック（一般名：アロプリノール）』は，どちらも体内で作られる尿酸を減らす「尿酸生成抑制薬」です．
　『フェブリク』は1日1回の服用で，『ザイロリック』より尿酸値を下げる作用が強力です．また，**腎機能が多少低下していても用量調節が必要ない**ことも特徴です．
　ただし，値段の安い『ザイロリック』の方が，費用対効果の点では優れるとされています．
　なお，『フェブリク』は『ザイロリック』よりも心血管系の死亡リスクが高いという報告があり，2019年7月に添付文書にも注意喚起が追記されています．

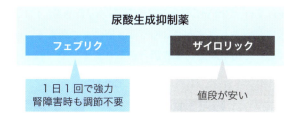

『フェブリク』は1日1回の服用で，より尿酸値を下げられる

　『フェブリク』と『ザイロリック』は，どちらも尿酸産生にかかわる酵素「キサンチンオキシダーゼ」を阻害することで，尿酸産生を減らす薬です．
　『フェブリク』を1日40 mg（1日1回）で飲んだ場合と，『ザイロリック』を1日300 mg（1日3回）で飲んだ場合とで，16週間後に尿酸値6.0 mg/dL以下をどれだけ達成できるかを検討した結果，『フェブリク』の方が達成率は高かったことが報告されています[1]．つまり，『フェブリク』は1日1回と少ない負担で，より大きく尿酸値を下げられる薬と言えます．

- 尿酸値6.0 mg/dLの達成率
  『フェブリク』1日40 mg（1日**1**回）　　　：**90.0**％
  『ザイロリック』1日300 mg（1日3回）：73.7％

こぼれ話　『ザイロリック』は，用量を1/3〜1/4に減量しながら『イムラン（一般名：アザチオプリン）』と併用することができますが，『フェブリク』と『イムラン』は併用禁忌に指定されています．

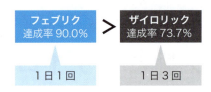

腎機能低下時の用量調節

腎障害がある場合,『ユリノーム（一般名：ベンズブロマロン）』などの「尿酸排泄促進薬」（☞p.98）の効果が弱まってしまうため,『フェブリク』や『ザイロリック』といった「尿酸生成抑制薬」による治療が中心になりますが,『ザイロリック』は腎障害の程度によって用量を調節する必要があります[2].

■ 腎機能低下時の『ザイロリック』の用量調節[2]
通常用量　　　　　　　　　　　：1日200〜300 mg
30 mL/min＜Ccr≦50 mL/min　：1日100 mg
Ccr≦30 mL/min　　　　　　　：1日50 mg

一方,『フェブリク』は腎機能が低下した人に投与しても副作用の発生頻度は変わらなかったことが確認されています[1]. そのため, **軽〜中等度（30 mL/min≦Ccr＜90 mL/min）の腎機能低下患者であれば通常用量で使うことができます**.

重度（10 mL/min≦Ccr＜29 mL/min）の腎障害の場合でも,『フェブリク』の用量調節は必要ないとする報告[3]もありますが, AUCが1.8倍にまで高まること[1]や使用実績が少ないことから, 必要に応じて用量調節をする場合があります.

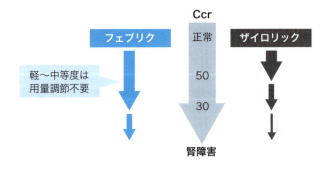

『ザイロリック』の費用対効果

『ザイロリック』は1日2〜3回の服用が必要であるなど, 1日1回でよい『フェブリク』と比べると服用の手間が大きい薬ですが, 値段の安い薬です. 実際, 費用対効果の点では『ザイロリック』の方が優れるとする報告もあります[4].

■ 薬価の比較（2025年改定時）
『フェブリク』　　10 mg（14.20）, 20 mg（27.70）, 40 mg（48.80）
『ザイロリック』　50 mg（10.40）, 100 mg（11.80）

こぼれ話　血液中の「尿酸」が6.4 mg/dLより高い状態が続くと, 尿酸は結晶化して蓄積されていきます. 急に尿酸値を下げるとこの結晶がはがれ落ち, 白血球が集まって炎症を起こすことになります（結晶離脱説）.

advice

尿酸値は急に下げたり，発作中に変動させたりしない

尿酸値を急に下げると，痛風発作を起こすことがあります．そのため，生活習慣の改善も行いながら，薬は少しずつ増やしていく必要があります．

また，痛風発作が起きているときに薬で尿酸値を変動させると，発作が悪化する恐れがあります．そのため，発作中は薬を飲みはじめることも，急に止めてしまうこともリスクがあります．

発作が起きた場合でも，自己判断で薬の飲み方を変えず，必ず主治医と相談するよう指導する必要があります．

Point

❶『フェブリク』は1日1回の服用で，『ザイロリック』よりも尿酸値を大きく下げられる．
❷『ザイロリック』は，費用対効果の面で『フェブリク』よりも優れる．
❸ 軽〜中等度の腎障害時は，『フェブリク』であれば用量調節が必要ない．

▶ **痛風発作がなくても尿酸値は下げた方がよい？**

高尿酸血症を放置すると，痛風発作だけでなく，腎障害のリスクも高まることが報告されています[5]．

■ 腎障害の発症リスク[5]
　尿酸値が9.0 mg/dL以上　：3.12倍
　尿酸値が7.0〜8.9 mg/dL　：1.74倍

米国内科学会が2016年に発表したガイドラインでは，発作が再発しない限りは薬を使わないという選択肢も残していますが，腎障害に関しては保留にしています[6]．今後のより詳細な研究が待ち望まれています．

▶ **心血管系のリスクが指摘されたCARES試験**

『フェブリク』は，『ザイロリック』による治療よりも心血管系の死亡リスクが高くなる[7]ことが報告され，2019年7月に添付文書にもその注意喚起が新設されています[8]．日本では特に使用制限はされていませんが，心血管系のリスクを抱える人には「他に選択肢がない場合を除いて使わない」よう勧告している国もあるなど，リスクに対して厳格な対応が行われている国もある[9]ことは，知っておく必要があります．

添付文書，インタビューフォームの比較

◆ **適応症**
　フェブリク　：痛風・高尿酸血症，がん化学療法に伴う高尿酸血症
　ザイロリック：痛風・高尿酸血症を伴う高血圧症

◆ **用法**
　フェブリク　：1日1回

こぼれ話 慢性腎臓病（CKD）ステージ3の高尿酸血症患者に『フェブリク』を使用しても，腎機能低下抑制効果は認められなかったとする報告があります（Kimura K et al：Febuxostat therapy for patients with stage 3 CKD and asymptomatic hyperuricemia：a randomized trial. Am J Kidney Dis, 2018［PMID 30177485］）．

ザイロリック：1日2〜3回
◆ **1日最大用量**
　　フェブリク　：60 mg
　　ザイロリック：300 mg
◆ **腎障害時の用量調節**
　　フェブリク　：**重度の腎障害がある患者には慎重投与**
　　ザイロリック：腎機能障害のある患者では，減量や投与間隔の延長を考慮
◆ **剤形の種類**
　　フェブリク　：錠（10 mg，20 mg，40 mg）
　　ザイロリック：錠（50 mg，100 mg）
◆ **製造販売元**
　　フェブリク　：帝人ファーマ
　　ザイロリック：グラクソ・スミスクライン

参考文献

1）フェブリク錠　インタビューフォーム
2）「高尿酸血症・痛風の治療ガイドライン（第2版）」（日本痛風・核酸代謝学会ガイドライン改訂委員会/編），メディカルレビュー社，2010
3）Mayer MD, et al：Pharmacokinetics and pharmacodynamics of febuxostat, a new non-purine selective inhibitor of xanthine oxidase in subjects with renal impairment. Am J Ther, 12：22-34, 2005 ［PMID 15662289］
4）Jutkowitz E, et al：Cost-effectiveness of allopurinol and febuxostat for the management of gout. Ann Intern Med, 161：617-626, 2014 ［PMID 25364883］
5）Obermayr RP, et al：Elevated uric acid increases the risk for kidney disease. J Am Soc Nephrol, 19：2407-2413, 2008 ［PMID 18799720］
6）Qaseem A, et al：Management of Acute and Recurrent Gout: A Clinical Practice Guideline From the American College of Physicians. Ann Intern Med, 166：58-68, 2017 ［PMID 27802508］
7）White WB, et al：Cardiovascular safety of febuxostat or allopurinol in patients with gout. N Engl J Med, 378：1200-1210, 2018 ［PMID 29527974］
8）厚生労働省：薬生安発0709 第10号令和元年7月9日 別紙1
9）英国医薬品・医療製品規制庁：Febuxostat（Adenuric）：increased risk of cardiovascular death and all-cause mortality in clinical trial in patients with a history of major cardiovascular disease.

こぼれ話　痛風の5年発症頻度は，尿酸値（mg/dL）が6台で0.6％，7台で2.0％，8台で4.1％，9台で19.8％，10以上で30.5％とされています（Am J Med, 82：421-426, 1987 ［PMID 3826098］）。

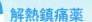 解熱鎮痛薬

24. 『ロキソニン』と『ボルタレン』，同じ鎮痛薬の違いは？
鎮痛薬の強さ・速さ，NSAIDsが適さない痛み

> **Answer** 速く効く『ロキソニン』，強く効く『ボルタレン』

『ロキソニン（一般名：ロキソプロフェン）』と『ボルタレン（一般名：ジクロフェナク）』は，どちらも同じNSAIDs（non-steroidal anti-inflammatory drugs, 非ステロイド性抗炎症薬）に分類される鎮痛薬です．

速く効くのは『ロキソニン』，強く効くのは『ボルタレン』です．

そのため，頓服など速く効いて欲しい場合は『ロキソニン』，痛みが強い場合は『ボルタレン』を使うのが一般的です．ただし，強力な『ボルタレン』の方が胃を荒らしやすい傾向にあります．

基本的に妊婦や小児には使わないこと，インフルエンザのときには避けた方がよい (☞ p.113) こと，「アスピリン喘息」に使えないことなど，注意すべきことは同じです．

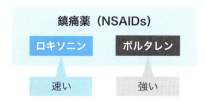

速効性の比較～『ロキソニン』の速い効果

『ロキソニン』は，『ボルタレン』よりも速く炎症部位に届き，鎮痛効果を発揮します[1]．実際，『ロキソニン』は速くて15分，遅くとも1時間以内に効きはじめる[1] ことから，速効性に優れた薬とされています．これは，吸収の速さ（T_{max}）を比較してもわかります．

■最高血中濃度に到達する時間（T_{max}）[1,2]
『ロキソニン』 **0.79**時間
『ボルタレン』 2.72時間

このことから，痛みを感じたときに飲む頓服薬としては，速く効く『ロキソニン』がよく使われます．

こぼれ話 日本では『ロキソニン』が有名ですが，上市されている国は『ロキソニン』28カ国，『ボルタレン』137カ国と，世界では『ボルタレン』の方が幅広く使われています．

鎮痛効果の比較〜『ボルタレン』の強い効果

『ボルタレン』は，『ロキソニン』よりも強い鎮痛効果をもっています[2]．特に『ボルタレン』は，NSAIDsのなかでも最も強い鎮痛薬とされ，ほかの鎮痛薬が効かない場合などにもよく使われます．

ただしその分，消化性潰瘍などの副作用も多い傾向が報告されている[3]ことにも注意が必要です．

妊婦や小児，インフルエンザの時の使用

『ロキソニン』と『ボルタレン』は，妊娠後期（28週以降）に服用すると胎児に動脈管狭窄を起こす恐れがあるため，どちらも添付文書上は妊娠後期の使用が「禁忌」とされ[1,2]，「オーストラリア基準」でも【C】と評価されています．

また，成人の用量しか設定されていないため，小児にも使うことはできません[1,2]．

さらに，インフルエンザのときに『ボルタレン』や「アスピリン」など一部のNSAIDsを使うと，「インフルエンザ脳症」のリスクが高まることが報告されています[4]．一方，『ロキソニン』で明確なリスクの報告はありませんが，NSAIDs全般を避けるべきとする見解もあります[5]．

そのため，妊娠中や小児の場合，あるいはインフルエンザの疑いがある場合には『ロキソニン』や『ボルタレン』を安易に使わず，より安全に使える『カロナール（一般名：アセトアミノフェン）』(☞ p.113) を使うのが一般的です[5]．

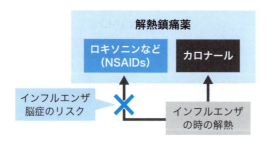

advice
『ロキソニン』や『ボルタレン』も万能の鎮痛薬ではない

『ロキソニン』や『ボルタレン』などのNSAIDsは，さまざまな痛みに効果を発揮するため，さも"万能の鎮痛薬"のように思われがちです．そのため，効かなかった場合には「薬の量を増やせばよい」と考える患者は少なくありませんが，そもそも『ロキソニン』や『ボルタレン』では効かない痛みもたくさんあります．

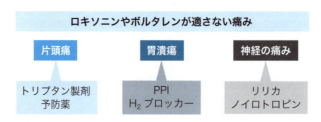

こぼれ話 2020年10月に，FDAは妊娠20週以降のNSAIDs使用を避けるよう注意喚起を出しています．これは，胎児の腎臓への影響を考慮しての対応です．

頭痛であっても，片頭痛であれば「トリプタン製剤」を使う必要があります．腹痛であっても，胃潰瘍の痛みであればNSAIDsは避け，PPI（proton pump inhibitor, プロトンポンプ阻害薬）やH₂ブロッカー（☞p.216）を使う必要があります．ビリビリとした神経の痛みであれば，『リリカ（一般名：プレガバリン）』や『ノイロトロピン（一般名：ワクシニアウイルス接種家兎炎症皮膚抽出液）』といった神経痛専用の鎮痛薬を使う必要があります．

強い鎮痛薬を欲しがる患者，鎮痛薬をたくさん欲しがる患者に対しては，『ロキソニン』や『ボルタレン』も決して"万能の鎮痛薬"ではないことを伝え，適切な薬の提案や受診勧告などのアドバイスをするようにしてください．

💡 Point

❶ 速さは『ロキソニン』，強さは『ボルタレン』が優れる．
❷ どちらも消化器系の副作用を起こしやすく，妊婦や小児，インフルエンザの患者には使わないのが一般的．
❸ 『ロキソニン』や『ボルタレン』では効かない痛みもあるため，安易な増量は避ける．

▶ 速さと強さを兼ね備えた，『ボルタレン』の「坐剤（サポ）」

『ボルタレン』には内服薬だけでなく，「坐剤（サポ）」があります．「坐剤（サポ）」は内服薬と比べると速く効き，消化器系の副作用が少なく，また1歳の幼児からでも使えるという利点があります．そのため，急な強い痛みに対する頓服薬としては『ボルタレン』の「坐剤（サポ）」が処方されることもあります．

ただし，坐剤は冷所保存が必要など管理も難しいため，通常は「内服薬」を使用します．

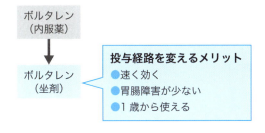

■ 最高血中濃度到達時間（T_{max}）[2,6]
『ボルタレン（錠剤）』2.72時間
『ボルタレン（坐剤）』**0.81〜1.00**時間

■ 消化器系の副作用の頻度 [2,6]
『ボルタレン（錠剤）』6.63〜9.43 %
『ボルタレン（坐剤）』**0.83〜4.93** %

こぼれ話　第一類医薬品の『ロキソニンS』も医療用と同じく，1錠に「ロキソプロフェン」が60 mg含まれています．

添付文書,インタビューフォームの比較

◆ **規制区分**
ロキソニン:なし
ボルタレン:劇薬

◆ **用法**
ロキソニン:1日3回,もしくは頓服
ボルタレン:1日3回,もしくは頓服

◆ **通常の1日上限量**
ロキソニン:60 mgの錠剤で3錠まで(180 mg)
ボルタレン:25 mgの錠剤で4錠まで(100 mg)

◆ **消化器系の副作用の頻度**
ロキソニン:2.25 %
ボルタレン:6.63 %

◆ **妊婦への投与**
ロキソニン:禁忌(オーストラリア基準【C】)
ボルタレン:禁忌(オーストラリア基準【C】)
※妊婦に鎮痛薬が必要な場合は『カロナール(一般名:アセトアミノフェン)』(☞p.113)を使うのが一般的

◆ **最高血中濃度到達時間(T_{max})**
ロキソニン:0.79 時間
ボルタレン:2.72 時間

◆ **半減期($t_{1/2}$)**
ロキソニン:1.31 時間
ボルタレン:1.2 時間
※長時間作用する薬剤が必要な場合は『セレコックス(一般名:セレコキシブ)』(☞p.109)などを利用するのが一般的

◆ **剤形の種類**
ロキソニン:錠,細粒,外用剤(ゲル・テープ・パップ)
ボルタレン:錠,カプセル,坐剤,外用剤(ゲル・テープ・ローション)

◆ **製造販売元**
ロキソニン:第一三共
ボルタレン:ノバルティスファーマ

■ **参考文献**

1) ロキソニン錠 インタビューフォーム
2) ボルタレン錠 インタビューフォーム
3) Lai EC, et al:Comparative safety of NSAIDs for gastrointestinal events in Asia-Pacific populations: A multi-database, international cohort study. Pharmacoepidemiol Drug Saf, 27:1223-1230, 2018 [PMID 30232832]
4) Mizuguchi M, et al:Acute encephalopathy associated with influenza and other viral infections. Acta Neurol Scand, 115:45-56, 2007 [PMID 17362276]
5) 日本小児神経学会:インフルエンザ脳症はどうしたら予防できますか?(https://www.childneuro.jp/modules/general/index.php?content_id=64)
6) ボルタレンサポ 添付文書

こぼれ話 『ロキソニン』も,2010年1月まで「劇薬」指定でした.

解熱鎮痛薬

25. 『ロキソニン』と『セレコックス』, 同じ鎮痛薬の違いは？
速効性と持続性, COX-1・COX-2と副作用の関係

> **Answer** 速く効く『ロキソニン』, 長く効いて胃にもやさしい『セレコックス』

『ロキソニン（一般名：ロキソプロフェン）』と『セレコックス（一般名：セレコキシブ）』は，どちらもNSAIDsに分類される鎮痛薬です．

速く効くのは『ロキソニン』, 長く効くのは『セレコックス』です．

また，『セレコックス』は『ロキソニン』よりも**胃への副作用が少ない**ほか，常用量であれば「アスピリン喘息」の心配もなく安全に使えます．

ただし『セレコックス』は値段も高いため，『ロキソニン』でも問題なければあえて高い薬を使う必要はありません．

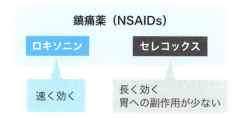

鎮痛効果の強弱と, 速効性・持続性の比較

腰痛や手術・抜歯による痛みに対し，『ロキソニン』と『セレコックス』の効果は同程度とされている[1)～3)]ため，鎮痛効果にはそれほど大きな差はないと考えられます．

『ロキソニン』は速効性に優れた薬で，通常は飲んで1時間以内に効きはじめます（☞p.105）．そのため，頭痛・生理痛や喉の痛みなど，急な痛みに対して使いやすい薬です．しかし，腰痛やケガなどで**昼夜を問わず痛みが続くような場合**には，夜に薬が切れて痛みが強くなってしまうことがあります．

こうした場合には，効果が長続きする『セレコックス』が適しています．実際，『ロキソニン』を1日3回で服用するよりも，『セレコックス』を1日2回で服用する方が鎮痛効果は長続きし，特に夜間の痛みに対してより効果的であることが報告されています[4)]．

こぼれ話 主にアメリカで使われていたCOX-2阻害薬の「ロフェコキシブ」（日本では未承認）は，心血管リスクを高めることが確認され，2004年に販売中止になっています．

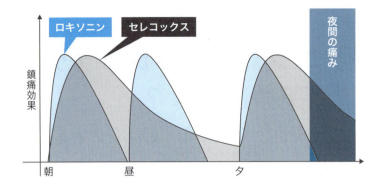

「COX-1」と「COX-2」の違いと，胃粘膜への副作用

『ロキソニン』と『セレコックス』は，どちらも酵素「シクロオキシゲナーゼ（COX）」を阻害することで炎症・痛み・発熱をやわらげる薬です（☞p.113）．

この「COX」には，似た構造の「COX-1」と「COX-2」という2つのサブタイプが存在しています．

COX-1：日常的に存在し，胃の血流を維持して胃粘膜を保護しているもの
COX-2：ケガなどで組織が傷ついたときに増え，炎症・痛み・発熱を起こすもの

『ロキソニン』や『ボルタレン（一般名：ジクロフェナク）』（☞p.105）などの一般的なNSAIDsは，「COX-1」と「COX-2」の両方を阻害します．そのため，痛みや発熱を抑えると同時に，胃粘膜を荒らす副作用を起こしてしまいます．

一方，『セレコックス』は「COX-2」を選択的に**阻害**します[5]．そのため，胃粘膜への副作用は少ないまま，鎮痛効果を発揮することができます．実際，消化性潰瘍などの胃腸障害は，『ロキソニン』の0.67％に対し，『セレコックス』では0.08％と，かなり少なかったことも報告されています[6]．ただし，副作用はゼロではないため，すでに潰瘍を起こしている人には禁忌で使用しません[5]．

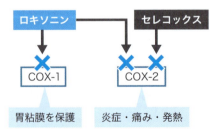

「アスピリン喘息」に対する，『セレコックス』の安全性

「アスピリン喘息」は解熱鎮痛薬が原因で起こるアレルギーですが，主に「COX-1」が関与していることがわかっています．そのため，「COX-1」阻害作用の少ない『セレコックス』は，常用量であれば安全に投与できることが確認されています[7]．

「アスピリン喘息」では，使用できる鎮痛薬がきわめて少数に限られてしまいます．こうした人にとって『セレコックス』は，一つの選択肢として大きな意味をもっています．ただし，

こぼれ話 『セレコックス』には，外傷や術後の際は初回量を多めにして速効性を高める「ターボドーズ」という使い方があります．

添付文書上は「禁忌」に指定されている[5]ことや，常用量を超えた場合の安全性は確認されていないことに注意が必要です．

advice

『ロキソニン』の弱点を改良した『セレコックス』

『ロキソニン』は速く効く反面，間隔があくと効き目が切れてしまったり，胃粘膜への副作用を起こしやすかったりといった弱点があります．こうした弱点は，1日中痛みが続くような場合や，何カ月も続けて薬を飲まなければいけないような場合には，患者のQOL（Quality of Life：生活の質）を大きく下げてしまう恐れがあります．

『セレコックス』は，こうした『ロキソニン』の弱点を改良した薬ですが，その分値段も高い傾向にあります（2020年6月に『セレコックス』の後発（ジェネリック）医薬品が登場しています）．『ロキソニン』でも問題ない場合には，あえて高い薬を使う必要はありません．

Point

❶『ロキソニン』は速効性，『セレコックス』は持続性に優れる．
❷『セレコックス』は，『ロキソニン』よりも胃粘膜への副作用が少ない．
❸『セレコックス』は常用量であれば「アスピリン喘息」にも使える．

▶ 心血管系障害の副作用は『セレコックス』特有のもの？

『セレコックス』など「COX-2」に作用する薬を長期間使い続けていると，心筋梗塞や脳梗塞といった血栓塞栓症のリスクが高まることが報告され，添付文書にも注意書きがあります[5]．

しかし，こうした心血管系のリスクは『ロキソニン』など別のNSAIDsにも確認されている[8]ほか，『セレコックス』の安全性は『ブルフェン（一般名：イブプロフェン）』などと変わらないとする報告[9]もあります．

つまり，心血管系障害の副作用は『セレコックス』特有のものではなく，NSAIDs全般で注意すべき副作用であると言えます．

▶ 大腸がんの予防効果

大腸がんなどの消化器系のがんでは，消化管に起こった炎症からポリープができ，ポリープから大腸がんへと進展していく，という可能性が示唆されています．

このとき，最初に起こる炎症に「COX-2」が強く関係していることから，「COX-2」を選択的に阻害する『セレコックス』を使うことで，大腸がんのリスクを軽減できることが報告されています[10]．こうしたことから，『セレコックス』は抗がん剤と併用することもあります．

こぼれ話　NSAIDsによる心不全リスクも，薬によって差があるという報告があります（BMJ, 354：i4857, 2016 [PMID 27682515]）．

添付文書，インタビューフォームの比較

◆ **適応症**
- ロキソニン ：鎮痛・消炎・**解熱**
- セレコックス：鎮痛・消炎

◆ **用法**
- ロキソニン ：1日3回，もしくは頓服
- セレコックス：1日**2**回

◆ **最高血中濃度到達時間（T_{max}）**
- ロキソニン ：**0.79**時間
- セレコックス：2時間

◆ **半減期（$t_{1/2}$）**
- ロキソニン ：1.31時間
- セレコックス：**7～8**時間

◆ **アスピリン喘息に対する表記**
- ロキソニン ：禁忌
- セレコックス：禁忌

◆ **錠剤の種類**
- ロキソニン ：60 mgのみ
- セレコックス：100 mgと200 mgの2種類

◆ **製造販売元**
- ロキソニン ：第一三共
- セレコックス：アステラス製薬

参考文献

1) 菊地臣一，他：腰痛症患者におけるセレコキシブ（YM177）のロキソプロフェンナトリウムを対照とする第III相二重盲検並行群間比較試験．Prog Med, 29(suppl.2)：2853-2872, 2009
2) Onda A, et al：Comparison of the effects of treatment with celecoxib, loxoprofen, and acetaminophen on post-operative acute pain after arthroscopic knee surgery: A randomized, parallel-group trial. J Orthop Sci, 21：172-177, 2016 [PMID 26888227]
3) Yamashita Y, et al：A parallel-group comparison study of celecoxib with loxoprofen sodium in third mandibular molar extraction patients. Int J Oral Maxillofac Surg, 43：1509-1513, 2014 [PMID 25270186]
4) Ohta S, et al：Comparative study of the clinical efficacy of the selective cyclooxygenase-2 inhibitor celecoxib compared with loxoprofen in patients with frozen shoulder. Mod Rheumatol, 24：144-149, 2014 [PMID 24261771]
5) セレコックス錠　添付文書
6) Sakamoto C, et al：Efficacy and safety of the selective cyclooxygenase-2 inhibitor celecoxib in the treatment of rheumatoid arthritis and osteoarthritis in Japan. Digestion, 83：108-123, 2011 [PMID 21042022]
7) Stevenson DD & Szczeklik A：Clinical and pathologic perspectives on aspirin sensitivity and asthma. J Allergy Clin Immunol, 118：773-786, 2006 [PMID 17030227]
8) Kearney PM, et al：Do selective cyclo-oxygenase-2 inhibitors and traditional non-steroidal anti-inflammatory drugs increase the risk of atherothrombosis? Meta-analysis of randomised trials. BMJ, 332：1302-1308, 2006 [PMID 16740558]
9) Nissen SE, et al：Cardiovascular Safety of Celecoxib, Naproxen, or Ibuprofen for Arthritis. N Engl J Med, 375：2519-2529, 2016 [PMID 27959716]
10) Arber N, et al：Celecoxib for the prevention of colorectal adenomatous polyps. N Engl J Med, 355：885-895, 2006 [PMID 16943401]

こぼれ話　テレビCMもされている「パイロンPL顆粒」は，医療用の『PL配合顆粒』と全く同成分の配合ですが，1日最大量には差がつけられています（OTC：2.4 g，医療用：4.0 g）．

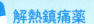解熱鎮痛薬

26. 『ロキソニン』と『カロナール』, 同じ解熱鎮痛薬の違いは？
インフルエンザ, 小児・妊婦への使用

> **Answer** インフルエンザのときや小児・妊婦でも使える, やさしめの『カロナール』

『ロキソニン（一般名：ロキソプロフェン）』と『カロナール（一般名：アセトアミノフェン）』は, どちらも熱や痛みをやわらげる「解熱鎮痛薬」です.

『ロキソニン』の方が鎮痛効果が強力で, また炎症を抑える効果もあります. ただし, **インフルエンザの時**や**小児・妊婦の場合**には, より安全に使える『カロナール』を選ぶのが一般的です.

また, 『ロキソニン』は胃粘膜障害を起こしやすく, 『カロナール』は肝臓に負担をかけやすいという傾向があるため, 体質によって使い分けることもあります.

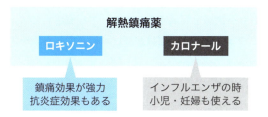

作用の違いと, 鎮痛効果の強さ・抗炎症効果の有無

『ロキソニン』や『ボルタレン（一般名：ジクロフェナク）』(☞ p.105) などのNSAIDsに比べると, 『カロナール』の鎮痛効果はやさしめです[1]. また, 『カロナール』には**抗炎症効果もほとんどありません**[2].

そのため, 『カロナール』では痛みが治まらない場合や, 炎症を抑える必要がある場合には『ロキソニン』を使うのが一般的です.

効果の差を生む, 『ロキソニン』と『カロナール』の作用の違い

『ロキソニン』は, シクロオキシゲナーゼ（COX）を阻害し, 痛み・炎症・発熱の原因となる「プロスタグランジン」を減らすことで効果を発揮します[3]. 『カロナール』には, このCOX阻害作用はほとんどなく, 中枢に作用することで痛み・発熱に効果を発揮すると考えられています[1].

こぼれ話 『カロナール』は「アセトアミノフェン」製剤で最も有名ですが,「後発医薬品」扱いです.『カロナール』の名前の由来は,「熱や痛みがとれて軽く, 楽になる」です.

■ カロナールの作用機序

鎮痛効果：視床と大脳皮質の痛覚閾値を高める．
解熱効果：視床下部の体温調節中枢に作用し，皮膚血管を広げる．

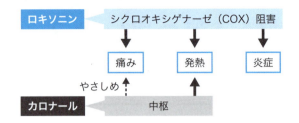

「インフルエンザ脳症」のリスク〜『カロナール』の安全性

インフルエンザの時に『ロキソニン』などの「NSAIDs」を使うと，「インフルエンザ脳症」を起こす恐れがあります．そのためインフルエンザの疑いがある場合には，安易に解熱鎮痛薬を使うべきではありません．このとき，『カロナール』は**インフルエンザのときでも安全に使える薬**として評価されています[4]．

「インフルエンザ脳症」は，致死率が高く後遺症が残る可能性も高い，インフルエンザの最も危険な合併症の一つです．ほとんどの場合は乳幼児で起こりますが，大人でも絶対に起こらないわけではありません．そのため，大人であっても高熱があってインフルエンザの疑いがある場合には，『カロナール』を選ぶのが一般的です[4]．ただし，『カロナール』などの解熱薬は高熱による辛さや不快感を解消するための「対症療法」です．熱を下げたらインフルエンザが早く治るわけではないため，症状が軽ければ必ずしも薬を使う必要はありません．

子ども（小児）への使用

通常，『ロキソニン』は15歳未満の小児には使いません（同成分の市販薬『ロキソニンS』も，15歳未満に使用不可）．『ロキソニン』に限らず，大半の「NSAIDs」は小児に使うことができません．

一方，『カロナール』は乳幼児の段階から，体重に合わせて（10〜15 mg/kg）使うことができます[1]．『カロナール』で痛みが治まらない場合には，大人用の『ロキソニン』を無理に使うよりも，1歳から使える『ボルタレン』の坐剤（サポ）などが選択肢になります (☞ p.105)．

妊婦に対する安全性〜オーストラリア基準

妊娠中は，『ロキソニン』などの「NSAIDs」より，『カロナール』の方が安全に使うことができます．妊娠中の薬に対する安全性評価「オーストラリア基準」でも，『カロナール』は**最も安全な【A】**と評価されています．

『ロキソニン』などのNSAIDsは，妊娠28週以降は禁忌に指定されていますが，妊娠20週以降の時点でも胎児の腎臓に悪影響を及ぼす可能性が指摘されています[5]．そのため，妊娠中には『カロナール』を使うのが一般的です．

こぼれ話 NSAIDsと「アセトアミノフェン」では作用が異なるため，併用でより強力な鎮痛効果が得られるとする報告もあります（Cochrane Database Syst Rev, (6)：CD010210, 2013 [PMID 23794268]）．

■ 妊娠中の安全性評価
『ロキソニン』オーストラリア基準【C】（※妊娠末期は禁忌）
『カロナール』オーストラリア基準【A】

起こりやすい副作用の違い

『ロキソニン』がCOX阻害作用を介して作用する「プロスタグランジン」は，痛み・炎症・発熱の原因となるだけでなく，胃の粘膜を保護する作用もあるため，『ロキソニン』は副作用として胃粘膜への障害を起こしやすいという弱点があります．

一方，『カロナール』は胃にはやさしいですが，過量になると，その分解に必要な「グルタチオン」が枯渇して分解・代謝が追いつかなくなります．このとき『カロナール』は肝毒性のある「NAPQI（N-アセチル-p-ベンゾキノンイミン）」に変換され，肝臓に負担をかけることがあります[2]．そのため，1日1,500 mgを超えて長期使用する場合は，定期的な肝機能検査をするよう警告されています[1]．

こうした特徴から，胃や肝臓が弱っている人，病気をもっている人は，その体質によって使い分けが必要な場合もあります．

advice
成分の重複に注意

『カロナール』は，解熱鎮痛薬のなかでは副作用も少ない薬ですが，絶対安全というわけではありません．特に，『カロナール』は市販の風邪薬や鎮痛薬と成分が重複することも多く，気づかない間に薬の量が増えてしまうケースも少なくありません．併用薬を確認する場合は，処方薬だけでなく市販薬についても忘れず確認するようにしてください．

Point
❶ 『ロキソニン』は，鎮痛効果が強く，抗炎症効果もある．
❷ 『カロナール』は，効き目はやさしめだが，小児や妊婦でも使える．
❸ インフルエンザの疑いがあるときは，解熱薬を安易に使わない（特に小児は注意）．

▶ NSAIDs の厳密な分類
　『カロナール』は，厳密にはNSAIDsには分類されないため，ガイドライン等でも「NSAIDsや

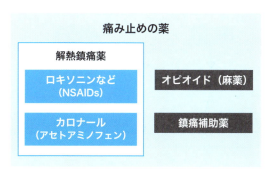

こぼれ話　子どもの解熱には「アセトアミノフェン」の内服薬と坐薬がよく用いられますが，経口投与と直腸投与どちらでも「1時間で0.7〜1.3℃程度」と，効果に大きな差はありません（J Pediatr (Rio J), 86：228-232, 2010 [PMID 20436978]）

アセトアミノフェンは…」と分けて表記されています．ただし，使う目的がほとんど同じため，一緒に扱われることもあります．

▶ オピオイド鎮痛薬との相乗効果

『カロナール』の鎮痛効果は，『ロキソニン』などの「NSAIDs」と異なり，中枢神経系（痛覚閾値）を介して発揮されます[1,6]．そのため，オピオイド鎮痛薬の「トラマドール（☞p.346）」と相乗効果が発揮されることが確認されています[7]．『トラムセット（一般名：トラマドール ＋ アセトアミノフェン）』は，この相乗効果を利用した鎮痛薬です．

▶ 「インフルエンザ脳症」と「ライ症候群」

「インフルエンザ脳症」は，インフルエンザウイルスに感染したことが原因で起こる意識障害やけいれんなど，インフルエンザの**合併症**のことを言います．NSAIDsを使っていなくても発症することがありますが，NSAIDsを使うことで発症や重症化のリスクが高まることが指摘されています．

「ライ症候群」は，インフルエンザのときに「アスピリン」等のサリチル酸系の解熱薬を使ったことが原因で起こる**副作用**のことを言います．この副作用は「アスピリン」等に限らず，NSAIDs全体でリスクが指摘されています．

そのため厳密には，インフルエンザのときにNSAIDsを使うと，「インフルエンザ脳症（合併症）」の発症・重症化と，「ライ症候群（副作用）」の発症という，2つのリスクを発生させることになります[8]．

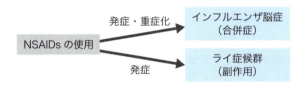

▶ 「インフルエンザ脳症」は，大人では起こらない？

「インフルエンザ脳症」は，「サイトカイン」が異常に増えることで起こると考えられています[9]．

脳の血管はエネルギー源として主に「脂肪酸」を利用します[10]が，乳幼児では「脂肪酸」が不足しやすく，脳の血管はエネルギー不足（「サイトカイン」の影響を受けやすい状態）に陥りやすい傾向があります．年齢が上がると「糖」によるエネルギー供給が安定し，「脂肪酸」が不足することは基本的になくなります[11]．そのため，「インフルエンザ脳症」もほとんど起こさなくなります．しかし，大人でも極端な食事制限をしている，脳血管に疾患があるといった場合にはリスクが高くなるため，注意が必要です．

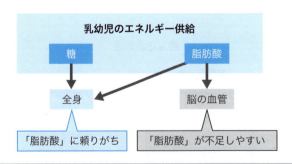

> **こぼれ話** 内服薬や坐剤が使えない場合の「アセトアミノフェン」製剤には，静脈注射剤の『アセリオ』があります．

添付文書，インタビューフォームの比較

◆ **適応症**
ロキソニン：解熱・鎮痛・**消炎**
カロナール：解熱・鎮痛，**小児科領域における解熱・鎮痛**

◆ **薬効分類名**
ロキソニン：鎮痛・**抗炎症**・解熱剤
カロナール：解熱鎮痛剤

◆ **用法**
ロキソニン：1日3回，もしくは頓服
カロナール：1日2回，または**4～6時間ごと**

◆ **1日最大用量**
ロキソニン：通常は180 mgまで
カロナール：総量4,000 mg，小児は60 mg/kgまで

◆ **小児の用量**
ロキソニン：**なし**
カロナール：体重1 kgあたり，1回10～15 mg

◆ **妊婦への投与**
ロキソニン：**禁忌**（オーストラリア基準：【C】）
カロナール：禁忌の指定なし（オーストラリア基準：【A】）

◆ **剤形の種類（内服薬）**
ロキソニン：錠（60 mg），細粒
カロナール：錠（200 mg，300 mg，500 mg），細粒，シロップ，原末

◆ **製造販売元**
ロキソニン：第一三共
カロナール：あゆみ製薬

参考文献

1）カロナール錠　添付文書
2）カロナール錠　インタビューフォーム
3）ロキソニン錠　添付文書
4）日本小児神経学会：インフルエンザ脳症はどうしたら予防できますか？（https://www.childneuro.jp/modules/general/index.php?content_id＝64）
5）FDA https://www.fda.gov/safety/medical-product-safety-information/nonsteroidal-anti-inflammatory-drugs-nsaids-drug-safety-communication-avoid-use-nsaids-pregnancy-20
6）Warner TD, et al：Nonsteroid drug selectivities for cyclo-oxygenase-1 rather than cyclo-oxygenase-2 are associated with human gastrointestinal toxicity: a full in vitro analysis. Proc Natl Acad Sci USA, 96：7563-7568, 1999 [PMID 10377455]
7）Mallet C, et al：Endocannabinoid and serotonergic systems are needed for acetaminophen-induced analgesia. Pain, 139：190-200, 2008 [PMID 18485596]
8）Steininger C, et al：Acute encephalopathy associated with influenza A virus infection. Clin Infect Dis, 36：567-574, 2003 [PMID 12594636]
9）厚生労働省インフルエンザ脳症研究班：インフルエンザ脳症ガイドライン（改訂版），小児科臨床，62：2483-2528, 2009
10）Dagher Z, et al：Acute regulation of fatty acid oxidation and amp-activated protein kinase in human umbilical vein endothelial cells. Circ Res, 88：1276-1282, 2001 [PMID 11420304]
11）新島新一：インフルエンザ脳症の最新の治療．脳と発達，47：160, 2015

こぼれ話　「アセトアミノフェン」単独の薬は，市販薬（OTC医薬品）としてもいくつか販売されています（例：タイレノールA，ラックス速溶錠）．

解熱鎮痛薬

27. 『ロキソニン』と『ソランタール』，同じ鎮痛薬の違いは？
鎮痛効果の強さと解熱効果の有無，NSAIDsの分類

> **Answer** 『ソランタール』は胃にやさしく，「アスピリン喘息」を起こしにくい

『ロキソニン（一般名：ロキソプロフェン）』と『ソランタール（一般名：チアラミド）』は，どちらもNSAIDsに分類される鎮痛薬です．

『ソランタール』は，『ロキソニン』と比べると**胃粘膜障害が少なく，「アスピリン喘息」も起こしにくい**など，副作用の少ない薬です．ただし，『ソランタール』は効き目もやさしめで，また解熱効果もほとんどありません．そのため，『ソランタール』は何らかの事情で『ロキソニン』などほかの一般的な鎮痛薬を使えない場合に使うのが一般的です．

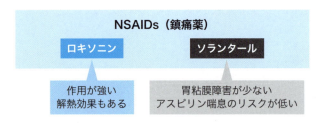

COX阻害がない『ソランタール』の特徴

『ロキソニン』は，酵素「シクロオキシゲナーゼ（COX）」を阻害することで，痛み・炎症・発熱を抑えます[1]．

『ソランタール』にはこの「COX阻害作用」がなく，炎症部位の「ヒスタミン」や「セロトニン」をブロックすることで炎症を抑え，それによって痛みをやわらげます[2]．直接の比較試験はありませんが，一般的に『ロキソニン』など「COX阻害作用」によって得られる効果の方が強力で，『ソランタール』の作用はやさしめである，とされています[3]．

COX阻害作用の有無で生じる違い①〜解熱効果

ヒトが風邪をひいたときなどの発熱には，「プロスタグランジン」が関係しています．この「プロスタグランジン」は「COX」によってつくられているため，『ロキソニン』など「COX阻害作用」のある薬で発熱をやわらげることができます．

一方で，「COX阻害作用」がない『ソランタール』には，解熱効果がほとんどありません．実際，『ソランタール』は炎症と痛みを抑える目的のみで使われ，ほかのNSAIDsのように解熱を目的とした使い方に保険適用はありません[4]．

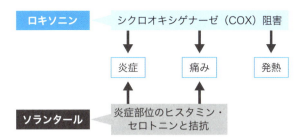

COX阻害作用の有無で生じる違い②〜胃粘膜障害の副作用

　痛みや炎症の原因になる「プロスタグランジン」は，胃の粘膜を保護する作用ももっています．そのため，『ロキソニン』など「COX阻害作用」のある薬は副作用で胃粘膜を障害しやすいという弱点があります．空腹時には飲むのを避けたり，一緒に胃薬（☞p.228）を飲んだりする必要があるのはこのためです．

　一方，『ソランタール』の作用にはCOXが関係していないため，胃粘膜への副作用はほとんどありません[1,3]．

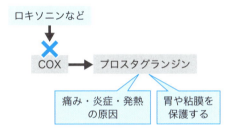

COX阻害作用の有無で生じる違い③〜アスピリン喘息のリスク

　解熱鎮痛薬に対するアレルギーの一つである「アスピリン喘息」には，COX阻害作用（特にCOX-1）が関係していると考えられています．そのため，COX阻害作用をもたない『ソランタール』は，「アスピリン喘息」のリスクが低い薬と言えます．実際，『ソランタール』は「アスピリン喘息」の人でも，ほぼ安全に使える薬であると評価されています[5,6]．ただし，添付文書上は「禁忌」に指定されている[3]ため，安易な使用は控えるべきです．

advice

『ソランタール』が処方されたときは，何か理由がある

　特に持病やアレルギーが問題ない場合には，『ロキソニン』など他のNSAIDsを使うのが一般的です．そのため，『ソランタール』を処方された場合には，**ほかのNSAIDsではダメな何らかの理由がある**と考えるのが妥当です．

　特に，『ロキソニン』や『ボルタレン（一般名：ジクロフェナク）』（☞p.105）などの鎮痛薬は多くの人に処方される薬です．家族に処方された薬が家に残っている，といったケースも少なくありません．たとえ家族のものであっても，他人の薬を使うことは非常に危険ですので，安易に鎮痛薬を使わないよう注意喚起する必要があります．

> こぼれ話　「アスピリン喘息」は「ロイコトリエン」の過剰によって起こるため，鼻づまり（☞p.145）を併発することがあります．

Point

❶『ソランタール』は胃に対する副作用が少なく，「アスピリン喘息」のリスクも低い．
❷『ソランタール』の効果は『ロキソニン』よりやさしめで，解熱効果はほとんどない．
❸『ソランタール』が処方された理由を把握し，家族間の残薬使い回しにも注意する．

▶ NSAIDsにも酸性・中性・塩基性の3種類がある

「NSAIDs（非ステロイド性抗炎症薬）」には，数多くの薬がありますが，化学物質としての性質から酸性・中性・塩基性の3種類に大きく分類することができます．

酸性NSAIDsには，『ロキソニン』や『ボルタレン』（☞p.105）など広く使われている強力な薬が該当します．

中性NSAIDsには，選択的COX-2阻害薬である『セレコックス（一般名：セレコキシブ）』（☞p.109）が該当します．

塩基性NSAIDsには，『ソランタール』などCOX阻害作用をもたない特殊な薬が該当します．

炎症を抑える効果をもちながらステロイドでないものはNSAIDsに分類されるため，ひとことにNSAIDsと言ってもいろいろな薬があります．

▶「アスピリン喘息」でも使える鎮痛薬

「アスピリン喘息」の人でも使える鎮痛薬には，以下のようなものがあります．

『カロナール』　　1回500 mg未満のアセトアミノフェン製剤
『ソランタール』　塩基性NSAIDs
『セレコックス』　COX-2阻害薬
『葛根湯』　　　　漢方薬
『リリカ（一般名：プレガバリン）』神経痛の鎮痛薬（適応症：神経障害性疼痛，線維筋痛症に伴う疼痛）
『トラマール（一般名：トラマドール）』オピオイド鎮痛薬

ただし，『カロナール』や『ソランタール』，『セレコックス』なども危険性がゼロというわけではないため，治療上やむを得ない場合に，少量から使うのが原則です[3]．

添付文書，インタビューフォームの比較

◆ 効能・効果
ロキソニン　：鎮痛，消炎，**解熱**
ソランタール：鎮痛，消炎

◆ 通常の用法
ロキソニン　：1日3回，もしくは頓服
ソランタール：1日3回，もしくは頓服

◆ 1日最大用量
ロキソニン　：通常180 mgまで
ソランタール：通常300 mgまで

◆ 消化性潰瘍に対する添付文書上の表現
ロキソニン　：禁忌
ソランタール：**禁忌**

こぼれ話　『メブロン（一般名：エピリゾール）』は2016年，『ペントイル（一般名：エモルファゾン）』は2017年3月末でそれぞれ販売中止になり，塩基性NSAIDsは『ソランタール』1種だけになっています．

◆ **アスピリン喘息に対する添付文書上の表現**
　ロキソニン　：禁忌
　ソランタール：**禁忌**

◆ **主な副作用**
　ロキソニン　：消化器症状（2.25％）
　ソランタール：食欲不振・胸焼け（3.28％）

◆ **錠剤の種類**
　ロキソニン　：60 mg 錠のみ
　ソランタール：50 mg 錠，100 mg 錠

◆ **製造販売元**
　ロキソニン　：第一三共
　ソランタール：アステラス製薬

■ **参考文献**
　1）ロキソニン錠　添付文書
　2）ソランタール錠　インタビューフォーム
　3）「今日の治療薬 2017」（浦部晶夫，他/編），南江堂，2017
　4）ソランタール錠　添付文書
　5）独立行政法人国立病院機構　臨床研究センター（https://www.hosp.go.jp/research/research_center.html）
　6）厚生労働省：重篤副作用疾患別対応マニュアル（http://www.info.pmda.go.jp/juutoku/juutoku_index.html）

こぼれ話　厚生労働省の「重篤副作用疾患別マニュアル」は2016年から改訂作業が始まっています．内容の更新や新たなマニュアルの情報は要チェックです．

解熱鎮痛薬

28. 『PL配合顆粒』と『SG配合顆粒』,「アセトアミノフェン」を含む配合薬の違いは？

併用の是非と「アセトアミノフェン」の量

> **Answer** 『PL配合顆粒』はかぜ薬,『SG配合顆粒』は痛み止め

　『PL配合顆粒』と『SG配合顆粒』は，どちらも「アセトアミノフェン」(☞ p.113)を含む配合薬です．『PL配合顆粒』は総合感冒薬（かぜ薬），『SG配合顆粒』は解熱鎮痛薬（痛み止め）です．

　『PL配合顆粒』には，アレルギーを抑える「抗ヒスタミン薬」(☞ p.145)が配合されているため，鼻水・鼻づまりなど風邪の諸症状に効果があります．

　『SG配合顆粒』は，ピリン系を含む鎮痛薬を4種類配合したもので，主に痛み止めとして使用されます．頓服薬としても使います．

　併用する場合には，重複する「アセトアミノフェン」と「無水カフェイン」の用量オーバーに注意する必要があります．

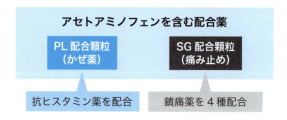

配合されている薬と，それぞれの効果の違い

　『PL配合顆粒』と『SG配合顆粒』は，どちらも4種の薬が配合されています．このうち，「アセトアミノフェン」と「無水カフェイン」の2種は共通していますが，ほかの2種は全く異なる薬が配合されています．

■『PL配合顆粒』の成分（1 g中）[1]
　アセトアミノフェン（解熱鎮痛薬）150 mg
　無水カフェイン 60 mg
　サリチルアミド（解熱鎮痛薬）270 mg
　プロメタジンメチレンジサリチル酸（**抗ヒスタミン薬**）13.5 mg

■『SG配合顆粒』の成分（1 g中）[2]
　アセトアミノフェン（解熱鎮痛薬）250 mg

> **こぼれ話** 『PL配合顆粒』は1962年に登場した薬で，今でも「よく効く風邪薬」と考えている高齢者は少なくありませんが，「プロメタジン」には抗コリン作用があるため前立腺肥大には要注意です．

無水カフェイン 50 mg
イソプロピルアンチピリン（ピリン系の解熱鎮痛薬）150 mg
アリルイソプロピルアセチル尿素（催眠・鎮静薬）60 mg

　かぜ薬である『PL配合顆粒』には，アレルギーを抑える「抗ヒスタミン薬」が配合されています．そのため，くしゃみ・鼻水などの諸症状に効果があります．また，「アセトアミノフェン」が入っているため，解熱・鎮痛効果も期待できます．ただし，お互いの鎮痛効果を増強し合う組合わせ[3]で解熱鎮痛薬が4種配合されている『SG配合顆粒』の方が，痛み止めとしての効果は高いと考えられます．

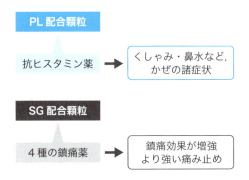

『PL配合顆粒』と『SG配合顆粒』の併用

　『PL配合顆粒』と『SG配合顆粒』には，悪い相互作用を起こすような成分は含まれていません．しかし，「アセトアミノフェン」と「無水カフェイン」が重複しているため，用量オーバーにならないよう気を付ける必要があります．

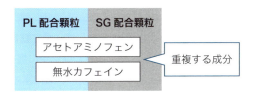

「アセトアミノフェン」の量から考える
1日4回で併用した場合の「アセトアミノフェン」の総量… 1,600 mg
1日3回で併用した場合の「アセトアミノフェン」の総量… 1,200 mg

　「アセトアミノフェン」は過量に摂取すると肝臓に負担がかかる恐れがあります（☞ p.113）．そのため，1日1,500 mgを超えて使う場合は，定期的に肝機能検査を行うことが推奨されています[4]．また，風邪の解熱・鎮痛に使う場合は1日1,500 mgが上限とされています[4]．

　このように，併用によって「アセトアミノフェン」が用量オーバーする恐れがあるため，安易な併用は避けるべきと言えます．ただし，『PL配合顆粒』も『SG配合顆粒』も，服用の手間という観点から1日3回で処方されることがほとんどです．この場合，「アセトアミノフェン」の総量は1,200 mgで，用量的に問題はありません．

こぼれ話　「アリルイソプロピルアセチル尿素」などの催眠鎮静薬は，市販の鎮痛薬にもよく配合されていますが，習慣性医薬品で薬疹の報告も多く，安易な使用には注意が必要です（詳しくは「OTC医薬品の比較と使い分け」，羊土社，2019 参照）

「無水カフェイン」の量から考える

1日4回で併用した場合の「無水カフェイン」の総量…440 mg
1日3回で併用した場合の「無水カフェイン」の総量…330 mg

「カフェイン」は過量に摂取すると不眠症の原因となるほか，不安や焦燥などの副作用を起こす恐れがあります．「無水カフェイン」の1日量は，日本では特に明確に定められてはいませんが，諸外国では以下のように定められています．

■ 無水カフェインの上限量
オーストラリア・ニュージーランド食品基準機関（FSANZ）…成人で1日210 mg程度
フィンランド食品安全局（EVIRA）…成人で1日125 mgを超えないことが望ましい
カナダ保健省…健康な成人であれば1日400 mgまで

このように，併用によって「無水カフェイン」の量が多くなる傾向にあるため，安易な併用は避けるべきと言えます．

advice
市販薬の併用についても一声かける心がけを

市販の感冒薬や鎮痛薬には「アセトアミノフェン」や「無水カフェイン」が含まれているものが多いため，『PL配合顆粒』や『SG配合顆粒』を服用している際には，成分が重なる可能性があります．患者の多くは「お薬手帳」を出しておけば大丈夫と考えていますが，「お薬手帳」には市販薬について記載されていないこともあり，こうした重複は見落とす可能性が非常に高いため，市販薬も飲んでいないかどうか一声確認するなどの注意が必要です．

Point
❶「抗ヒスタミン薬」が配合されている『PL配合顆粒』は，主に総合感冒薬として使う．
❷「解熱鎮痛薬」が4種配合されている『SG配合顆粒』は，主に痛み止めとして使う．
❸「アセトアミノフェン」と「無水カフェイン」の重複による用量オーバーに注意，特に市販薬の確認漏れに気を付ける．

▶「ピリン系」の解熱鎮痛薬

『SG配合顆粒』には「イソプロピルアンチピリン」を含むため，「ピリンアレルギー」の人には禁忌です．「ピリンアレルギー」の「ピリン系」とは「アスピリン」のことではなく，「ピラゾロン基本骨格」をもつ解熱鎮痛薬のことです．

■ ピラゾロン基本骨格を有する解熱鎮痛薬の例
ピラゾロン誘導体（アンチピリン，アミノピリン，スルピリン，**イソプロピルアンチピリン**）
ピラゾリジン誘導体（フェニルブタゾン，ケトフェニルブタゾン，フェプラゾン，スルフィンピラゾン）

こぼれ話　1缶あたり100 mg以上のカフェインを含む清涼飲料水もあるため，こうした嗜好品による摂取量にも注意が必要です．

『PL配合顆粒』は1日3回？1日4回？

『PL配合顆粒』の用法は1日4回です[1]．薬が「4包綴り」になっているのはそのためです．しかし1日3回で服用しても薬の量としては十分で，むしろ市販のかぜ薬と比べると多いくらいです．そのため多くの人にとって飲みやすい朝・昼・夕の1日3回で処方されることがよくあります．

■ 1日3回（3 g）で服用した場合の有効成分量
アセトアミノフェン（解熱鎮痛薬）　450 mg
無水カフェイン　180 mg
サリチルアミド（解熱鎮痛薬）　810 mg
プロメタジンメチレンジサリチル酸（抗ヒスタミン薬）　40.5 mg

■ 市販薬の1日量の例[5,6]
エスタックACカプセル　アセトアミノフェン480 mg，サリチルアミド400 mg
バファリンかぜEX錠　無水カフェイン75 mg

■ 「プロメタジン」の用量[7]
（アレルギーを抑える目的で使う場合）成人の1日量15〜75 mg

添付文書，インタビューフォームの比較

◆ **薬効分類**
PL配合顆粒：**総合感冒剤**
SG配合顆粒：**解熱鎮痛剤**

◆ **名前の由来**
PL配合顆粒：一般用医薬品の総合かぜ薬パイロン（pylon）から
SG配合顆粒：鎮痛薬（Sedative）と顆粒（Granules）

◆ **成分**
PL配合顆粒：サリチルアミド，**アセトアミノフェン，無水カフェイン**，プロメタジンメチレンジサリチル酸
SG配合顆粒：イソプロピルアンチピリン，**アセトアミノフェン，無水カフェイン**，アリルイソプロピルアセチル尿素

◆ **用法**
PL配合顆粒：1日4回
SG配合顆粒：1日3〜4回，もしくは**頓用**

◆ **適応症**
PL配合顆粒：感冒もしくは上気道炎に伴う症状（鼻汁，鼻閉，咽・喉頭痛，頭痛，関節痛，筋肉痛，発熱）の改善および緩和
SG配合顆粒：感冒の解熱，耳痛，咽頭痛，月経痛，頭痛，歯痛，症候性神経痛，外傷痛

◆ **製造販売元**
PL配合顆粒：塩野義製薬
SG配合顆粒：塩野義製薬

■ 参考文献
1）PL配合顆粒　添付文書
2）SG配合顆粒　添付文書
3）SG配合顆粒　インタビューフォーム
4）カロナール錠　添付文書
5）エスタックACカプセル　添付文書
6）バファリンかぜEX錠　添付文書
7）ヒベルナ散　添付文書

こぼれ話　医療用医薬品では，2種類以上の有効成分が入った内服薬の名前には「配合」と付いています．

解熱鎮痛薬

29. 『モーラステープ』と『モーラスパップ』，同じ「ケトプロフェン」外用剤の違いは？
吸収率と貼り替え回数，粘着力とかぶれやすさ

> **Answer** 1日1回でよい「テープ」，かぶれにくい「パップ」

『モーラステープ』と『モーラスパップ』は，どちらも鎮痛薬「ケトプロフェン」の外用剤（貼り薬）です．

「テープ」は，**1日1回でよく，粘着力が強いためはがれにくい**製剤です．

「パップ」は，**皮膚のかぶれが少ない**製剤です．

鎮痛効果に大きな違いはないため，関節などのよく動かす部分には『モーラステープ』，皮膚が弱い人には『モーラスパップ』と，貼る場所や皮膚の状態によって使い分けるのが一般的です．

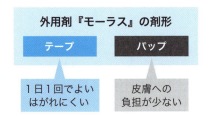

用法と経皮吸収率の違い

基本的に，「テープ」剤と「パップ」剤では，「テープ」剤の方が皮膚からの吸収率がよい傾向にあります．実際，『モーラステープ』と『モーラスパップ』を同じように貼り付けた場合，『モーラステープ』の方が皮膚からの吸収率は高く，角質にも高い濃度で薬が移行することがわかっています[1]．

■ **最高血中濃度の差**
『モーラステープ』 135.85 ng/mL（20 mg 製剤）
『モーラスパップ』 43.11 ng/mL（30 mg 製剤）

そのため，吸収のよい『モーラステープ』は1日1回，吸収がやや劣る『モーラスパップ』は1日2回と，それぞれ貼り替える回数も異なります[2,3]．ただし，経皮吸収率の高い『モーラステープ』では，『リウマトレックス（一般名：メトトレキサート）』との相互作用を起こす恐れがある[4]ことから，併用注意の項目に記載されています[2]．

こぼれ話 『モーラステープ』は，複数貼ると枚数に比例して血中濃度が高くなりますが，20 mg 製剤を8枚貼った際の AUC（血中濃度－時間曲線下面積）は，ケトプロフェン 100 mg 内服時のそれに匹敵します（参考文献1）．

皮膚からの吸収率

モーラステープ ＞ モーラスパップ
1日1回　　　　1日2回

粘着力の違い〜適した場所と皮膚のかぶれ

「テープ」剤は，「パップ」剤よりも粘着力が強く，関節など動きの激しい場所に貼ってもはがれにくいのが特徴です．しかしその分，はがす時にかかる皮膚の負担も大きくなり，かぶれやすくなります．実際，『モーラステープ』と『モーラスパップ』とでは，『モーラステープ』の方が接触性皮膚炎を起こしやすい傾向があります[2,3]．

特に，こうした外用剤は局所的に痛む部位に貼る必要があるため，**毎日同じ場所に貼り続ける**ことがほとんどです．そのため皮膚への負担が蓄積し，かぶれやすくなります．皮膚が荒れやすい高齢者や，背中や腰などあまり動かずはがれる心配の少ない場所に貼る場合は，『モーラスパップ』の方が少ない副作用で使い続けられる薬と言えます．

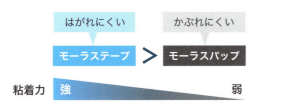

■ 接触性皮膚炎の発生頻度
『モーラステープ』 **4.67**%
『モーラスパップ』 2.04%

advice
はがした後の直射日光，特に使い回しで起こる皮膚炎に注意

『モーラステープ』や『モーラスパップ』を貼っていた部分を直射日光に当てると，紫外線による皮膚炎（光線過敏症）を起こすことがあります．この「光線過敏症」を避けるため，**基本的にはがした後4週間は患部を遮光する，屋外での活動を避ける**など，**できる限り直射日光を避ける**必要があります[5]．

しかし，家族や知人の薬を勝手にもらって使っていた場合，こうした注意喚起が十分にされず，夏の日差しが強い日に腕や首など露出した部位に薬を貼り，ひどい皮膚炎を起こして皮膚科を受診しなければならなくなる，といったケースが後を絶ちません．鎮痛薬の外用剤は，家族間・知人間での勝手な譲受や使い回しが特に横行している薬です．なぜ他人の薬を使ってはいけないのか，薬のリスクや副作用が起こった際の補償（☞ p.412）などの話もあわせて指導するようにしてください．

Point

❶『モーラステープ』は，吸収率が高いため1日1回の貼付でよく，粘着力も強いため関節などよく動かす部分に適している．

❷『モーラスパップ』は，粘着力は弱いがかぶれにくいため，腰や背中などあまり動かさな

こぼれ話　2015年11月に新しく登場した『ロコアテープ（一般名：エスフルルビプロフェン）』は経皮吸収率が非常に高いため，1日2枚までしか使えない上，内服NSAIDsとの併用もできるだけ避けるよう注意喚起されています．

い部分に適している．

❸家族間・知人間での勝手な使い回しで起こる光線過敏症が多いことに注意する．

▶ 1日1回でよい『モーラス』の「パップXR」という製剤

　同じ『モーラスパップ』でも，『モーラスパップXR』は1日1回の貼り替えでよい製剤です[6]．
　鎮痛薬の外用剤は腰痛に対してもよく使われますが，あまり動かさない腰であれば粘着力の強い『モーラステープ』である必要はありません．しかし，自分の背中側に貼った『モーラスパップ』を1日2回貼り替えることも非常に手間です．この点，『モーラスパップXR』は皮膚への負担も少なく，また貼り替えの手間も半分に減らせるため，高齢者の腰痛などにより適した外用剤と言えます．

モーラスパップXR ← テープ剤のように1日1回でよい
　　　　　　　　　← パップ剤なのでかぶれにくい

添付文書，インタビューフォームの比較

◆ 有効成分
　モーラステープ：ケトプロフェン
　モーラスパップ：ケトプロフェン

◆ 用法
　モーラステープ：1日1回
　モーラスパップ：1日2回

◆ 併用注意
　モーラステープ：『リウマトレックス』との相互作用
　モーラスパップ：なし

◆ 接触性皮膚炎の発生頻度
　モーラステープ：**4.67**%
　モーラスパップ：2.04%

◆ 外用剤の色
　モーラステープ：淡褐色〜褐色
　モーラスパップ：白

◆ 1枚の大きさと重さ
　モーラステープ：20 mg（7 cm×10 cm：1 g），40 mg（10 cm×14 cm：2 g）
　モーラスパップ：30 mg（10 cm×14 cm：**10** g），60 mg（14 cm×20 cm：**20** g）

◆ 製造販売元
　モーラステープ：久光製薬
　モーラスパップ：久光製薬

■ 参考文献
1）モーラステープ　インタビューフォーム
2）モーラステープ　添付文書
3）モーラスパップ　添付文書
4）Thyss A, et al：Clinical and pharmacokinetic evidence of a life-threatening interaction between methotrexate and ketoprofen. Lancet, 1：256-258, 1986［PMID：2868265］
5）医薬品・医療機器等安全性情報 No.276（2011）
6）モーラスパップXR インタビューフォーム

> **こぼれ話**　平成28年度の診療報酬改定で，湿布薬は1回につき合計70枚までしか処方できなくなりました．やむを得ず70枚を超える場合は，その理由を処方箋や診療報酬明細書に記載する必要があります．

抗アレルギー薬

30. 『ポララミン』と『アレグラ』，新旧の抗ヒスタミン薬の違いは？
第一世代と第二世代の効果・副作用の差，併用の目的

> **Answer** 『ポララミン』は速効性のある第一世代，
> 『アレグラ』は副作用の少ない第二世代

『ポララミン（一般名：*d*-クロルフェニラミン）』と『アレグラ（一般名：フェキソフェナジン）』は，どちらもアレルギーに使う「抗ヒスタミン薬」です．

『ポララミン』は，速効性のある「第一世代の抗ヒスタミン薬」です．

『アレグラ』は，眠くなりにくいなど副作用の少ない「第二世代の抗ヒスタミン薬」です（☞ p.133）．

現在のアレルギー治療は，副作用の少ない『アレグラ』などの「第二世代」の薬を使うのが基本です．しかし，急なアレルギーですぐに治療しなければならない場合や，小さな子どもで眠くなっても生活に問題のない場合などには，速く効く『ポララミン』などの「第一世代」の薬が使われることもあります．また，それぞれの特徴を活かして併用することもあります．

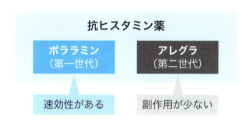

速効性の比較〜「第一世代」の長所

『ポララミン』などの「第一世代の抗ヒスタミン薬」は，全般的に「第二世代」の薬と比べて**速効性に優れています**[1]．そのため，急なアレルギー症状に適しています．

『アレグラ』などの「第二世代の抗ヒスタミン薬」は，効き目が十分に発揮されるまでにしばらく時間がかかる場合があります．そのため，花粉症など予測できるアレルギーの場合には，症状が出てから薬を飲むのではなく，花粉が飛びはじめた日から前もって薬を飲んでおくことが推奨されています[2,3]．

こぼれ話 風邪の鼻症状に効果が示されているのは「抗コリン作用」をもつ「第一世代」の薬で，「第二世代」の薬では効果が期待できないとされています（Cochrane Database Syst Rev：CD009345, 2015［PMID 26615034］）．

| 第二世代の抗ヒスタミン薬 | ○ 花粉が飛び始めた日 |
| × 症状がひどくなってから |

副作用の比較〜「第二世代」の長所

『ポララミン』などの「第一世代の抗ヒスタミン薬」は副作用で眠くなりやすいため，薬を飲んでの自動車運転は避ける必要があります[4]．

「抗ヒスタミン薬」の眠気は，薬が脳に移行しやすいかどうかが一つの基準となりますが，『ポララミン』など「第一世代」の薬に対し，『アレグラ』など「第二世代」の薬はこの移行率が低く，**眠くなりにくい薬**であると言えます．特に，『アレグラ』は「第二世代」のなかでも眠くなりにくい薬で，自動車運転などに対する制限がないことも特徴です[3]．

また，脳への移行率が高い「鎮静性（50％以上）」の抗ヒスタミン薬は，熱性けいれんのリスクを高めることから，けいれんの既往歴がある子どもや，発熱している2歳未満の乳幼児では避けた方が無難です[5]．

■ 脳への移行率[6]
　『ポララミン』　50％（鎮静性）
　『アレグラ』　3％未満（非鎮静性）

第二世代の薬は，「抗コリン作用」も少ない

『ポララミン』など「第一世代」の薬は「抗コリン作用」も併せもっています．そのため，鼻水が止まらないような水様性鼻漏には効果的ですが，口の渇きなどの副作用が多く，また前立腺肥大や緑内障の症状を悪化させる恐れがあるため，こうした持病をもつ人は使うことができません[3]．

こうした「抗コリン作用」は，『アレグラ』など「第二世代」の薬にはほとんどなく，問題になることはありません（「メキタジン」を除く）．

「第二世代」の薬が治療の基本

「抗ヒスタミン薬」は，副作用の少ない「第二世代」の薬を使うのが基本です．実際に，季節性のアレルギーでもアトピー性皮膚炎でも，**ガイドラインでは「第二世代」の薬が推奨**されています[2,7]．ただし，自動車運転や仕事・学習効率，さらに前立腺肥大や緑内障などの病気をあまり気にしなくてよい小さな子どもの場合には，速効性を期待して「第一世代」の薬を使うことがあります．

advice
『アレグラ』を毎日使い，ひどいときの頓服に『ポララミン』という併用

花粉症などの場合，雨の翌日や風の強い日など，日によって症状が悪化してしまうこともあります．こういった場合には，毎日続けて飲んでいる『アレグラ』に追加で，速効性に優

こぼれ話　緑内障には，抗コリン薬の厳密な制限をしなくてもよいことがある「開放隅角」と，絶対禁忌になる「閉塞隅角」の2種類があります．

れた『ポララミン』を頓服薬として追加する，といった使い方をすることがあります．薬を使っていても症状が改善しない場合には，薬の増量・変更を考える必要がありますが，ひどい日がときどきあるという場合は，こうした「ひどい日のための頓服薬」を追加する方法もあります．

ただし，「抗ヒスタミン薬」を併用すればそれだけ眠気も強く出る恐れがあるため，自動車運転などをする人は眠気の心配がない「ステロイドの点鼻薬」(☞ p.152) を使うことも考える必要があります．

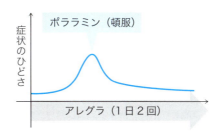

Point

❶『ポララミン』などの「第一世代」は，速効性に優れるが，眠気や抗コリン作用による副作用が多い．
❷『アレグラ』などの「第二世代」は，眠気や抗コリン作用の副作用が少なく，いまの治療の中心．
❸ 併用することもあるが，眠気は出やすくなるため注意．

▶妊娠中も「第一世代」を使うことがある

古い「第一世代」の薬の方が使用実績は豊富です．妊娠中の安全性に対する研究報告も多いため，妊婦に対して「第一世代」の薬が使われることもあります．

■ 疫学調査で先天異常に影響しないと評価されている「抗ヒスタミン薬」[8]
第一世代の抗ヒスタミン薬全般
第二世代の抗ヒスタミン薬のうち，『クラリチン（一般名：ロラタジン）』と『ジルテック（一般名：セチリジン）』

特に，『ポララミン』は「オーストラリア基準」で最もリスクの低い【A】に評価され，「第二世代」の『クラリチン』：【B1】，『ジルテック』：【B2】よりも高く評価されています．

▶『ポララミン』に「ステロイド」を配合した『セレスタミン』

『ポララミン』は，「ステロイド」と相乗効果を発揮することで，強力な抗アレルギー効果を発揮します[9]．この相乗効果を利用した薬が『セレスタミン配合錠（一般名：d-クロルフェニラミン ＋ ベタメタゾン）』です．速効性に優れた「第一世代の抗ヒスタミン薬」と「ステロイド」を組合わせた薬で，急性期の切り札として使われています．

こぼれ話 『アレグラ』も，妊娠中の使用は胎児の有害転帰発生リスクに関連しないことが報告されています（JAMA Pediatr, e201316, 2020 [PMID 32478810]）．

```
                          セレスタミン
            ┌──────────────────┬──────────────────┐
            │  d- クロルフェニラミン  │    ベタメタゾン    │
            │  （ポララミンの成分）  │  （リンデロンの成分） │
            └──────────────────┴──────────────────┘
                    ↓                      ↓
              抗ヒスタミン薬  ← 相乗効果 →   ステロイド
```

添付文書，インタビューフォームの比較

◆ **販売開始年と世代**
　ポララミン：1965年（第一世代）
　アレグラ　：2000年（第二世代）

◆ **適応症**
　ポララミン：蕁麻疹，血管運動性浮腫，枯草熱，皮膚疾患に伴うそう痒（湿疹・皮膚炎，皮膚そう痒症，薬疹），アレルギー性鼻炎，血管運動性鼻炎，感冒等上気道炎に伴うくしゃみ・鼻汁・咳嗽
　アレグラ　：アレルギー性鼻炎，蕁麻疹，皮膚疾患（湿疹・皮膚炎，皮膚そう痒症，アトピー性皮膚炎）に伴うそう痒

◆ **用法**
　ポララミン：1日1〜4回
　アレグラ　：1日2回

◆ **眠気の副作用の頻度**
　ポララミン：5％以上
　アレグラ　：0.5％

◆ **自動車運転に対する記載**
　ポララミン：従事させない
　アレグラ　：（記載なし）

◆ **妊娠中の安全性評価**
　ポララミン：オーストラリア基準【A】
　アレグラ　：オーストラリア基準【B2】

◆ **剤形の種類**
　ポララミン：錠剤（2 mg），散，シロップ，ドライシロップ，注射
　アレグラ　：錠剤（30 mg，60 mg），OD錠（60 mg），ドライシロップ

◆ **製造販売元**
　ポララミン：高田製薬
　アレグラ　：サノフィ

■ 参考文献

1) 久木田 淳，他：WAL801CL（epinastine）錠の湿疹・皮膚炎群，痒疹群および皮膚掻痒症に対する臨床．臨床医薬，8(suppl-1)：73-86，1992
2) 「鼻アレルギー診療ガイドライン：通年性鼻炎と花粉症 2016年版（改訂第8版）」（鼻アレルギー診療ガイドライン作成委員会），ライフ・サイエンス，2015
3) アレグラ錠　添付文書
4) ポララミン錠　添付文書
5) MindsガイドラインCQ7-1 熱性けいれんの既往がある小児で注意すべき薬剤は何か
6) Yanai K & Tashiro M：The physiological and pathophysiological roles of neuronal histamine: an insight from human positron emission tomography studies. Pharmacol Ther, 113：1-15, 2007［PMID 16890992］
7) 日本皮膚科学会アトピー性皮膚炎診療ガイドライン作成委員会：アトピー性皮膚炎診療ガイドライン 2016年版．日本皮膚科学会雑誌，126：121-155，2016
8) Murase JE, et al：Safety of dermatologic medications in pregnancy and lactation: Part I. Pregnancy. J Am Acad Dermatol, 70：401.e1-14; quiz 415, 2014［PMID 24528911］
9) セレスタミン配合錠　インタビューフォーム

こぼれ話　『セレスタミン』1錠中には，『d-クロルフェニラミン』は『ポララミン』と同じ2 mg，『ベタメタゾン』は『リンデロン』の半分量0.25 mgが配合されています．相乗効果によって「ステロイド」の使用量を少なく抑えることができる薬です．

抗アレルギー薬

31. 『ザイザル』と『アレグラ』, 同じ抗ヒスタミン薬の違いは？
治療効果と脳内ヒスタミン受容体占有率, 自動車運転

> **Answer** 強力な『ザイザル』, 眠くなりにくい『アレグラ』

『ザイザル (一般名：レボセチリジン)』と『アレグラ (一般名：フェキソフェナジン)』は, どちらもアレルギーの治療に使う, 同じ「抗ヒスタミン薬」です.

効き目が強力なのは『ザイザル』, 眠くなりにくいのは『アレグラ』です.

どちらも副作用の少ない「第二世代の抗ヒスタミン薬」(☞p.129) で, 明確な使い分けの基準はありません. しかし, 症状がひどい人や眠気の副作用が気にならない人は『ザイザル』を, 症状が軽い人や仕事・学業の面から眠くなっては困る人は『アレグラ』を使うのが一般的です. また, 『ザイザル』は1日1回, 『アレグラ』は1日2回で使う薬のため, 服用の手間によって選ぶこともあります.

1つの薬でよくならない場合, 例外的に『ザイザル』と『アレグラ』を併用する場合もあります.

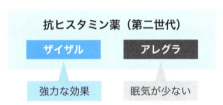

『ザイザル』の優れた治療効果

『ザイザル』は, 『アレグラ』よりもアレルギー症状を抑える効果が強力です[1].

- **皮膚のアレルギー症状 (腫れ・赤み) を抑える効果**
  『ザイザル』5 mg (通常の1日量) ＞ 『アレグラ』180 mg (通常の1日量の1.5倍)
- **花粉症の鼻炎症状を抑える効果**
  『ザイザル』5 mg (通常の1日量) ＞ 『アレグラ』120 mg (通常の1日量)

『ザイザル』は食事の影響も受けない

『ザイザル』は食前でも食後でも効果に影響がありません[1]. そのため, 食事の時間を気にする必要がありません. 一方『アレグラ』は, 食事や「グレープフルーツジュース」の飲用で吸収が低下してしまうことがあります[2,3].

> **こぼれ話**　「リンゴジュース」でも『アレグラ』の血中濃度に影響することから, FDAは「do not take with fruit juices」という表記で注意喚起しています (Consumer Updates：ucm292276).

- AUC（血中濃度－時間曲線下面積）と食事の影響

『ザイザル』影響なし
『アレグラ』食後では15％低下

このことから，『ザイザル』は「個人差」が生じるリスクも少なく，安定して高い効果を得られる薬と言えます．

『アレグラ』の眠気の少なさと，労働生産性への影響

『ザイザル』と『アレグラ』はどちらも眠くなりにくい「第二世代の抗ヒスタミン薬」ですが，なかでも『アレグラ』は特に眠気の少ない薬です．

- 副作用の頻度[1,2]

『ザイザル』**眠気2.6％**，倦怠感0.2％，口渇0.2％
『アレグラ』**眠気0.5％**，倦怠感0.1％

こうした眠気の副作用は，薬が皮膚や鼻だけでなく，脳のヒスタミン受容体にも作用してしまうことで起こりますが，『アレグラ』は脳への移行が非常に少ないことが特徴です[4,5]．

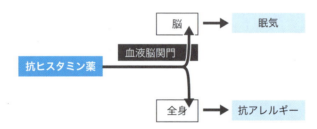

- 脳内ヒスタミン受容体占有率[4,5]

『アレグラ（一般名：フェキソフェナジン）』	**3％未満**
『アレジオン（一般名：エピナスチン）』	7％
『ザイザル（一般名：レボセチリジン）』	**8％**
『エバステル（一般名：エバスチン）』	10％
『クラリチン（一般名：ロラタジン）』	11％
『アレロック（一般名：オロパタジン）』	13％
『ジルテック（一般名：セチリジン）』	15％
『ザジテン（一般名：ケトチフェン）』	75％

また眠気を感じなくとも，無自覚のうちに集中力や判断力が低下してしまう（インペアード・パフォーマンス）ことがあります．そのため，多くの「抗ヒスタミン薬」では薬を飲んだ後，自動車運転など危険な作業をすることは避けるよう，注意喚起されています．しかし，『アレグラ』はこうした集中力や判断力への影響も少ないため，注意喚起はされていません[2]．

こぼれ話　脳内ヒスタミン受容体占有率50％以上の状態は，アルコール90 mL（ウイスキー4杯）を飲んだ時の情報処理能力の低下と同じとする報告もあります（Hum Psychopharmacol, 23：555-570, 2008 [PMID 18618902]）．

■ 自動車運転に関する注意喚起のない薬
『アレグラ（一般名：フェキソフェナジン）』
『クラリチン（一般名：ロラタジン）』
『デザレックス（一般名：デスロラタジン）』(☞ p.141)
『ビラノア（一般名：ビラスチン）』

『アレグラ』は労働生産性を下げない

せっかく薬でアレルギーの症状を抑えても，薬の副作用で集中力や判断力が落ち，結局のところ労働生産性は変わらない，といった事態が起こることもあります．『アレグラ』であれば，こうした困った事態を避けることも可能です[6]．

advice
鼻づまりがひどいときは，「抗ロイコトリエン薬」が必要

同じアレルギーでも，鼻づまりや喘息には「ヒスタミン」ではなく「ロイコトリエン」が関与しています．そのため，鼻づまりの症状がひどい場合には『ザイザル』や『アレグラ』のような「抗ヒスタミン薬」ではなく，『シングレア（一般名：モンテルカスト）』などの「抗ロイコトリエン薬」(☞ p.145)を使います．

アレルギーはひどくなってから治療，と考えている人が少なくありませんが，例えば花粉症であれば花粉が飛びはじめた日から薬を飲んでおくことが推奨されています[2]．処方される薬の種類は多くなる傾向にありますが，早め早めの対応が大切であることを指導する必要があります．

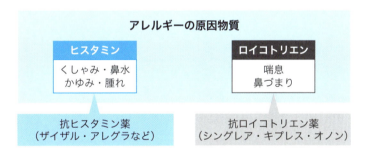

Point

❶『ザイザル』は『アレグラ』より強力で，食事の影響も受けない．
❷『アレグラ』は眠くなりにくく，自動車運転に対する制限もない．
❸ 鼻づまりがひどい場合は，「抗ヒスタミン薬」ではなく「抗ロイコトリエン薬」が必要．

こぼれ話　抗ヒスタミン薬では，「効果の強さ」＝「眠気の強さ」と勘違いされていることが多いですが，ここに相関関係はないことがACROSS trialで証明されています（臨床皮膚科，67：155-158, 2013）．

▶『ザイザル』と『アレグラ』を併用する例外的なケース

1種類の「抗ヒスタミン薬」で十分に効果を得られない場合，別の「抗ヒスタミン薬」を追加・併用することも選択肢とされています[7]．ただし，こうした使い方はあくまで例外的なもので，保険適用外になることに注意が必要です．

添付文書，インタビューフォームの比較

◆ **適応症**
ザイザル：アレルギー性鼻炎，蕁麻疹，湿疹・皮膚炎，痒疹，皮膚そう痒症
アレグラ：アレルギー性鼻炎，蕁麻疹，皮膚疾患（湿疹・皮膚炎，皮膚そう痒症，アトピー性皮膚炎）に伴うそう痒

◆ **用法**
ザイザル：成人は**1日1回**，小児は1日2回
アレグラ：1日2回

◆ **子どもへの使用**
ザイザル：シロップは6カ月以上から使用可
アレグラ：ドライシロップは6カ月以上から使用可

◆ **眠気の副作用（市販後の使用成績調査時）**
ザイザル：2.6 %
アレグラ：**0.5** %

◆ **自動車運転に対する注意喚起**
ザイザル：**従事させないこと**
アレグラ：**なし**

◆ **効果発現までにかかる時間**
ザイザル：1時間
アレグラ：1時間

◆ **剤形**
ザイザル：錠（5 mg），OD錠（2.5 mg，5 mg），シロップ
アレグラ：錠（30 mg，60 mg），OD錠（60 mg），ドライシロップ

◆ **製造販売元**
ザイザル：グラクソ・スミスクライン
アレグラ：サノフィ

■ 参考文献

1) ザイザル錠　インタビューフォーム
2) アレグラ錠　添付文書
3) Dresser GK, et al：Fruit juices inhibit organic anion transporting polypeptide-mediated drug uptake to decrease the oral availability of fexofenadine. Clin Pharmacol Ther, 71：11-20, 2002 ［PMID 11823753］
4) Hiraoka K, et al：Brain histamine H1 receptor occupancy measured by PET after oral administration of levocetirizine, a non-sedating antihistamine. Expert Opin Drug Saf, 14：199-206, 2015 ［PMID 25466429］
5) Yanai K & Tashiro M：The physiological and pathophysiological roles of neuronal histamine: an insight from human positron emission tomography studies. Pharmacol Ther, 113：1-15, 2007 ［PMID 16890992］
6) Murota H, et al：Impact of sedative and non-sedative antihistamines on the impaired productivity and quality of life in patients with pruritic skin diseases. Allergol Int, 59：345-354, 2010 ［PMID 20864795］
7) 秀 道広，他：蕁麻疹診療ガイドライン．日本皮膚科学会雑誌，121：1339-1388，2011

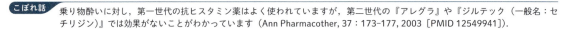

こぼれ話　乗り物酔いに対し，第一世代の抗ヒスタミン薬はよく使われていますが，第二世代の『アレグラ』や『ジルテック（一般名：セチリジン）』では効果がないことがわかっています（Ann Pharmacother, 37：173-177, 2003 ［PMID 12549941］）．

抗アレルギー薬

32. 『ザイザル』と『ジルテック』, 同じ抗ヒスタミン薬の違いは？
光学異性体と効果・眠気の副作用

> **Answer** 『ザイザル』は, 『ジルテック』の半量で同じ効果が得られる改良版

『ザイザル（一般名：レボセチリジン）』と『ジルテック（一般名：セチリジン）』は, どちらもアレルギーの治療に使う, 眠気の少ない第二世代の「抗ヒスタミン薬」(☞p.129) です.

『ザイザル』は, 『ジルテック』の半分の量で同じ効果が得られる改良版で, 6カ月の子どもから使えるのも特徴です. 眠気の副作用もやや少ない傾向にありますが, 飲んだ後の自動車運転などは『ジルテック』と同様に避ける必要があります.

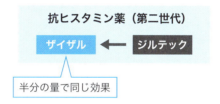

光学異性体の「R体」と「S体」の効き目

『ジルテック』には, 光学異性体の「R体」と「S体」が1：1で含まれていますが, この「R体」と「S体」では薬理作用の強さ・長さが大きく異なります.

- 光学異性体の違い[1)]
  ① 「R体」は, 「S体」よりもヒスタミン受容体をブロックする作用が **30倍強い**
  ② 「R体」は, 「S体」よりもヒスタミン受容体をブロックし続ける時間が **17倍長い**

『ザイザル』は, この**薬理作用が強力で長続きする光学異性体「R体」だけを抽出した薬**です[1)]. 実際, 『ザイザル』は 5 mg で, 10 mg の『ジルテック』と同じ効果を発揮するため[2)], 薬の量は半分ですみます.

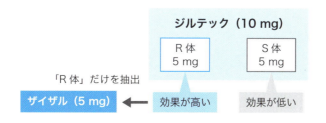

こぼれ話　光学異性体のR体とS体が1：1で混ざっている状態のものを「ラセミ体（エナンチオマー）」と呼びます.「サリドマイド」はS体が強い催奇形性をもっていたように, 異性体で全く異なる性質を示すことがあります.

眠気の副作用は，同じかやや少ない

『ザイザル』と『ジルテック』では，眠気の感じ方には違いがないとする報告があります[3]．しかし，「抗ヒスタミン薬」の眠気を考える指標の一つである「脳内ヒスタミン受容体占有率」では，『ザイザル』の方が『ジルテック』より占有率が低い[4,5]ため，眠気が減ることを期待して切り替える場合もあります．

■ 脳内ヒスタミン受容体占有率[4,5]
『ザイザル』　　8.1 %
『ジルテック』　15.0 %

6カ月の子どもから使える『ザイザル』

『ザイザル』と『ジルテック』は，どちらも子ども用のシロップ剤があり，小児用の用量も設定されています．特に，『ザイザル』は6カ月の子どもから使えます[1]．これは，「第二世代の抗ヒスタミン薬」のなかでは最も小さいときから使える薬です．

■ 第二世代の抗ヒスタミン薬の小児用量

『ザイザル（一般名：レボセチリジン）』	**6カ月**から
『ザジテン（一般名：ケトチフェン）』	6カ月から
『アレグラ（一般名：フェキソフェナジン）』	6カ月から
『ジルテック（一般名：セチリジン）』	2歳から
『アレロック（一般名：オロパタジン）』	2歳から
『クラリチン（一般名：ロラタジン）』	3歳から
『アレジオン（一般名：エピナスチン）』	3歳から
『デザレックス（一般名：デスロラタジン）』	12歳から
『エバステル（一般名：エバスチン）』	小児用量なし
『ビラノア（一般名：ビラスチン）』	小児用量なし

advice

「抗ヒスタミン薬」にはいろいろな種類があるので，気軽に相談を

今の日本では，特別な理由がない限り，眠くなりにくい「第二世代の抗ヒスタミン薬」を使うのが基本です（☞ p.129）．

第二世代のなかで，『ザイザル』や『ジルテック』は比較的シャープな効き目をもつ薬ですが，その反面，『アレグラ（一般名：フェキソフェナジン）』（☞ p.133）や『クラリチン（一般名：ロラタジン）』といった薬よりは眠くなりやすい傾向があります．

しかし，こうした効果・副作用の感じ方には個人差が大きく，どの薬が自分に合っているかは，実際に飲んでみないとわからないという面があります．「第二世代の抗ヒスタミン薬」にはいろいろな種類の薬があることを伝えた上で，眠気や口の渇きといった副作用を感じた場合には我慢せず薬の変更を相談できるような指導が大切です．

こぼれ話 抗ヒスタミン薬では，7歳から錠剤を使えるものがたくさんあります．この切り替えがはじめての錠剤になることも多いため，錠剤を飲めるよう励ますこと，きちんと飲めた際にほめることも大切です．

Point

❶『ザイザル』は,『ジルテック』の効果の本体である光学異性体「R体」を抽出した薬.
❷『ザイザル』は,6カ月の子どもから使えるほか,眠気もやや少ない傾向にある.
❸「抗ヒスタミン薬」にもいろいろあるので,眠気や口の渇きといった副作用を我慢しないよう指導する.

▶ 光学異性体の薬

『ジルテック』・『ザイザル』と同じように,光学異性体の関係にある薬が,たくさん登場しています.それぞれ「R体」と「S体」とで薬理作用が違ったり,代謝の方法が違ったりするため,薬として有用な方だけを抽出することで,これまでにない特徴をもつ薬になっています.

■ 光学異性体の薬の例

『クラビット(一般名:レボフロキサシン)』…『タリビッド(一般名:オフロキサシン)』の「R体」
『ネキシウム(一般名:エソメプラゾール)』…『オメプラール(一般名:オメプラゾール)』の「S体」(☞ p.220)
『ルネスタ(一般名:エスゾピクロン)』…『アモバン(一般名:ゾピクロン)』の「S体」(☞ p.260)
『レクサプロ(一般名:エスシタロプラム)』…「シタロプラム(※日本未承認)」の「S体」(☞ p.271)

添付文書,インタビューフォームの比較

◆ 適応症
　ザイザル　:アレルギー性鼻炎,蕁麻疹,湿疹・皮膚炎,痒疹,皮膚そう痒症
　ジルテック:アレルギー性鼻炎,蕁麻疹,湿疹・皮膚炎,痒疹,皮膚そう痒症

◆ 通常の成人1日量
　ザイザル　:**5** mg
　ジルテック:10 mg

◆ 子どもへの使用
　ザイザル　:**6カ月**から(シロップ剤)
　ジルテック:2歳から(ドライシロップ剤)

◆ 眠気の頻度(臨床試験時)
　ザイザル　:5.2 %
　ジルテック:6.0 %

◆ 自動車運転などへの注意喚起
　ザイザル　:従事させない
　ジルテック:従事させない

◆ オーストラリア基準(妊娠中の安全性)
　ザイザル　:B2
　ジルテック:B2

◆ 剤形の種類
　ザイザル　:錠剤(5 mg),OD錠(2.5 mg, 5 mg),シロップ
　ジルテック:錠剤(5 mg, 10 mg),ドライシロップ

◆ 製造販売元
　ザイザル　:グラクソ・スミスクライン
　ジルテック:ユーシービージャパン

こぼれ話　『ジルテック』は,一般名「セチリジン(<u>Ceti</u>ri<u>zi</u>ne)」の下線部を逆に並べた Ziritec から名付けられています.

■ 参考文献

1) ザイザル錠　インタビューフォーム
2) Devalia JL, et al：A randomized, double-blind, crossover comparison among cetirizine, levocetirizine, and ucb 28557 on histamine-induced cutaneous responses in healthy adult volunteers. Allergy, 56：50-57, 2001［PMID 11167352］
3) Tzanetos DB, et al：Comparison of the sedating effects of levocetirizine and cetirizine: a randomized, double-blind, placebo-controlled trial. Ann Allergy Asthma Immunol, 107：517-522, 2011［PMID 22123381］
4) Hiraoka K, et al：Brain histamine H1 receptor occupancy measured by PET after oral administration of levocetirizine, a non-sedating antihistamine. Expert Opin Drug Saf, 14：199-206, 2015［PMID 25466429］
5) Yanai K & Tashiro M：The physiological and pathophysiological roles of neuronal histamine: an insight from human positron emission tomography studies. Pharmacol Ther, 113：1-15, 2007［PMID 16890992］

抗アレルギー薬

33. 『デザレックス』と『ビラノア』，新しい抗ヒスタミン薬の違いは？
食事の影響と用法，新薬の効果・副作用の比較

> **Answer** 個人差が小さい『デザレックス』，速く効いて強力な『ビラノア』

『デザレックス（一般名：デスロラタジン）』と『ビラノア（一般名：ビラスチン）』は，どちらもアレルギー治療に使う新しい抗ヒスタミン薬です．

『デザレックス』は，食事や飲み物などによる影響を受けにくく，いつ飲んでも良い薬です．

『ビラノア』は，特に皮膚のアレルギーに対して速く強力に効く薬です．

どちらも眠気や集中力・判断力の低下といった副作用を起こしにくく，自動車運転も制限されていません．

抗ヒスタミン薬にはすでに多くの薬があり，効き目の強さや眠気の出にくさから選べるようになっています．そこに新たに『デザレックス』と『ビラノア』が追加されることで，自分にあった薬をより選びやすくなります．

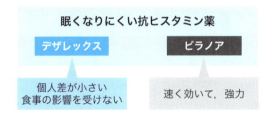

用法の違い〜いつ飲んでもよい『デザレックス』の便利さ

『デザレックス』は，食後でも空腹時でも吸収に大きな差がありません[1]．そのため，食事の時間に縛られることなく，いつ飲んでもよい薬です．

一方『ビラノア』は，「食後」に飲むと最高血中濃度（C_{max}）は約60％，血中濃度−時間曲線下面積（AUC）は約40％低下することから，「空腹時」に飲む必要があります[2]．

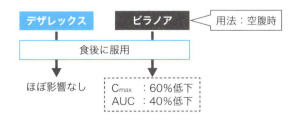

こぼれ話 『デザレックス』は『クラリチン』の代謝活性体で，CYP3A4やCYP2D6による活性化を必要としないため，遺伝的体質によっても個人差が生じにくい薬です．

実際，『ビラノア』の効果を検証する臨床試験では，**食事の1時間以上前，または2時間以上後で飲むよう決められています**[3]．

　たとえ毎日きちんと決められた量の薬を飲んでいても，「たかが花粉症の薬だし，少しくらい飲む時間帯がズレてもいいや」と，間違った飲み方をしてしまう人は少なくありません．**『デザレックス』はいつ飲んでも効果は変わらないため**，こうした多少のズレは気にせずに使うことができます．

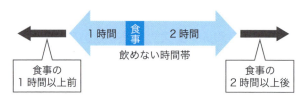

臨床試験での『ビラノア』服用のタイミング

飲みものによる影響～グレープフルーツジュースとの相互作用

　『デザレックス』は，「グレープフルーツジュース」との相互作用を起こさず，吸収に影響することはありません[4]．一方で『ビラノア』は，「グレープフルーツジュース」の飲用によってC_{max}は約40％，AUCは30％低下することが報告されています[2]．

　このことから，『デザレックス』は飲みものによる影響も受けにくく，食べ物・飲みものの内容による個人差も生じにくい薬であることがわかります．

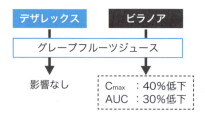

実際のアレルギー症状への効果～『ビラノア』の強さと速さ

　花粉症に対する効果は，『デザレックス』と『ビラノア』でほとんど違いはないとされています[5]．一方，皮膚症状に対しては『デザレックス』より『ビラノア』の方が速く強力だったことが報告されています[6]．特に，こうした皮膚症状に対して，『ビラノア』は『ジルテック（一般名：セチリジン）』(☞p.137)と比べた場合でも，1時間半後の時点でより大きな治療効果が得られることもわかっています[7]．『ジルテック』自体も，投与後1時間後には効果が得られる，速効性に優れた薬です[8]．この『ジルテック』よりも大きな効果を得られることは，『ビラノア』が強力かつ速効性に優れた薬であることの証明と言えます．

眠気の副作用～自動車運転に対する注意喚起

　『デザレックス』は，『クラリチン（一般名：ロラタジン）』の代謝活性体の薬です．もともと『クラリチン』は眠気や集中力・判断力への影響が少なく，パイロットの航空機操縦能力

こぼれ話　『デザレックス』・『ルパフィン（一般名：ルパタジン）』・『クラリチン』は，すべて体内で「デスロラタジン」となって作用する薬で，化学構造も非常によく似ています．

にも影響しないことが確認されています[9]．

『ビラノア』も，同様に眠気や集中力・判断力低下の指標となる「脳内ヒスタミン受容体の占有」を起こさず，自動車運転にも影響しないことが確認されています[2,10]．

このことから，『デザレックス』も『ビラノア』も，アレルギーの薬に特徴的な眠気の副作用は少ない薬と言えます．そのため，どちらの添付文書にも自動車運転に対する注意喚起の記載はありません[1,2]．

advice
「空腹時」が意味するところをきちんと説明する

「寝る前」の用法で処方されることも多い『ビラノア』ですが，晩ご飯を食べてすぐに寝るような生活をしている人，寝る前に夜食を摂るような人では，十分な効果が得られない可能性があります．また，しっかりとした食事に限らず，低脂肪食であっても吸収に影響を受ける[11]ことがわかっているため，シリアルのような軽食であっても，摂取後の服用は避けた方が無難です．

個々の患者の生活状況に合わせて，適切なタイミングでの服薬を指導するようにしてください．

Point

❶『デザレックス』は，いつ飲んでも安定した効果が得られるため，使いやすい．
❷『ビラノア』は，食事の1時間以上前または2時間以上後という縛りはあるが，より強力な効果が期待できる．
❸ どちらも眠くなりにくく，自動車運転などの制限がない．

添付文書，インタビューフォームの比較

◆ **有効成分**
デザレックス：デスロラタジン （※ロラタジンの代謝活性体）
ビラノア　　：ビラスチン

◆ **適応症**
デザレックス：アレルギー性鼻炎，蕁麻疹，皮膚疾患（湿疹・皮膚炎，皮膚掻痒症）に伴うそう痒
ビラノア　　：アレルギー性鼻炎，蕁麻疹，皮膚疾患（湿疹・皮膚炎，皮膚掻痒症）に伴うそう痒

◆ **用法・用量**
デザレックス：**12歳以上**に，1日1回5 mg
ビラノア　　：成人に，1日1回20 mg，**空腹時**

◆ **食後に服用した場合の影響**
デザレックス：**影響なし**
ビラノア　　：C_{max} 60％低下，AUC 40％低下

◆ **グレープフルーツジュースの影響**
デザレックス：**影響なし**
ビラノア　　：C_{max} 40％低下，AUC 30％低下

◆ **通常用量の場合の，最高血中濃度到達時間（T_{max}）**
デザレックス：1.75時間
ビラノア　　：1.0時間

こぼれ話　帰宅が遅く，夕食後にすぐ就寝する忙しい会社員などでは，『ビラノア』は「就寝前」よりも「朝職場に着いた時に飲む」方が適しています．

- ◆ 眠気の副作用頻度
  デザレックス：1.0％
  ビラノア　　：0.6％
- ◆ 自動車運転能力に対する影響
  デザレックス：なし
  ビラノア　　：なし
- ◆ 脳内ヒスタミン受容体占有率による分類
  デザレックス：非鎮静性（20％未満）
  ビラノア　　：非鎮静性（20％未満）
- ◆ 製造販売元
  デザレックス：MSD
  ビラノア　　：大鵬薬品

参考文献

1) デザレックス錠　添付文書
2) ビラノア錠　添付文書
3) ビラノア錠　インタビューフォーム
4) デザレックス錠　インタビューフォーム
5) Bachert C, et al：Comparison of the efficacy and safety of bilastine 20 mg vs desloratadine 5 mg in seasonal allergic rhinitis patients. Allergy, 64：158-165, 2009［PMID 19132976］
6) Antonijoan R, et al：Comparative efficacy of bilastine, desloratadine and rupatadine in the suppression of wheal and flare response induced by intradermal histamine in healthy volunteers. Curr Med Res Opin, 33：129-136, 2017［PMID 27659218］
7) Church MK：Comparative inhibition by bilastine and cetirizine of histamine-induced wheal and flare responses in humans. Inflamm Res, 60：1107-1112, 2011［PMID 21874559］
8) ジルテック錠　インタビューフォーム
9) Neves-Pinto RM, et al：A double-blind study of the effects of loratadine versus placebo on the performance of pilots. Am J Rhinol, 6：23-27, 1992
10) Farré M, et al：Bilastine vs. hydroxyzine: occupation of brain histamine H1-receptors evaluated by positron emission tomography in healthy volunteers. Br J Clin Pharmacol, 78：970-980, 2014［PMID 24833043］
11) 大鵬薬品工業「ビラノア錠 第2部：CTDの概要　生物薬剤学及び関連する分析法の概要（BILA459-12試験）」

抗アレルギー薬

34. 『ザイザル』と『シングレア』，同じ抗アレルギー薬の違いは？
「ヒスタミン」と「ロイコトリエン」

> **Answer** 『ザイザル』は「ヒスタミン」，『シングレア』は「ロイコトリエン」をブロックする

『ザイザル（一般名：レボセチリジン）』と『シングレア（一般名：モンテルカスト）』は，どちらもアレルギーを抑える薬です．

『ザイザル』は，くしゃみ・鼻水・かゆみの原因となる「ヒスタミン」をブロックする「抗ヒスタミン薬」です．

『シングレア』は，喘息・鼻づまりの原因となる「ロイコトリエン」をブロックする「抗ロイコトリエン薬」です．

同じアレルギーの薬でも効き目が違うため，症状によって使い分けたり，一緒に組合わせて使ったりします．

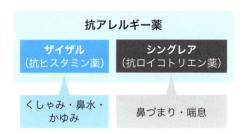

「ヒスタミン」と「ロイコトリエン」による症状と，適応症の違い

「ヒスタミン」はくしゃみ・鼻水・かゆみや腫れなどのアレルギー症状を引き起こします．そのため，『ザイザル』などの「抗ヒスタミン薬」は，鼻炎のほかにも蕁麻疹や皮膚炎に適応があります[1]．

「ロイコトリエン」は，鼻づまりや喘息（気管支の閉塞）などのアレルギー症状を引き起こします．そのため，『シングレア』などの「抗ロイコトリエン薬」は，鼻炎のほかにも気管支喘息に適応があります[2]．

こぼれ話　「抗ロイコトリエン薬」の『シングレア』と『オノン（一般名：プランルカスト）』は，鼻炎に対しての有効性は変わらないことが報告されています（Allergol Intern, 57：383-390, 2008 [PMID 18946234]）が，喘息に対しては見解が割れています．

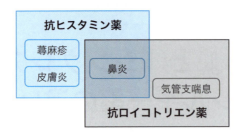

鼻炎の場合は，症状によって使い分け・併用する

　花粉症などの鼻炎に対しては，両方の薬に適応があります．ただし，くしゃみ・鼻水が止まらない「くしゃみ・鼻漏型」には「抗ヒスタミン薬」，鼻づまりがひどい「鼻閉型」には「抗ロイコトリエン薬」の推奨度が高く設定されています[3]．

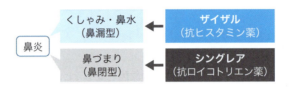

advice

鼻づまりがひどい場合は病院の受診を勧める

　アレルギーの薬のうち，くしゃみ・鼻水・かゆみに効く「抗ヒスタミン薬」は，『アレジオン20』や『アレグラFX』をはじめ，いろいろな種類の薬が市販されています．軽い鼻づまりであれば市販の「抗ヒスタミン薬」でも治る場合もありますが，ひどい鼻づまりは「抗ヒスタミン薬」単独ではなかなか治りません（☞p.149）．

　特に，鼻づまりによく効くからと「血管収縮剤」の点鼻薬を使い過ぎると，薬が原因の鼻炎を起こす原因にもなり，危険です（☞p.152）．『シングレア』などの「抗ロイコトリエン薬」も市販されていないため，鼻づまりがひどい場合には，一度病院を受診するよう指導する必要があります．

■ **抗ヒスタミン薬（よく使われる第二世代）**
『アレグラ（一般名：フェキソフェナジン）』（☞p.133）
『アレジオン（一般名：エピナスチン）』
『ジルテック（一般名：セチリジン）』（☞p.137）
『ザイザル（一般名：レボセチリジン）』
『エバステル（一般名：エバスチン）』
『クラリチン（一般名：ロラタジン）』
『アレロック（一般名：オロパタジン）』
『デザレックス（一般名：デスロラタジン）』
『ビラノア（一般名：ビラスチン）』（☞p.141）

■ **抗ロイコトリエン薬**
『シングレア（一般名：モンテルカスト）』
『キプレス（一般名：モンテルカスト）』

> **こぼれ話**　「抗ロイコトリエン薬」のスイッチOTC化は，自己判断の使用による喘息コントロールは危険であること，精神系の副作用リスク（添付文書の「重要な基本的注意」）が指摘されていることなどから，2014年にFDAが却下しています．

『オノン（一般名：プランルカスト）』

Point

❶『ザイザル』は「抗ヒスタミン薬」，くしゃみ・鼻水・かゆみに効く．
❷『シングレア』は「抗ロイコトリエン薬」，鼻づまり・喘息に効く．
❸ 両方とも鼻炎に使うが，「くしゃみ・鼻漏型」か「鼻閉型」かによって使い分ける．

▶『シングレア』と『キプレス』は，同じ薬

『シングレア』と『キプレス』は，製造販売元の会社が違うため商品名は異なりますが，同じ「モンテルカスト」の薬です．有効成分だけでなく，添加物や剤形も同じで，また適応症などにも違いはありません．そのため，効き目や副作用にも一切違いはありません．薬には，このように全く同じ薬でも名前だけが異なる，というものがいくつかあります．

■例）商品名だけが違う，同じ薬
「アムロジピン（Ca拮抗薬）」　　　：『アムロジン』と『ノルバスク』(☞ p.25)
「イルベサルタン（ARB）」　　　　：『イルベタン』と『アバプロ』(☞ p.14)
「ミルタザピン（NaSSA）」　　　　：『リフレックス』と『レメロン』
「アレンドロン酸（BP製剤）」　　　：『ボナロン』と『フォサマック』(☞ p.323)
「シタグリプチン（DPP-4阻害薬）」：『ジャヌビア』と『グラクティブ』

▶「アスピリン喘息」で，鼻づまりが起こる理由

『ロキソニン（一般名：ロキソプロフェン）』などのNSAIDsに対する過敏症である「アスピリン喘息」では，重い喘息症状を起こすことがあります．

体内の「アラキドン酸」は，「プロスタグランジン」と「ロイコトリエン」の2つに代謝され，バランスが保たれています．

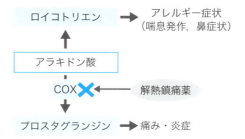

『ロキソニン』などのNSAIDsは，「アラキドン酸」から「プロスタグランジン」をつくる際にかかわる「シクロオキシゲナーゼ（COX）」という酵素を阻害することで，痛みや炎症を解消します．このとき，NSAIDsによって「プロスタグランジン」への代謝が減ったことで，もう一方の「ロイコトリエン」に代謝が偏ってしまうことがあります．こうして大量の「ロイコトリエン」がつくられてしまうと，「ロイコトリエン」によるアレルギー反応，つまり喘息発作や鼻づまりを起こすことになります[4]．

通常，薬を使っても代謝がこのように偏ることはありません．どういったメカニズムで，どういった体質の人がこの偏りを起こすのか，詳しいことはまだよくわかっていません．

こぼれ話　有効成分・添加物まで同一の併売品は，見た目や名前の違いで患者にとっては「全く別の薬」と認識されていることもあります．

添付文書，インタビューフォームの比較

- **薬効分類**
  ザイザル　：ヒスタミン受容体拮抗薬
  シングレア：ロイコトリエン受容体拮抗薬

- **適応症**
  ザイザル　：**アレルギー性鼻炎**，蕁麻疹，湿疹・皮膚炎，痒疹，皮膚そう痒症
  シングレア：**アレルギー性鼻炎**，気管支喘息

- **用法**
  ザイザル　：1日1回，就寝前（成人）
  シングレア：1日1回，就寝前（成人）

- **眠気による自動車運転などへの注意喚起**
  ザイザル　：**あり**
  シングレア：なし

- **剤形の種類**
  ザイザル　：錠剤（5 mg），シロップ
  シングレア：錠剤（5 mg, 10 mg），OD錠（10 mg），チュアブル錠（5 mg），細粒

- **製造販売元**
  ザイザル　：グラクソ・スミスクライン
  シングレア：MSD

参考文献

1）ザイザル錠　添付文書
2）シングレア錠　添付文書
3）「鼻アレルギー診療ガイドライン：通年性鼻炎と花粉症 2016年版（改訂第8版）」（鼻アレルギー診療ガイドライン作成委員会），ライフ・サイエンス，2015
4）Szczeklik A & Sanak M：The role of COX-1 and COX-2 in asthma pathogenesis and its significance in the use of selective inhibitors. Clin Exp Allergy, 32：339-342, 2002［PMID 11940059］

抗アレルギー薬

35. 『ディレグラ』と『アレグラ』，同じ抗アレルギー薬の違いは？
血管収縮薬の効果と安全性，ドーピング禁止薬

> **Answer** 『ディレグラ』には，鼻づまりを解消する薬が配合されている

『ディレグラ（一般名：フェキソフェナジン ＋ プソイドエフェドリン）』と『アレグラ（一般名：フェキソフェナジン）』(☞p.133)は，どちらもアレルギーに使う抗ヒスタミン薬です．
『ディレグラ』は，『アレグラ』に「鼻づまりの薬」を配合した薬です．ただし，『ディレグラ』はここぞというときの切り札，一時的な鼻づまりの解消のために2週間程度だけピンポイントで使う薬で，長く使い続けるものではありません．

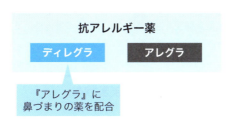

『ディレグラ』の成分〜α刺激薬「プソイドエフェドリン」を配合する目的

『アレグラ』は，くしゃみ・鼻水・かゆみの原因となる「ヒスタミン」を抑えることで，アレルギーの症状を抑えます[1]．しかし，『アレグラ』単独では鼻づまりには十分な効果が得られないことがあります(☞p.145)．

『ディレグラ』には，『アレグラ』とα刺激薬の「プソイドエフェドリン」が配合されています．この「プソイドエフェドリン」は，鼻粘膜の血管を収縮させて充血や腫れを抑え，鼻づまりの症状を解消する効果があります[2]．そのため，『ディレグラ』であればくしゃみ・鼻水・かゆみだけでなく，鼻づまりの症状も解消することができます．実際，ガイドラインでも鼻閉（鼻づまり）型の鼻炎には，中等度の症状から『ディレグラ』が選択肢となることが明記されています[3]．

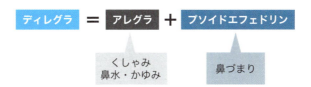

> **こぼれ話** 『ディレグラ』が選択肢としてガイドラインに明記されたのは，2016年に改訂された「鼻アレルギー診療ガイドライン」が初めてです．

使い続ける期間の違い〜『ディレグラ』は２週間程度に留める

『ディレグラ』を８週間続けて使っていた場合でも，副作用が増えたり，遅発性の副作用が新たに出たりすることはない，とする報告があります[4]．しかし，『ディレグラ』に含まれる「プソイドエフェドリン」は交感神経に作用するため，あまり長く使い続けると全身でさまざまな副作用を起こす恐れがあります．『ディレグラ』の添付文書にも，原則２週間程度の使用に留めること，また**鼻づまりがある程度解消された時点で『アレグラ』など「抗ヒスタミン薬」単独のものに切り替える**ことなどが，注意喚起されています[2]．

そのため，『ディレグラ』は鼻づまりがどうしてもひどいときにピンポイントで使い，花粉症などアレルギーが好発するシーズンを通して使い続ける『アレグラ』とは，明確に使い分ける必要があります．

また，アレルギーで鼻づまりがひどい場合は「抗ヒスタミン薬」と一緒に『シングレア（一般名：モンテルカスト）』などの「抗ロイコトリエン薬」や『ナゾネックス（一般名：モメタゾン）』などのステロイド点鼻薬（☞p.152）を使う方法が一般的です[3]．

ディレグラ	アレグラ
鼻づまりがひどい時 ２週間程度に留める	アレルギーの季節を通して飲み続ける

advice
『ディレグラ』の錠剤はデカいが，そのまま飲む

『ディレグラ』の錠剤は非常に大きく，飲みにくいと言う声が少なくありません．しかし，『ディレグラ』には薬の有効成分を少しずつ放出させる「徐放層」があるため，嚙み砕いたり割ったりすると，薬の吸収に影響して効き目が不安定になる恐れがあります[2]．そのため，多少飲みづらくとも，そのままの状態で飲み込む必要があります．

どうしても飲みにくい場合，同じように鼻づまりを解消させる「血管収縮剤」の点鼻薬に切り替えることもあります．ただし，この点鼻薬も「ステロイド点鼻薬」と違い，使い続けるものではないことに注意が必要です．

Point

❶『ディレグラ』＝『アレグラ』＋「プソイドエフェドリン」．
❷『ディレグラ』は，鼻づまりにも効果があり，鼻閉（鼻づまり）型の鼻炎の選択肢．
❸『ディレグラ』は症状が軽くなった時点で切り替え，長くても２週間程度の使用に留める．

▶『ディレグラ』は「ドーピング禁止薬物」に引っかかる

『ディレグラ』に含まれている「プソイドエフェドリン」には交感神経を刺激する作用があるため，「興奮剤」として競技時の禁止薬物に指定されています[5]．そのため，一部の漢方薬や風邪薬と同様，『ディレグラ』も競技会中には避ける必要があります．

> **こぼれ話** 厚生労働省の「鼻炎用内服薬の製造販売承認基準」では，「プソイドエフェドリン」を市販薬に使用する場合，1日量は180 mgまでと制限されています．そのため，1日量240 mgの『ディレグラ』は処方箋医薬品として規制されています．

▶『ディレグラ』の用法が「空腹時」の理由

『ディレグラ』や『アレグラ』に含まれている「フェキソフェナジン」は，食後に服用すると吸収が低下（AUC：15％減少，C_{max}：14％減少）することが報告されています[2]．このことから，『ディレグラ』は用法が「空腹時」と指定されています[2]．

厳密に言えば，『アレグラ』も「空腹時」で飲んだ方がより高い効果が期待できますが，きちんと飲み続けることを優先させ，飲み忘れや負担の少ない食後で処方されることもあります．

■ 添付文書，インタビューフォームの比較

◆ **有効成分**
ディレグラ：フェキソフェナジン ＋ **プソイドエフェドリン**
アレグラ　：フェキソフェナジン

◆ **適応症**
ディレグラ：アレルギー性鼻炎（※鼻閉症状が中等症以上の場合）
アレグラ　：アレルギー性鼻炎，蕁麻疹，皮膚疾患（湿疹・皮膚炎，皮膚そう痒症，アトピー性皮膚炎）に伴うそう痒

◆ **用法**
ディレグラ：1日2回，朝と夕の空腹時
アレグラ　：1日2回

◆ **使用期間に対する記述**
ディレグラ：鼻閉症状が強い期間のみの**最小限の期間にとどめる**
アレグラ　：好発季節の直前から投与を開始し，**季節終了時まで続ける**ことが望ましい

◆ **剤形の種類**
ディレグラ：配合錠
アレグラ　：錠（30 mg，60 mg），OD錠（60 mg），ドライシロップ

◆ **フェキソフェナジン60 mgを含む錠剤の大きさ**
ディレグラ：長径17.5 mm，短径7.8 mm，厚さ6 mm
アレグラ　：普通錠（60 mg錠：長径12.1 mm，短径5.6 mm，厚さ4.1 mm），OD錠（直径11.0 mm，厚さ4.1 mm）

◆ **製造販売元**
ディレグラ：サノフィ
アレグラ　：サノフィ

■ 参考文献

1）アレグラ錠　添付文書
2）ディレグラ配合錠　インタビューフォーム
3）「鼻アレルギー診療ガイドライン：通年性鼻炎と花粉症 2016年版（改訂第8版）」（鼻アレルギー診療ガイドライン作成委員会），ライフ・サイエンス，2015
4）黒野祐一，他：アレルギー性鼻炎患者を対象としたディレグラ配合錠の使用実態下での安全性および有効性の検討：使用成績調査（DEPARTURE Study）の結果．アレルギー・免疫，22：1619-1638，2015
5）日本アンチ・ドーピング機構：世界アンチ・ドーピング規定（禁止表国際基準），2016 (http://www.playtruejapan.org/downloads/prohabited_list/2016_ProhabitedList_JP_revised20160108.pdf)

こぼれ話　過去のドーピング違反事例は「日本アンチ・ドーピング機構」Webサイト内の「規律パネル決定報告」から参照することができます．どんな薬・健康食品・サプリメントが違反になるのか，知っておくことも必要です．

抗アレルギー薬

36. 『アラミスト』・『ナゾネックス』・『エリザス』，同じステロイド点鼻薬の違いは？
バイオアベイラビリティと添加物

> **Answer** 眼の症状にも効果がある『アラミスト』，全身作用が最も少ない『ナゾネックス』，刺激の少ない『エリザス』

『アラミスト（一般名：フルチカゾン）』，『ナゾネックス（一般名：モメタゾン）』，『エリザス（一般名：デキサメタゾン）』は，すべて1日1回のステロイド点鼻薬で，花粉症などの鼻炎に使われます．

『アラミスト』は，鼻だけでなく，**眼の症状にも効果**が期待できます．

『ナゾネックス』は，**全身作用が最も少ない**ため，長く使う場合に適しています．

『エリザス』は，**添加物が入っていないため刺激が少なく**，鼻の粘膜が過敏な状態でも問題なく使えます．また，粉末の薬なので液垂れの心配もありません．

細かな違いはありますが，鼻炎に対する治療効果に大きな差はないため，デバイスの使いやすさから選ぶこともあります．また子どもの場合，年齢によって使える薬と使えない薬とがあります．

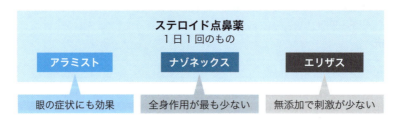

眼の症状にも効果のある『アラミスト』

『アラミスト』はほかのステロイドと比べて，受容体への結合力が1.7〜30倍と，**最も強力**です[1]．そのため鼻・眼反射を介して，眼のかゆみ・赤み・涙といった眼の症状に対しても改善効果を発揮することが報告されています[2]．

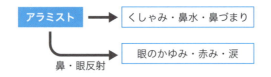

こぼれ話 5〜8歳の子どもが『アラミスト』を1回2噴霧（110μg：日本の小児用量の4倍）で1年間継続使用すると，身長の伸びが0.27cmほど減るという報告があります（J Allergy Clin Immunol Pract, 2：421-427, 2014 [PMID 25017530]）．

「バイオアベイラビリティ」が最も小さい『ナゾネックス』

ステロイド点鼻薬は，症状がひどくなってから使う切り札ではなく，初期の軽い症状のうちから使うべき薬としてガイドラインでも定められています[3]．これは，ステロイド点鼻薬は「抗ヒスタミン薬」のような眠気も起こさず（☞p.129），くしゃみ・鼻水・鼻づまりの症状に効き，さらに鼻だけで作用して全身性の副作用を起こしにくい安全な薬だからです．

このとき，点鼻薬がどれくらい鼻以外の場所に作用するのか，という指標になるのが，血液中に取り込まれて利用される薬の割合を示す「バイオアベイラビリティ」です．点鼻薬の「バイオアベイラビリティ」は総じて低いですが，『ナゾネックス』の「バイオアベイラビリティ」は **0.2％未満** と最も低くなっています[4]．そのため，『ナゾネックス』は長期使用でも副作用の心配が最も少ない点鼻薬と言えます．

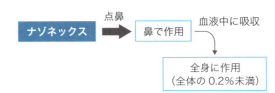

- **点鼻薬のバイオアベイラビリティ**[1,4,5]
  『アラミスト』　0.5％
  『ナゾネックス』　**0.2％未満**
  『エリザス』　14.0％

刺激が少ない『エリザス』 〜薬を粉末状にすることのメリット

『エリザス』は，鼻粘膜への刺激を考慮した，**保存料や防腐剤を使わない粉状の製剤**です[5]．

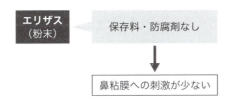

- **点鼻薬に使われている添加物**[1,4,5]
  『アラミスト』（点鼻液）
  → ベンザルコニウム塩化物，ポリソルベート80，結晶セルロース，カルメロースNa，ブドウ糖，エデト酸ナトリウム水和物
  『ナゾネックス』（点鼻液）
  → ベンザルコニウム塩化物，ポリソルベート80，結晶セルロース，カルメロースNa，グリセリン，pH調整剤
  『エリザス』（点鼻粉末）
  → **乳糖水和物のみ**

液体状の薬では，細菌が繁殖してしまう恐れがあるため，どうしても保存料や防腐剤が必要になります．しかし花粉症のときは，例えば空気の温度が少し変わるだけでもくしゃみが

こぼれ話　鎮静性の抗ヒスタミン薬を使っていると，集中力や判断力の低下によって学業成績が悪かったとする報告があります（J Allergy Clin Immunol, 120：381-387, 2007「PMID 17560637」）．点鼻薬ではこうした心配も必要ありません．

出るように，鼻の粘膜が過敏になっていることがあります．こうした状態では，点鼻薬に含まれる添加物でも刺激となり，鼻炎が悪化してしまう場合があります．

『エリザス』には乳糖以外の添加物が入っておらず，すでに鼻炎で粘膜が過敏になった状態でも，より少ない刺激で使える点鼻薬と言えます．

においや液だれが気になる場合にも

保存料や防腐剤の特有のにおいが気になる場合や，薬を使ったあとの液垂れが気になる場合にも，粉末の点鼻薬である『エリザス』が選ばれることがあります．

子どもの年齢制限

『アラミスト』・『ナゾネックス』・『エリザス』では，年齢によって使える薬と使えない薬があり，噴霧する回数も異なります．

■ **年齢と噴霧回数** [1,4,5]

『アラミスト』　2〜15歳未満　1回1噴霧，**15歳以上**　1回2噴霧

『ナゾネックス』　3〜12歳未満　1回1噴霧，**12歳以上**　1回2噴霧

『エリザス』　**16歳以上**　1回1噴霧

成人と同じ噴霧回数に切り替わる年齢も異なるため，注意が必要です．

advice

点鼻薬は，鼻の通っているときに使う

ステロイド点鼻薬は朝や夜といった使う時間の指定はありません．そのため，忘れず毎日点鼻できるタイミングであれば，いつ点鼻しても問題ありません．

ただし，点鼻する際にはできるだけ鼻通りをよくしておく必要があります．そのため，朝起きてしばらくは鼻づまりがマシな人は朝に，お風呂上がりに鼻づまりがマシな人は入浴後に，それぞれ1日のなかで最も鼻が通っているタイミングで使うことがお勧めです．

よく忘れる，点鼻薬の正しい手順

点鼻薬は使い続けているうちに自己流の間違った使い方が身に付いてしまうことがあります．ときどきは使用方法を確認するようにしてください．

① 使う前によく鼻をかむ
　→鼻水が多い状態で点鼻すると，薬が奥まで届かず，さらに鼻水と一緒に液垂れしてきてしまいます．

② 大人であれば，左右交互に2噴霧ずつ点鼻する
　→2回連続で噴霧すると，薬が液垂れしてきてしまいます．

③ 噴霧した後は，薬が奥まで行き届くように鼻から息を吸って口から吐く
　→鼻から息を吐くと，薬が奥まで行き届きません．

こぼれ話　アレルギー性鼻炎に使う点鼻薬には『リボスチン（一般名：レボカバスチン）』など抗ヒスタミン薬のものもあります．ステロイド点鼻薬より速効性に優れるため，急な鼻炎への対応に使われることもあります（耳鼻臨床，88：1217-1227, 1995）．

④最初は薬が出てこないので，空打ちをしてから使う
→はじめて使う場合，『ナゾネックス』は10回，『アラミスト』は6回，"空打ち"する必要があります．

⑤フタをし忘れて5日以上経過している，長い間（30日以上）使っていなかった
→薬が蒸発・揮発してしまっている恐れがあります．薬が霧状に出て来なくなっている場合には，再度空打ちをしてから使う必要があります[1]．

💡 Point

❶『アラミスト』は，眼の症状にも効果が期待できる．
❷『ナゾネックス』は，最もバイオアベイラビリティが低く，長期使用に適している．
❸『エリザス』は添加物がなく刺激が少ないため，鼻の粘膜が過敏な人でも使える．
❹それぞれ使える年齢が異なり，噴霧回数が切り替わる年齢も違うことに注意．

▶ **ステロイドと血管収縮剤の点鼻薬は，使い方が異なる**

ステロイドの点鼻薬は，症状がひどいときに使うものではなく，症状の悪化を防ぐために継続的に使う薬です．

アレルギーのときの点鼻薬はあまり使わない方がよい，と認識している人が少なくありませんが，これは鼻づまりを一時的に解消するための「血管収縮剤の点鼻薬」のことであって，「ステロイドの点鼻薬」のことではありません．血管収縮剤の点鼻薬は，使い過ぎると薬が原因の「薬剤性鼻炎」を起こす恐れがあります[6]．そのため，どうしてもひどいときに限って使い，長くとも1～2週間の使用に留める必要があります[3]．

軽症から続けて使う「ステロイドの点鼻薬」と，ひどいときだけピンポイントで使う「血管収縮剤の点鼻薬」は，正しく区別できるよう指導してください．

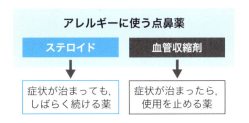

添付文書，インタビューフォームの比較

◆ **適応症**
アラミスト　　：アレルギー性鼻炎
ナゾネックス：アレルギー性鼻炎
エリザス　　　：アレルギー性鼻炎

◆ **有効成分**
アラミスト　　：フルチカゾンフランカルボン酸エステル
ナゾネックス：モメタゾンフランカルボン酸エステル水和物
エリザス　　　：デキサメタゾンシペシル酸エステル

> **こぼれ話** 花粉症などの季節性アレルギー性鼻炎の鼻症状には，経口の抗ヒスタミン薬よりも，ステロイド点鼻薬の方が高い効果を発揮します（Am J Rhinol Allergy, 31：19-28, 2017［PMID 28234147］）．

- ◆薬の性状
  - アラミスト ：液
  - ナゾネックス：液
  - エリザス　 ：**粉**

- ◆使用回数
  - アラミスト ：1日1回
  - ナゾネックス：1日1回
  - エリザス　 ：1日1回

- ◆成人の使用量
  - アラミスト　：2噴霧（15歳以上）
  - ナゾネックス：2噴霧（12歳以上）
  - エリザス　　：**1**噴霧（※臨床試験は16歳以上で行っている）

- ◆子どもの使用量
  - アラミスト　：2～15歳未満は1噴霧
  - ナゾネックス：3～12歳未満は1噴霧
  - エリザス　　：なし

- ◆バイオアベイラビリティ
  - アラミスト　：0.5％
  - ナゾネックス：**0.2％未満**
  - エリザス　　：**14％**

- ◆デバイスの使用回数（通常，成人の2週間分）
  - アラミスト　：56噴霧
  - ナゾネックス：56噴霧，**112**噴霧（長期用：成人の4週間分）
  - エリザス　　：28噴霧

- ◆保存料の添加物
  - アラミスト　：ベンザルコニウム塩化物
  - ナゾネックス：ベンザルコニウム塩化物
  - エリザス　　：**なし**

- ◆製造販売元
  - アラミスト　：グラクソ・スミスクライン
  - ナゾネックス：MSD
  - エリザス　　：日本新薬

参考文献

1) アラミスト点鼻液　インタビューフォーム
2) Martin BG, et al：Optimal dose selection of fluticasone furoate nasal spray for the treatment of seasonal allergic rhinitis in adults and adolescents. Allergy Asthma Proc, 28：216-225, 2007［PMID 17479608］
3) 「鼻アレルギー診療ガイドライン：通年性鼻炎と花粉症 2016年版（改訂第8版）」（鼻アレルギー診療ガイドライン作成委員会），ライフ・サイエンス，2015
4) ナゾネックス点鼻液　インタビューフォーム
5) エリザス点鼻粉末　インタビューフォーム
6) Okubo K：Practical guideline for the management of allergic rhinitis in Japan. Arerugi, 62：1458-1463, 2013［PMID 24552760］

こぼれ話　薬剤性鼻炎の患者のうち，受診時に「血管収縮薬の点鼻薬を使っている」ことを申告した人は36％程度しかいない，という報告があります〔アレルギー，62(12)：1623-1630, 2013〕．

抗アレルギー薬

37. 『パタノール』と『インタール』, 同じアレルギー点眼液の違いは？
pH・浸透圧と涙の性質

> **Answer** 『パタノール』は，『インタール』より刺激が少ない

　『パタノール（一般名：オロパタジン）』と『インタール（一般名：クロモグリク酸）』は，どちらもアレルギーに使う目薬です．
　『パタノール』は，『インタール』よりも人間の涙に性質（pH・浸透圧）が近いため，**使ったときの刺激や不快感が少ない**という特徴があります．また，長期的に使う場合や花粉の多い日などには『パタノール』が優れる傾向にありますが，短期的な使用で刺激も気にならない場合には，値段の安い『インタール』を選ぶこともあります．

アレルギー点眼液
パタノール点眼液 ／ インタール点眼液
刺激が少ない（涙に近いpH・浸透圧）

眼のアレルギー症状に対する効果

　『パタノール』のような「抗ヒスタミン薬」の点眼と，『インタール』のような「遊離抑制薬」の点眼は，ガイドラインでも同列で選択肢に挙げられており[1]，厳密な使い分けの基準はありません．実際に，眼の痒みや赤みといった症状に対する効果にも違いがないことが報告されています[2]．
　ただし，6週間以上使用した際の効果や，花粉飛散量の多い日の効果は『パタノール』の方がやや優れる傾向にあります[2]．

涙と点眼液のpH・浸透圧

　目薬は，人間の涙と性質が近い方が，使ったときの刺激や不快感は少なくなります．このとき，基準になるのが「pH（中性かどうか）」と「浸透圧（塩分濃度が濃いか薄いか）」です．

人間の涙の「pH」との違い〜涙は中性の液体

　人間の涙は中性で，pHは7.45付近です．そのため，**目薬も中性（pH 6.0〜8.0）であれば，一般的に刺激や不快感がない**とされています[3]．
　『パタノール』のpHは7.0で人間の涙とほぼ同じ[4]ですが，『インタール』のpHは4.0〜

こぼれ話　点眼液のpHや浸透圧比は，後発（ジェネリック）医薬品では大きく異なる場合があります．それに伴って使い心地も変わることに注意が必要です．

7.0と，やや酸性寄り[5]です．そのため，『インタール』は点眼時に一時的な刺激を感じることがあります．

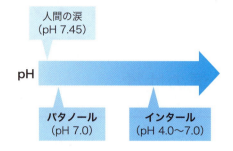

人間の涙の「浸透圧」との違い～涙は生理食塩水と同じ濃さ

人間の涙は体液なので，浸透圧比は生理食塩水と同じ1.0（等張）です．目薬も，浸透圧比が0.7～2.1の範囲であれば刺激や不快感が少ないとされています[3]．

『パタノール』の浸透圧比は0.9～1.1で人間の涙とほぼ同じ性質です[4]が，『インタール』の浸透圧比は0.25と，人間の涙よりも水に近い性質をしています[5]．そのため，『インタール』は点眼時に一時的な刺激を感じることがあります．

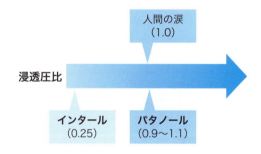

不快でなければ気にしなくてもよい

『インタール』を使ったときに感じる刺激は，pHや浸透圧の差によって感じるもので，真水で目を洗ったときと同じメカニズムのものです．そのため，あくまで一過性の刺激で，害があるわけではありません．

実際，『インタール』を用法どおりに1回1～2滴を1日4回，90日間続けて使っても，刺激によるダメージなどは眼に残らないことが確認されています[5]．そのため，特に不快でなければ気にする必要はなく，値段の安い『インタール』を選ぶこともあります．

> **advice**
>
> **目薬をさした後に，パチパチとまばたきをしない**
>
> 目薬をさした後すぐにまばたきをすると，薬は涙管からすぐに鼻・喉へと流れていってしまい，十分に薬の効果が期待できません．そのため，目を閉じて目頭を軽く抑えたまま，しばらくそのまま薬が眼全体に行き渡るのを待つ必要があります．
>
> 効き目がいま1つと感じる際には，別の薬に変えることも一つの選択肢ですが，その前に

こぼれ話 ステロイドやβ遮断薬の点眼液では，目頭を抑えることで消化管への流入を防ぎ，全身性の副作用を防ぐこともできます．

目薬を正しく使えているかどうかも確認することをお勧めします．

ただし，眼にゴミが入ったときや，プールに入った後など，眼を洗う目的で目薬を使う場合には，パチパチとまばたきをしながら，多めの目薬を使う方がよいこともあります．目的に合わせて正しい点眼をするように指導してください．

💡 Point

❶『パタノール』と『インタール』は，効果にそれほど大きな違いはない．
❷『パタノール』は，『インタール』よりもpH・浸透圧が人間の涙に近く，刺激が少ない．
❸ 目薬をさした後，パチパチまばたきするのは間違い．

▶ コンタクトレンズと「ベンザルコニウム」

点眼液に使われている保存料「ベンザルコニウム」が，ソフトコンタクトレンズに吸着し，眼に悪影響を与える可能性が指摘されています[6]．

そのため，『インタール』や『パタノール』といった点眼液も，**コンタクトレンズはいったん外して使用し，その後10分ほど間を置いてから付け直す**，といった対応が必要です．

保存料の使われていない1回使い切りタイプの『インタール点眼液UD』や，吸着しない保存料の「リン酸水素ナトリウム」と「ホウ酸」を使った点眼液『アレジオン（一般名：エピナスチン）』[7] であれば，コンタクトレンズを付けたまま点眼することができます．付け外しが負担に感じる際は，一度主治医と相談するよう指導します．

ハードのコンタクトレンズには吸着しない

こうした「ベンザルコニウム」の吸着は，**含水性のソフトコンタクトレンズ**で問題になるものです．ハードのコンタクトレンズや，非含水性のソフトコンタクトレンズでは基本的に問題になりません．また，ソフトコンタクトレンズでもワンデー（1日使い捨てタイプ）のものであれば，吸着が問題にならないこともあります．

このように，コンタクトレンズの種類や使う日数によって影響はさまざまです．そのため，自分のコンタクトレンズをどうすべきか迷った場合には，眼科医に相談するよう指導が必要です．

▶『アレジオン』もヒトの涙に近い性質で，刺激は少ない

『アレジオン』は『パタノール』と同様，目薬のなかでも使ったときの刺激や不快感が少ない薬です．これは，薬液のpHや浸透圧が人間の涙と近い性質でつくられているからです．

- ■ pHの比較[3〜5),7]

    人間の涙　：7.45
    アレジオン：6.7〜7.3
    パタノール：7.0
    インタール：4.0〜7.0

- ■ 浸透圧比の比較[3〜5),7]

    人間の涙　：1.0
    アレジオン：0.9〜1.1
    パタノール：0.9〜1.1
    インタール：0.25

こぼれ話　眼に収容できる液体の量は，20〜30μL程度です．点眼液は1滴で40〜50μL程度になるため，通常は1滴で十分な効果が得られます．

添付文書，インタビューフォームの比較

■ 適応症
パタノール：アレルギー性結膜炎
インタール：春季カタル，アレルギー性結膜炎

■ 点眼液のpH
パタノール：7.0
インタール：**4.0**〜7.0

■ 点眼液の浸透圧比
パタノール：0.9〜1.1
インタール：**0.25**（※UDは1.1）

■ 刺激感の副作用頻度
パタノール：0.1％
インタール：0.1〜**5％未満**　（※一過性の刺激に関する注意喚起あり）

■ 用法
パタノール：1回1〜2滴，1日4回
インタール：1回1〜2滴，1日4回

■ 使われている保存料
パタノール：塩化ベンザルコニウム
インタール：塩化ベンザルコニウム　（※UDには不使用）

■ 製造販売元
パタノール：ノバルティスファーマ
インタール：サノフィ

◼ 参考文献

1）「鼻アレルギー診療ガイドライン：通年性鼻炎と花粉症 2016年版（改訂第8版）」（鼻アレルギー診療ガイドライン作成委員会/編），ライフ・サイエンス，2015
2）Katelaris CH, et al：A comparison of the efficacy and tolerability of olopatadine hydrochloride 0.1% ophthalmic solution and cromolyn sodium 2% ophthalmic solution in seasonal allergic conjunctivitis. Clin Ther, 24：1561-1575, 2002 ［PMID 12462286］
3）池田博昭，他：適正使用に必要な医療用点眼剤の情報-総滴数，1滴容量，浸透圧比，pH．病院薬学，24：595-600, 1998
4）パタノール点眼液　インタビューフォーム
5）インタール点眼液　インタビューフォーム
6）Christensen MT, et al：Five-minute removal of soft lenses prevents most absorption of a topical ophthalmic solution. CLAO J, 24：227-231, 1998 ［PMID 9800062］
7）アレジオン点眼液0.05%　添付文書

抗アレルギー薬

38. 『アシテア』と『ミティキュア』，同じ減感作療法の薬の違いは？
抗原量と効果，錠剤の溶けやすさ，漸増方法

> **Answer** 抗原量が多い『アシテア』，錠剤が溶けやすい『ミティキュア』

　『アシテア』と『ミティキュア』は，どちらもダニアレルギーの「減感作療法」に使う同じ成分の薬です．

　治療に使う**抗原の量が多いのは『アシテア』**，**錠剤が溶けやすいのは『ミティキュア』**です．

　抗原の量は異なりますが，今のところ効果・副作用に大きな違いは確認されていません．そのため，薬の飲みやすさや，薬の量の増やし方によって使い分けるのが一般的です．

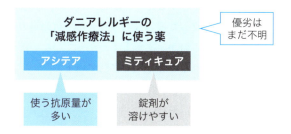

使われている抗原は同じ〜全世界共通のダニ

　「減感作療法」は，アレルギーの原因となる抗原（アレルゲン）をあえて投与することで特殊な免疫反応を起こし，アレルギー反応を弱めてしまうという治療方法ですが，詳しいメカニズムはまだ明らかになっていません．

　『アシテア』と『ミティキュア』は，どちらも「ヤケヒョウヒダニ」と「コナヒョウヒダニ」という2種の培養ダニの抽出液を精製した薬です[1,2]．これは，ダニアレルギーの主な原因となる抗原（アレルゲン）が，全世界共通で「ヤケヒョウヒダニ」と「コナヒョウヒダニ」だからです[3]．

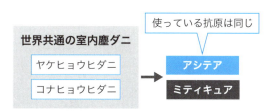

> **こぼれ話**　「ヤケヒョウヒダニ」や「コナヒョウヒダニ」はヒトの垢や汗を餌にするため，枕や布団などに棲み付きます．ヒトを刺すことはありませんが，数が増えるとこれらのダニを餌とする「ツメダニ」が増え，刺咬症の原因にもなります．

抗原量の多い『アシテア』 ～抗原量と効果・副作用の関係

『アシテア』と『ミティキュア』では，治療に使う抗原の量が異なります．

- **『アシテア』と『ミティキュア』の投与量**[1,2]
  『アシテア』　　初期量は 100 IR，維持量は 300 IR
  『ミティキュア』初期量は 3,300 JAU，維持量は 10,000 JAU

『アシテア』の 100 IR は 19,000 JAU，300 IR は 57,000 JAU に相当するため[4]，治療に使う抗原の量は『アシテア』と『ミティキュア』で大きく異なります．

	アシテア	ミティキュア
初期量	19,000 JAU	3,300 JAU
維持量	57,000 JAU	10,000 JAU

従来，「減感作療法」を行う場合には，使う抗原量が多いほど治療効果がよいとされてきました[5]．『アシテア』と『ミティキュア』は，同じ条件で効果を検討しているわけではないため，単純に有効率を比べることはできません．しかし，5倍以上も抗原量が異なるにしては，治療効果や副作用にはそこまで目立った違いはありません．抗原量の多い・少ないが「減感作療法」にどういった影響を与えるのか，まだよくわかっていない部分も多く，これから使用実績が増えていくなかで解明されることが期待されています．

JAU（Japanese Allergy Units）とは

JAU（Japanese Allergy Units）とは，日本アレルギー学会により設定されたアレルゲン活性単位です．「コナヒョウヒダニ」と「ヤケヒョウヒダニ」のアレルゲンエキス 22.2 ～ 66.7 μg/mL が含まれるものを 100,000 JAU/mL とする，と定義されています[6]．

溶けやすい『ミティキュア』 ～崩壊までの時間

『アシテア』は，完全に溶け切ってしまうまで舌下に置いた後，飲み込みます[1]．『アシテア』の錠剤は，およそ3分以内に溶けてしまうように設計されています[4]．

『ミティキュア』は，舌下に1分間置いた後，飲み込みます[2]．『ミティキュア』の錠剤は，**10秒以内に溶け切ってしまう，非常に溶けやすい薬**です[7]．

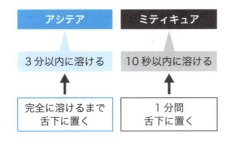

こぼれ話 減感作療法の薬には，スギ花粉症に用いる『シダトレン スギ花粉舌下液』も登場しています．緊急時に対応できる医療機関でなければ使えないのは同じです．

このことから、『ミティキュア』の方が溶けやすく、短い時間で服用できる薬と言えます.

薬の増やし方も違う

「減感作療法」では、急に薬を増やすと強いアレルギー症状「アナフィラキシー・ショック」を起こす恐れがあります．そのため、『アシテア』と『ミティキュア』も、少しずつ増やしていく必要があります．

『アシテア』は通常、最初100 IRからはじめ、3日後に200 IR、6日後に300 IRまで増量します[1]．『ミティキュア』は通常、最初3,300 JAUからはじめ、1週間後に10,000 JAUへ増量します[2]．ただし、これはあくまで基本的な増やし方で、実際には使う人の状況に応じてもっと長い間をかけて増やしていくこともあります.

advice
値段も変わらない

『アシテア』と『ミティキュア』では、現在のところ治療効果や安全性に大きな違いは確認されていません．そのため、特に厳密な使い分けの基準もありません．また、薬の値段もほぼ同じため、現在のところは飲みやすさや扱いやすさといった点で使い分けるのが一般的です.

■ 薬価の比較（2025年改定時）
『アシテア』　　100 IR（55.90），300 IR（175.50）
『ミティキュア』 3,300 JAU（65.60），10,000 JAU（197.80）

今後、含まれる抗原量の違いによってどういった違いが生じてくるのか、あるいは全く違いが生じないのか、いまだ発展途上の治療方法とも言える「減感作療法」の使用実績が増えていくことが期待されています.

専門の医師しか処方できない

『アシテア』や『ミティキュア』を使った「減感作療法」では、アレルギーの原因物質を投与するため、常に強いアレルギー反応（アナフィラキシー・ショック）の副作用に注意する必要があります．重篤なアナフィラキシー・ショックは生命に直結するため、これらの薬は製薬メーカーの講義を受け、試験に合格した医師しか扱うことはできません．そのため、処方箋を扱う薬剤師は、処方した医師がこうした試験に合格しているかどうかを確認しなければなりません.

「減感作療法」の認知度が高まることはよいことですが、どこでも簡単に治療できるようになったと誤解している人も少なくありません．まだまだ発展途上の技術で、高度な知識をもつ専門医でなければ扱えない、ということをきちんと伝える必要があります.

こぼれ話　小児の花粉症患者に減感作療法を行うと、後の喘息発症率が減ることが報告されています（J Allergy Clin Immunol, 114：851-857, 2004 [PMID 15480326]）.

Point

❶『アシテア』と『ミティキュア』の成分は，どちらも同じ2種のダニ抗原．

❷『アシテア』は抗原量が多く，『ミティキュア』は10秒で溶ける．

❸抗原の量は多い方がよいのか，少ない方がよいのか，まだよくわかっていない．

添付文書，インタビューフォームの比較

◆ 使う抗原（アレルゲン）
　アシテア　　：ヤケヒョウヒダニ，コナヒョウヒダニ
　ミティキュア：ヤケヒョウヒダニ，コナヒョウヒダニ

◆ 適応症
　アシテア　　：ダニ抗原によるアレルギー性鼻炎に対する減感作療法
　ミティキュア：ダニ抗原によるアレルギー性鼻炎に対する減感作療法

◆ 製剤に含まれる抗原量
　アシテア　　：100 IR（**19,000 JAU**に相当），300 IR（**57,000 JAU**に相当）
　ミティキュア：3,300 JAU，10,000 JAU

◆ 用法・用量
　アシテア　　：1回100 IRから開始，3日ごとに100 IRずつ増量し，300 IRまで増やす
　ミティキュア：1回3,300 JAUから開始，2週目に10,000 JAUに増やす

◆ 錠剤の溶けやすさ（崩壊性）
　アシテア　　：3分以内
　ミティキュア：**10秒以内**

◆ 臨床試験での有効率
　アシテア　　：平均調整鼻症状スコア（FAS）が－1.11（vs. プラセボ）
　ミティキュア：総合鼻症状薬物スコアが－1.15（vs. プラセボ）

◆ 臨床試験での主な副作用の発生率
　アシテア　　：咽喉刺激感（21.0％），口腔浮腫（20.0％），口腔そう痒（18.3％），耳そう痒（10.4％）
　ミティキュア：咽喉刺激感（12.9％），口腔浮腫（16.9％），口腔そう痒（14.5％），耳そう痒44例（7.0％）
　　　　　　　　ほか，喉や口の不快感（20.9％）など

◆ 製造販売元
　アシテア　　：塩野義製薬
　ミティキュア：鳥居薬品

参考文献

1）アシテアダニ舌下錠　添付文書
2）ミティキュアダニ舌下錠　添付文書
3）Arlian LG, et al：Dust mite allergens: ecology and distribution. Curr Allergy Asthma Rep, 2：401-411, 2002［PMID 12165207］
4）アシテアダニ舌下錠　インタビューフォーム
5）日本耳鼻咽喉科学会会報，93（10），1990
6）Takai T, et al：Japanese Society of Allergology Task Force Report on standardization of house dust mite allergen vaccines. Arerugi, 63：1229-1240, 2014［PMID 25492878］
7）ミティキュアダニ舌下錠　インタビューフォーム

こぼれ話　『アシテア』と『ミティキュア』はどちらも5歳以上での安全性と有効性が認められ，2018年2月に小児への使用が承認されました（用量同じ）．「舌下投与」が正しく行えることが条件です．

経口ステロイド

39. 『プレドニン』と『リンデロン』，同じステロイド内服薬の違いは？
作用の強さ・長さ，用法の工夫，大量投与

> **Answer** 飲み方を工夫しやすい『プレドニン』，
> 　　　　　強力で大量投与に適した『リンデロン』

『プレドニン（一般名：プレドニゾロン）』と『リンデロン（一般名：ベタメタゾン）』は，どちらもステロイドの内服薬です．

『プレドニン』は効き目が適度に続くため，隔日（1日おき）で飲んだり，朝夕で飲む量を変えたりと，副作用を減らすための**工夫をしやすい薬**です．また『プレドニン』は，ある程度の量までは胎盤で分解されてしまうため，妊娠中でも比較的安全に使えることも特徴です．

『リンデロン』は，『プレドニン』より効き目が強力で長続きします．さらに電解質への影響が小さいため，**大量投与に適した薬**です．

```
           ステロイド（内服薬）
         ┌─────────┬─────────┐
         プレドニン      リンデロン
    隔日・朝夕の調節など   強力で長続き
    飲み方を工夫できる    大量投与できる
```

『プレドニン』の使いやすさ〜作用時間と飲み方の工夫

ステロイドの内服薬は，その作用時間によって「短時間型」・「中間型」・「長時間型」の3つに分類することができます[1]．

- **短時間型のステロイド内服薬（生物学的半減期：8〜12時間）**
  『コートン（一般名：コルチゾン）』
  『コートリル（一般名：ヒドロコルチゾン）』

- **中間型のステロイド内服薬（生物学的半減期：12〜26時間）**
  『プレドニン（一般名：プレドニゾロン）』
  『メドロール（一般名：メチルプレドニゾロン）』

こぼれ話 ステロイドは胃を荒らすことがあるため食後に服用するのが一般的です．特に，NSAIDsと併用した場合は消化性潰瘍のリスクが約15倍に高まることが報告されています（Ann Intern Med, 114：735-740, 1991 [PMID 2012355]）．

■ 長時間型のステロイド内服薬（生物学的半減期：36～54時間）
『リンデロン（一般名：ベタメタゾン）』
『デカドロン（一般名：デキサメタゾン)』

　ステロイドは副作用が問題になることも多いですが，さまざまな病気の治療にきわめて効果的です．そのため，高い効果を維持しながら，できるだけ副作用を減らせるよう，さまざまな工夫が試行錯誤されてきました．

　そのなかで現在も行われているのは，**隔日（1日おき）で飲む**，**朝は多め・夜は少なめに量を調節する**，といったものがあります[2]．しかし，「短時間型の薬」では，飲む回数や量を減らすと途中で効き目が切れてしまう恐れがあります．逆に，「長時間型の薬」では作用が安定してしまうため，飲み方を多少変えたところで大勢には影響せず，工夫の効果は薄くなります．

　その点「中間型」の『プレドニン』は，作用時間が長すぎず短かすぎず，適度に効き目が続きます．そのため，こうした**飲み方の工夫の恩恵を得やすい**薬です．

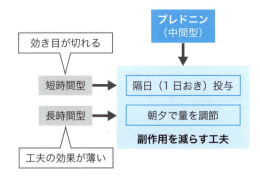

『リンデロン』の強さ～抗炎症作用の強弱と換算量

　ステロイドの内服薬は，「ヒドロコルチゾン」を基準として，炎症を抑える効果の強弱が評価されています．

■「ヒドロコルチゾン」を1とした場合の，抗炎症作用[3]

『コートン（一般名：コルチゾン）』	0.8
『コートリル（一般名：ヒドロコルチゾン）』	1.0
『プレドニン（一般名：プレドニゾロン）』	**4.0**
『メドロール（一般名：メチルプレドニゾロン）』	5.0
『デカドロン（一般名：デキサメタゾン）』	25.0～30.0
『リンデロン（一般名：ベタメタゾン）』	**25.0～30.0**

　このように『リンデロン』は，同じ量の『プレドニン』よりも抗炎症作用が7～8倍強力です[1,2]．また，作用も長続きする「長時間型」であることから，強い効き目が長続きする薬と言えます．そのため，ステロイドが大量に必要な場合（パルス療法）や，ほかのステロイドでは効かないような場合に選択されます．

> **こぼれ話**　ステロイドを大量・長期で内服している場合は，麻疹・風疹・水痘・ロタウイルス・BCG等の生ワクチン接種ができないことにも注意が必要です．

『リンデロン』が大量投与（パルス療法）に適する理由

ステロイドの作用には，炎症を抑える「糖質コルチコイド作用」と，電解質に影響する「鉱質コルチコイド作用」の2種類があります．

『リンデロン』は，『プレドニン』と違って電解質への影響が小さいという特徴があります．

■「ヒドロコルチゾン」を1とした場合の，電解質（鉱質コルチコイド）作用[3]

『コートン（一般名：コルチゾン）』	0.8
『コートリル（一般名：ヒドロコルチゾン）』	1.0
『プレドニン（一般名：プレドニゾロン）』	**0.8**
『メドロール（一般名：メチルプレドニゾロン）』	＜0.01
『デカドロン（一般名：デキサメタゾン）』	＜0.01
『リンデロン（一般名：ベタメタゾン）』	**＜0.01**

ステロイドによる電解質への影響が強くなりすぎると，血圧が上がるなどの副作用が現れる場合があります．そのため，**炎症を抑える効果が強力で長続きし，さらにこの電解質への影響が少ない『リンデロン』**は，大量投与（パルス療法）に適した薬と言えます．

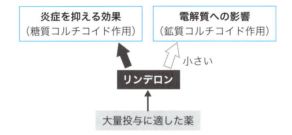

妊娠中の安全性〜胎盤での分解

胎盤には，ステロイドを分解・不活性化する「11β-ヒドロキシステロイド脱水素酵素（2型）」が多く存在しています[4]．この酵素によって『プレドニン』は90％近くが不活性化されるため，**1日20 mg以下であれば胎児にまで影響することはありません**[5]．

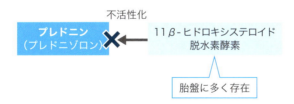

『リンデロン』は不活性化率が低い

『リンデロン』の場合，胎盤での不活性化は約33％と『プレドニン』よりも低くなっています[5]．そのため，妊娠中にステロイドが必要になった場合には，より胎児へ移行しにくい『プレドニン』を使うのが一般的です．

ただし，妊娠中の薬の安全性評価の一つである「オーストラリア基準」では，『プレドニ

こぼれ話　「プレドニン換算」で1日5 mg以上を服用していると，骨粗鬆症のリスクになるとされています（日本骨代謝学会「ステロイド性骨粗鬆症の管理と治療ガイドライン（2014）」）．

ン』と『リンデロン』はどちらも最もリスクの低い【A】に分類され，妊婦に対しても基本的に安全な薬とされています．これは，抗アレルギー薬や解熱鎮痛薬よりも安全とされる評価です．

■ よく使われる薬の安全性評価の例
　『アレグラ（一般名：フェキソフェナジン）』　→　【B2】(☞ p.129)
　『ロキソニン（一般名：ロキソプロフェン）』　→　【C】(☞ p.113)

advice

決められた1日量を，決められた期間飲むことが大切

　ステロイドは，劇的な効果があるため，強烈な副作用があるように思われています．しかし，多くの人が想像している強烈な副作用は，ほとんどがドーピング等で過量摂取した場合に起こる副作用で，病気の治療で使う量，特にアレルギーに使う少量で起こることは基本的にありません．自己判断で飲む量を変えたり，途中で止めてしまったりすると，病状が悪化したり，別の副作用（離脱症状など）を起こす恐れもあります．決められた1日量を，決められた期間，きちんと指示どおりに服用することが，ステロイドの副作用を最も少なく抑える最善の方法であることを伝えるようにしてください．

　また，最近は**インターネットやSNSなどで極端に偏った情報が拡散されている事例**もたくさんあります．何か不安や疑問を感じた場合には，一人で調べて考え込んだり薬を止めたりするのではなく，かかりつけの医師・薬剤師に相談するよう指導することも必要です．

💡 Point

❶『プレドニン』は作用時間が適度で，隔日投与や朝夕での調節がしやすい．
❷『リンデロン』は強力な抗炎症効果をもち，電解質への影響も少ないので，大量投与に適している．
❸ 特に，1日20 mg以下の『プレドニン』は，妊婦でも安全に使える．

▶『プレドニン』を朝1回，もしくは朝多めに飲む理由

　そもそも「ステロイド」とは，身体に元から存在する「コルチゾール」というホルモンのことです．この「コルチゾール」は，**朝にたくさん分泌され，夕方〜夜になってくると分泌が減る**，という増減リズム（日内変動）をしています．

　もし薬を夜1回で飲んだり，朝より夜に多い量を飲んだりすると，この自然なリズムが乱れます．こうした乱れは，夜に目が冴えて眠れなくなったり，「コルチゾール」を分泌している副腎に悪影響を与えたりといった副作用の原因になることがわかっています．

　こうした副作用を避けるため，『プレドニン』などのステロイドは，朝1回もしくは朝多めの量を服用するといったように，日内変動に沿った服用方法がとられます[6]．ただし，夜勤などで昼夜逆転している場合には日内変動そのものが逆転していることもあります．生活リズムが特殊な人には個別に対応する必要があります．

添付文書，インタビューフォームの比較

◆ **一般名**
プレドニン：プレドニゾロン
リンデロン：ベタメタゾン

◆ **用法・用量**
プレドニン：通常，1日5〜60 mgを1〜4回にわけて
リンデロン：通常，1日0.5〜8 mgを1〜4回にわけて

◆ **生物学的半減期による分類**
プレドニン：**中間型**
リンデロン：**長時間型**

◆ **抗炎症（糖質コルチコイド）作用の強さ：ヒドロコルチゾン換算**
プレドニン：4.0
リンデロン：**25.0〜30.0**

◆ **電解質（鉱質コルチコイド）作用の強さ：ヒドロコルチゾン換算**
プレドニン：0.8
リンデロン：**<0.01**

◆ **剤形の種類**
プレドニン：錠（5 mg），注射，眼軟膏
リンデロン：錠（0.5 mg），散，シロップ，注射，坐薬（0.5 mg，1.0 mg）ほか外用剤 (☞ p.374)

参考文献

1) Siegel SC : Overview of corticosteroid therapy. J Allergy Clin Immunol, 76：312-320, 1985 ［PMID 4019959］
2) 「今日の治療薬 2016」（浦部晶夫，他/編），南江堂，2016
3) リンデロン錠　インタビューフォーム
4) Morton NM & Seckl JR : 11beta-hydroxysteroid dehydrogenase type 1 and obesity. Front Horm Res, 36：146-164, 2008 ［PMID 18230901］
5) Chi CC, et al : Evidence-based (S3) guideline on topical corticosteroids in pregnancy. Br J Dermatol, 165：943-952, 2011 ［PMID 21729030］
6) Morimoto Y, et al : The effect of steroid's preparations, doses and administration methods on the suppression of adrenocortical functions during corticosteroid therapy in chronic diseases (author's transl). Nihon Naika Gakkai Zasshi, 67：57-68, 1978 ［PMID 632638］

吸入ステロイド

40. 『アドエア』と『シムビコート』，同じ喘息吸入薬の違いは？
デバイスと吸入回数，有効成分の性質差

> **Answer** 噴霧型のデバイスがある『アドエア』，
> 吸入回数を調節できる『シムビコート』

『アドエア（一般名：フルチカゾン＋サルメテロール）』と『シムビコート（一般名：ブデソニド＋ホルモテロール）』は，どちらも喘息治療に使う吸入薬です．

『アドエア』には息を吸う力が弱い人でも扱える噴霧型（MDI）のデバイスがあり，高齢者や幼児でも使いやすい薬です．

『シムビコート』は症状によって用量を調節でき，さらに頓服としての使い方もできます．

『アドエア』と『シムビコート』には，炎症を抑える「吸入ステロイド」と，気管支を広げる「β₂刺激薬」の2種類の薬が入っています．ともに喘息治療の中心となる薬で，厳密な使い分けが必要なほど効果に大きな違いはありません．そのため，こうしたデバイスや用法・用量の違いによって使い分けることがあります．

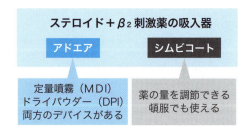

デバイスの違い

吸入薬のデバイス（機器）には，「定量噴霧吸入器（MDI）」と「ドライパウダー吸入器（DPI）」の2種類があります．それぞれ，一長一短の特徴があるため，使う人の状況に応じてデバイスを選びます．

- **定量噴霧吸入器（MDI）**
  必要な量の薬が霧状になって出てくるため，それを吸い込むタイプの吸入器．
  吸入…ゆっくり行う．
  長所…吸い込む力が弱くても，適切な量の薬を吸入できる．
  短所…薬を出すタイミングと，息を吸い込むタイミングを合わせる必要がある．

> **こぼれ話** 長時間作動型β₂刺激薬は，必ず吸入ステロイドと併用することや，喘息コントロールが達成された時点で中止を考慮するようFDAが勧告しています（N Engl J Med, 362：1169-1171, 2010 [PMID 20181964]）．

- ドライパウダー吸入器（DPI）
  吸入器に充填されている粉末状の薬を，自分で吸い込むタイプの吸入器．
  使い方…強く，速く行う．
  長所…添加物である噴霧剤（ガス）が入っていないため，においや刺激が少ない．
  短所…吸う力が弱いと，必要な量の薬を吸入できないことがある．

『アドエア』には，「定量噴霧吸入器（MDI）」の「エアゾール」と，「ドライパウダー吸入器（DPI）」の「ディスカス」と，両タイプの吸入器があります．

特に，喘息の症状がひどいときは，元から息を吸う力の弱い高齢者や子どもでは，さらに息を吸いにくくなっていることがあります．そういった場合でも，「定量噴霧吸入器（MDI）」のある『アドエア』は使いやすい薬と言えます．

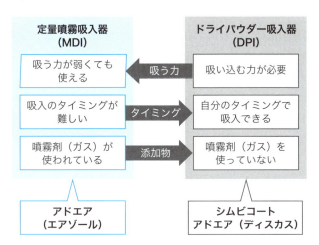

吸入回数の違い，頓服で使えるかどうか

『アドエア』も『シムビコート』も，通常は1回1〜2吸入を1日2回（合計2〜4吸入）で使います[1,2]．

病状が安定している場合には問題ありませんが，急に症状が悪化した場合には薬を増やす必要があります．このとき，『アドエア』には用法・用量に幅がないため，薬を変更するなどの対応が必要です．

一方，『シムビコート』は維持療法として1日合計8吸入まで薬の量を増やすことができます[2]．さらに，喘息発作が起きた場合には頓服で使う方法もあります[2]．このことから，『シムビコート』は1つの薬だけで薬の量を調節して使うことができる便利な薬と言えます．

- シムビコートの頓服の使用方法[2]
  ① 発作が起きた際に追加で1吸入．
  ② 数分経っても治まらない場合にはさらに1吸入を追加する．
  ③ ①〜②をくり返し，1回の発作につき最大6吸入まで，1日最大12吸入まで増量可能．

こぼれ話　気管支喘息は，副鼻腔炎や逆流性食道炎，睡眠時無呼吸症候群などの合併症によって増悪し，またアスピリン喘息や食事アレルギー，喫煙なども悪化の原因になります．

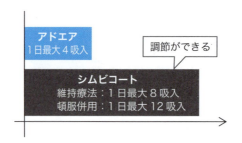

有効成分の違いと，実際の治療効果

「吸入ステロイド」と「β₂刺激薬」は，一緒に使うことで相乗効果を発揮します[3]．そのため，ガイドラインでも喘息が軽症の段階から併用するのが治療の基本として推奨されています[4]．この2種類の薬は，昔は別々の吸入薬として使われていましたが，配合薬として吸入した方が楽で効果も高いことから，現在は『アドエア』や『シムビコート』などの配合薬が使われています．

気管支喘息の治療に対しては，『アドエア』と『シムビコート』のどちらも少ない副作用で非常に高い効果があり，**厳密な使い分けが必要なほどの違いはありません**が，細かな違いとしては以下のような差があります．

ステロイドの違い〜「フルチカゾン」と「ブデソニド」

『アドエア』に使われている「フルチカゾン」と，『シムビコート』に使われている「ブデソニド」は，どちらも過剰な免疫を抑えて炎症を鎮めるステロイドです．

「フルチカゾン」の方が，「ブデソニド」よりも免疫抑制・抗炎症作用は10倍ほど強いことが知られています[5]．実際，喘息治療に対する「吸入ステロイド」単独の効果は，「フルチカゾン」の方が「ブデソニド」よりも高いことが報告されています[6]．

一方で，慢性閉塞性肺疾患（COPD）の患者に対して『アドエア』と『シムビコート』を使っていた場合，免疫抑制作用の強い『アドエア』の方が肺炎発症のリスクが高かったことも報告されています[7]．

このことから，「吸入ステロイド」としては『アドエア』に使われている「フルチカゾン」の方が効果も高い分，副作用のリスクも高く，より慎重に扱わなければいけない薬であると言えます．

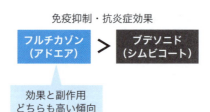

> **こぼれ話** COPDに対する，吸入ステロイド＋長時間作用型抗コリン薬＋長時間作用型β₂刺激薬のトリプル吸入療法の効果が報告されています（FULFIL Trial：Am J Respir Crit Care Med, 2017（Epub ahead of print）[PMID 28375647]）．

β₂刺激薬の違い〜「サルメテロール」と「ホルモテロール」

『アドエア』に使われている「サルメテロール」と,『シムビコート』に使われている「ホルモテロール」は,どちらも気管支平滑筋弛緩作用により気管支を広げて呼吸を楽にする「β₂刺激薬」です.

「サルメテロール」は量を増やしても効果はそれほど変わりませんが,「ホルモテロール」は量を増やすことで気管支拡張効果も高くなる特徴(用量依存性)をもっています[8].『シムビコート』が症状に合わせて吸入量を増やすことができるのは,このためです.

サルメテロール (アドエア)	ホルモテロール (シムビコート)
薬の量を増やしても効果は変わらない	薬の量を増やせば効果も高くなる

advice
使い方に不安がある場合は,遠慮せず薬剤師に相談を

『アドエア』と『シムビコート』のどちらがよいか,という議論はさまざまあり,明確な結論は出ていません.こうした薬の細かな効能差よりも,**きちんと吸入器を使えるかどうかの方が,喘息の治療には大きな影響を与えます**.特に,続けて使っているうちに**自己流の間違った癖が身についていく場合も多く**,こうした間違った癖によって薬の効き目が不十分となり,病状が悪化することもあります.

吸入薬の使い方を矯正することは,病状の悪化を防ぐ重要な要素の一つです.そのため,ときどきは吸入薬を正しく使えているかどうかを確認するようにしてください.

Point
❶『アドエア』は,「定量噴霧(MDI)」と「ドライパウダー(DPI)」の両タイプがある.
❷『シムビコート』は,一つの薬で用量調節・頓服の使い方ができる.
❸吸入薬は,「正しくきちんと使えているかどうか」が効き目に大きく影響する.

▶ 吸入補助器具を使う方法

「定量噴霧吸入器(MDI)」では,特に薬を噴霧するタイミングと息を吸い込むタイミングを合わせる,という吸入方法を難しく感じる人が少なくありません.そういった場合,自然な呼吸で吸入できる「ネブライザー」や,自分のタイミングで薬を吸入できる「スペーサー」などの吸入補助器具を使うこともできます.

▶ 吸入した後は,うがいを忘れずに

「ステロイド」の成分が口や喉に残っていると,口の中で菌が増えたり,声が嗄れたりといった副作用を起こす恐れがあります.
「β₂刺激薬」の成分が口や喉に残っていると,粘膜から薬が吸収されて不必要な全身作用を起こす恐れがあります.
吸入薬を使った後は,うがいを忘れずに行うよう指導する必要があります.吸入後のうがいが

こぼれ話　成人の喘息治療では,吸入ステロイドに「ホルモテロール」や「サルメテロール」を併用しても,有害事象は増えないことがわかっています(Cochrane Database Syst Rev, Feb 6(2): CD010314, 2014 [PMID 24504983]).

難しい場合は，食前に吸入することで，食事をうがい代わりにすることもできます．継続できる対策を提案するようにしてください．

▶ 実際に，使いにくさが治療効果に影響する例

使いにくさが，実際の治療効果に影響することは，さまざまな薬で実例が報告されていますが，最も有名なものは「喘息」の治療に使う吸入薬です．

臨床試験では，「ステロイド（吸入薬）」と「β_2刺激薬（吸入薬）」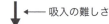を併用した方が，「ステロイド（吸入薬）」と「抗ロイコトリエン薬（内服薬）」（☞ p.145）を併用するよりも，高い効果が得られることがわかっています[9]．

しかし，飲めばよい内服薬と比べ，吸入薬は使い方が面倒で難しく，特に使い続けているうちに自己流の癖が身につき，しだいに正しい方法での吸入ができなくなっていく傾向があります．

こうした影響によって，実際の臨床現場では「β_2刺激薬（吸入薬）」と「抗ロイコトリエン薬（内服薬）」とで効果は大して変わらなくなってしまうことがわかっています[10]．

理論上の効果
β_2刺激薬 ＞ 抗ロイコトリエン薬

↓ ← 吸入の難しさ

実際の効果
β_2刺激薬 ≒ 抗ロイコトリエン薬

このように薬で得られる効果は，実際に薬を使う人の理解度や手技によっても大きく影響されます．いかに正しく薬を使うか，が重要視されるのは，このためです．

添付文書，インタビューフォームの比較

◆ **ステロイドの成分**
　アドエア　　：フルチカゾン
　シムビコート：ブデソニド

◆ **β_2刺激薬の成分**
　アドエア　　：サルメテロール
　シムビコート：ホルモテロール

◆ **適応症**
　アドエア　　：気管支喘息，慢性閉塞性肺疾患
　シムビコート：気管支喘息，慢性閉塞性肺疾患

◆ **デバイス（吸入器）の種類**
　アドエア　　：**エアゾール〔定量噴霧吸入器（MDI）〕**，ディスカス〔ドライパウダー吸入器（DPI）〕
　シムビコート：タービュヘイラー〔ドライパウダー吸入器（DPI）〕

◆ **1日の吸入最大量**
　アドエア　　：4吸入
　シムビコート：**維持療法で8吸入，頓服併用で12吸入**

◆ **製造販売元**
　アドエア　　：グラクソ・スミスクライン
　シムビコート：アストラゼネカ

こぼれ話　気管支喘息に対する，吸入ステロイド（ICS）＋長時間作用型β刺激薬（LABA）＋長時間作用型抗コリン薬（LAMA）の3剤配合吸入薬『エナジア』が2020年6月に承認されました．

■ 参考文献

1) アドエア　添付文書
2) シムビコート　添付文書
3) Howarth PH, et al：Synthetic responses in airway smooth muscle. J Allergy Clin Immunol, 114：S32-S50, 2004 ［PMID 15309017］
4) 「喘息予防・管理ガイドライン 2015」（日本アレルギー学会喘息ガイドライン専門部会／監,「喘息予防・管理ガイドライン 2015」作成委員／著），協和企画，2015
5) Ek A, et al：Fluticasone and budesonide inhibit cytokine release in human lung epithelial cells and alveolar macrophages. Allergy, 54：691-699, 1999 ［PMID 10442524］
6) Barnes NC, et al：Clinical experience with fluticasone propionate in asthma: a meta-analysis of efficacy and systemic activity compared with budesonide and beclomethasone dipropionate at half the microgram dose or less. Respir Med, 92：95-104, 1998 ［PMID 9519232］
7) Janson C, et al：Pneumonia and pneumonia related mortality in patients with COPD treated with fixed combinations of inhaled corticosteroid and long acting β_2 agonist: observational matched cohort study (PATHOS). BMJ, 346：f3306, 2013 ［PMID 23719639］
8) Källström BL, et al：The interaction between salmeterol and beta 2-adrenoceptor agonists with higher efficacy on guinea-pig trachea and human bronchus in vitro. Br J Pharmacol, 113：687-692, 1994 ［PMID 7858856］
9) Chauhan BF & Ducharme FM：Addition to inhaled corticosteroids of long-acting beta2-agonists versus anti-leukotrienes for chronic asthma. Cochrane Database Syst Rev：CD003137, 2014 ［PMID 24459050］
10) Price D, et al：Leukotriene antagonists as first-line or add-on asthma-controller therapy. N Engl J Med, 364：1695-1707, 2011 ［PMID 21542741］

去痰・鎮咳薬

41. 『ムコダイン』と『ムコソルバン』，同じ去痰薬の違いは？
痰への作用と粘膜への作用

> **Answer** 『ムコダイン』は痰や鼻水，『ムコソルバン』は気道に作用する

『ムコダイン（一般名：L-カルボシステイン）』と『ムコソルバン（一般名：アンブロキソール）』は，どちらも痰や鼻水を出しやすくする「去痰薬」です．

『ムコダイン』は，痰や鼻水のねばつき（粘度）を減らし，サラサラにします．

『ムコソルバン』は，気道の粘膜を整え，痰や鼻水を引っかかりにくくします．

『ムコダイン』と『ムコソルバン』は，名前もよく似て同じ目的で使う薬ですが，作用は全く異なる別の薬です．そのため症状によって使い分けたり，より高い効果を期待して併用したりします．

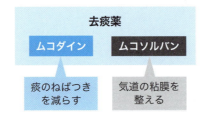

痰や鼻水のねばつき（粘度）を減らす『ムコダイン』

『ムコダイン』は，痰や鼻水のねばつき（粘度）を減らし，出しやすくする「**気道粘液調整薬**」です．

喉や鼻の粘膜は常に粘液を出し，細菌やウイルスなどの外敵をひっつけて捕まえることで，体内への侵入を防いでいます．喉や鼻に入ってくる外敵の量が増えてくると，外敵をより捕まえやすくするために，高い粘度の粘液をつくるようになります．このとき，粘度を高めるために「シアル酸（α-N-Acetylneuraminic acid, Sialic Acid）」や「フコース（α-L-Fucose）」といった糖を増やします[1]．しかし，あまりに粘度が高くなると痰や鼻水は絡み付くようになり，吐き出せなくなります．

『ムコダイン』は，この「シアル酸」と「フコース」の割合を適度に整えることによって，**異常にねばついた痰や鼻水のねばつき（粘度）を減らし**，サラサラにして出しやすくする作用があります[2]．

こぼれ話 糖蛋白を分解する作用をもつ『ビソルボン（一般名：ブロムヘキシン）』も去痰薬として使われますが，「気道粘液溶解剤」という薬効に分類されています．

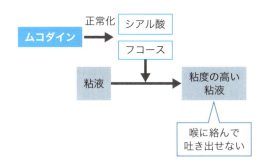

慢性閉塞性肺疾患（COPD）にも効果

『ムコダイン』には痰の粘度を下げるだけでなく、粘液そのものの出すぎを抑える効果もあります[2]．こうした複合的な作用によって、『ムコダイン』には慢性閉塞性肺疾患（COPD）で起こる呼吸困難や痰の増加といった急性増悪を減らす効果も報告されています[3]．

気道の粘膜を整える『ムコソルバン』

『ムコソルバン』は、気道の粘膜を整えることで痰を出しやすくする「**気道潤滑薬**」です．

肺からは「肺表面活性物質（肺サーファクタント）」と呼ばれる物質が分泌され、気道の滑りをよくしています．『ムコソルバン』は、この物質を増やすことで**気道の滑りをよくし**、痰や鼻水を出しやすくする作用があります[4]．

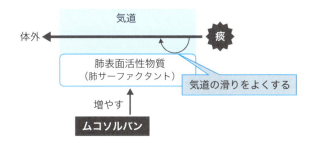

肺表面活性物質（肺サーファクタント）の作用は、洗剤と同じイメージ

「肺表面活性物質（肺サーファクタント）」の性質は、洗剤などと同じ「界面活性剤」の一種です．洗剤がついたお皿は汚れが落ちやすくなり、ツルツルと滑りやすくなるように、気道も滑らかになって痰や鼻水を出しやすくなります．またほかにも、肺胞表面の水分の表面張力を弱めることで、肺が膨らんだりしぼんだりしやすくなるようにする役割もあります．

『ムコダイン』と『ムコソルバン』を併用する意味

『ムコダイン』は痰や鼻水などの粘液、『ムコソルバン』は粘膜と、それぞれ作用するポイントが異なります．そのため、併用することで別方面から「去痰」という目的にアプローチすることができます．このことから、『ムコダイン』と『ムコソルバン』の併用は理に叶っており、多くの病院で併用処方されています．実際、市販薬の『パブロンSゴールドW』では、この2つの薬が配合された処方になっています[5]．

こぼれ話　「肺サーファクタント」の代わりとして作用する『サーファクテン（一般名：肺サーファクタント製剤）』は、肺の換気能力を安定・維持させる薬で、呼吸窮迫症候群に用います．

advice

あくまで補助的だが，効き目の違いを意識して説明を

『ムコダイン』や『ムコソルバン』は，内科や小児科でもよく使われる薬です．しかし，感染症の場合は抗菌薬，気管支喘息が起きている場合は吸入ステロイド（☞ p.170）など，治療の主軸となる薬と併せて補助的に使うのが一般的です．そのため，患者自身も効いているのか効いていないのかがよくわからず，薬の錠数も増えるため「なぜこんなにたくさんの薬を飲まないといけないのか」と感じてしまうことが少なくありません．

去痰薬の効き目の違いや併用の意味と併せて，医療用の薬は基本的に1つの錠剤に1つの有効成分しか入っていないため，錠剤の数は増えても飲む薬の種類は市販薬より多くならないことをきちんと伝える必要があります．

『ムコダイン』や『ムコソルバン』は副作用も少なく安心して使える薬ですが，たかが去痰薬とないがしろにすることなく，痰や鼻水・粘膜に対する作用の違いを意識しながら指導するようにしてください．

💡 Point

❶『ムコダイン』は，痰や鼻水の「ねばつき」を減らす薬．
❷『ムコソルバン』は，喉や鼻の「粘膜の滑り」をよくする薬．
❸別の作用で去痰にアプローチできるため，併用することもある．

▶ 気管支喘息では，痰のねばつきは致命的になる

ひどい気管支喘息の場合，炎症で狭くなった気管支に粘度の高い痰が引っかかることで気道が完全に閉塞し，窒息死を起こすことがあります．

特に，市販薬にも含まれる咳止め薬「リン酸コデイン」は，痰の粘度を高める作用があるため，**喘息には禁忌**であることに注意が必要です[6]．

咳が続く場合は咳止めを使い続けるのではなく，病院で咳の原因を明確にし，適切な治療を受けるよう指導してください．

▶ 風邪の咳にも，良い選択肢になる

『ムコダイン』[7]や『ムコソルバン』[8]は，速効性は期待できないものの，風邪などの急性の咳にも効果が報告されています．副作用も少なく比較的安価なため，風邪薬としてもよい選択肢になります．

添付文書，インタビューフォームの比較

◆ **薬効分類**
　ムコダイン　：気道粘液調整・粘膜正常化剤
　ムコソルバン：気道潤滑去痰剤

◆ **共通する適応症**
　急性気管支炎，気管支喘息，慢性気管支炎，気管支拡張症，肺結核の去痰，慢性副鼻腔炎の排膿
　※『**ムコダイン**』だけにある適応症
　　上気道炎の去痰，滲出性中耳炎の排液（ドライシロップ，シロップのみ）

> **こぼれ話**　『ムコソルバン』のL錠やLカプセルは1日1回の服用でよい製剤ですが，早朝覚醒時や起床時に痰が強く絡む場合，夕食後や就寝前の服用がよいとされています（新薬と臨牀，63：1964-1980, 2014）．

※『ムコソルバン』だけにある適応症
　塵肺症，手術後の喀痰喀出困難の去痰

◆ **剤形の種類**
　ムコダイン　：錠剤，ドライシロップ，シロップ
　ムコソルバン：錠剤，L錠・Lカプセル（徐放性：1日1回），ドライシロップ，シロップ，内用液

◆ **製造販売元**
　ムコダイン　：杏林製薬
　ムコソルバン：帝人ファーマ

■ **参考文献**

1）安岡 劭，他：慢性気道疾患患者の喀痰中のフコースとシアル酸の分析．気管支学，8：312-320，1986
2）ムコダイン錠　添付文書
3）Zheng JP, et al：Effect of carbocisteine on acute exacerbation of chronic obstructive pulmonary disease (PEACE Study): a randomised placebo-controlled study. Lancet, 371：2013-2018, 2008 [PMID 18555912]
4）ムコソルバン錠　インタビューフォーム
5）パブロンSゴールドW錠　添付文書
6）コデインリン酸塩散1％「タケダ」　添付文書
7）Chalumeau M & Duijvestijn YC：Acetylcysteine and carbocysteine for acute upper and lower respiratory tract infections in paediatric patients without chronic broncho-pulmonary disease. Cochrane Database Syst Rev：CD003124, 2013 [PMID 23728642]
8）Chenot JF, et al：Efficacy of Ambroxol lozenges for pharyngitis: a meta-analysis. BMC Fam Pract, 15：45, 2014 [PMID 24621446]

去痰・鎮咳薬

42. 『メジコン』と『アスベリン』，同じ鎮咳薬の違いは？
効果・副作用の差，小児への安全性

> **Answer** 強力な『メジコン』，小さな子どもに使いやすい『アスベリン』

　『メジコン（一般名：デキストロメトルファン）』と『アスベリン（一般名：チペピジン）』は，どちらも延髄の咳中枢に作用し，咳反射を抑制する中枢性の鎮咳薬です．
　『メジコン』の方が，鎮咳薬としての効果が**強力**です．
　『アスベリン』は，**副作用が少なく，小さな子どもに使いやすい**薬です．
　ただし，『メジコン』や『アスベリン』のような鎮咳薬がすべての咳に効くわけではありません．喘息や逆流性食道炎・副鼻腔炎などの病気が原因で咳が出ている場合には，病気の根本的治療を行う必要があります．

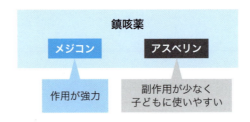

『メジコン』の強力な鎮咳作用～「リン酸コデイン」との比較

　『メジコン』と『アスベリン』の鎮咳作用を同じ条件で比較したデータはありませんが，どちらも強力な鎮咳薬である「リン酸コデイン」と比較した結果が報告されています．
　『メジコン』は10～20 mg（通常1回量15～30 mg）で，「リン酸コデイン」の15 mg（通常1回量20 mg）と同じ効果が得られる，とされています[1]．つまり，『メジコン』は**普通に使う量で，「リン酸コデイン」と同じくらいの効果**だということです．実際，『メジコン』と「リン酸コデイン」の治療効果を比較した研究でも，優劣についてさまざまな報告があることから，効果の強弱については明確な結論付けがされていません[2]．
　一方，『アスベリン』も「リン酸コデイン」と同じくらいの作用を発揮する，とされています[3]．しかし，このときに使われた『アスベリン』の量は16 mg/kgと，通常量よりかなり多い量です（※『アスベリン』の通常量：1日60～120 mgは，体重60 kgの成人でも1～2 mg/kg）．つまり，『アスベリン』で「リン酸コデイン」と同じ効果を得るためには，かなり**多い量を使う必要がある**ことを意味しています．
　このことから，一般的な用量を考慮すると，「リン酸コデイン」に匹敵する効果をもつ『メ

こぼれ話 『メジコン』と「キニジン」の配合薬（NUEDEXTA）は海外で仮性球情動の治療薬として使われていますが，アルツハイマー型認知症の興奮状態を抑制するという報告もあります（JAMA, 314：1242-1254, 2015 [PMID 26393847]）．

ジコン』の方が『アスベリン』よりも強力な鎮咳薬であると言えます．

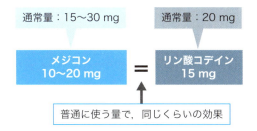

『アスベリン』が子どもに使いやすい理由

　『メジコン』は0歳3カ月から，『アスベリン』は0歳からの用量が設定されています[4,5]．そのため，どちらも用法上は子どもに使うことができます．

　しかし，『メジコン』は1～12歳の子どもに使うと3人に1人の割合で副作用が出るとの報告があります[6]．また，海外では市販薬を高用量に改造したものが年少者に濫用され，「危険ドラッグの入り口」になっていることもあり，日本でも注意喚起が行われています[7]．こうした背景から，『メジコン』が処方されるのは主に成人が中心で，あまり子どもには処方されていません．

　一方，『アスベリン』には目立った副作用はなく[5]，濫用のリスクも低いため，小児科や耳鼻科などで子どもによく使われています．

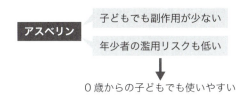

『アスベリン』には去痰作用もある

　『アスベリン』には，咳を止めるだけでなく，痰を出しやすくする「去痰作用」があります[3]．ただし単独では効き目が弱いため，痰が強くからむ場合には『ムコダイン（一般名：L-カルボシステイン）』や『ムコソルバン（一般名：アンブロキソール）』などの「去痰薬」(☞p.176)を併用します．

advice
咳が長く続くときは，原因の特定を

　咳は体力を奪い，また肋骨の骨折にもつながるため，必要に応じて鎮咳薬を使う必要があります．しかし，『メジコン』や『アスベリン』などの鎮咳薬は，すべての咳に効果があるわけではありません．そのため，安易に鎮咳薬を使うのではなく，まずは原因を明確にする必要があります．

　喘息による咳には，鎮咳薬は逆効果になることがあります．そのためステロイドの吸入薬(☞p.170)や抗ロイコトリエン薬(☞p.145)を使う必要があります．

こぼれ話　風邪などによる急性の咳にも，鎮咳薬や気管支拡張薬は効果がほとんどありません（Cochrane Database Syst Rev, Nov 24(11)：CD001831, 2014［PMID 25420096］）．

逆流性食道炎による咳には，PPIやH₂ブロッカーといった胃酸を抑える薬（☞p.216）が必要です．

副鼻腔炎（蓄膿症）でも咳が続くことがありますが，ステロイド点鼻薬や抗菌薬などを使った副鼻腔炎の根本的な治療が必要です．

またほかにも，子どもの咳は家族の喫煙が原因であることもあります．就寝時に横になると咳がひどくなるのは心不全の兆候である場合もあります．

鎮咳薬を使ってもよくならない場合は，薬を飲み続けるのではなく，咳の原因が何かを一度明確にし，根本的解決のための改善案を考える必要があります．

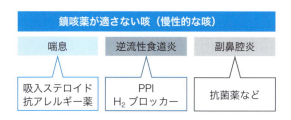

Point

1. 『メジコン』は，「リン酸コデイン」と同じくらい強力な鎮咳薬．
2. 『アスベリン』は，目立った副作用や濫用のリスクが少なく，0歳からの子どもにも使いやすい．
3. 咳が長く続く場合は，鎮咳薬ではなく根本治療が必要．

添付文書，インタビューフォームの比較

◆ **適応症**
  - メジコン ：感冒，上気道炎（咽喉頭炎・鼻カタル），急性気管支炎，慢性気管支炎，肺炎，肺結核，気管支拡張症に伴う咳嗽
  - アスベリン：感冒，上気道炎（咽喉頭炎・鼻カタル），慢性気管支炎，急性気管支炎，肺炎，肺結核，気管支拡張症に伴う咳嗽および**喀痰喀出困難**

◆ **用法**
  - メジコン ：1日1〜4回
  - アスベリン：1日3回

◆ **小児用量の設定**
  - メジコン ：3カ月以上で設定されている
  - アスベリン：1歳未満から設定されている

◆ **飲み合わせの悪い薬（相互作用）**
  - メジコン ：MAO阻害薬，CYP2D6を阻害する薬，SSRI（☞p.267）
  - アスベリン：なし

◆ **主な副作用**
  - メジコン ：眠気（自動車の運転等に対する注意喚起あり）
  - アスベリン：なし（注意事項：赤みがかった着色尿）

◆ **剤形の種類**
  - メジコン ：錠（15 mg），散，配合シロップ
  - アスベリン：錠（10 mg，20 mg），散，シロップ，ドライシロップ

こぼれ話 急性副鼻腔炎の場合，軽症例に限り，抗菌薬は使わず経過観察することが推奨されています〔日本鼻科学会 急性副鼻腔炎診療ガイドライン2010年版（追補版）〕．

◆ 製造販売元
メジコン　：塩野義製薬
アスベリン：田辺三菱製薬

■ 参考文献

1) メジコン錠　インタビューフォーム
2) Yancy WS Jr, et al：Efficacy and tolerability of treatments for chronic cough: a systematic review and meta-analysis. Chest, 144：1827-1838, 2013［PMID 23928798］
3) アスベリン錠　インタビューフォーム
4) メジコン配合シロップ　添付文書
5) アスベリン錠　添付文書
6) Bhattacharya M, et al：To compare the effect of dextromethorphan, promethazine and placebo on nocturnal cough in children aged 1-12 y with upper respiratory infections: a randomized controlled trial. Indian J Pediatr, 80：891-895, 2013［PMID 23592248］
7) 国立医薬品食品衛生研究所：医薬品安全性情報, 3 (11), 2005

こぼれ話　『アスベリン』のシロップ剤は，他のシロップ剤と配合するとボトル底に沈殿しやすく，この沈殿物を服用したことによる急性中毒も報告されています（Pediatr Int, 53：779-781, 2011［PMID 21955016］）．

去痰・鎮咳薬

43. 『カフコデ』と『フスコデ』，同じ「リン酸コデイン」を含む配合薬の違いは？
有効成分と使用目的

> **Answer** 総合感冒薬（かぜ薬）の『カフコデ』，鎮咳薬の『フスコデ』

『カフコデ』と『フスコデ』は，どちらも鎮咳薬「リン酸コデイン」を使った配合薬です．
　『カフコデ』は，解熱鎮痛薬や抗ヒスタミン薬など6種の薬が入った，総合感冒薬（かぜ薬）です．
　『フスコデ』は，3種の鎮咳薬が入っている，純粋な咳止めです．
　ただし，鎮咳薬はあくまで対症療法でしかなく，また「リン酸コデイン」は喘息の咳には逆効果になります．そのため，咳が続く場合は咳の原因を正しく突き止めることが必要です．

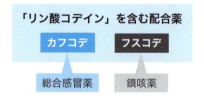

配合成分の比較

『カフコデ』には6種類，『フスコデ』には3種類の有効成分が含まれています．どちらにも共通して，鎮咳薬の「リン酸コデイン」，気管支を広げて呼吸を楽にする「エフェドリン」，アレルギーを抑える「抗ヒスタミン薬」が入っています．

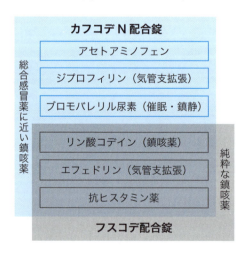

こぼれ話 12歳未満への「リン酸コデイン」の投与は，呼吸抑制のリスクになるため，禁忌に指定されています．海外では死亡例，国内でも脳障害が残った事例が報告されています．

- **カフコデN配合錠の有効成分**[1]
    - ジプロフィリン（気管支拡張薬）　　　20 mg
    - ジヒドロコデインリン酸（鎮咳薬）　　2.5 mg
    - dl-メチルエフェドリン（気管支拡張薬）　5 mg
    - ジフェンヒドラミン（抗ヒスタミン薬）　3 mg
    - アセトアミノフェン（解熱鎮痛薬）　　100 mg
    - ブロモバレリル尿素（催眠・鎮静薬）　60 mg

- **フスコデ配合錠の有効成分**[2]
    - ジヒドロコデインリン酸（鎮咳薬）　　3 mg
    - dl-メチルエフェドリン（気管支拡張薬）　7 mg
    - クロルフェニラミン（抗ヒスタミン薬）　1.5 mg

幅広い効果が期待できる『カフコデ』

『カフコデ』には，鎮咳薬，気管支拡張薬，抗ヒスタミン薬と併せて，さらに解熱鎮痛薬の「アセトアミノフェン」（☞p.113），軽い催眠効果をもつ「ブロモバレリル尿素」も入っています．そのため，咳やくしゃみ・鼻水のほか，発熱や痛みなど風邪の諸症状に幅広く効き，よく眠れるようにもなります．

咳止めに特化した『フスコデ』

『フスコデ』には，鎮咳薬，気管支拡張薬と，抗ヒスタミン薬が入っています．この抗ヒスタミン薬「クロルフェニラミン」は，主に鎮咳薬としての効果を強めるために配合されています[2]．そのため，咳止めに特化した薬と言えます．

advice

「配合」の薬は，中身に注意する

医療用の薬は，大部分が1つの錠剤・カプセルに有効成分は1つしか含まれていません．しかし『カフコデ』や『フスコデ』，『PL配合顆粒』や『SG配合顆粒』（☞p.122）などは，数種類の薬がまとまって入っているため，思わぬところで成分の重複や相互作用が起こりやすい傾向にあります．

最近は感冒薬や解熱鎮痛薬だけでなく，高血圧や糖尿病の薬，抗血栓薬などでも「配合薬」が登場しています．「配合薬」を使う場合には，成分の重複や相互作用を見落とさないよう注意が必要です．

Point

❶『カフコデ』と『フスコデ』は，「リン酸コデイン」の入った配合薬．
❷『カフコデ』は，解熱鎮痛薬を含む6種の薬が入っている「総合感冒薬（かぜ薬）」．
❸『フスコデ』は，3種の鎮咳薬を配合した「咳止め」．

> **こぼれ話**　「ハチミツ」が小児の咳に有効とする報告（Cochrane Database Syst Rev, 3：CD007094, 2012［PMID 22419319］）がありますが，1歳未満では「乳児ボツリヌス症」のリスクになるため禁忌です．

▶「リン酸コデイン」は，喘息には使えない

　「リン酸コデイン」は強力な鎮咳薬ですが，喘息には禁忌です[3]．これは，「リン酸コデイン」の気道分泌抑制作用によって，痰など分泌物の粘度が高まってしまい，気道を閉塞させる恐れがあるからです．

　喘息には，吸入ステロイド（☞p.170）や『シングレア（一般名：モンテルカスト）』等の抗ロイコトリエン薬（☞p.145）などを使い，鎮咳薬は使いません．また，逆流性食道炎や副鼻腔炎などによっても咳が続くことがあります．こういった咳も，鎮咳薬ではなくそれぞれの原因疾患を治療する必要があります．

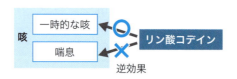

添付文書，インタビューフォームの比較

◆ 薬効分類
　カフコデ：鎮咳・**鎮痛・解熱**薬
　フスコデ：鎮咳薬

◆ 適応症
　カフコデ：かぜ症候群における鎮咳・**鎮痛・解熱**，気管支炎における鎮咳
　フスコデ：急性気管支炎，慢性気管支炎，感冒・上気道炎，肺炎，肺結核による咳嗽

◆ 配合されている有効成分の種類
　カフコデ：6種類〔ジプロフィリン，ジヒドロコデインリン酸，dl-メチルエフェドリン，ジフェンヒドラミン，アセトアミノフェン（☞p.113），ブロモバレリル尿素〕
　フスコデ：3種類〔ジヒドロコデインリン酸，dl-メチルエフェドリン，クロルフェニラミン（☞p.129）〕

◆ 用法
　カフコデ：1日3回
　フスコデ：1日3回

◆ 製造販売元
　カフコデ：ファイザー
　フスコデ：マイランEPD

■ 参考文献
　1）カフコデN配合錠　添付文書
　2）フスコデ配合錠　添付文書
　3）コデインリン酸塩散1％「タケダ」　添付文書

こぼれ話　「リン酸コデイン」による呼吸抑制が起こった場合の解毒薬には，オピオイド拮抗薬の「ナロキソン」があります．

抗菌薬

44. たくさん種類がある抗菌薬の違いは？
抗菌スペクトル，PK-PD理論と用法，併用の利害

> **Answer** 抗菌作用を発揮する細菌の種類が異なる

　抗菌薬にたくさんの種類があるのは，細菌にもたくさん種類がいるからです．**一つの抗菌薬ですべての細菌に効果がある，というわけではありません**．薬によって，抗菌作用を発揮する細菌・しない細菌が，それぞれあります．そのため，感染症の原因となっている細菌の種類によって，抗菌薬は明確に使い分ける必要があります．

　また，抗菌薬の種類によって**効果的な服用方法が異なる**ことや，抗菌薬を併用する際にはその組み合わせにも注意が必要です．

抗菌スペクトル～薬と細菌の相性

抗菌薬の作用機序は主に以下の4種類に分類されます．

■ 抗菌薬の作用機序による分類
① 細菌の細胞壁合成を阻害するもの（βラクタム系・グリコペプチド系・ホスホマイシン系）
② 細菌のタンパク合成を阻害するもの（アミノグリコシド系・マクロライド系・テトラサイクリン系・リンコマイシン系など）
③ 細菌のDNA・RNA合成を阻害するもの（キノロン系・リファンピシン・スルファメトキサゾール・トリメトプリム）
④ 細菌の細胞膜を障害するもの（ポリペプチド系など）

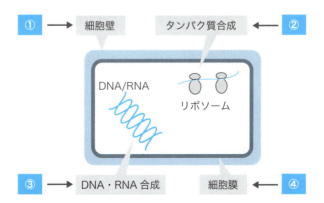

　「細菌」の種類は，現在確認されているだけでも6,800種以上，非常にさまざまなタイプの細菌が存在しています．一つの抗菌薬が，これらすべての種の細菌に対して抗菌作用を発揮するわけではありません．

こぼれ話 抗菌作用を発揮する薬は「抗菌薬」と呼ばれますが，このうち細菌や真菌（カビ）などの生物が作り出すものを特に「抗生物質」と呼びます．そのため，現在使われている薬は「抗菌薬」と呼ぶのが正しい表現です．

例えば，細胞壁合成を阻害して抗菌作用を発揮するβラクタム系（ペニシリン系・セフェム系・カルバペネム系）の抗菌薬は，厚い細胞壁をもつ「グラム陽性菌」には効果的ですが，元から細胞壁がない「マイコプラズマ属」の細菌には効果がありません．

このように薬の作用と細菌の特徴には「相性」があります．この「相性」を「抗菌スペクトル」と呼びます．

■ 代表的な抗菌薬の抗菌スペクトルの例
『サワシリン（一般名：アモキシシリン）』(☞ p.192)
系統　　　：ペニシリン系（βラクタム系）　作用：細胞壁合成阻害
効果がある：肺炎球菌，レンサ球菌，インフルエンザ菌，ヘリコバクター・ピロリ菌など
効果がない：百日咳菌，マイコプラズマ属，レジオネラ属など

『クラリス（一般名：クラリスロマイシン）』
系統　　　：マクロライド系　作用：タンパク合成阻害
効果がある：肺炎球菌，レンサ球菌，百日咳菌，マイコプラズマ属など
効果がない：大腸菌，サルモネラ菌，コレラ菌など

『クラビット（一般名：レボフロキサシン）』
系統　　　：ニューキノロン系　作用：DNA合成阻害
効果がある：肺炎球菌，レンサ球菌，赤痢菌，コレラ菌，レジオネラ属，クレブシエラ属など
効果がない：百日咳菌，ジフテリア菌など

そのため，肺炎球菌やインフルエンザ菌が主な原因菌である中耳炎や副鼻腔炎には『サワシリン』，百日咳菌やマイコプラズマ属が原因の呼吸器感染症には『クラリス』，レジオネラ属やクレブシエラ属が原因の肺炎には『クラビット』，といったような使い分けを行います[1]．

PK-PD理論と抗菌薬の用法

抗菌薬はその種類によって，最も効果的な服用方法が異なります．

『サワシリン』などのβラクタム系の抗菌薬は，**時間依存性**に抗菌力を発揮します．つまり，できるだけ長い時間，一定の濃度（最小発育阻止濃度：MIC）以上の薬物血中濃度を維持した方が効果的です．そのため，通常は1日3～4回，**1日量をできるだけ複数回に分けて服用**します[2]．

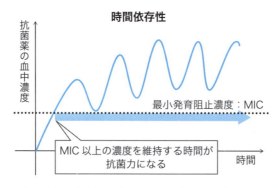

こぼれ話　「ペニシリン系」を使えないと，耐性菌が生じるリスクが高まります（J Allergy Clin Immunol, 133：790-796, 2014 [PMID 24188976]）．軟便などの副作用で安易に「アレルギー」と決めつけ，選択肢を狭めないよう注意が必要です．

■ 時間依存性（time above MIC 依存的）抗菌薬
　『サワシリン』などのペニシリン系
　『ケフレックス（一般名：セファレキシン）』,『セフゾン（一般名：セフジニル）』などのセフェム系
　『オラペネム（一般名：テビペネム）』などのカルバペネム系

　『クラビット』などのキノロン系の抗菌薬は，**濃度依存性に抗菌力を発揮**します．
　つまり，安全な範囲内でできるだけ薬物血中濃度を高めた方が効果的です．そのため，通常は1日1回，**1日量を1回にまとめて服用**します[3]．

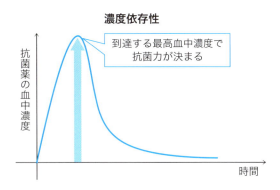

濃度依存性

到達する最高血中濃度で抗菌力が決まる

■ 濃度依存性の抗菌薬
　『クラビット』,『ジェニナック（一般名：ガレノキサシン）』などのニューキノロン系
　『ハベカシン（一般名：アルベカシン）』などのアミノグリコシド系

　抗菌薬の用法は，こうした最大の抗菌力を発揮する方法で決められています．そのため用法を守らずに使うと抗菌力が弱まるため，感染症の治療ができないだけでなく「耐性菌」を生む原因にもなります．

抗菌薬の併用

　感染症を治療する場合，抗菌薬は原因菌に適した1種類だけを使うのが基本です．しかし，例外的に2種類以上の抗菌薬を併用する場合もあります．このとき，併用する目的は大きく分けて2つのパターンがあります．

■ ① 相乗効果があり，より高い効果を得られる場合
　1）「アモキシシリン」＋「クラリスロマイシン」
　　→ ヘリコバクター・ピロリ菌の一次除菌で行われる併用[4]．
　2）「スルファメトキサゾール」＋「トリメトプリム」
　　→ 尿路感染症や日和見感染症に使う『バクタ配合錠』の組み合わせ[5]．
　3）「ペニシリン系」＋「アミノグリコシド（アミノ配糖体）系」
　　→ 腸球菌による心内膜炎の治療で行われる併用[6]

こぼれ話　耐性菌をこれ以上増やさないために，2020年までにヒトへの抗菌薬の使用量を33％（対2013年比）削減することを目標としています〔薬剤耐性（AMR）対策アクションプラン2016-2020〕．

■② 2種以上の異なる細菌をターゲットに，それぞれ別の抗菌薬を使う必要がある場合

「ペニシリン系」＋「マクロライド系」または「テトラサイクリン系」
→「ペニシリン系」を使うべき「細菌性肺炎」と，「マクロライド系」や「テトラサイクリン系」を使うべき「非定型肺炎」の，どちらか明らかでない場合には，両方の原因菌をターゲットに，2種の抗菌薬を併用することが推奨されています[1]．

静菌作用と殺菌作用の拮抗に注意

「βラクタム系」の抗菌薬は，細菌の細胞壁合成を阻害し，殺菌的に作用します．つまり，細菌が活発に増殖しようとしている時に，効果が発揮されます．

「テトラサイクリン系」の抗菌薬は，細菌のタンパク合成を阻害し，静菌的に作用します．つまり，細菌の活動を抑える効果があります．

そのため，「テトラサイクリン系」によって細菌の活動を抑えてしまうと，「βラクタム系」の抗菌力が十分に得られなくなってしまう場合があります．

・皮膚科でニキビの治療をしている時に，鼻炎を起こして内科にも行った場合
・耳鼻科で中耳炎の治療をしている時に，歯や口腔内の治療で歯医者にも行った場合

こういった場合，意図せぬ抗菌薬の併用が起こってしまうことがあります．先述のような明確な意図をもった併用でない限り，こうした組み合わせは避ける必要があります．

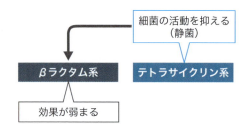

advice

抗菌薬は処方された時に飲み切る

　症状がよくなったら，そこで抗菌薬を止めてしまう人は少なくありません．しかし，こうした中途半端な使い方では細菌に「耐性」を与えるためのトレーニングをしているようなもので，非常に危険です．

　次の時のためという名目で，抗菌薬を残しておく人も少なくありません．しかし，似た症状の感染症であっても，原因菌が異なれば使うべき抗菌薬は変わります．前回と同じ薬が今回も効くとは限りません．

　抗菌薬を処方された時には，症状が治まってきても最後まで飲み切るように指導するだけでなく，「何故そうしなければならないのか」という根拠もあわせて説明してください．より説得力が増し，こうした自己判断による中断や勝手な使用を減らすことができます．自己判断で使わないことが，つまりは自分の身体のために最善であることを理解してもらえるような指導が必要です．

こぼれ話　「ピボキシル基」をもつ抗菌薬は，代謝の際に「カルニチン」を消費するため，小児では低カルニチン血症による低血糖を起こす恐れがあります（PMDAからの医薬品適正使用のお願い No.8 2012年4月）．

Point

❶ 抗菌薬と細菌には相性（抗菌スペクトル）があり，感染症の原因菌によって使い分ける．

❷ 抗菌薬の種類によって，1日量を複数回に分けた方がよいか，1回にまとめた方がよいかは異なる．

❸ 抗菌薬は相乗効果を期待する場合，異なる細菌をターゲットにする場合に限り，併用することがある．

▶「細菌」と「ウイルス」は全くの別物

抗菌薬は，「細菌」を退治する薬です．「ウイルス」には全く効果がありません．

いわゆる「風邪（風邪症候群）」の大部分は，季節性のインフルエンザ（☞p.196）やヘルペス（☞p.201）などと同じ「ウイルス」が原因の感染症です．そのため，「抗菌薬」を使っても治りません．

薬局でも患者から「抗生物質（抗菌薬）が欲しい」と言われることは少なくありませんが，抗菌薬はどういった場合に必要な薬で，なぜ今回処方されていないのか，といったことをていねいに説明する必要があります．

■ 参考文献

1）「JAID/JSC 感染症治療ガイドライン2014」（AID/JSC 感染症治療ガイド・ガイドライン作成委員会/編，感染症学会・日本化学療法学会/発行），ライフサイエンス出版，2014
2）サワシリン錠　添付文書
3）クラビット錠　添付文書
4）ランサップ　添付文書
5）バクタ配合錠　インタビューフォーム
6）Habib G, et al：Guidelines on the prevention, diagnosis, and treatment of infective endocarditis (new version 2009)：the Task Force on the Prevention, Diagnosis, and Treatment of Infective Endocarditis of the European Society of Cardiology (ESC). Endorsed by the European Society of Clinical Microbiology and Infectious Diseases (ESCMID) and the International Society of Chemotherapy (ISC) for Infection and Cancer. Eur Heart J, 30：2369-2413, 2009［PMID：19713420］

こぼれ話　急性上気道炎で外来受診した患者の満足度は，病気について理解できた時に高くなり，抗菌薬の処方とは関係なかったことが報告されています（Ann Emerg Med, 50：213-220, 2007［PMID 17467120］）．

抗菌薬

45. 『オーグメンチン』と『サワシリン』,同じ抗菌薬「アモキシシリン」製剤の違いは？

耐性菌とβ-ラクタマーゼ，併用の目的

> **Answer** 『オーグメンチン』は，耐性菌にも効果がある

『オーグメンチン（一般名：アモキシシリン ＋ クラブラン酸）』と『サワシリン（一般名：アモキシシリン）』は，どちらも細菌を退治する抗菌薬です．

『オーグメンチン』は，『サワシリン』が効かない耐性菌にも効くように「クラブラン酸」を配合した薬です．この「クラブラン酸」は，耐性菌がつくる「薬を分解してしまう酵素」を無力化する薬です．

そのため『オーグメンチン』も『サワシリン』も，薬としての本体は「アモキシシリン」で同じ薬です．「アモキシシリン」の量だけを増やすため，『オーグメンチン』に『サワシリン』を追加して使うこともあります．

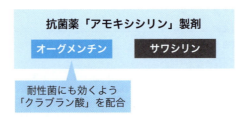

β-ラクタマーゼ阻害剤の「クラブラン酸」と，耐性菌への効果

「耐性菌」が薬から身を守る方法にはいくつかパターンがありますが，最も一般的なものは抗菌薬を分解・無力化してしまう酵素をつくる方法です．実際，『サワシリン』などの「ペニシリン系」の抗菌薬は，細菌がつくる「β-ラクタマーゼ」という酵素によって分解され，薬としての力を失ってしまいます．しかしこのとき，「β-ラクタマーゼ」の阻害剤である「クラブラン酸」を一緒に使うことで，抗菌薬の分解・無力化を防ぐことができます．

『オーグメンチン』は，「アモキシシリン」に「クラブラン酸」を配合することで，「アモキ

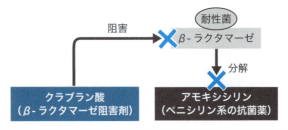

こぼれ話 ほかにも「スルバクタム」や「タゾバクタム」などのβ-ラクタマーゼ阻害剤を配合した抗菌薬が使われています（例：『ユナシン-S』・『ゾシン』・『スルペラゾン』 ※いずれも注射剤）．

シシリン」だけでは十分に効かない耐性菌にも効果が得られるようになっています[1]．

間接的病原性にも効果

感染症の直接の原因が「耐性菌」ではなくとも，混在している「耐性菌」が「β-ラクタマーゼ」をつくることで，抗菌薬の効果が弱まってしまうことがあります（間接的病原性）．『オーグメンチン』は，こうした「間接的病原性」による効力低下も防ぐことができます[2]．

「アモキシシリン」と「クラブラン酸」の配合比率と併用

『オーグメンチン』は，「クラブラン酸」と「アモキシシリン」が1：2の比率で配合されています．これは，「アモキシシリン」が同じ量であれば，配合比率が1：2のときに最も抗菌力が高くなるからです[2,3]．

　　　配合錠125SSの組成：「クラブラン酸」62.5 mg ＋「アモキシシリン」125 mg
　　　配合錠250RSの組成：「クラブラン酸」125 mg ＋「アモキシシリン」250 mg

「アモキシシリン」だけを増やすために併用する

抗菌薬の「アモキシシリン」は，市中肺炎や中耳炎・副鼻腔炎の場合は1日1,500～2,000 mgの高用量で使うことがあります[4]．しかし，『オーグメンチン』は125SSを8錠，250RSを4錠（「アモキシシリン」1,000 mg）までしか保険適用がありません[1]．またそれ以上に増やすと「クラブラン酸」の量も過剰になり，副作用のリスクも高まってしまいます．そのため，『オーグメンチン』に『サワシリン』を追加し，抗菌薬の「アモキシシリン」の量だけを増やすという方法がとられることがあります[5]．

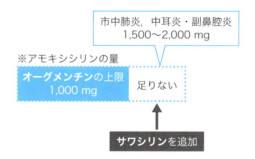

■ JAID/JSC 感染症治療ガイド 2014 の記述例
　＜細菌性肺炎の項目＞
　CVA/AMPC（オーグメンチン）については，添付文書通りの投与法では，AMPCとしては最大1,000 mgまでしか投与できないので，さらにAMPC経口薬（サワシリン）の併用も考慮する．
　[例] CVA/AMPC（125 mg/250 mg）1回1錠・1日3回＋AMPC（250 mg）1回1錠・1日3回

こぼれ話　「クラブラン酸」と併用する場合でも，「アモキシシリン」は2,000 mgまで増量しても安全に使えるという報告があります（J Antimicrob Chemother, 57：536-545, 2006 [PMID 16446376]）．

advice

抗菌薬で下痢をしたらどうすればよいか

　抗菌薬を使うとお腹の調子を崩すことが多く，その相談を受けることはよくあります．この場合，治療と耐性化防止の観点からも，多少の下痢はしていても抗菌薬はきちんと最後まで飲み切るよう指導することが大切ですが，ただ「飲み切れ」と言ってもなかなか伝わりません．

　お腹の調子が崩れる副作用を，身体のなかで恐ろしい副作用が起こっているのではないかと不安になっている人には，「抗菌薬で腸内細菌のバランスが崩れるために起こるが，飲み終わればもとに戻る」ということを伝えます．

　元気になれば薬を飲まなくてよいと考えている人には，「抗菌薬を途中で止めると，次から効きにくくなる（耐性化）恐れがある」ことを伝えます．

　また，「ひどい下痢で脱水を起こしそう，便に血や粘液が混ざっている，というような下痢でない限りは大丈夫だ」といったように，どこまでは我慢すべきで，どこからは我慢していてはいけないのか，その判断基準の具体例を伝えることでも，安心につながります．

Point

❶『オーグメンチン』と『サワシリン』は，どちらも抗菌薬「アモキシシリン」の薬．
❷『オーグメンチン』には，「クラブラン酸」が配合されているため，一部の耐性菌にも効果がある．
❸「アモキシシリン」と「クラブラン酸」の比率を調節するために，併用することもある．

▶ **子ども用の『クラバモックス』も，「クラブラン酸」の配合薬**

　同じ「クラブラン酸」と「アモキシシリン」の配合剤でも，小児用の『クラバモックス』の配合比率は1：14です[6]．

　小児の感染症の主な原因となる肺炎球菌やインフルエンザ菌などに対しては，1：2と1：14で抗菌力に違いはないことが報告されています[7]．また「クラブラン酸」の量が増えると副作用も多くなること[2]から，小児用の『クラバモックス』では少ない配合量で設計されています．

添付文書，インタビューフォームの比較

◆ **有効成分**
　オーグメンチン：アモキシシリン ＋ **クラブラン酸**
　サワシリン　　：アモキシシリン

◆ **用法**
　オーグメンチン：1日3～4回（6～8時間ごと）
　サワシリン　　：1日3～4回

◆ **1日の最大用量**
　オーグメンチン：アモキシシリン1,000 mg ＋ クラブラン酸500 mg
　サワシリン　　：通常1,000 mgまで（※市中肺炎や中耳炎・副鼻腔炎などに例外的に高用量で使うこともある）

◆ **ピロリ除菌の適応**
　オーグメンチン：ない

こぼれ話　「インフルエンザ菌（桿菌）」は，昔にインフルエンザの原因菌と勘違いされて名付けられた細菌です．その後インフルエンザの原因はRNAウイルスであると判明した後も，名前はそのまま残っています．

サワシリン　：**ある**

◆ **剤形**
オーグメンチン：配合錠（125 SS, 250 RS）
サワシリン　　：錠（250 mg），カプセル（125 mg, 250 mg），細粒（10％）

◆ **製造販売元**
オーグメンチン：グラクソ・スミスクライン
サワシリン　　：アステラス製薬

■ **参考文献**

1) オーグメンチン配合錠　添付文書
2) オーグメンチン配合錠　インタビューフォーム
3) Goldstein FW, et al：Effect of clavulanic acid and amoxycillin formulation against beta-lactamase producing Gram-negative bacteria in urinary tract infections. J Antimicrob Chemother, 5：705-709, 1979 [PMID 395156]
4)「成人市中肺炎診療ガイドライン」（日本呼吸器学会市中肺炎診療ガイドライン作成委員会/編），日本呼吸器学会，2007
5)「JAID/JSC 感染症治療ガイドライン—呼吸器感染症—」（JAID/JSC 感染症治療ガイド・ガイドライン作成委員会/編），日本感染症学会・日本化学療法学会，2014
6) クラバモックス小児用配合ドライシロップ　添付文書
7) 杉田麟也，他：高用量アモキシシリン/クラブラン酸製剤の有用性－小児中耳炎を対象とした多施設共同臨床試験．新薬と臨牀，54：1056-1072, 2005

こぼれ話　「アモキシシリン」と「クラブラン酸」を併用すると，より下痢を起こしやすくなることがわかっています（CMAJ, 187：E21-31, 2015 [PMID 25404399]）．

抗ウイルス薬

46. 『タミフル』・『リレンザ』・『イナビル』・『ラピアクタ』, 同じインフルエンザ治療薬の違いは？

投与経路と治療効果の比較

> **Answer** 内服薬・吸入薬・点滴薬という投与経路が違う

『タミフル（一般名：オセルタミビル）』は，「内服薬」です．
『リレンザ（一般名：ザナミビル）』は，「吸入薬」です．
『イナビル（一般名：ラニナミビル）』は，1回だけで治療が終わる「吸入薬」です．
『ラピアクタ（一般名：ペラミビル）』は，「点滴薬」です．

すべて「ノイラミニダーゼ阻害薬」に分類される同じ作用の薬で，発症から48時間以内に使う必要があることも同じです．治療効果には，明確な使い分けが必要なほどの大きな違いはなく，内服・吸入・点滴という投与経路の違いによって「薬を飲んだら嘔吐しないか，吸入を正しくできるか」ということを基準に薬を選ぶのが一般的です．

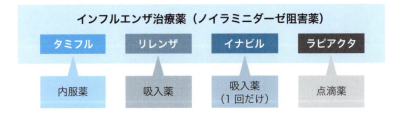

『タミフル』の特徴〜わかりやすい「内服薬」

『タミフル』には，「カプセル」と「ドライシロップ」があり，どちらも内服薬です．インフルエンザの治療には，1日2回，5日間続けて飲む必要があります[1]．基本的に内服薬は，個数と回数さえ間違えなければ正しく使えます．そのため，**小さな子どもや高齢者にとっても理解しやすく，非常に取り扱いが簡単**な薬です．

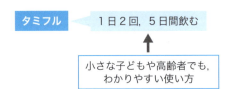

> **こぼれ話** 2015〜2016シーズンからは日本でもインフルエンザのワクチンが4価になり，2種のB型に対応できるようになっています．その分，予防接種の価格も高くなっている傾向があります．

『タミフル』が推奨される状況

『タミフル』は最初に登場した薬のため，重症例に対する使用実績も豊富です．このことから，入院措置が必要な重症例などで使用が推奨されています[2]．また，**1～9歳の子どもでは「吸入」を正しくできない恐れもある**ことから，薬を使う場合は飲み薬の『タミフル』が推奨されています[3]．

ただし，吐き気がひどい場合は，飲んだ薬を吐き出してしまう恐れがあるため，『リレンザ』や『イナビル』といった吸入薬を使います．

『リレンザ』の特徴～吸入とB型に対する効果

『リレンザ』は吸入薬です．インフルエンザの治療には，1日2回，5日間続けて吸入する必要があります[4]．吸入薬は，吐き気がある場合や，喉の痛みが強く「カプセル」が飲み込めない場合などでも問題なく使えるのが特徴です．ただし，正しい方法で吸入できない恐れのある小さな子どもや高齢者には適していません．

『リレンザ』とB型インフルエンザ

『リレンザ』は，**B型インフルエンザに対する解熱時間**の点で，『タミフル』や『イナビル』よりも優れるとする報告があります[5]．このことから，ウイルスがB型であった場合には『リレンザ』を選ぶ場合があります．

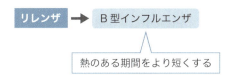

『イナビル』の特徴～1回で治療が終わる吸入薬

『イナビル』も『リレンザ』と同じ吸入薬ですが，**1回吸入するだけで治療が終わります**[6]．そのため，治療の手間が非常に少ないのが特徴です．

『タミフル』や『リレンザ』は，1日2回を5日間続けて使う必要があります．このとき，最初の2日分くらいで症状がよくなり，そこで薬を勝手に止めてしまうケースが少なくありません．しかし，こうした**中途半端な薬の使い方をするとウイルスが「耐性」を獲得**し，次から薬が効かなくなってしまうことになり，非常に危険です．

この点，『イナビル』は1回の吸入だけで治療が終わるため，こうした薬の中断や勝手な使用が起こる余地がなく，確実な治療を行えます．ただし『イナビル』は，日本では臨床試験で効果が認められています[7]が，海外では使用されていないため，使用実績がそれほど豊富ではありません．

こぼれ話 WHO（世界保健機関）は，インフルエンザを予防する最も効果的な方法を「ワクチンを毎年接種すること」としています（WHO「How can I avoid getting the flu?」）．

イナビル	1回の吸入で完了
タミフル	1日2回，5日間飲む
リレンザ	1日2回，5日間吸入

『ラピアクタ』の特徴～点滴薬の位置づけ

　『ラピアクタ』は，点滴薬です．通常は1回，症状に応じて複数回点滴します[8]．
　インフルエンザが重症化すると，肺炎を合併することがあります．この場合，咳や呼吸困難によって『リレンザ』や『イナビル』はうまく吸えなくなります．そのため，『ラピアクタ』は『タミフル』と並んで**重症例への使用が推奨されています**[2]．特に，吐き気や喉の異常によって『タミフル』を使えない場合には，貴重な選択肢となります．
　『ラピアクタ』はほかの薬よりも治療効果の点で優れるとの報告[9]もありますが，まだ十分な検討はされていません．

「ノイラミニダーゼ阻害薬」と48時間以内の制限

　『タミフル』・『リレンザ』・『イナビル』・『ラピアクタ』は，すべて「ノイラミニダーゼ阻害薬」に分類される同じ作用の薬です．この「ノイラミニダーゼ阻害薬」は，細胞内で増えたウイルスが外に飛び出す際に利用する「ノイラミニダーゼ」を阻害することでウイルスの増殖を抑える薬で，ウイルスを直接退治する薬ではありません．そのため，インフルエンザウイルスが増殖を終える前に使わなければ，十分な効果は得られません．このことから，通常は**発症から48時間以内に使う**必要があります[1,4,6,8]．

実際の治療効果の違い

　インフルエンザ治療に使う「抗ウイルス薬」の4剤の効果には，それぞれ細かな違いはありますが，小児のA型インフルエンザ治療に際しては，使い分けが必要なほどの違いはないとする報告があります[10]．成人や高齢者の場合など，明確な使い分けの基準はまだ確立されていませんが，現在のところは内服・吸入・点滴という投与経路によって使い分けるのが一般的です．

> **advice**
> #### インフルエンザは，普通の風邪とは違う注意を
>
> 　一時期，『タミフル』の副作用で起こると大きく報道された「異常行動」ですが，正しくは，薬とは関係なくインフルエンザという病気によって起こる恐れがあるということです．つまり，**薬を飲んでいないから安心というわけではない**，ということです．
> 　いまだにテレビや週刊誌などで「薬が原因で起こる」と間違った報道がされていることで，**薬を飲んでいない子どもの「異常行動」に対する注意が薄れる**という，非常に危険な状況になっています．必ず，薬の有無にかかわらず，「異常行動」には注意するよう指導してください．
> 　また，インフルエンザの場合は『ロキソニン（一般名：ロキソプロフェン）』などのNSAIDsを使うと「インフルエンザ脳症」を起こす恐れがあります．そのため，解熱鎮痛薬としては『カロナー

> **こぼれ話**　厚生労働省の「インフルエンザ様疾患罹患時の異常行動の情報収集に関する研究」でも，抗インフルエンザ薬が異常行動の直接の原因とは考えにくい，とされています．因果関係と相関関係・前後関係の混同には注意が必要です．

ル（一般名：アセトアミノフェン）』(☞p.113) などのアセトアミノフェン製剤を選ぶ必要があります．
　そのため，普段の薬（残薬）を安易に使わないよう注意することも必要です．

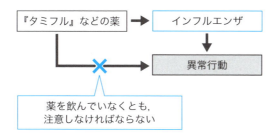

🎀 Point

❶ 飲むだけですむ簡単な『タミフル』，B型に有効な『リレンザ』，1回で治療が終わる『イナビル』，点滴薬の『ラピアクタ』．
❷ 使い分けにはさまざまな見解があり，内服薬・吸入薬・点滴薬という投与経路で使い分けることもある．
❸ 異常行動はインフルエンザによって起こるため，薬の有無にかかわらず注意しておくよう指導する．

▶ 重症化リスクの高い人には積極的に薬物治療を行う

　『タミフル』や『リレンザ』などの薬は，インフルエンザに「絶対必要」というわけではありません．しかし，インフルエンザが重症化するリスクが高い人の場合は，積極的に薬物治療を行うことが推奨されています．

　　■ 薬物治療を積極的に行うべき人の例[11]
　　・2歳以下の子ども
　　・65歳以上の高齢者
　　・気管支喘息など，呼吸器系の持病がある人
　　・糖尿病など，代謝に異常がある人
　　・てんかんや脳卒中など，神経系に持病のある人
　　・免疫不全の人
　　・妊娠中や産後2週間以内の女性

　インフルエンザになったらすべての人が絶対に薬を使わなければならない，というわけでもなければ，どんな人でもしばらく寝ていれば簡単に治る，というわけでもありません．テレビやネット上の間違った拡大解釈をした意見に惑わされる人が少なくないため，正しい理解のために情報提供する必要があります．また，こういったリスクを抱える人には，重症化を防ぐために予防接種をすることも大切です．

▶ エボラ出血熱の特効薬『アビガン』

　エボラ出血熱に効果があることで有名になった『アビガン（一般名：ファビピラビル）』も，もともとはインフルエンザの治療薬です．
　『アビガン』は「RNAポリメラーゼ阻害薬」で，「ノイラミニダーゼ阻害薬」である『タミフル・『リレンザ』・『イナビル』・『ラピアクタ』とは異なる作用の薬です．
　一般には使用されませんが，『タミフル』等の既存の薬が効かない新型インフルエンザが流行した場合の切り札として，国の判断で使用が許可されることになっています．

添付文書，インタビューフォームの比較

◆ **適応症**
- タミフル　：A型・B型インフルエンザウイルスの感染症とその**予防**
- リレンザ　：A型・B型インフルエンザウイルスの感染症とその**予防**
- イナビル　：A型・B型インフルエンザウイルスの感染症とその**予防**
- ラピアクタ：A型・B型インフルエンザウイルスの感染症

◆ **投与経路**
- タミフル　：内服（カプセル・ドライシロップ）
- リレンザ　：吸入
- イナビル　：吸入
- ラピアクタ：点滴静注

◆ **治療時の使い方**
- タミフル　：1日2回，5日間
- リレンザ　：1日2回，5日間
- イナビル　：**1回**
- ラピアクタ：1回，重症例には反復投与可

◆ **妊娠中の安全性評価**
- タミフル　：オーストラリア基準【B1】
- リレンザ　：オーストラリア基準【B1】
- イナビル　：（日本でのみ使われている薬のため，使用実績が少ない）
- ラピアクタ：（有益性が上回る場合のみ使用，と記載）
- ※B1：動物を用いた研究が十分になされ，胎児への障害が増加したという証拠は示されていない

◆ **製造販売元**
- タミフル　：中外製薬
- リレンザ　：グラクソ・スミスクライン
- イナビル　：第一三共
- ラピアクタ：塩野義製薬

■ 参考文献

1）タミフルカプセル　添付文書
2）「抗インフルエンザ薬の使用適応について 改訂版」（日本感染症学会・新型インフルエンザ対策委員会），日本感染症学会，2011（http://www.kansensho.or.jp/guidelines/110301soiv_teigen.html）
3）日本小児科学会：2013/2014シーズンのインフルエンザ治療指針．2013（https://www.jpeds.or.jp/uploads/files/2013_2014_influenza_all.pdf）
4）リレンザ　添付文書
5）池松秀之：吸入型抗インフルエンザ薬ザナミビルの吸入後早期における臨床効果の検討―無作為化オープンラベル試験―．日本臨床内科医会会誌，26：215-219，2011
6）イナビル吸入粉末　添付文書
7）Watanabe A, et al：Long-acting neuraminidase inhibitor laninamivir octanoate versus oseltamivir for treatment of influenza: A double-blind, randomized, noninferiority clinical trial. Clin Infect Dis, 51：1167-1175, 2010［PMID 20936975］
8）ラピアクタ点滴静注　添付文書
9）Shobugawa Y, et al：Clinical effectiveness of neuraminidase inhibitors—oseltamivir, zanamivir, laninamivir, and peramivir—for treatment of influenza A (H3N2) and A (H1N1) pdm09 infection: an observational study in the 2010-2011 influenza season in Japan. J Infect Chemother, 18：858-864, 2012［PMID 22644080］
10）Hirotsu N, et al：Clinical and virologic effects of four neuraminidase inhibitors in influenza A virus-infected children (aged 4-12 years): an open-label, randomized study in Japan. Expert Rev Anti Infect Ther, 16：173-182, 2018［PMID 29284320］
11）Fiore AE, et al：Antiviral agents for the treatment and chemoprophylaxis of influenza — recommendations of the Advisory Committee on Immunization Practices (ACIP). MMWR Recomm Rep, 60：1-24, 2011［PMID 21248682］

こぼれ話　1日1回の内服で治療できる『ゾフルーザ（一般名：バロキサビル）』も，『タミフル』等と同じく有症期間を24時間ほど短縮する効果があります（N Engl J Med, 379：913-923, 2018［PMID 30184455］）．

抗ウイルス薬

47. 『バルトレックス』と『ゾビラックス』，同じヘルペス治療薬の違いは？
プロドラッグの服用回数と吸収効率

> **Answer** 『バルトレックス』は飲む手間が少ない，
> 『ゾビラックス』には注射や塗り薬がある

『バルトレックス（一般名：バラシクロビル）』と『ゾビラックス（一般名：アシクロビル）』は，どちらもヘルペスなどに使う「抗ウイルス薬」です．

『バルトレックス』は，『ゾビラックス』の吸収効率を高め，少ない服用回数ですむように改良された薬です．

一方，消化管からの吸収効率を考えなくてもよい注射や塗り薬は『ゾビラックス』にしかありません．

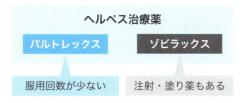

『バルトレックス』の改善点～肝臓で代謝される「プロドラッグ」

『バルトレックス』は，『ゾビラックス』に「L-バリン」をエステル結合させることで，吸収効率を高めた薬です[1]．『バルトレックス』は吸収された後，肝臓で『ゾビラックス』の形に代謝されて，薬として効果を発揮します[1]．そのため薬としての作用は同じです．

『バルトレックス』のように，吸収改善や安定性向上などを目的に，薬として作用する物質の化学構造の一部を修飾しておくものを「プロドラッグ」と呼びます．

この結果，『バルトレックス』は大人子ども問わず，少ない服用回数で治療できるようになっています[1,2]．

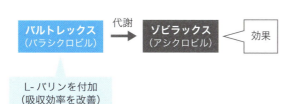

こぼれ話 『バルトレックス』や『ゾビラックス』は，腎臓の尿細管での濃度が高くなると一時的に結晶化・沈着し，腎機能障害を起こすことがあります．そのため，服用中は普段より水分補給を心掛けるよう指導が必要です．

- 単純疱疹
    - 『バルトレックス』 （成人） 1日**2**回　　（小児） 1日**2**回
    - 『ゾビラックス』 （成人） 1日**5**回　　（小児） 1日**4**回
- 帯状疱疹
    - 『バルトレックス』 （成人） 1日**3**回　　（小児） 1日**3**回
    - 『ゾビラックス』 （成人） 1日**5**回　　（小児） 1日**4**回
- 水痘（水疱瘡）
    - 『バルトレックス』 （成人） 1日**3**回　　（小児） 1日**3**回
    - 『ゾビラックス』 （成人） 適応なし　　（小児） 1日**4**回 （※顆粒のみ）
- 性器ヘルペスの再発抑制
    - 『バルトレックス』 （成人） 1日**1～2**回　（小児） 1日**1～2**回
    - 『ゾビラックス』 （成人） 適応なし　　（小児） 1日**4**回

注射や塗り薬では必要ない「吸収効率の改善」

『バルトレックス』の改良点は，あくまで消化管からの吸収効率の改善です．そのため，**そもそも消化管から吸収されることのない「注射」や「塗り薬」では，この工夫は必要ありません**．このことから，「注射」と「塗り薬」の剤形は『バルトレックス』には存在せず，『ゾビラックス』にしかありません．

- 剤形の種類
    - 『バルトレックス』　錠剤，顆粒
    - 『ゾビラックス』　　錠剤，顆粒，**注射，軟膏・クリーム，眼軟膏**

そのため，ヘルペスウイルスによる脳炎や髄膜炎には『ゾビラックス』の注射剤[3]，角膜炎には『ゾビラックス』の眼軟膏[4]，また塗り薬が必要な場合には『ゾビラックス』の軟膏・クリーム[5] を，それぞれ使う必要があります．

advice

薬は，発病の早い段階で使う必要がある

『バルトレックス』や『ゾビラックス』などの抗ウイルス薬は，ウイルスDNAの複製阻害によりウイルスの増殖を抑える作用の薬です．そのため，ウイルスが最も活発に増殖する，発病の早い段階で最も効果的です．このことから，『バルトレックス』や『ゾビラックス』などの薬は，**帯状疱疹は5日以内，水痘は2日以内**に薬を使いはじめることが望ましいとされています[2]．

インフルエンザと同様（☞p.196），発症から時間が経っている場合には，抗ウイルス薬は使わず，対症療法のみを行う場合があります．薬が処方されなかった場合，なぜ薬が不要なのかはきちんと説明できるようにしておく必要があります．

こぼれ話　50歳以上では2割近い人で帯状疱疹後神経痛に移行する（J Epidemiol, 25：617-625, 2015 [PMID 26399445]）ことから，早めの治療やワクチンによる予防が大切です．

Point

❶『バルトレックス』は，吸収効率を改善した『ゾビラックス』のプロドラッグ．
❷『バルトレックス』は少ない服用回数でよく，『ゾビラックス』には注射や塗り薬がある．
❸ 帯状疱疹や水痘は，発症の早い段階からの治療が効果的．

▶ 剤形で適応症が異なる薬に注意

大部分の薬は，内服薬であれば錠剤でも顆粒でもドライシロップでも，それほど使い方に大きな違いはありません．しかし，なかには『ゾビラックス』のように剤形が変わると適応症が異なるものがあります．こうした薬の剤形変更には注意が必要です．

■ 剤形で適応症が異なる薬の例
『ゾビラックス』　小児の水痘への適応は，顆粒のみ
『アデホスコーワ』　メニエール病に伴うめまいへの適応は，顆粒のみ

添付文書，インタビューフォームの比較

◆ **有効成分**
バルトレックス：バラシクロビル（バリン＋アシクロビル）
ゾビラックス　：アシクロビル

◆ **内服薬の適応症**
バルトレックス：単純疱疹，帯状疱疹，水痘，性器ヘルペスの再発抑制
ゾビラックス　：単純疱疹，帯状疱疹，水痘（成人には適応なし，顆粒のみ小児に適応あり），性器ヘルペスの再発抑制（成人には適応なし）

◆ **服用回数**
バルトレックス：1日 **1〜3** 回
ゾビラックス　：1日4〜5回

◆ **剤形の種類**
バルトレックス：錠剤，顆粒
ゾビラックス　：錠剤，顆粒，**注射，軟膏・クリーム，眼軟膏**

◆ **製造販売元**
バルトレックス：グラクソ・スミスクライン
ゾビラックス　：グラクソ・スミスクライン

■ **参考文献**
1）バルトレックス錠　インタビューフォーム
2）ゾビラックス顆粒　添付文書
3）ゾビラックス点滴静注　添付文書
4）ゾビラックス眼軟膏　添付文書
5）ゾビラックス軟膏　添付文書

こぼれ話　1日1回の服用で帯状疱疹を治療できて，腎機能障害がある人でも使いやすい『アメナリーフ（一般名：アメナメビル）』が2017年7月に登場しています．

抗真菌薬

48. 『ラミシール』と『イトリゾール』, 同じ白癬(水虫)治療の内服薬の違いは?
効果と治療期間, 副作用や併用禁忌による使い分け

> **Answer** 効果が高く併用禁忌のない『ラミシール』, 治療期間が短く副作用の少ない『イトリゾール』

　『ラミシール(一般名:テルビナフィン)』と『イトリゾール(一般名:イトラコナゾール)』は, どちらも白癬(水虫)の治療に使う「抗真菌薬」です.

　『ラミシール』の方が**効果は高い傾向にあり**, また**飲み合わせの悪い「併用禁忌」の薬もありません**が, 副作用を避けるため**定期的に血液検査をする必要**があります.

　『イトリゾール』の方が治療は**短期間**ですみ, **副作用が少ない**ため基本的に血液検査も必要ありませんが, **飲み合わせの悪い「併用禁忌」の薬がたくさん**あります.

　このように『ラミシール』と『イトリゾール』は**一長一短**なため, その人の状況に応じて使い分けるのが一般的です. また, 薬の飲み方も大きく異なるため, 服薬に対する理解によって使い分けることもあります.

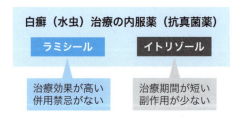

治療効果と治療期間の差

　『ラミシール』や『イトリゾール』は, 外用薬では治りにくい爪白癬などの治療によく使いますが, **爪白癬に対する治療効果は,『ラミシール』の方が高い**とされています[1]. このことから, 海外では『ラミシール』が爪白癬の第一選択薬で, 『イトリゾール』は代替療法として使われています.

　日本で使われている『ラミシール』の量は海外の半分(1日125 mg)で, この量での優劣ははっきりしていませんが, 125 mgでも**6カ月の治療**を行えば250 mgでの治療と同じ程度の治療効果が得られるとされています[2]. 一方, 爪白癬に対する『イトリゾール』の「パルス療法」は**3カ月**(※服薬は2カ月と1週間の時点で完了)ですみます[3].

　このことから, **時間がかかってもより高い効果を期待するならば『ラミシール』**, **短い時間で治療をすませたい場合は『イトリゾール』**を, それぞれ選ぶことができます. ただし, 『ラ

こぼれ話 爪カンジダ症に対しては『イトリゾール』が第一選択薬とされています(日本皮膚科学会 皮膚真菌症診断・治療ガイドライン).

ミシール』と『イトリゾール』には副作用や相互作用に大きな違いがあるため，持病や併用薬との兼ね合いによって薬を選ぶケースも少なくありません．

血液検査と副作用〜『ラミシール』の注意点

『ラミシール』は，稀に肝機能障害や血球減少といった厄介な副作用を起こすことがあります．このような副作用を避けるため，服用中は**定期的に血液検査をする**よう決められています[4]．一方，『イトリゾール』ではこうした厄介な副作用は少なく，白癬治療に使う短期間であれば血液検査なしで使うこともできます[3]．

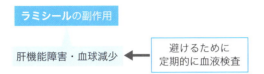

併用禁忌と相互作用〜『イトリゾール』の注意点

『ラミシール』には，飲み合わせの悪い「併用禁忌」の薬はありません[4]．一方，『イトリゾール』は**肝臓の代謝酵素「CYP3A4」**や，**薬の排泄にかかわる「P糖蛋白」**を阻害する作用があり，ほかの薬の代謝・排泄を遅らせ，作用を強めてしまうことがあります[3]．

睡眠薬の『ハルシオン（一般名：トリアゾラム）』（☞p.256）や抗凝固薬の『プラザキサ（一般名：ダビガトラン）』（☞p.84）など，特に危険な中毒症状を起こしうる薬の血中濃度を高めることも報告されているため，飲み合わせには細心の注意を払わなければなりません（※『イトリゾール』の併用禁忌は非常に多いため後述参照）．

「CYP3A4」や「P糖蛋白」は多くの薬の代謝・排泄にかかわっているため，すべての薬について検討がされているわけではありません．『イトリゾール』の添付文書などに記載がなくとも，代謝・排泄経路によっては相互作用を起こす恐れがあることに注意が必要です．

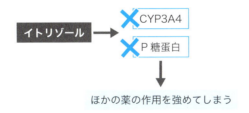

爪白癬に対する用法の違い〜パルス療法

『ラミシール』で治療する場合，1日1回の服用をしばらく続ける必要があります[4]．一方，『イトリゾール』は「**1日2回を7日間服用したあと，3週間休薬する**」，これを合計3回くり返す飲み方をします[3]．これを「パルス療法」と呼びます．

間違って毎日続けて飲んでしまうと副作用を起こす恐れがあり，また休薬のあと薬を飲み忘れてしまうと治療ができません．そのため，この複雑な飲み方を実行できない恐れのある

こぼれ話　近年，複数の有効成分の入った配合剤やその後発（ジェネリック）医薬品が急増しているため，『イトリゾール』のように相互作用の多い薬は，より注意深く扱う必要があります．

人には，適していません．

『イトリゾール』は飲むタイミングも大事

『イトリゾール』の「カプセル」は，**食直後に服用する**必要があります．空腹時に服用すると吸収が大きく低下し，薬の最高血中濃度は約55％，AUCは約33％に低下してしまうため，治療効果に大きく影響する恐れがあります[3]．『イトリゾール』の「内用液」は逆に空腹時に服用する必要がありますが，水虫治療の「パルス療法」には使いません[5]．

advice

濁った爪は，生え変わるまできれいにならない

『ラミシール』や『イトリゾール』は，主に爪の水虫である爪白癬に使います．しかし，どちらの薬も「菌の生育や増殖を阻害する」ための「抗真菌薬」であって，「爪をきれいにする薬」ではありません．そのため，爪白癬によって濁ってしまった爪は，新しく健康な爪に生え変わるのを待つ必要があります．

爪の生え変わりは年単位での時間がかかります．見た目に効果が現れないことから効いていないと思い込み，途中で薬を止めてしまう人が少なくありません．「抗真菌薬」の目的を正しく指導し，何度もぶり返すような水虫を防ぐことが大切です．

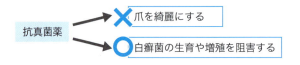

Point

❶『ラミシール』は，時間はかかるが効果は高く，血液検査は必要だが飲み合わせの悪い薬は少ない．
❷『イトリゾール』は，短期間で治療が完了し，血液検査もしなくてよいが，飲み合わせの悪い薬が多い．
❸爪がきれいになるには，新しく生え変わるのを待つ必要がある．

▶ **爪白癬は，普通の外用薬では治りにくい**

主に皮膚の水虫に使う「抗真菌薬」の塗り薬では，爪の組織に薬が浸透しにくく，十分な効果が得られません．

そのため，爪白癬には『ラミシール』や『イトリゾール』といった内服の「抗真菌薬」や，『クレナフィン（一般名：エフィナコナゾール）』や『ルコナック（一般名：ルリコナゾール）』（☞p.213）といった爪白癬に保険適応のある塗り薬を使う必要があります．

こぼれ話 皮膚の白癬であっても，角質が肥厚化した重症例には爪白癬と同様，『ラミシール』や『イトリゾール』といった内服の抗真菌薬が必要になる場合があります．

添付文書，インタビューフォームの比較

※イトリゾールは「カプセル剤」について記載

◆ **適応症**
　ラミシール　：深在性皮膚真菌症，表在性皮膚真菌症（白癬症・カンジダ症）
　イトリゾール：内臓真菌症，深在性皮膚真菌症，表在性皮膚真菌症（白癬症・カンジダ症），癜風，マラセチア毛包炎

◆ **警告の表記**
　ラミシール　：肝機能障害・血球減少症に関する警告あり
　イトリゾール：なし

◆ **血液検査の必要性**
　ラミシール　：定期的に肝機能検査・血液検査を行うこと
　イトリゾール：長期使用する場合は考慮

◆ **高齢者の用量調節**
　ラミシール　：**必要**
　イトリゾール：不要

◆ **併用禁忌の薬**
　ラミシール　：**なし**
　イトリゾール：
　（CYP3A4に関するもの）
　『オーラップ（一般名：ピモジド）』
　『硫酸キニジン（一般名：キニジン）』
　『ベプリコール（一般名：ベプリジル）』
　『ハルシオン（一般名：トリアゾラム）』（☞ p.256）
　『ベルソムラ（一般名：スボレキサント）』（☞ p.264）
　『リポバス（一般名：シンバスタチン）』
　『カルブロック（一般名：アゼルニジピン）』
　『レザルタス（一般名：アゼルニジピン＋オルメサルタン）』
　『バイミカード（一般名：ニソルジピン）』
　『クリアミン（一般名：エルゴタミン）』
　『ジヒデルゴット（一般名：ジヒドロエルゴタミン）』
　『エルゴメトリン（一般名：エルゴメトリン）』
　『メテルギン（一般名：メチルエルゴメトリン）』
　『レビトラ（一般名：バルデナフィル）』（☞ p.335）
　『レバチオ（一般名：シルデナフィル）』
　『アドシルカ（一般名：タダラフィル）』
　『セララ（一般名：エプレレノン）』（☞ p.29）
　『ロナセン（一般名：ブロナンセリン）』
　『スンベプラ（一般名：アスナプレビル）』
　『ジメンシー配合錠（一般名：ダクラタスビル＋アスナプレビル＋ベクラブビル）』
　『バニヘップ（一般名：バニプレビル）』
　『イムブルビカ（一般名：イブルチニブ）』
　『ブリリンタ（一般名：チカグレロル）』（☞ p.94）
　『イグザレルト（一般名：リバーロキサバン）』※P糖蛋白も関与
　『アデムパス（一般名：リオシグアト）』※P糖蛋白も関与
　（P糖蛋白に関するもの）
　『ラジレス（一般名：アリスキレン）』
　『プラザキサ（一般名：ダビガトラン）』（☞ p.84）

◆ **爪白癬治療の用法**
　ラミシール　：1日1回
　イトリゾール：**パルス療法**（「1日2回を7日間，その後3週間休薬」のサイクルを3回くり返す）

◆ **製造販売元**
　ラミシール　：サンファーマ
　イトリゾール：ヤンセンファーマ

こぼれ話　糖尿病患者は水虫が悪化し，潰瘍・切断につながるリスクが高いため，軽症のうちから厳密な治療を行うことが推奨されています（日本糖尿病学会「糖尿病診療ガイドライン2016」）．

■ **参考文献**

1) Evans EG & Sigurgeirsson B：Double blind, randomised study of continuous terbinafine compared with intermittent itraconazole in treatment of toenail onychomycosis. The LION Study Group. BMJ, 318：1031-1035, 1999 [PMID 10205099]
2) 奥田長三郎，伊藤雅章：趾爪白癬に対する経口抗真菌薬テルビナフィンの部位別・病型別治癒率の検討（第2報）－2種類の連続投与法の比較を含めて－．日本皮膚科学会誌，118：3089-3097, 2008 [NAID 130004708578]
3) イトリゾールカプセル　添付文書
4) ラミシール錠　添付文書
5) イトリゾール内用液　添付文書

抗真菌薬

49. 『アスタット』・『ルリコン』・『ゼフナート』・『ラミシール』，同じ白癬（水虫）治療の外用薬の違いは？
治療効果の優劣と系統

> **Answer** 水虫の治療効果に差はない

『アスタット（一般名：ラノコナゾール）』・『ルリコン（一般名：ルリコナゾール）』・『ゼフナート（一般名：リラナフタート）』・『ラミシール（一般名：テルビナフィン）』は，すべて水虫（白癬）の治療に使う「抗真菌薬」の外用薬です．

白癬の治療に使う場合，効果や安全性に大きな違いはありません．そのため，医師による経験上の判断や，軟膏・クリーム・ローション等の剤形のタイプなどから，患者に合った薬を選ぶのが一般的です．

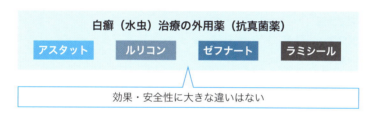

「ビホナゾール」との同等性で認可された薬

「抗真菌薬」の外用薬の多くは，臨床試験で『マイコスポール（一般名：ビホナゾール）』と同等の効果・安全性が得られたという結果を受けて認可されたものです[1~4]．そのため，基本的に薬剤間に効き目や副作用の優劣はないとされています[5]．

そのなかで，『アスタット』・『ルリコン』・『ゼフナート』・『ラミシール』はいずれも「最小発育阻止濃度（MIC）」が小さく[6]，強い抗真菌作用をもっています．このことから，いずれも白癬に対して高い効果が期待できる薬だと言えます．

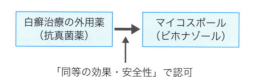

『アスタット』と『ルリコン』がよく使われる理由

MICが小さく強い抗真菌作用をもつ薬のなかでも，『アスタット』と『ルリコン』は菌種による効き目のばらつきが少ないとされています[6]．このことから，最初に試す「抗真菌薬」

こぼれ話 自称「水虫だ」という患者のうち，13～33％は湿疹や皮膚炎など別の疾患だったとする報告もあり（J Dermatol, 37：394-406, 2010 [PMID 20536644]），薬の間違った選択の原因になります．

としては『アスタット』や『ルリコン』が選ばれる傾向にあります．

効かなかった場合は系統を変える

「抗真菌薬」には以下の5つの系統があります．そのため，薬が肌に合わなかった場合や，効き目がいまひとつだった場合には，別の系統の薬に変えて治療を試みることができます．ただし，効き目に優劣がないのは「白癬菌」による感染症であって，カンジダなど別の感染症では第一選択薬が決まっている場合があります．

①イミダゾール系
　　『ニゾラール（一般名：ケトコナゾール）』
　　『アトラント（一般名：ネチコナゾール）』
　　『**アスタット**（一般名：ラノコナゾール）』
　　『**ルリコン**（一般名：ルリコナゾール）』
②チオカルバメート系
　　『ゼフナート（一般名：リラナフタート）』
　　『ハイアラージン（一般名：トルナフタート）』
③アリルアミン系
　　『ラミシール（一般名：テルビナフィン）』
④ベンジルアミン系
　　『メンタックス（一般名：ブテナフィン）』
⑤モルホリン系
　　『ペキロン（一般名：アモロルフィン）』
※太字はMICが小さい抗真菌薬[6]

剤形にも違いがある

白癬の外用薬には，「軟膏」・「クリーム」・「外用液」・「スプレー」などいろいろなタイプの剤形があります．

一般的に，「軟膏」は刺激が少ないもののべたつきが多く，逆に「外用液」はべたつきが少ないものの刺激を感じることが多い剤形です．「クリーム」はその中間くらいです．そのため，傷や炎症などの皮膚の状況によって，適した剤形のものを選ぶことができます．

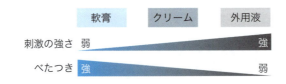

■剤形
　　『アスタット』　軟膏，クリーム，外用液
　　『ルリコン』　　軟膏，クリーム，液，（爪外用液『ルコナック』(☞p.213)）
　　『ゼフナート』　クリーム，外用液
　　『ラミシール』　クリーム，外用液，外用スプレー

こぼれ話　市販の水虫薬を副作用なく使っていた経験がある場合，その市販薬と同じ有効成分・同じ系統の薬を選ぶという方法もあります．

advice

薬の選択より，正しい使い方に注意を向ける

白癬治療が成功するかどうかは，「どの薬を選ぶか」よりも，「いかに正しく薬を使うか」にかかっています．

赤みやかゆみといった自覚症状が治まった時点で薬を止めてしまう人が少なくありませんが，**薬は「菌が完全にいなくなるまで」使い続ける必要**があります．症状が治まった時点ではまだ菌が皮膚に残っていることが多く，ここで薬を中断すると水虫を何度もぶり返してしまうことになります．

また，赤みやかゆみのある部分にしか薬を塗らない人も多いですが，自覚症状のない部分にも菌は潜んでいるため，**症状のない部分も含め，両足の全体に薬を塗る必要**があります．この場合，軟膏やクリームは1カ月で30～40g程度の量を使うのが一般的です．

自己判断で薬を止めてしまったり，薬をケチって使ったりすると，かえって治療が長引き，使う薬の量も増えてしまうことになります．「正しい使い方」を徹底し，一度の治療で完治させられるように理解を促す指導が必要です．

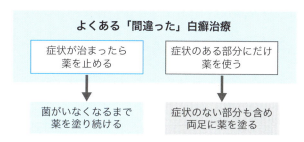

Point

❶『アスタット』・『ルリコン』・『ゼフナート』・『ラミシール』は，白癬の治療効果は大きく変わらない．
❷軟膏・クリーム・外用液・スプレーといった剤形の違いから選ぶこともできる．
❸白癬治療が成功するかどうかは，薬の選び方より，正しく使うかどうかの方が大きく影響する．

▶ 水虫とステロイド

水虫は，白癬菌による感染症です．「ステロイド」は，過剰な免疫を抑える薬です．そのため，水虫で足がかゆいからと「ステロイド」を使うと，白癬菌を抑える免疫が弱まり，かえって病状が悪化することになります．

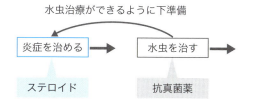

こぼれ話 水虫治療では，皮膚の柔らかい入浴後に薬を塗ることが多く，また患部を乾燥させるために裸足で就寝する必要があります．床の汚れが気になる場合，入浴後から就寝までの短時間であれば，いったん靴下を履くことも考慮します．

しかし，水虫にステロイドは絶対に使わない，というわけではありません．患部の炎症やかゆさがひどく，抗真菌薬を使える状況でない場合には，いったん「ステロイド」で炎症・かゆみを抑えてから治療をはじめるというケースもあります．「水虫にステロイドは使わない」という原則にこだわるあまり，医師の処方意図と真逆の説明をしないよう注意してください．

▶ 爪の水虫には『クレナフィン』や『ルコナック』

白癬菌が爪に入り込んでしまうと，外用薬で治療することが困難です．そのため，『ラミシール（一般名：テルビナフィン）』・『イトリゾール（一般名：イトラコナゾール）』（☞ p.204）といった内服の抗真菌薬や，『ルコナック（一般名：ルリコナゾール）』・『クレナフィン（一般名：エフィナコナゾール）』（☞ p.213）といった爪白癬専用の外用薬を使う必要があります．

これらの薬は市販されていないため，病院を受診して処方してもらう必要があります．水虫で爪が濁っているような場合は，一度病院の受診を勧めるようにしてください．

添付文書，インタビューフォームの比較

◆ **薬の分類**
 アスタット：イミダゾール系の抗真菌薬
 ルリコン　：イミダゾール系の抗真菌薬
 ゼフナート：チオカルバメート系の抗真菌薬
 ラミシール：アリルアミン系の抗真菌薬

◆ **適応症**
 アスタット：白癬・カンジダ症・癜風
 ルリコン　：白癬・カンジダ症・癜風
 ゼフナート：白癬
 ラミシール：白癬・カンジダ症・癜風

◆ **臨床試験の比較対象**
 アスタット：ビホナゾール
 ルリコン　：ビホナゾール
 ゼフナート：ビホナゾール
 ラミシール：ビホナゾール

◆ **剤形の種類**
 アスタット：軟膏，クリーム，外用液
 ルリコン　：軟膏，クリーム，液，（爪外用液『ルコナック』（☞ p.213））
 ゼフナート：クリーム，外用液
 ラミシール：クリーム，外用液，外用スプレー

◆ **製造販売元**
 アスタット：マルホ
 ルリコン　：ポーラファルマ
 ゼフナート：全薬工業
 ラミシール：サンファーマ

■ **参考文献**

1) アスタット軟膏　インタビューフォーム
2) ルリコン軟膏　インタビューフォーム
3) ゼフナートクリーム　インタビューフォーム
4) ラミシールクリーム　インタビューフォーム
5) 渡辺晋一，他：皮膚真菌症診断・治療ガイドライン．日本皮膚科学会誌，119：851-862, 2009
6) 南條育子，他：各種外用抗真菌薬のin vitro抗真菌活性の測定．日本皮膚科学会雑誌，117：149-152, 2007 [NAID 130004708503]

抗真菌薬

50. 『ルコナック』と『クレナフィン』，同じ爪白癬(爪水虫)治療の外用薬の違いは？
抗真菌効果の強さと使いやすさ

> **Answer** 抗真菌作用が強い『ルコナック』，爪に塗りやすい『クレナフィン』

『ルコナック（一般名：ルリコナゾール）』と『クレナフィン（一般名：エフィナコナゾール）』は，どちらも爪の水虫（爪白癬）に使う外用の「抗真菌薬」です．

『ルコナック』は，**抗真菌作用の強い『ルリコン』**（☞p.209）の高濃度版で，高い効果が期待できる薬です．

『クレナフィン』は，「刷毛（はけ）」がついているため，**爪に塗りやすい薬**です．

爪白癬の治療では，薬を正しくきちんと使い続けられるかどうかも効果に大きく影響します．そのため，薬としての効果だけでなく，使いやすさを基準に選ぶ場合もあります．

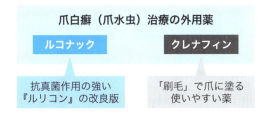

『ルコナック』の濃度と抗真菌作用

『ルコナック』は，従来から皮膚の白癬の治療に使われている『ルリコン』と同じ「ルリコナゾール」の薬（☞p.209）です．薬が浸透しづらい爪でも効果が得られるよう，その濃度が5倍になっています[1]．有効成分の濃度を変えただけの薬なので，**未知の副作用が出る心配も少なく**，『ルリコン』の使用経験がある人に限らず使いやすい薬です．また**値段が安い**のも利点です．

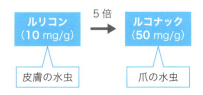

- 「ルリコナゾール」の濃度[1,2]
  『ルリコン』　1 g中に「ルリコナゾール」を10 mg含有
  『ルコナック』　1 g中に「ルリコナゾール」を50 mg含有

> **こぼれ話**　角質を溶解させる作用のある尿素（☞p.379）を併用することで，外用の抗真菌薬が浸透しやすくなり，効果が高まることが報告されています（西日本皮膚科，71：206-208, 2009）．

■ 薬価の比較（2025年改定時）
『ルコナック』　　663.60/g
『クレナフィン』　1,396.80/g

「ルリコナゾール」の強力な抗真菌作用

『ルコナック』や『ルリコン』の有効成分である「ルリコナゾール」は，『クレナフィン』を含めた既存の抗真菌薬のなかで，最小発育阻止濃度（MIC）が最も小さいのが特徴です[3]．このことから，『ルコナック』は薬として強い抗真菌作用をもつ薬と言えます．

■ 最小発育阻止濃度（MIC）
真菌の発育・活動を抑えるために必要最低限の薬の濃度のこと．MICが小さいということは，少ない薬の量で効果が得られる＝薬の抗真菌作用が強力，ということを意味します．

『クレナフィン』の作用と「刷毛」

『クレナフィン』は，爪の主成分である「ケラチン」への吸着率が85.7％と，ほかの抗真菌薬の98.1〜99.5％よりも低いのが特徴です[4]．つまり，『クレナフィン』は爪にすべての薬が吸着してしまうことなく，爪の皮膚が接触する「爪床」にまで薬が届き，爪全体の白癬菌に効果が得られるようになっています．

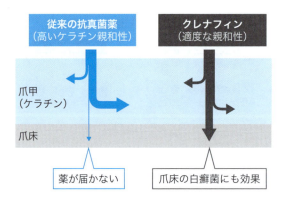

使いやすい『クレナフィン』の設計

『ルコナック』は従来の抗真菌薬と同じで，容器の先端を爪に押し当て，薬液を染み出させるようにして使います．しかし容器の先端が小さく，高齢者や身体の硬い人では爪に押し当てにくいという難点があります．また，力加減によっては薬を出し過ぎてしまう場合もあります．

この点，『クレナフィン』は容器に「刷毛（はけ）」がついています．そのため，非常に使い勝手がよく，また薬の出し過ぎも起こりにくいという利点があります．

advice

内服薬しかなかった爪白癬治療の選択肢に

これまでは，爪白癬の治療には『ラミシール（一般名：テルビナフィン）』や『イトリゾール（一般名：イトラコナゾール）』など内服の抗真菌薬（☞p.204）を使う必要がありました．しかし，これらの薬は副作用や相互作用のトラブルが多く，使える人が限られてしまうとい

> こぼれ話　爪白癬も軽症であればこれら外用薬で治療できますが，現在でも爪白癬の治療の中心は，より効果が確実な内服の抗真菌薬（☞p.204）です．

う難点があります．そのため爪白癬の治療に，十分には効きにくい外用薬を使ったり，あるいは爪白癬そのものを放置していたりといったケースが少なくありませんでした．

この点，『ルコナック』や『クレナフィン』は外用薬だけで爪白癬の治療ができる非常に画期的な薬と言えます．ただし，爪の大部分に白癬菌が感染して濁ってしまっているような重症の場合，外用薬だけでは治療できない場合もあります．

薬を使ったり使わなかったりして何度もぶり返しているうちに感染部位が広がり，治療が難しくなってしまうこともあります．薬を処方された場合は医師からOKをもらえるまで薬を使い続けるよう指導してください．

Point

❶『ルコナック』は，抗真菌作用の強い『ルリコン』の濃度を5倍にした，爪専用の薬．
❷『クレナフィン』は，「刷毛（はけ）」が付いていて使いやすいが，値段は高い．
❸ぶり返しているうちに重症化してしまうこともあるため，一度きちんと治療を完了させることが大事．

添付文書，インタビューフォームの比較

◆ 有効成分
ルコナック ：ルリコナゾール〔『ルリコン』と同じ（☞ p.209）〕
クレナフィン：エフィナコナゾール（新しい抗真菌薬）

◆ 抗真菌薬の系統
ルコナック ：イミダゾール系
クレナフィン：トリアゾール系

◆ 適応症
ルコナック ：爪白癬
クレナフィン：爪白癬

◆ 用法
ルコナック ：1日1回
クレナフィン：1日1回

◆ 代表的な菌種に対するMIC
ルコナック ：**0.001**（μg/mL）
クレナフィン：0.001〜0.03（μg/mL）

◆ 使い方
ルコナック ：容器の先端を爪に押し当て，薬液をにじませる
クレナフィン：「刷毛（はけ）」を使って爪に塗布する

◆ 製造販売元
ルコナック ：佐藤製薬
クレナフィン：科研製薬

参考文献

1) ルコナック爪外用液　添付文書
2) ルリコン液　添付文書
3) Maeda J, et al：In vitro Antifungal Activity of Luliconazole against Trichophyton spp. Med Mycol J, 57：J1-J6, 2016［PMID 26936346］
4) クレナフィン爪外用液　インタビューフォーム

こぼれ話　爪白癬では，爪の表面だけが感染したものから，爪全体に病変が及んだものなど，病態が5種に分類され，治療方法も異なります（Br J Dermatol, 148：402-410, 2003［PMID 12653730］）．

消化性潰瘍治療薬

51. PPIとH₂ブロッカー，同じ胃酸分泌抑制薬の違いは？
効果の強さと投与制限，ピロリ偽陰性，併用の目的

> **Answer** 「PPI」の方が強力，「H₂ブロッカー」には日数制限やピロリ菌検査への影響がない

　「PPI（プロトンポンプ阻害薬）」と「H₂ブロッカー」は，どちらも「胃酸分泌抑制薬」に分類される薬で，消化性潰瘍の治療に用います．

　「PPI」の方が，**1日1回の服用でより強力な効果**が得られます．しかし保険適用上，投与日数に上限があるほか，**ピロリ菌の検査結果に影響**することがあります．

　「H₂ブロッカー」にはこうした制限はなく，ピロリ菌の検査結果にも影響しません．

　そのため，治療の初期は「PPI」，長期の維持療法には「H₂ブロッカー」を使うのが一般的です．また，「PPI」は日中，「H₂ブロッカー」は夜間の胃酸過多に効果的なため，例外的に併用することもあります．

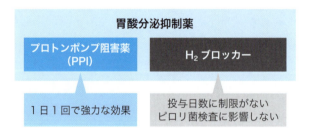

「PPI」の高い効果～消化性潰瘍の第一選択薬

　「PPI」と「H₂ブロッカー」は，どちらも胃酸の分泌を抑える作用があります．酸の分泌を抑える効果は「PPI」の方が強力なため，**消化性潰瘍の第一選択薬には「PPI」が選ばれています**[1]．併用薬や持病・アレルギーなど，何らかの事情によって「PPI」を使えない場合には「H₂ブロッカー」を使います．

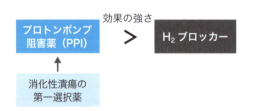

こぼれ話 速効性はH₂ブロッカーの方が優れ，胃内pHが4.0まで上がるのに要する時間はPPIよりも短いとする報告があります（Aliment Pharmacol Ther, 11：355-358, 1997［PMID 9146775］）．

「PPI」の効果は長続きするので1日1回でよい

「PPI」は，酸分泌を行う最終段階である「プロトンポンプ（H^+/K^+－ATPase）」を阻害することで酸の分泌を抑えます．この阻害作用はおよそ24時間にわたって続くため，「PPI」はいずれも1日1回の服用ですみます．

「H_2ブロッカー」は，胃粘膜にある胃壁細胞の「ヒスタミンH_2受容体」に拮抗することで酸の分泌を抑えます．この拮抗作用は，薬の血中濃度が下がるとなくなってしまうため，「H_2ブロッカー」は多くの場合1日2回で服用する必要があります．

■ 代表的な「PPI」と「H_2ブロッカー」の用法
PPI『ネキシウム（一般名：エソメプラゾール）』(☞p.220)　　1日1回
H_2ブロッカー『ガスター（一般名：ファモチジン）』　　1日1～2回

「PPI」の投与日数の上限～保険適用上の問題

「PPI」は保険適用上，胃潰瘍では8週間，十二指腸潰瘍では6週間という投与日数の上限があり，それを超えて処方することはできません[2]．そのため，長期に渡って薬を使う場合，維持療法を行う場合には「H_2ブロッカー」を選ぶ必要があります．ただし，「再燃をくり返す逆流性食道炎」の場合に限り，維持療法に「PPI」を使うことができます[2]．

また，高齢者に対する「H_2ブロッカー」の長期使用は，認知機能低下のリスクになることが指摘されていることにも留意する必要があります[3]．

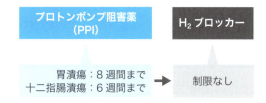

ピロリ菌の検査結果への影響～偽陰性のリスク

「PPI」にはピロリ菌の活動を抑える静菌作用があるため，「PPI」の服用中はピロリ菌の検査で正しい結果が出ない（偽陰性）ことがあります．そのため，少なくとも検査の2週間前からは薬の服用をいったん止めておく必要があります[4]．

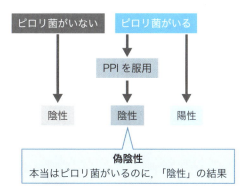

こぼれ話　プロトンポンプは食事によって活性化するため，PPIは食事の15分前に服用した方が胃酸分泌抑制の効果はより高まることが報告されています（Best Pract Res Clin Gastroenterol, 27：401-414, 2013 [PMID 23998978]）．

このことから，ピロリ菌の検査前には結果に影響しない「H₂ブロッカー」や，『セルベックス（一般名：テプレノン）』や『ムコスタ（レバミピド）』などの「胃粘膜保護薬」（☞ p.228）に切り替えておくのが一般的です．

なお，ピロリ菌の検査のなかでも「抗体測定法」であれば，「PPI」の影響は受けないとされています[4]．

advice

ピロリ菌やNSAIDs，ストレス・暴飲暴食にも注意

「PPI」や「H₂ブロッカー」にもいろいろな薬がありますが，基本的には消化性潰瘍の初期治療には効果の高い「PPI」，維持療法に入ってからは投与制限のない「H₂ブロッカー」を使います．

ただし消化性潰瘍は，ピロリ菌の感染や，『ロキソニン（一般名：ロキソプロフェン）』などの解熱鎮痛薬（NSAIDs）の副作用でも起こります．こういった場合，ピロリ除菌や解熱鎮痛薬の中止など，根本的な原因を解決しなければ症状は改善しません．

また，過度なストレスや暴飲暴食も消化性潰瘍の原因になるため，薬の服用だけでなく生活改善も指導する必要があります．

Point

❶ 「PPI」の方が作用は強力で，消化性潰瘍の第一選択薬に選ばれている．
❷ 「H₂ブロッカー」は，投与日数制限やピロリ偽陰性などの問題がない．
❸ 消化性潰瘍は，ピロリ菌やNSAIDsの副作用でも起こる．

▶ **昼と夜の効果の違い～NABに対する例外的な併用**

「PPI」は，食事によって「プロトンポンプ」が活性化しているときの方が高い効果が発揮されます[5]．つまり，夜よりも，食事をする日中の方がよく効く傾向にあります．そのため，重症の場合は「PPI」を飲んでいても夜間に胃酸の過分泌（Nocturnal Gastric Acid Breakthrough：NAB）が起こることがあります．この場合，「PPI」と併せて「H₂ブロッカー」を夜に1回追加投与することで症状を改善できることが報告されています[6]．

ただし，通常は「PPI」と「H₂ブロッカー」はどちらか一方を選ぶべき薬で，こうした併用は例外的なものです．

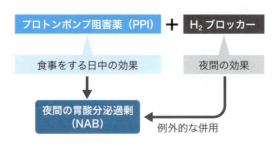

こぼれ話　PPIの長期使用では，骨折リスクが上昇する（Am J Med, 124：519-526, 2011 [PMID 21605729]）などの問題点が指摘されています．

▶ 新しい胃酸分泌抑制薬,『タケキャブ』

「カリウムイオン競合型アシッドブロッカー（P-CAB）」と呼ばれる，PPIの改良型の胃酸分泌抑制薬『タケキャブ（一般名：ボノプラザン）』（☞ p.223）が登場しています．

『タケキャブ』は，「PPI」の弱点であった「立ち上がりの遅さ」や「代謝酵素による個人差」が改善されています．また，ピロリ除菌に対して従来の「PPI」より成功率が高いことから，除菌の際にもよく使われる薬となっています．

■ 参考文献

1）「消化性潰瘍診療ガイドライン」（日本消化器病学会／編），南江堂，2015
2）ネキシウムカプセル　添付文書
3）「高齢者の安全な薬物療法ガイドライン2015」（日本老年医学会，日本医療研究開発機構研究費・高齢者の薬物治療の安全性に関する研究研究班／編），日本老年医学会，2015
4）「H.pylori感染の診断と治療のガイドライン2016改訂版」（日本ヘリコバクター学会ガイドライン作成委員会／編），先端医学社，2016
5）Kahrilas PJ, et al：Management of the patient with incomplete response to PPI therapy. Best Pract Res Clin Gastroenterol, 27：401-414, 2013［PMID 23998978］
6）Adachi K, et al：Nocturnal gastric acid breakthrough during the administration of rabeprazole and ranitidine in Helicobacter pylori-negative subjects: effects of different regimens. J Gastroenterol, 38：830-835, 2003［PMID 14564627］

こぼれ話　胃酸分泌抑制薬を使用している人は，誤嚥性肺炎の再発リスクが4倍近く高いことが報告されています（JAMA, 292：1955-1960, 2004［PMID 15507580］）．

消化性潰瘍治療薬

52. 『ネキシウム』と『オメプラール』，同じPPIの違いは？
光学異性体とCYP2C19による個人差，小児用量

> **Answer** 『ネキシウム』は，『オメプラール』より個人差が小さく，適応症も広い

『ネキシウム（一般名：エソメプラゾール）』と『オメプラール（一般名：オメプラゾール）』は，どちらも胃酸を抑える「プロトンポンプ阻害薬（PPI）」(☞p.216)です．

『ネキシウム』は，遺伝的体質によって効き目に個人差が出てしまう『オメプラール』の弱点を改良した薬です．

また，『ネキシウム』には『ロキソニン（一般名：ロキソプロフェン）』などNSAIDsの副作用を防ぐ使い方や小児に対する処方にも保険適用があります．

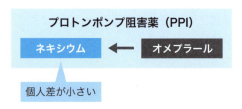

光学異性体と，代謝酵素「CYP2C19」による影響

『オメプラール』には，光学異性体の「R体」と「S体」の両方が含まれています．

「R体」は，全体の98％近くが代謝酵素「CYP2C19」によって代謝されます[1]．そのため，遺伝的にこの酵素がよく働く人とあまり働かない人とでは，薬の効き目にも差が生まれてしまうことになります．

「S体」も，代謝酵素「CYP2C19」によって代謝されますが，それは全体の6～7割で，他の酵素でも代謝されます[1]．そのため，「CYP2C19」の働きだけで効き目が大きく左右され

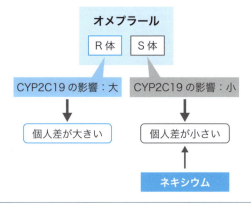

> **こぼれ話** 『ネキシウム』は簡易懸濁法に適さない薬ですが，インタビューフォームでは脱カプセルしてアップルソースと一緒に服用する服用方法が紹介されています．ただし，中の顆粒を潰さないことに注意が必要です．

ることはありません．

『ネキシウム』は，この「CYP2C19」の影響が小さい「S体」だけを分離・抽出した薬です[1]．そのため，『オメプラール』よりも遺伝的体質による個人差を小さく抑えることができます．

PPIの個人差とピロリ除菌成功率

　胃のpHが3.0（酸性）付近ではピロリ菌にほとんど抗菌薬が効かないため，除菌の際は『オメプラール』のようなPPIを使って胃のpHを4.5以上にする必要があります[2]．しかし，「CYP2C19」の働きが強く『オメプラール』がすぐに代謝・分解されてしまうと，胃のpHが十分に上がらず，除菌を失敗しやすくなります．実際，遺伝的にPPIの代謝が速い（薬が効きにくい）人とPPIの代謝が遅い（薬がよく効く）人の間で，除菌成功率に23.5％もの差が生じることが報告されています[3]．そのため，除菌の三剤併用療法で使うPPIは『ネキシウム』のように個人差の少ないものを選ぶ必要があります．ただし，2015年に登場した新薬『タケキャブ（一般名：ボノプラザン）』（☞p.223）が従来のPPIよりも高い除菌成功率を発揮する[4]ことから，最近はこの『タケキャブ』を使った除菌が増えています．

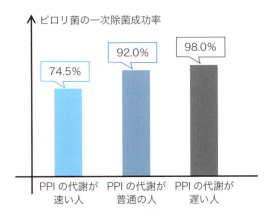

advice
ピロリ菌の検査前の休薬は忘れずに

　『ネキシウム』や『オメプラール』などのPPIを飲んでいる状態でピロリ菌の検査を行うと，「偽陰性」の結果が出る恐れがあります．そのため，検査の2週間前からPPIは休薬しておく必要があります[4]．

　ピロリ除菌では，普段の薬・除菌の薬・除菌後から検査までの薬，といった薬をまとめて処方される場合もあります．その際，似たような薬が処方されることになるため，どの薬をいつ飲めばよいのか，除菌のタイミングも含めてしっかりと確認するようにしてください．

Point

❶『ネキシウム』は，『オメプラール』の光学異性体「S体」で，個人差が小さい．
❷ PPIの個人差は，ピロリ除菌の成功率にも影響する．
❸ PPIは，ピロリ菌の検査前には2～4週間休薬する必要がある．

こぼれ話　除菌成功率の低いCYP2C19のextensive metabolizer［EM］では，H_2ブロッカーを併用することで除菌成功率を改善できる場合があります（Aliment Pharmacol Ther, 21：491-497, 2005［PMID 15710002］）．

▶ 光学異性体の薬

『ネキシウム』と『オメプラール』のように，従来から使われていた薬の光学異性体の片方だけを分離・抽出し，弱点を補うように改良された薬がたくさん登場しています．

■ 光学異性体の薬の例

『クラビット（一般名：レボフロキサシン）』…『タリビッド（一般名：オフロキサシン）』の「R体」
『ザイザル（一般名：レボセチリジン）』…『ジルテック（一般名：セチリジン）』の「R体」（☞ p.137）
『ルネスタ（一般名：エスゾピクロン）』…『アモバン（一般名：ゾピクロン）』の「S体」（☞ p.260）
『レクサプロ（一般名：エスシタロプラム）』…「シタロプラム（※日本未承認）」の「S体」

添付文書，インタビューフォームの比較

◆ 有効成分
ネキシウム　：エソメプラゾール（オメプラゾールのS体）
オメプラール：オメプラゾール

◆ 適応症
ネキシウム　：胃・十二指腸潰瘍，吻合部潰瘍，逆流性食道炎・胃食道逆流症，Zollinger-Ellison症候群，**NSAIDs・低用量アスピリン投与時における胃潰瘍または十二指腸潰瘍の再発抑制**，ピロリ除菌
オメプラール：胃・十二指腸潰瘍，吻合部潰瘍，逆流性食道炎・胃食道逆流症※，Zollinger-Ellison症候群，ピロリ除菌（※10 mg錠のみ）

◆ 用法
ネキシウム　：1日1回
オメプラール：1日1回

◆ 小児用量
ネキシウム　：1歳以上（体重20kg未満は10mgを1日1回，20kg以上は10〜20mgを1日1回）
オメプラール：なし

◆ 投与制限
ネキシウム　：最長8週（※再燃をくり返す場合の維持療法を除く）
オメプラール：最長8週（※再燃をくり返す場合の維持療法を除く）

◆ 代謝酵素「CYP2C19」の寄与度
ネキシウム　：**73**％
オメプラール：**98**％

◆ 剤形の種類
ネキシウム　：カプセル（10 mg，20 mg）
オメプラール：錠（10 mg，20 mg），注射

◆ 製造販売元
ネキシウム　：アストラゼネカ
オメプラール：アストラゼネカ

■ 参考文献

1) ネキシウムカプセル　インタビューフォーム
2) Marcus EA, et al：The effects of varying acidity on Helicobacter pylori growth and the bactericidal efficacy of ampicillin. Aliment Pharmacol Ther, 36：972-979, 2012［PMID 23009227］
3) Furuta T, et al：Pharmacogenomics-based tailored versus standard therapeutic regimen for eradication of H. pylori. Clin Pharmacol Ther, 81：521-528, 2007［PMID 17215846］
4) 「H. pylori感染の診断と治療のガイドライン2016改訂版」（日本ヘリコバクター学会ガイドライン作成委員会/編），先端医学社，2016

こぼれ話　光学異性体の薬は，用量が全く同じもの（ネキシウム），ちょうど半分になっているもの（ザイザル），半分より多いもの（クラビット），半分より少ないもの（ルネスタ）など，R体・S体の性質によってさまざまです．

消化性潰瘍治療薬

53. 『タケキャブ』と『タケプロン』，同じ胃酸分泌抑制薬の違いは？
P-CABとPPI，ピロリ除菌の成功率

> **Answer** 『タケキャブ』は『タケプロン』より個人差が小さく，ピロリ除菌の成功率が高い

『タケキャブ（一般名：ボノプラザン）』と『タケプロン（一般名：ランソプラゾール）』は，どちらも胃酸を抑える薬です．

『タケキャブ』は，プロトンポンプをカリウムイオンと競合することで阻害する「カリウムイオン競合型アシッドブロッカー：P-CAB」で，従来のPPIのように酸による活性化を必要としない薬です．

また，『タケキャブ』は『タケプロン』よりも**個人差が小さく，ピロリ除菌の成功率も高い**のが特徴です．

ただし，『タケキャブ』は新しい薬のため値段も高く，後発（ジェネリック）医薬品もないため，『タケプロン』でも治療に問題がなければ，あえて高い薬を選ぶ必要はありません．

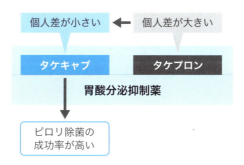

代謝酵素「CYP2C19」による個人差

『タケプロン』は，主に代謝酵素「CYP2C19」によって分解・代謝されます．そのため，遺伝的にこの酵素がよく働く人とあまり働かない人とでは，薬の効き目にも差が生まれてしまうことになります．

 ガイドラインなどでは，P-CABもPPIの一種としてまとめて扱われることがあります．

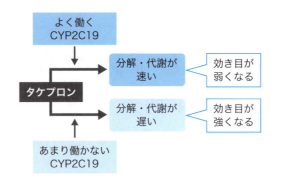

　実際，『タケプロン』は「CYP2C19」の遺伝子型によって，**最高血中濃度（C_{max}）は約40％，血中濃度－時間曲線下面積（AUC）は約67％**も低くなってしまうことがあります[1]．
　『タケキャブ』もこの酵素によって一部代謝されますが，ほかの代謝酵素が関与する部分も多いため，「CYP2C19」の遺伝子型が与える影響は**35％以下**と小さいことが確認されています[2]．このことから，『タケキャブ』は遺伝的体質の影響をあまり受けない，個人差の小さい薬と言えます．

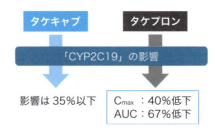

『タケキャブ』の高いピロリ除菌成功率

　『タケキャブ』を使った場合の**一次除菌の成功率は92.6％**と，『タケプロン』を使った場合の75.9％よりも大幅に高くなっています[2]．また『タケキャブ』は**二次除菌でも成功率98.0％**と，きわめて高い除菌成功率を発揮します[3]．これは，主に『タケキャブ』の個人差が小さく，安定した効果を発揮することが要因と考えられています．

薬の個人差と除菌成功率の関係

　胃のpHが3.0（酸性）付近では，ピロリ菌にはほとんど抗菌薬が効きません．そのため，ピロリ菌を除菌する際には，抗菌薬と一緒に「プロトンポンプ阻害薬（PPI）」を使って，胃のpHを4.5以上にしておく必要があります[4]．このとき，PPIの効き目が弱いと十分に胃のpHが上昇せず，抗菌薬の効果が弱まって除菌に失敗してしまうことがあります．実際，PPIの個人差によって，ピロリ除菌の成功率に23.5％もの差が生まれるという報告もあります[5]（☞ p.220）．

速く効くことも要因の一つ

　『タケプロン』などの従来のPPIは，胃酸による活性化を受けてから薬としての効果を発揮します．そのため，効果が現れるまでに若干時間がかかります．

こぼれ話　日本では，ピロリ菌の主な感染時期は乳幼児期であること（Helicobacter, 12：324-327, 2007 [PMID 17669105]），特に母子・父子間での感染が多いことが示唆されています（Helicobacter, 20：133-138, 2015 [PMID 25382113]）．

『タケキャブ』にはこうした活性化は必要なく，そのままの形で作用を発揮するため，従来のPPIよりも速く効果が現れます[2]．『タケキャブ』のピロリ除菌成功率が高いのは，こうした「立ち上がりの速さ」も一つの要因と考えられています．

advice
値段との相談も必要

『タケキャブ』は，『タケプロン』などの従来のPPIよりもさまざまな点で改良されている分，値段も高価です．ジェネリック医薬品もまだないため，医療費の負担は高額になる傾向があります．従来のPPIでも十分に安定した効果が得られる場合には，あえて高価な新薬に手を出す必要もありません．値段の差も踏まえて，その必要性はきちんと説明するようにしてください．

- **『タケキャブ』の薬価（2025年改定時）**
  『タケキャブ（一般名：ボノプラザン）』　　10 mg（94.30），20 mg（141.00）

- **PPIの薬価（2025年改定時）**
  『タケプロン（一般名：ランソプラゾール）』　15 mg（20.40），30 mg（34.50）
  『オメプラール（一般名：オメプラゾール）』　10 mg（21.70），20 mg（33.60）
  『パリエット（一般名：ラベプラゾール）』　　5 mg（21.60），10 mg（35.80），
  　　　　　　　　　　　　　　　　　　　　　20 mg（61.00）
  『ネキシウム（一般名：エソメプラゾール）』（☞ p.220）10 mg（34.70），20 mg（59.30）

Point
❶『タケキャブ』は，効き目の個人差が小さい．
❷『タケキャブ』を使ったピロリ除菌の成功率は，一次・二次ともに90％以上と高い．
❸新薬が必ずしもすべての患者にとって必要というわけではないので，値段の差も考慮する．

▶ ピロリ菌の「偽陰性」を示す可能性

ピロリ菌は強酸性環境下の胃内でも生きていけるように，「ウレアーゼ」という酵素で尿素からアンモニアを生成し，局所的に胃酸を中和しています．この「ウレアーゼ」の活性を検出することで，ピロリ菌の存在を確認することができます．

『タケキャブ』は，ピロリ菌の「ウレアーゼ活性」に対する抑制作用をもっていません[2]．しかし，ピロリ菌の活動を抑える静菌作用により「偽陰性」を示す可能性があり，従来のPPIと同様，判定前には**少なくとも2週間の休薬期間を設ける**必要があります[6]．

▶ ピロリ菌の一次除菌と二次除菌

一次除菌で使われる「クラリスロマイシン」は，小児科や耳鼻科などでも広く使われる抗菌薬です．そのため，幼少期から「クラリスロマイシン」を頻繁に使っていた場合，すでにピロリ菌が「クラリスロマイシン」に耐性をもっている可能性があります．

こうしたクラリスロマイシン耐性のピロリ菌が増えたことにより，一次除菌の成功率はおよそ

こぼれ話　ピロリ除菌では，『ランサップ』や『ラベキュア』・『ボノサップ』のようなパッケージ薬を利用することで，服薬実行率を改善できるとする報告があります（J Clin Biochem Nutr, 38：73-76, 2006 [NAID 130004466451]）．

75〜85％程度と，きちんと薬を飲んだとしても15〜25％の人は失敗してしまうことが報告されています[7].

さらに，ピロリ除菌の際にはPPIなどの胃酸を抑える薬を使って胃のpHを高くし，抗菌薬の抗菌活性を高める必要がありますが，体質的にPPIが効きにくい人では，除菌の成功率が低くなってしまう（☞p.220）こともわかっています[5].

このように，薬をきちんと飲んでも除菌に失敗してしまうことがあることから，日本では二次除菌まで保険を使って行えるようになっています．

ただし，いきなり二次除菌からはじめたり，一次除菌を何回もくり返したりすることはできません．

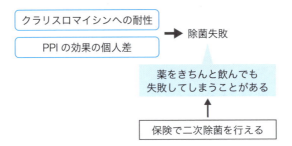

▶ 我慢すべき副作用と，我慢してはいけない副作用を伝える

ピロリ除菌では，通常よりも多い量の抗菌薬を使います．そのため，多くの人でお腹が緩くなったり，口内炎ができたりといった副作用が出てしまいます．

しかし，薬を途中で止めるとピロリ菌が薬に対して耐性をもってしまい，より治療が難しくなってしまう恐れがあります．また，保険を使って除菌できるのも全部で2回までです．

こうした点から，ピロリ除菌の際は多少の下痢や口内炎・胸焼けくらいの副作用であれば我慢し，薬を最後まで飲み切ってしまう方がよい場合があります．

その際，我慢すべき副作用と，我慢してはいけない副作用を具体的に伝え，特に以下のような症状が現れた際には主治医に相談すべきことを指導するようにしてください．

 我慢せず，医師に相談すべき副作用の例
①発熱
②腹痛を伴う下痢
③下痢に粘液や血液が混じっている

添付文書，インタビューフォームの比較

◆ **薬効分類**
タケキャブ：カリウムイオン競合型アシッドブロッカー（プロトンポンプ阻害薬）/ P-CAB
タケプロン：プロトンポンプ阻害薬 / PPI

◆ **名前の由来**
タケキャブ：武田薬品工業のP-CAB
タケプロン：武田薬品工業のプロトンポンプ阻害薬

◆ **適応症**
タケキャブ：胃・十二指腸潰瘍，逆流性食道炎，低用量アスピリン・NSAIDs投与時における胃・十二指腸潰瘍の再発抑制

タケプロン：胃・十二指腸潰瘍，逆流性食道炎，吻合部潰瘍，Zollinger-Ellison症候群，非びらん性胃食道逆流症*，低用量アスピリン・NSAIDs投与時における胃・十二指腸潰瘍の再発抑制*（*15 mgのみ）

◆ ピロリ除菌に対する適応
タケキャブ：あり（一次除菌成功率 **92.6**％）
タケプロン：あり（一次除菌成功率 75.9％）

◆「CYP2C19」による影響
タケキャブ：35％以下
タケプロン：C_{max} 40％低下，AUC 67％低下

◆ 用法
タケキャブ：1日1回
タケプロン：1日1回

◆ 投与制限
タケキャブ：胃潰瘍（8週），十二指腸潰瘍（6週），逆流性食道炎（8週）
タケプロン：胃・吻合部潰瘍（8週），十二指腸潰瘍（6週），逆流性食道炎（8週）
※どちらも，再燃をくり返す逆流性食道炎の維持療法は制限なし

◆ 剤形の種類
タケキャブ：錠（10 mg，20 mg）
タケプロン：カプセル（15 mg，30 mg），OD錠（15 mg，30 mg），静注

◆ 製造販売元
タケキャブ：武田薬品工業
タケプロン：武田薬品工業

■ 参考文献

1）タケプロンOD錠　インタビューフォーム
2）タケキャブ錠　インタビューフォーム
3）Murakami K, et al：Vonoprazan, a novel potassium-competitive acid blocker, as a component of first-line and second-line triple therapy for Helicobacter pylori eradication: a phase III, randomised, double-blind study. Gut, 65：1439-1446, 2016［PMID 26935876］
4）Marcus EA, et al：The effects of varying acidity on Helicobacter pylori growth and the bactericidal efficacy of ampicillin. Aliment Pharmacol Ther, 36：972-979, 2012［PMID 23009227］
5）Furuta T, et al：Pharmacogenomics-based tailored versus standard therapeutic regimen for eradication of H. pylori. Clin Pharmacol Ther, 81：521-528, 2007［PMID 17215846］
6）「H.pylori感染の診断と治療のガイドライン2016改訂版」（日本ヘリコバクター学会ガイドライン作成委員会/編），先端医学社，2016
7）「消化性潰瘍診療ガイドライン」（日本消化器病学会/編），南江堂，2009

こぼれ話　自覚症状のない人でも，ピロリ除菌をすれば胃がんの発症リスクを抑制できる可能性が示唆されています（Cochrane Database Syst Rev, CD005583, 2015［PMID 26198377］）．

消化性潰瘍治療薬

54. 『セルベックス』と『ムコスタ』，同じ胃粘膜保護薬の違いは？
同じ適応症，頓服時の選び方

> **Answer** ほとんど同じ使い方をするが，『ムコスタ』は食事の影響を受けない

『セルベックス（一般名：テプレノン）』と『ムコスタ（一般名：レバミピド）』は，どちらも胃粘膜を守る胃薬です．細かい作用は異なりますが，「胃粘膜を守る」という同じ目的で使い，胃炎や胃潰瘍といった適応症，1日3回という用法も同じです．特に目立った優劣も報告されていないため，厳密な使い分けは必要ありません．

ただし，『ムコスタ』は食事の影響を受けないため，『ロキソニン（一般名：ロキソプロフェン）』などの頓服の解熱鎮痛薬と併せて使う場合には適しています．

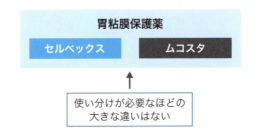

共通の適応症と，効果の優劣

『セルベックス』と『ムコスタ』はどちらも「胃粘膜保護薬」に分類される薬で，胃薬としての作用はPPIやH₂ブロッカーといった「胃酸分泌抑制薬」よりもやさしめです (☞p.216)．

『セルベックス』と『ムコスタ』，どちらの治療効果がより高いのか，といった優劣を比較した臨床試験は今のところありません．2つとも適応症も同じため，厳密な使い分けは必要ありません．

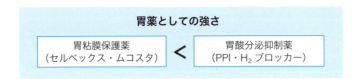

■ 適応症[1,2)]
『セルベックス』 急性胃炎・慢性胃炎の急性増悪期の胃粘膜病変（びらん・出血・発赤・浮腫），胃潰瘍

> **こぼれ話** 『セルベックス』と同成分のOTCには「セルベール」などがありますが，『ムコスタ』と同成分のOTCは現在のところ販売されていません．

『ムコスタ』　　急性胃炎・慢性胃炎の急性増悪期の胃粘膜病変（びらん・出血・発赤・浮腫），胃潰瘍

食事の影響と用法

『セルベックス』は空腹時に服用すると吸収が悪くなり，健康な人でも23％，胃潰瘍の人では98％もAUC（血中濃度曲線下面積）が低下することがわかっています[3,4]．しかし，『ムコスタ』の吸収は食事の影響を受けることはありません[5]．これらの点から，『ロキソニン』など解熱鎮痛薬の頓服薬と併せて使う場合には，食事の影響を受けない『ムコスタ』の方が適しています．

ただし厳密には，NSAIDsによる胃腸障害には『サイトテック（一般名：ミソプロストール）』や『ネキシウム（一般名：エソメプラゾール）』（☞p.220）など，保険適用のある薬を使う必要があります．また，そもそも『ロキソニン』などのNSAIDsは，できるだけ空腹時の服用を避ける必要があるため，食後の服用を心がけるのであれば『セルベックス』でも問題ありません．

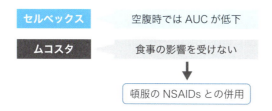

advice
解熱鎮痛薬と一緒に持ち歩くよう指導

『セルベックス』や『ムコスタ』は，解熱鎮痛薬の副作用防止のために処方されることがよくあります．解熱鎮痛薬を常備薬として持ち歩く場合，一緒に処方された『セルベックス』や『ムコスタ』まできちんと持ち歩く人は多くありません．しかし，たかが痛み止めと侮っていると，胃の粘膜が荒れたり，最悪の場合は胃潰瘍を起こしたりする恐れもあります．必ず，**一緒に処方された胃薬は解熱鎮痛薬と一緒に持ち歩く**ように指導し，胃薬を忘れた場合には，できるだけ空腹の状態では飲まず何か一口食べてから飲むなど，副作用を避けるための具体的な方法を伝える必要があります．

Point

❶『セルベックス』と『ムコスタ』は，同じくらいの効果で目立った違いはない．
❷『ムコスタ』は食事の影響を受けないので，飲むタイミングを気にする必要がない．
❸解熱鎮痛薬と併せて処方された場合，胃薬も一緒に持ち歩くよう指導する．

こぼれ話　H₂ブロッカーとの併用では，『セルベックス』ではある程度の上乗せ効果がある（Clin Ther, 17：924-935, 1995 [PMID 8595644]）とされる一方，『ムコスタ』では上乗せ効果は得られないとする報告（新薬と臨牀，44：829-840, 1995）があります．

▶『ムコスタ』の胃粘膜保護にとどまらない，多面的な効果

『ムコスタ』は，酸化ストレス（フリーラジカル）を抑制する効果をもち，ピロリ菌やNSAIDsが原因の胃粘膜障害にも効果があることが示唆されています[6,7]．

また，最近では小腸粘膜の病変を予防する効果も報告され[8]，単純な胃粘膜保護薬ではない多面的な効果が期待されています．

ただし，ピロリ菌を除菌するためには抗菌薬を使う必要があり，またNSAIDsによる胃粘膜障害に対する保険適用もまだないことに注意が必要です．

添付文書，インタビューフォームの比較

◆ **薬効分類**
　セルベックス：胃炎・胃潰瘍治療剤
　ムコスタ　　：胃炎・胃潰瘍治療剤

◆ **適応症**
　セルベックス：急性胃炎・慢性胃炎の急性増悪期の胃粘膜病変（びらん・出血・発赤・浮腫），胃潰瘍
　ムコスタ　　：急性胃炎・慢性胃炎の急性増悪期の胃粘膜病変（びらん・出血・発赤・浮腫），胃潰瘍

◆ **用法**
　セルベックス：1日3回，**食後**
　ムコスタ　　：1日3回（※胃潰瘍の場合は朝・夕・就寝前）

◆ **食事によるAUCへの影響**
　セルベックス：空腹時に服用すると，**AUCが23％低下**
　ムコスタ　　：空腹時に服用すると吸収は早まるが，AUCには影響しない

◆ **剤形の種類**
　セルベックス：**カプセル**，細粒
　ムコスタ　　：**錠剤**，顆粒，点眼液（☞ p.384）

◆ **製造販売元**
　セルベックス：エーザイ
　ムコスタ　　：大塚製薬

■ 参考文献

1) セルベックスカプセル　添付文書
2) ムコスタ錠　添付文書
3) セルベックスカプセル　インタビューフォーム
4) Nakazawa S, et al：Serum and stomach tissue levels of geranylgeranylacetone in patients. Int J Clin Pharmacol Ther Toxicol, 21：267–270, 1983 [PMID 6885198]
5) ムコスタ錠　インタビューフォーム
6) Ogino K, et al：Antiulcer mechanism of action of rebamipide, a novel antiulcer compound, on diethyldithiocarbamate-induced antral gastric ulcers in rats. Eur J Pharmacol, 212：9–13, 1992 [PMID 1313372]
7) Suzuki M, et al：Rebamipide, a novel antiulcer agent, attenuates Helicobacter pylori induced gastric mucosal cell injury associated with neutrophil derived oxidants. Gut, 35：1375–1378, 1994 [PMID 7959190]
8) Kurokawa S, et al：A randomized, double-blinded, placebo-controlled, multicenter trial, healing effect of rebamipide in patients with low-dose aspirin and/or non-steroidal anti-inflammatory drug induced small bowel injury. J Gastroenterol, 49：239–244, 2014 [PMID 23595613]

こぼれ話　『サイトテック（一般名：ミソプロストール）』は，NSAIDsによる小腸病変にも効果があり，近年再注目されています（Gastrointest Endosc, 69：1339–1346, 2009 [PMID 19243767]）．

潰瘍性大腸炎治療薬

55. 『ペンタサ』と『アサコール』, 同じ「メサラジン」製剤の違いは？
ドラッグ・デリバリー・システムによる適応症の差

> **Answer** 小腸から大腸に作用する『ペンタサ』と, 大腸に特化した『アサコール』

　『ペンタサ（一般名：メサラジン）』と『アサコール（一般名：メサラジン）』は, どちらも抗炎症作用をもつ「メサラジン」の薬で, 潰瘍性大腸炎の治療に用います.

　『ペンタサ』は, **小腸から大腸の広い範囲に作用**するため, 「潰瘍性大腸炎」だけでなく, 小腸に病変のある「クローン病」にも効果があります.

　『アサコール』は, **小腸をそのまま通過し, 回腸から大腸で作用**するため, 「潰瘍性大腸炎」の治療に特化した薬です.

　「メサラジン」は, そのまま飲むと小腸で吸収されてしまうため, 何らかの方法で薬を大腸まで届ける必要があります.『ペンタサ』と『アサコール』は同じ成分の薬ですが, 薬を大腸まで届けるための製剤工夫〔ドラッグ・デリバリー・システム（DDS）〕が違うため, 作用する範囲や適応症が異なります.

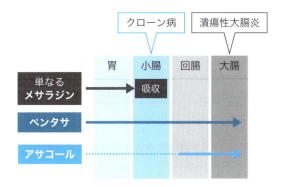

小腸から大腸まで広く薬が作用する『ペンタサ』

　『ペンタサ』は, 有効成分「メサラジン」を「エチルセルロース」でコーティングした放出調節製剤です[1]. このコーティングには小さな穴がたくさんあいているため, そこから少しずつ薬が放出されます.

　そのため『ペンタサ』は, **小腸から大腸にかけて広く薬が作用**し, 「潰瘍性大腸炎」だけでなく, 小腸に病変のある「クローン病」にも効果があります[2].

こぼれ話 潰瘍性大腸炎は, 明確な原因が解明されておらず, また薬で完治させることも難しいため, 「指定難病」に指定されています.

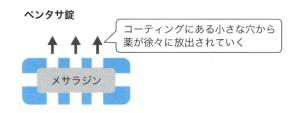

大腸でのみ溶ける,『アサコール』の放出調節システム

『アサコール』のコーティングは, pH 7以上になると溶けるように設計されています[3]. 胃や小腸では, 胃酸があるためにpHは酸性に傾いています. そのため, 薬のコーティングは溶けずにそのまま通過します. pH 7以上になる回腸〜大腸に到達すると, ここではじめてコーティングが溶けて薬が作用しはじめます.

「潰瘍性大腸炎」の治療効果は, 大腸での「メサラジン」濃度と相関します[4]. そのため, **大腸に高い濃度で「メサラジン」を届けられる『アサコール』**は, 「潰瘍性大腸炎」の治療に特化した薬と言えます.

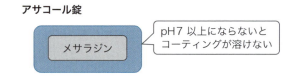

胃酸を抑える薬との相互作用

胃内のpHは胃薬のPPI (☞ p.216) で大きく変動します. しかし, 『アサコール』はPPIと併用しても, 「メサラジン」の放出には影響ないことが報告されています[5].

advice
治療を続けるために, 負担のない飲み方を

1回量の錠剤を, **まとめて全部1回で飲み込まなければならない**, と考えている人は少なくありません. しかし, 多くの錠剤をまとめて飲み込もうとすると, 喉の反射によって吐き気を催す場合があります. こういった場合, 「薬を飲むと吐き気がする」という訴えを, 薬の副作用だと早とちりしてしまうこともありますが, その前にどういった方法で薬を飲んでいるかを一度確認する必要があります.

特に, 『ペンタサ』や『アサコール』のように錠剤に工夫がされている薬は, 飲みづらいからと噛んだり砕いたりすると, 正しく薬が作用しなくなり, 治療効果に影響してしまう恐れがあります (ペンタサは二分割までは可). 自己判断で薬に手を加えたりしないよう, あらかじめ錠剤の大きさを見せて確認するなど, 正しい服用方法を徹底できるような指導が必要です.

こぼれ話 『ペンタサ』より前に使われていた『サラゾピリン (一般名：サラゾスルファピリジン)』は, 腸内細菌の作用によって大腸で「5-アミノサリチル酸」と「スルファピリジン」に分解されるように設計された薬です.

Point

❶ 『ペンタサ』と『アサコール』は、どちらも「メサラジン」の薬で、腸への届き方が異なる。
❷ 『ペンタサ』は、小腸から大腸にかけて広く作用するように設計されている薬。
❸ 『アサコール』は、大腸に高い濃度で薬を届ける「潰瘍性大腸炎」に特化した薬。

▶ 潰瘍性大腸炎は、きちんと服薬することで9割が寛解へ

潰瘍性大腸炎は、『ペンタサ』や『アサコール』の服用をきちんと続けることで、9割近くが寛解を維持できることが知られています。その一方で、飲み忘れ等があるとこの効果は4割程度にまで落ちてしまいます[6]。

1回に服用する錠剤の数も多くなる傾向がありますが、症状が治まってきたからといって勝手に薬を止めてしまわず、徹底して薬の服用を続けるように指導してください。

きちんと薬を飲む	飲み忘れが多い
9割近くが寛解 →	4割程度にまで低下

▶ 服用回数・錠数が少ない『リアルダ』

『ペンタサ』や『アサコール』は通常1日3回服用する必要があり、また1回に服用する錠数も多くなる傾向があります。潰瘍性大腸炎では、この服用回数・錠数の多さが飲み忘れや飲み間違いの大きな原因となります。

新しく登場した『リアルダ（一般名：メサラジン）』は1日1回と服用回数が少なく、さらに1錠中に「メサラジン」が1,200 mg含まれているため、服用する錠数も少なく抑えることができます[7]。

■ 1錠中の「メサラジン」の量
『ペンタサ』　　250 mg, 500 mg
『アサコール』　400 mg
『リアルダ』　　1,200 mg

服用回数や錠数が少ない『リアルダ』は、飲み忘れや飲み間違いを減らし、潰瘍性大腸炎の治療をより効果的にする薬として期待されています。

添付文書、インタビューフォームの比較

◆ 効能・効果
　ペンタサ　：潰瘍性大腸炎（重症を除く）,**クローン病**
　アサコール：潰瘍性大腸炎（重症を除く）

◆ 用法
　ペンタサ　：通常1日3回, 活動期は1日2回, 寛解期は1日1回も可
　アサコール：通常1日3回, 寛解期は1日1回も可

◆ 用量
　ペンタサ　：1,500～4,000 mg

こぼれ話　『ペンタサ』と『アサコール』も、2017年5月から寛解時の1日1回投与が可能になりました。

アサコール：2,400〜3,600 mg

◆ **主な副作用**
　　　ペンタサ　：下痢（2.61％），血便（1.11％），腹痛（0.99％），発疹（0.67％），発熱（0.59％）など
　　　アサコール：腹痛（2.9％），下痢（2.1％），頭痛（1.3％），腹部膨満（1.3％），悪心（1.3％）など

◆ **取り扱い上の注意**
　　　ペンタサ　：かまずに服用，粉砕も避ける．ただし，必要に応じて**二分割して服用可**
　　　アサコール：かまずに服用，粉砕も行わない

◆ **剤形の種類**
　　　ペンタサ　：錠（250 mg, 500 mg），顆粒，坐剤，注腸
　　　アサコール：錠（400 mg）

◆ **製造販売元**
　　　ペンタサ　：杏林製薬
　　　アサコール：ゼリア新薬工業

■ 参考文献

1）ペンタサ錠　インタビューフォーム
2）ペンタサ錠　添付文書
3）アサコール錠　インタビューフォーム
4）Frieri G, et al：Mucosal 5-aminosalicylic acid concentration inversely correlates with severity of colonic inflammation in patients with ulcerative colitis. Gut, 47：410-414, 2000［PMID 10940280］
5）Hussain FN, et al：Mesalazine release from a pH dependent formulation: effects of omeprazole and lactulose co-administration. Br J Clin Pharmacol, 46：173-175, 1998［PMID 9723828］
6）Kane S, et al：Medication nonadherence and the outcomes of patients with quiescent ulcerative colitis. Am J Med, 114：39-43, 2003［PMID 12543288］
7）リアルダ錠　添付文書

整腸剤・止瀉薬・下剤

56. 『ビオフェルミン』と『ビオフェルミンR』，同じ整腸剤の違いは？
耐性，抗菌薬との併用

> **Answer** 『ビオフェルミンR』は抗菌薬と一緒に使うための薬

『ビオフェルミン』と『ビオフェルミンR』は，どちらも腸に善玉菌（主に乳酸菌）を届け，腸内環境を整える整腸剤です．

『ビオフェルミン』は，普通の乳酸菌の薬です．
『ビオフェルミンR』は，抗菌薬で死滅しない「耐性」をもった乳酸菌の薬です．

そのため，抗菌薬による下痢・便秘といった副作用の防止には，『ビオフェルミンR』を使う必要があります（※『ビオフェルミンR』の「R」は，「耐性：Resistance」の意味です）．

ただし，すべての抗菌薬に対して「耐性」をもっているわけではなく，保険適用上も併用できる抗菌薬は限られていることに注意が必要です．

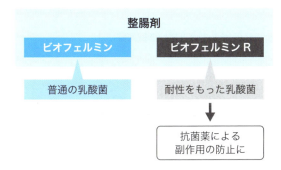

抗菌薬が効かない「耐性」を利用した『ビオフェルミンR』

『ビオフェルミン』に含まれる乳酸菌などの善玉菌も「細菌」の一種です．そのため，細菌を退治する抗菌薬によって死滅してしまいます．つまり，**抗菌薬を飲んでいるときに普通の『ビオフェルミン』を飲んでも**，薬の菌も一緒に退治されてしまうため，整腸剤としての効果は期待できません．

一方，『ビオフェルミンR』の菌は抗菌薬に対する「耐性」をもっているため，抗菌薬と一緒になっても増殖・活動を続けることができます[1]．そのため，抗菌薬を使って治療している（化学療法）時によく起こる下痢や軟便・便秘といった副作用を予防・改善するために使われます．

こぼれ話 『ビオフェルミン』製剤中の乳酸菌は乾燥によって仮死状態にあり，水を与えると復活して活動を再開するよう設計されています（ビオフェルミン製薬　おくすりのQ&A）．そのため，湿気には注意が必要です．

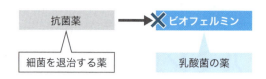

「ビオフェルミンR」の耐性は，抗菌薬の効果に影響しない

　細菌が獲得する「耐性」には，抗菌薬の効果をなくしてしまうタイプのもの（☞p.192）もありますが，『ビオフェルミンR』の耐性は別のタイプのもので，抗菌薬の効果を弱めることはありません[1]．

「耐性」をもつ抗菌薬の種類

　抗菌薬は感染症の原因となっている細菌の種類によって明確に使い分ける必要があります（☞p.187）．つまり，抗菌薬にはさまざまな種類のものがあり，作用や効果も異なります．そのため，「耐性」がある『ビオフェルミンR』と言えど，すべての抗菌薬に対して「耐性」があるわけではなく，限られた種類の抗菌薬に対しての「耐性」しかもっていません．『ビオフェルミンR』は，この限られた抗菌薬と一緒に使う方法しか，保険適用がありません[2]．

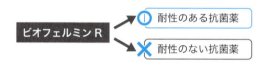

- ■『ビオフェルミンR』が「耐性」をもっている抗菌薬[2]
  ペニシリン系
  セファロスポリン系
  アミノグリコシド系
  マクロライド系
  テトラサイクリン系
  ナリジクス酸

ほかの抗菌薬に対しては効果がないのか？

　『ビオフェルミンR』は，「ニューキノロン系」の抗菌薬である『クラビット（一般名：レボフロキサシン）』に対しては，理論上「耐性」がありません．そのため，『クラビット』と一緒に『ビオフェルミンR』を飲んでも，整腸剤としての効果が得られないため，併用を避けるか，時間差で飲むなどの工夫をする必要があります[3]．

　一方で，治療を行う上で影響が出るほど効果が弱まるといった報告も今のところなく，併用に問題はないとする見解もあります[4]．

　理論上の「耐性」にこだわっていると，新しく登場した抗菌薬に対応できないため，ある程度は柔軟に対応する必要がありますが，保険適用外になることには注意が必要です．

こぼれ話　同じ整腸剤の『ミヤBM』に使われている酪酸菌は芽胞の状態で製剤化されているため，胃酸などの影響も受けにくく，また抗菌薬使用時の下痢にも予防効果を発揮することが報告されています（小児科臨床，41：2409，1988）．

advice

薬では,「似た名前だし大丈夫」は危険

『ビオフェルミン』は末尾に「R」がついているかどうかで,保険適用も異なる全く別の薬です.同様に,ステロイド外用剤の「リンデロン」は,DPやVGなど末尾についたアルファベットによって有効成分や強さが全く異なります（☞p.374）.

このように,薬はちょっとした名前の差でも内容は大きく異なるため,似た名前だからといって「同じだろう」と思って使うと,効果がなかったり,思わぬ副作用を起こしたりする原因になります.

薬は,**少しでも名前が違えば効き目も使い方も全く異なる別の薬である**ことをきちんと伝え,安易な自己判断による使用は控えるよう,指導・教育する必要があります.

Point

❶『ビオフェルミン』と『ビオフェルミンR』は,腸に善玉菌（乳酸菌）を届け,腸内環境を整える整腸剤.
❷『ビオフェルミンR』は,抗菌薬に対して「耐性」をもち,下痢・便秘といった副作用の予防に使う.
❸『ビオフェルミンR』がもつ「耐性」は,一部の抗菌薬に限られるが,ある程度柔軟に対応する必要がある.

▶ 病原菌が「耐性」をもつと,治療が難しくなる

抗菌薬が効かない「耐性」をもつことができるのは,『ビオフェルミンR』のようにヒトにとって有益な乳酸菌だけではありません.

感染症の原因となる病原菌が「耐性」をもってしまうと,**抗菌薬が効かないために治療が困難**になります.特に,最近はさまざまな種類の抗菌薬に対する「耐性」をもち,ごく限られた抗菌薬でしか治療できないような「多剤耐性菌」,俗に言う「スーパー耐性菌」が発生し,問題となっています.

こうした治療が難しい「耐性菌」を生まないためにも,**抗菌薬を処方された際にはきちんと最後まで飲み切る**ことを指導し,また風邪など抗菌薬が不要な症状でむやみに薬を欲しがらないよう,患者教育もしていく必要があります.

添付文書,インタビューフォームの比較

◆ **薬効分類名**
　ビオフェルミン　：ビフィズス菌整腸剤
　ビオフェルミンR：**耐性**乳酸菌整腸剤

◆ **使われている菌種**
　ビオフェルミン　：*Bifidobacterium bifidum*
　ビオフェルミンR：*Streptococcus faecalis*

◆ **効能・効果**
　ビオフェルミン　：腸内菌叢の異常による諸症状の改善
　ビオフェルミンR：**抗生物質・化学療法剤投与時**の腸内菌叢の異常による諸症状の改善

こぼれ話 同じ整腸剤の『ビオスリー』は,「乳酸菌（通性嫌気性菌）」・「酪酸菌（偏性嫌気性菌）」・「糖化菌（好気性菌）」と,それぞれ酸素感受性が異なる菌を使って消化管全体に作用するよう設計されています.

◆用法
　ビオフェルミン　：1日3回
　ビオフェルミンR：1日3回

◆剤形の種類
　ビオフェルミン　：錠
　ビオフェルミンR：錠，散
　※ビオフェルミンの「配合散」は，有効成分が異なる別の薬であることに注意

◆製造販売元
　ビオフェルミン　：ビオフェルミン製薬
　ビオフェルミンR：ビオフェルミン製薬

■ 参考文献
1）ビオフェルミンR錠　添付文書
2）ビオフェルミンR錠　インタビューフォーム
3）嶋崎幸也，他：腸球菌製剤の微生物学的性状に関する研究．病院薬学，19：295-302，1993
4）第一三共（株）クラビット錠 製品情報

整腸剤・止瀉薬・下剤

57. 『アドソルビン』と『タンナルビン』, 同じ止瀉薬の違いは？

吸着剤と整腸剤

> Answer 吸着剤の『アドソルビン』と，整腸剤の『タンナルビン』

『アドソルビン（一般名：天然ケイ酸アルミニウム）』と『タンナルビン（一般名：タンニン酸アルブミン）』は，どちらも下痢止めの薬です．
　『アドソルビン』は，腸内の有害物質や余分な水分を吸着する「吸着剤」です．
　『タンナルビン』は，腸の粘膜を整える「整腸剤」です．
　どちらも下痢止めとしてはやさしい薬で，特に明確な使い分けの基準はなく，子どもが抗菌薬で下痢をしている際にもよく使われます．ただし，『タンナルビン』は牛乳アレルギーの人には使えません．また，**細菌性の下痢の場合，無理に下痢を止めると治りが悪くなる恐れがあるため**，どんな下痢にでも使ってよいわけではありません．

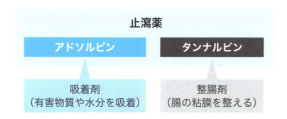

『アドソルビン』の吸着作用

『アドソルビン』は，**胃や腸内にある有害物質や過剰な水分・粘液を吸着する**作用がある「消化管用吸着剤」です[1]．
　腸内の水分が過剰になると下痢になるため，余分な水分を吸いとる『アドソルビン』は乳幼児の下痢に対する「対症療法」で使われています．成人でも使うことはできますが，粉薬である『アドソルビン』の量が非常に多くなる（1日10g）ためそれほど頻繁には使われていません．

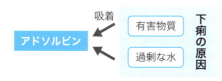

> こぼれ話　名前がよく似ていますが，『アドソルビン』は「吸着剤（Adsorbent）」，『タンナルビン』は成分の「タンニン酸アルブミン」が由来とされています．

『タンナルビン』の収斂作用

『タンナルビン』は，**腸で「タンニン酸」を遊離して穏やかな収斂作用を発揮**する「整腸剤」です[2]．

腸の粘膜が炎症を起こして過敏になると，下痢を起こしやすくなります．「タンニン酸」は，腸内のタンパク質と結合して被膜をつくり，腸の粘膜を覆います．これによって腸粘膜の炎症を鎮め，また粘膜が受ける刺激を減らします．これを「収斂作用」と呼びます．『タンナルビン』は，この「収斂作用」によって腸の働きを整え，下痢の症状を改善します．

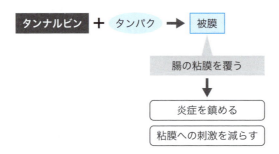

牛乳アレルギーの人は使えない

牛乳アレルギー（牛乳タンパク過敏症）の人は，牛乳に含まれる「カゼイン」・「α-ラクトグロブリン」・「β-ラクトグロブリン」などが原因物質となって，アレルギー反応を起こします[3]．『タンナルビン』には「カゼイン」が含まれているため，牛乳アレルギーの人には使えません[2]．

感染性の下痢には，安易に使わない

『アドソルビン』や『タンナルビン』は，「細菌性の下痢」には「原則禁忌」とされています[1,2]．

「細菌性の下痢」では，腸内で増えた細菌を身体の外へ出すため，身体の防衛反応として下痢を起こすことがあります．こうした下痢を無理に止めてしまうと，細菌の排出がうまくいかず，むしろ病状が長引いてしまう恐れがあるからです．

実際，下痢止めは患者の脱水症リスクを減らし，また生活の質を向上させるために確かに有効ですが，細菌や細菌のつくる毒素・有害物質の排出を遅らせる恐れもあり，安易に使うべきではないとする指摘がされています[4]．そのため，原因がはっきりしない下痢は薬で止めてしまうのではなく，一度病院を受診する必要があります．

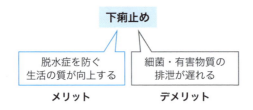

こぼれ話 下痢をしている際は水分だけでなく，電解質も身体から失われます．水の補給だけでは水と電解質のバランスが崩れ，「低張性脱水」を起こす恐れがあるため，必要に応じて経口補水液などを使う必要があります．

advice

抗菌薬で下痢をする → 薬を飲まない，という行動に注意

抗菌薬で下痢をするから困るといって，薬を途中で止めてしまう人は少なくありません．こうした中途半端な抗菌薬の使い方は，「耐性菌」の原因にもなり非常に危険です．

下痢で生活に困るような場合には，薬を止めてしまうのではなく，『ビオフェルミンR』などの整腸剤（☞ p.235）や，『アドソルビン』や『タンナルビン』といった下痢止めを一緒に使うことで対応します．

また，水のような便が出て脱水症になりそう，便に血が混ざっている，といったものでない限り，抗菌薬でお腹の調子が崩れることは一時的なもので，薬を飲み終わればすぐに元に戻ります．

抗菌薬が大切な薬であること，勝手な中断は非常に不利益が大きいこと，さらに心配のない副作用とは具体的にどのようなものなのかを伝え，安心して治療できるような指導をすることが必要です．

Point

❶『アドソルビン』は，余分な水分や有害物質を吸着する「吸着剤」．
❷『タンナルビン』は，腸に被膜をつくって粘膜を整える「整腸剤」．
❸ 細菌性の下痢の場合，薬で下痢を止めると治りが悪くなることもあるため，安易な使用には注意．

▶「吸着剤」の『アドソルビン』は，薬物・毒物中毒の処置にも使う

『アドソルビン』は，さまざまな有害物質を吸着する作用があるため，薬物・毒物の中毒処置にも使われることがあります．

ただし，こうした中毒処置の場合，下痢止めの2〜5倍（1回20〜50 g）の量で使う必要があります[5]．そのため，下痢止めとして少量で使っている場合に，一緒に飲む薬を吸着して効果をなくしてしまうことはありません．

添付文書，インタビューフォームの比較

◆ **薬効分類**
アドソルビン：消化管用吸着剤
タンナルビン：整腸剤

◆ **適応症**
アドソルビン：下痢症
タンナルビン：下痢症

◆ **用法**
アドソルビン：1日3〜4回
タンナルビン：1日3〜4回

◆ **アレルギー関係の禁忌**
アドソルビン：なし
タンナルビン：**牛乳アレルギーの人に禁忌**

こぼれ話　「抗生物質で副作用が起きた」と患者から言われた際は，それが単なる腸内細菌叢の異常による下痢・便秘なのか，あるいは薬剤アレルギーによるものなのか，きちんと確認しなければ治療の選択肢が不必要に狭まってしまいます．

◆ **細菌性の下痢に対する使用**
　アドソルビン：**原則禁忌**
　タンナルビン：**原則禁忌**

◆ **併用禁忌**
　アドソルビン：なし
　タンナルビン：鉄剤と併用すると，効果が弱まる

◆ **製造販売元**
　アドソルビン：第一三共
　タンナルビン：マイラン製薬 ほか

■ **参考文献**

1）アドソルビン原末　添付文書
2）タンナルビン「ホエイ」　添付文書
3）タンナルビン「ホエイ」　インタビューフォーム
4）Pulling M & Surawicz CM：Loperamide use for acute infectious diarrhea in children: safe and sound? Gastroenterology, 134：1260-1262, 2008［PMID 18395108］
5）「農薬中毒の症状と治療法 第16版」（農林水産省消費・安全局農産安全管理課/監），農薬工業会，2016

整腸剤・止瀉薬・下剤

58.『マグミット』と『プルゼニド』，同じ便秘薬の違いは？

刺激の有無と耐性，相互作用，効きはじめの時間

> 便を柔らかくする『マグミット』，腸を刺激して動かす『プルゼニド』

『マグミット（一般名：酸化マグネシウム）』と『プルゼニド（一般名：センノシド）』は，どちらもお通じをよくする便秘薬です．

『マグミット』は，腸に水分を集めて便を柔らかくする薬です．刺激が少なく，「耐性」もできにくいのが特徴です．

『プルゼニド』は，腸を刺激して動きを活発にさせる薬です．ほかの薬と相互作用を起こさず，効き目が現れる時間を予測しやすいのが特徴です．

そのため，便秘の原因や併用薬・生活スタイルに合わせて使い分けるのが一般的です．また単独では効果が不十分な場合には，『マグミット』と『プルゼニド』を併用することもあります．

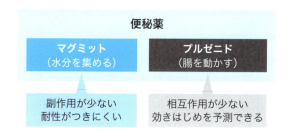

便秘の原因による使い分け

『マグミット』は，腸内の浸透圧を高めることで水分を集め，便を柔らかくする作用があります[1]．

『プルゼニド』は，腸に刺激を与えて蠕動運動を活発にさせる作用があります[2]．

そのため，便が硬いことが原因で便秘になっている場合は『マグミット』，腸の動きが弱っていることが原因で便秘になっている場合は『プルゼニド』が，それぞれ適した薬と言えます．

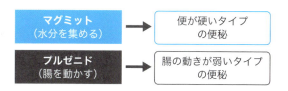

こぼれ話　海外のガイドラインでは，便秘には『アミティーザ（一般名：ルビプロストン）』がグレードAで推奨されています（J Clin Gastroenterol, 45：483-487, 2011 [PMID 21666546]）．

副作用や「耐性」の問題が少ない『マグミット』

『プルゼニド』の作用で腸が動いた際，人によってはこの動きで「**腹痛**」を感じることがあります．実際，『プルゼニド』は副作用として「腹痛」を起こしやすい薬です[2]．

また『プルゼニド』は，あまり長期に渡って使い続けていると「**耐性**」ができて薬が効きにくくなることがあります．その結果，薬の量が増えたり，薬に頼りがちになってしまったりする恐れがあるため，長期の連用は控える必要があります[2]．

『マグミット』では，こうした腹痛の副作用や「耐性」はほとんど問題になりません．そのため，一般的に『マグミット』の方がやさしい便秘薬として使われています．

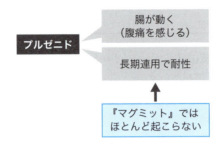

- 副作用としての腹痛の頻度[1,2]
 『マグミット』 記載なし
 『プルゼニド』 **11.9％**

- 耐性に対する注意喚起[1,2]
 『マグミット』 記載なし
 『プルゼニド』 長期の連用を避けるよう記載

相互作用を起こしにくく，効きはじめを予測しやすい『プルゼニド』

『マグミット』に含まれる「マグネシウム」は，ほかの薬の吸収に影響を与えることがあります[1]．そのため，こうした相互作用を起こす恐れのある薬は同じタイミングで服用せず，2〜4時間程度の間隔をあけるなどの対応が必要です．

- 「マグネシウム」で吸収が低下する薬の例
 『ミノマイシン（一般名：ミノサイクリン）』などのテトラサイクリン系抗菌薬
 『クラビット（一般名：レボフロキサシン）』などのニューキノロン系抗菌薬
 『ボノテオ（一般名：ミノドロン酸）』などのビスホスホネート製剤（骨粗鬆症の薬）(☞p.323)

『プルゼニド』では，相互作用に特に注意が必要な薬はありません[2]．

薬が効きはじめるまでの時間

『マグミット』が効きはじめるまでの時間は，早い人で1時間，遅い人で7時間程度と，大きくばらつきがあります．これは効き目に個人差があることのほかにも，『マグミット』には200 mg・250 mg・330 mg・500 mgの4種類があり，用量によっても効果の現れ方は大き

こぼれ話 高マグネシウム血症の危険因子として，「酸化マグネシウム」の投与量が1,650mg/日以上，投与期間が36日以上，などが挙げられています（J Pharm Health Care Sci, 5：4, 2019 ［PMID 30805197］）．

く変わるからです[3]．

　一方『プルゼニド』は，用量にかかわらず8〜10時間で効きはじめることがわかっています[2]．このことから『プルゼニド』は，寝る前に飲んでおけば翌朝のお通じに効くなど，効きはじめを逆算した飲み方ができるため，頓服としても使いやすい薬と言えます．

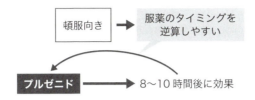

advice

原因のわからない急な「便秘」には要注意

　原因のわからない急な「便秘」は，腸が痙攣を起こしていること，腫瘍などで腸閉塞が起こっていることなどが原因として考えられます．こうした場合に便秘薬を使うと，症状が悪化する恐れがあります．

　便秘薬は症状に合わせて使うため，家にも薬が残っているというケースは多々ありますが，どんな便秘にでも効くわけではありません．いつもと違う症状のときに使ったり，家族や知人に薬を譲ってもらって使う（☞ p.412）ことがないよう，注意喚起しておく必要があります．

💡 Point

❶『マグミット』は水分を集めて便を柔らかくする，『プルゼニド』は腸の動きを活発にさせる．
❷『マグミット』は，副作用や耐性の心配が少ない．
❸『プルゼニド』は，相互作用を起こす薬がなく，効きはじめの時間を予測しやすい．

▶『プルゼニド』は妊娠中に使えるのか

　『プルゼニド』は，子宮収縮に影響する可能性もあり，安易に使うべきではないとする見解があります[4]．

　しかし，便秘体質の人は，妊娠初期には「つわり」がひどくなる，妊娠後期には腹部の圧迫感がより強くなるなど，通常よりも体調不良が強く現れる傾向があります．胎児への影響は特になく，「オーストラリア基準」でも最もリスクが低い【A】に評価されています．

　このことから，『プルゼニド』を使った方がよいと判断された場合には，妊娠中でも使うことがあります．

こぼれ話　『プルゼニド』は腸内細菌の作用で「レインアンスロン」に変換されて効果を発揮します．この変換に8〜10時間ほどかかるとされています．

添付文書，インタビューフォームの比較

◆ **便秘薬としての薬効分類**
　マグミット：機械的下剤
　プルゼニド：刺激性下剤

◆ **適応症**
　マグミット：便秘症，胃・十二指腸潰瘍や胃炎（急・慢性胃炎，薬剤性胃炎を含む），上部消化管機能異常（神経性食思不振，いわゆる胃下垂症，胃酸過多症を含む），尿路蓚酸カルシウム結石の予防
　プルゼニド：便秘症

◆ **副作用として腹痛が起こる頻度**
　マグミット：記載なし
　プルゼニド：**11.9％**

◆ **連用による「耐性」のリスク**
　マグミット：記載なし
　プルゼニド：**あり**（薬に頼りがちになるため，長期連用は避ける）

◆ **併用注意にあげられている薬の数**
　マグミット：**20種以上**
　プルゼニド：なし

◆ **妊婦・授乳婦への使用**
　マグミット：可
　プルゼニド：**原則禁忌**（※オーストラリア基準【A】）

◆ **効果が現れるまでの時間**
　マグミット：2～7時間程度
　プルゼニド：8～10時間

◆ **剤形の種類**
　マグミット：錠（200 mg，250 mg，330 mg，500 mg），細粒
　プルゼニド：錠（12 mg）

◆ **製造販売元**
　マグミット：協和化学工業
　プルゼニド：サンファーマ

■ **参考文献**
1）マグミット錠　添付文書
2）プルゼニド錠　添付文書
3）マグミット錠　インタビューフォーム
4）プルゼニド錠　インタビューフォーム

こぼれ話　『プルゼニド』などの刺激性の薬は，頓服または短期間での使用が推奨されています（日本消化器病学会「慢性便秘症診療ガイドライン2017」）．

睡眠・抗不安薬

59. 『デパス』と『ソラナックス』, 同じ抗不安薬の違いは？
ベンゾジアゼピン系の筋弛緩作用と抗不安作用

> **Answer** 腰痛や頭痛にも使う『デパス』, パニック障害にも使う『ソラナックス』

『デパス（一般名：エチゾラム）』と『ソラナックス（一般名：アルプラゾラム）』は、どちらも「ベンゾジアゼピン系」の抗不安薬です。

『デパス』は、「抗不安作用」だけでなく「**筋弛緩作用**」も強力です。そのため、腰痛や肩こり・緊張型頭痛などにも使います。

『ソラナックス』は、「**抗不安作用**」が強力です。そのため、**不安障害（パニック障害）などの治療**にも使います。

このことから抗不安薬としても、神経症的な傾向が強い場合は『デパス』、パニック発作が多い場合には『ソラナックス』がよく使われます。

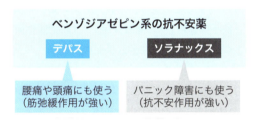

筋弛緩作用が強い『デパス』〜腰痛や頭痛への保険適用

『デパス』は、ほかの「ベンゾジアゼピン系」の抗不安薬と比べ「筋弛緩作用」が強力です。そのため、不安や不眠だけでなく、筋肉が緊張して痛みを起こすような腰痛や頭痛（☞p.293）への保険適用もあります[1]。ただしその分、足元がふらついて転倒したり、誤嚥したりするリスクも高くなるため、特に高齢者へ使う場合は注意が必要です（☞p.256）。

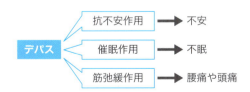

■『デパス』の適応症（筋弛緩作用によるもの）
　頸椎症・腰痛症・筋収縮性頭痛の筋緊張

> **こぼれ話** 『デパス』と『アモバン』（☞p.260）は2016年10月から「第三種向精神薬」に指定され、30日の処方制限も設けられています。

抗不安作用が強い『ソラナックス』～パニック障害への効果

『ソラナックス』は「抗不安作用」が強力で，特に「パニック障害」の諸症状に有効であることが報告されています[2,3]．海外では『ソラナックス』に「パニック障害」の適応がある国もあります[4]．

そのため，日本でもパニック発作が強い場合などに使われることが多いですが，日本の『ソラナックス』に「パニック障害」に対する保険適用はないことに注意が必要です[4]．

『ソラナックス』と「パニック障害」

「パニック障害」の治療は，『ジェイゾロフト（一般名：セルトラリン）』や『パキシル（一般名：パロキセチン）』など，保険適用のあるSSRI (☞p.267) を使うのが基本です．

しかし，SSRIでの治療効果も4～7割程度とまだ十分ではないこと[5]，また『ソラナックス』などの「ベンゾジアゼピン系」の抗不安薬は**SSRIにない速効性が期待できる**ことなどから，特に治療初期にはSSRIと併用することも推奨されています[6]．

ただし，「ベンゾジアゼピン系」の抗不安薬は徐々に減らし，初期を過ぎればSSRIだけで治療できるようにする必要があります．

advice
作用のメリット・デメリットを考えて使う

『デパス』や『ソラナックス』などの「ベンゾジアゼピン系」の薬は，ベンゾジアゼピン受容体に作用することで**「抗不安作用」・「催眠作用」・「筋弛緩作用」**を発揮しますが，これらの作用にはメリットとデメリットの両方があります．

「抗不安作用」や「催眠作用」が強力であれば，それだけ不安や不眠の症状によく効きますが，その分，ぼんやりしたり日中に眠くなったりといった副作用が出やすくなります．

「筋弛緩作用」が強力であれば，筋肉の緊張が原因で起こる痛みをやわらげることもできますが，その分，足元がふらついて転倒したり，誤嚥したりするリスクになります (☞p.256)．

そのため，同じ不安や不眠・緊張であっても，どの症状が最も強く生活の支障になっているのか，個々の症状に合わせて，薬を選ぶ必要があります．

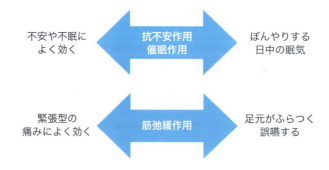

頓服薬は，使用状況を正確に把握する

『デパス』や『ソラナックス』は頓服薬としても使うことの多い薬です．しかし，あまり頻

> **こぼれ話** 『ソラナックス』は，『ハルシオン』(☞p.256) から塩素（Cl）を1つ取り除いた構造をしています．これによって半減期が長くなっています．

繁に使っていると依存を起こしてしまう恐れがあります．**頓服として使っている場合には**，「**どんなタイミング（外出中や寝る前など）**」，「**どのくらいの量**」を使っているのか，という**使用状況を正確に伝える**ことで，今後の治療方針もより適切に立てることができます．

特に，こうした使用状況を踏まえて，頓服薬の使用回数を減らしていく「行動療法的なアプローチ」は，薬なしでも問題なく生活できるという治療の最終目標を達成するためにも，きわめて重要です．患者自身が受診前にメモに記録しておくなどし，正確に主治医に伝えるよう指導する必要があります．また，薬剤師による残薬確認も効果的です．

Point

❶『デパス』は筋弛緩作用が強く，神経症的な不安や，腰痛や肩こり・頭痛に使う．
❷『ソラナックス』は抗不安作用が強く，パニック発作が多い不安や，「パニック障害」の治療にも使う．
❸ 頓服薬として使っている場合は，使用状況を正確に把握することが重要．

▶ ベンゾジアゼピン系の「抗不安薬」と「睡眠薬」

「ベンゾジアゼピン系」の薬は，「抗不安作用」が強いものを抗不安薬，「催眠作用」が強いものを睡眠薬として使います．作用そのものに違いはありません．

ただし睡眠薬として使う場合は，寝付きの悪い「入眠障害」には短時間型，途中で目が覚めてしまう「中途覚醒」には中〜長時間型の睡眠薬と，作用の時間によって明確に使い分ける必要があります．

▶ ベンゾジアゼピン系の漫然投与にストップを

ベンゾジアゼピン系の抗不安薬や睡眠薬は速効性があるため広く使われていますが，長期に渡って漫然と使い続けてしまうケースが少なくありません．常用量であっても，こうした漫然投与は依存を形成し，退薬症状・離脱症状を起こしてしまう場合があります．そのため，適切に減量・休薬することが重要です．

このとき，2〜4週ごとに25％ずつ減量することで，80.4％がベンゾジアゼピン系の中止に成功したことが報告されています[7]．また，説明なく減量していくよりも，ベンゾジアゼピン系のリスク説明や面談などの簡単な介入があることで，2倍近く減量・休薬が成功しやすいという報告もあります[8]．

ベンゾジアゼピン系の漫然投与が，認知機能低下などのリスクになることは数多く指摘されています．薬剤師が薬の専門家として，積極的に減量・休薬の具体的なプランを組み立てていく必要があります．

添付文書，インタビューフォームの比較

◆ **主な適応症**
デパス　　　：不安・緊張・抑うつ・睡眠障害，**頸椎症・腰痛症・筋収縮性頭痛の筋緊張**
ソラナックス：不安・緊張・抑うつ・睡眠障害

◆ **用法**
デパス　　　：通常1日3回，睡眠障害には1日1回就寝前
ソラナックス：通常1日3〜4回

こぼれ話　認知機能の低下が大きく取り上げられるベンゾジアゼピン系の薬ですが，65歳以上の高齢者に対して，むしろアルツハイマー型認知症の予防効果を発揮するという報告もあります（Drug Saf, 38：909-919, 2015 [PMID 26123874]）．

◆ **作用時間による分類**
デパス　　：短時間型（半減期6.2時間）
ソラナックス：中時間型（半減期14時間）

◆ **剤形**
デパス　　：錠（0.25 mg，0.5 mg，1 mg），細粒（1％）
ソラナックス：錠（0.4 mg，0.8 mg）

◆ **製造販売元**
デパス　　：田辺三菱製薬
ソラナックス：ファイザー

参考文献

1）デパス錠　添付文書
2）Wilkinson G, et al：Meta-analysis of double-blind placebo-controlled trials of antidepressants and benzodiazepines for patients with panic disorders. Psychol Med, 21：991-998, 1991 [PMID 1685792]
3）Moylan S, et al：The efficacy and safety of alprazolam versus other benzodiazepines in the treatment of panic disorder. J Clin Psychopharmacol, 31：647-652, 2011 [PMID 21869686]
4）ソラナックス錠　インタビューフォーム
5）Pollack MH, et al：A double-blind study of the efficacy of venlafaxine extended-release, paroxetine, and placebo in the treatment of panic disorder. Depress Anxiety, 24：1-14, 2007 [PMID 16894619]
6）「パニック障害ハンドブック：治療ガイドラインと診療の実際」（熊野宏昭，久保木富房/編），医学書院，2008
7）Lopez-Peig C, et al：Analysis of benzodiazepine withdrawal program managed by primary care nurses in Spain. BMC Res Notes, 5：684, 2012 [PMID 23237104]
8）Mugunthan K, et al：Minimal interventions to decrease long-term use of benzodiazepines in primary care：a systematic review and meta-analysis. Br J Gen Pract, 61：e573-578, 2011 [PMID 22152740]

睡眠・抗不安薬

60. 『レンドルミン』と『サイレース』，同じベンゾジアゼピン系の睡眠薬の違いは？
作用時間，入眠障害と中途覚醒・早朝覚醒

> **Answer** 寝付きをよくする『レンドルミン』，
> 熟睡できるようにする『サイレース』

『レンドルミン（一般名：ブロチゾラム）』と『サイレース（一般名：フルニトラゼパム）』は，どちらも不眠治療に使う「ベンゾジアゼピン系」の睡眠薬です．

『レンドルミン』は作用が短く，**寝付きの悪い「入眠障害」**に使います．

『サイレース』は作用が長く，**途中で目が覚める「中途覚醒」**に使います．

このように，『レンドルミン』や『サイレース』などの「ベンゾジアゼピン系」の睡眠薬は，効き目の強さではなく長さによって使い分けます．やむを得ない場合，作用の短い薬・長い薬を一緒に使うこともありますが，「ベンゾジアゼピン系」の薬は併用しないのが大原則です．

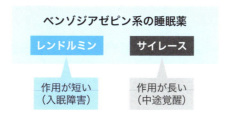

作用の短い『レンドルミン』〜寝付きをよくする睡眠薬

不眠の症状の一つに，布団に入ってもなかなか眠れない，という「入眠障害」があります．この場合，睡眠薬の効果は布団に入ってから寝付くまでの間にだけ必要です．そのため，『レンドルミン』など効き目が速く現れて消失する「短時間型」の睡眠薬を使います．

■ 超短時間型（半減期：〜6時間）
『ハルシオン（一般名：トリアゾラム）』
『マイスリー（一般名：ゾルピデム）』(☞ p.256)
『アモバン（一般名：ゾピクロン）』
『ルネスタ（一般名：エスゾピクロン）』(☞ p.260)

> **こぼれ話** 短時間型睡眠薬のOD錠は，寝室でゆったりと過ごし，いよいよ寝ようと思った時にさっと水なしで服用できるので，大変便利です．

■ 短時間型（半減期：6〜12時間）
『レンドルミン（一般名：ブロチゾラム）』
『ロラメット（一般名：ロルメタゼパム）』
『リスミー（一般名：リルマザホン）』

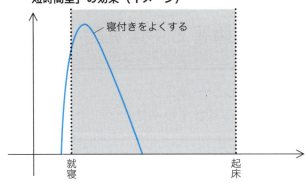

「短時間型」の効果（イメージ）

使い勝手はよいが，依存や離脱症状に注意

『レンドルミン』など作用時間の短い「短時間型」の睡眠薬は，翌朝にまで効き目を持ち越すことが少なく，また眠れないと感じた日にだけ使うこともできるなど，非常に使い勝手のよい睡眠薬です．

しかし，睡眠薬に対する依存は，**作用時間の短いもので起こりやすい**とされています[1]．使い勝手がよい分，つい頼りがちになってしまうことに注意が必要です．

作用の長い『サイレース』〜熟睡できるようにする睡眠薬

不眠の症状の一つに，眠っても途中で目が覚めてしまう「中途覚醒」や，不必要なほど朝早くに目が覚める「早朝覚醒」があります．この場合，睡眠薬の効果は一晩中，朝まで続いている必要があります．そのため，『サイレース』など効き目が長く続く「中〜長時間型」の睡眠薬を使います．

■ 中間型（半減期：12〜24時間）
『サイレース（一般名：フルニトラゼパム）』
『ベンザリン（一般名：ニトラゼパム）』
『ユーロジン（一般名：エスタゾラム）』

■ 長時間型（半減期：24時間〜）
『ドラール（一般名：クアゼパム）』
『ダルメート（一般名：フルラゼパム）』
『ソメリン（一般名：ハロキサゾラム）』

こぼれ話　『サイレース』は水に溶かすと鮮やかな青色になる製剤工夫がされています．これは，飲料に混ぜて飲ませるといった悪用を防ぐためのものです．

「中〜長時間型」の効果（イメージ）

就寝　　起床　　朝まで効果が続く

依存や離脱症状は少ないが，翌朝・日中まで眠気が続く「持ち越し効果」に注意

『サイレース』など作用時間の長い「中〜長時間型」の睡眠薬は，続けて使うことで血中濃度が定常状態となり，身体を眠りやすい状況で維持することができます．

「短時間型」の睡眠薬に比べ，薬に対する依存や減量した際の離脱症状・反跳性不眠といったトラブル（☞ p.260）は起こりにくい傾向にあります．そのため，こうしたトラブルが問題になる場合には，「短時間型」の薬を「長時間型」の薬に切り替えてから減量する，という方法をとることが推奨されています[2]．

ただし，翌朝・日中にまで眠気が続いてしまう「持ち越し効果」が出やすいことに注意が必要です．

作用時間の異なる睡眠薬を併用することのメリットは少ない

寝付きも悪く，途中で目が覚めることもあるという場合には，作用の短い睡眠薬と作用の長い睡眠薬を併用することもあります．しかし，睡眠薬の併用で効果が高まる，とする根拠はなく，特に3種以上の「ベンゾジアゼピン系」の併用は避けなければならない，とされています[3]．そのため，睡眠薬は単剤で使うのが原則で，やむを得ない場合でも基本2種以下に留めておく必要があります．

催眠作用の強い抗うつ薬や，少量の抗精神病薬の併用も選択肢

「ベンゾジアゼピン系」の睡眠薬が効きにくい場合には，増量・併用するより，別の作用をもつ薬を使うことも選択肢になります[3]．

- **抑うつ状態がある場合**
  催眠作用の強い抗うつ薬（例：『リフレックス（一般名：ミルタザピン）』など）
- **不安・焦燥（イライラ）が強い場合**
  少量の抗精神病薬（例：『セロクエル（一般名：クエチアピン）』）
- **昼夜逆転している場合**
  『ロゼレム（一般名：ラメルテオン）』（☞ p.264）

こぼれ話　短時間型の『ロラメット（一般名：ロルメタゼパム）』は，CYPで代謝されないため相互作用の心配が少ない睡眠薬です．

advice
睡眠薬を使いながら，不眠の原因を根本的に解決する

睡眠薬はあくまで一時的な避難として使う薬で，ずっと使い続ける薬ではありません．そのため，睡眠薬を使いながら，不眠の原因を根本的に解決する必要があります．

■ **若い人で多い不眠の原因**
① カフェインの摂り過ぎ．
② 夜遅くまでパソコンやスマートフォンなどの明るい液晶画面を見続けている．
③ 部屋を明るくしたまま寝ている．
④ 深夜に食事を摂って睡眠が浅くなっている．

■ **高齢者に多い不眠の原因**
① 日中の運動不足．
② 昼寝のし過ぎ．
③ 部屋に引きこもりがちで日光を浴びていない．
④ あまりに早い時間から布団に入っている．

こうした不眠の原因を取り除き，最終的には薬なしでもぐっすりと眠れるように，生活習慣・環境の改善も併せて指導するようにしてください．

💡 Point

❶ 『レンドルミン』などの「短時間型」は入眠障害に使うが，依存しやすいことに注意．
❷ 『サイレース』などの「中〜長時間型」は中途覚醒に使うが，持ち越し効果が多いことに注意．
❸ 「ベンゾジアゼピン系」の睡眠薬を併用するメリットは少ないため，安易な多剤併用は控える．

▶ **海外への持ち出しに注意**

日本では使用が許可されている薬でも，国によってはその扱いはさまざまです．特に，**『サイレース』などの「フルニトラゼパム」製剤は，アメリカでは所持も禁止されている**ため，たとえ治療目的の所持であっても罰せられる恐れがあります．

海外渡航時には，主治医との相談・各大使館への問い合わせをし，持ち出してよい薬かどうかを確認するようにしてください．またその際，渡航中の無用なトラブルを避けるためにも「**薬剤証明書**」を書いておいてもらうことがお勧めです．

添付文書, インタビューフォームの比較

◆ **薬効分類**
 レンドルミン：睡眠導入剤（ベンゾジアゼピン系）
 サイレース：不眠症治療剤（ベンゾジアゼピン系）

◆ **適応症**
 レンドルミン：不眠症，麻酔前投薬
 サイレース：不眠症，麻酔前投薬

◆ **半減期（$t_{1/2}$）**
 レンドルミン：**7時間 / 短時間型**
 サイレース：**21.2時間 / 長時間型**

◆ **剤形の種類**
 レンドルミン：錠（0.25 mg），D錠（0.25 mg）
 サイレース：錠（1 mg, 2 mg），静注

◆ **製造販売元**
 レンドルミン：日本ベーリンガーインゲルハイム
 サイレース：エーザイ

参考文献

1) Marriott S & Tyrer P：Benzodiazepine dependence. Avoidance and withdrawal. Drug Saf, 9：93-103, 1993 [PMID 8104417]
2) 「The Maudsley Prescribing Guidelines in Psychiatry, 11th Edition」(Taylor D, et al), Wiley-Blackwell, 2012
3) 「睡眠薬の適正な使用と休薬のための診療ガイドライン」（厚生労働科学研究・障害者対策総合研究事業「睡眠薬の適正使用及び減量・中止のための診療ガイドラインに関する研究班」および日本睡眠学会・睡眠薬使用ガイドライン作成ワーキンググループ / 編），国立精神・神経医療研究センター，2013（http://www.jssr.jp/data/pdf/suiminyaku-guideline.pdf）

睡眠・抗不安薬

61. 『マイスリー』と『ハルシオン』，同じ睡眠薬の違いは？
筋弛緩作用と相互作用

> 転倒のリスクや相互作用が少ない『マイスリー』，
> より速く効く『ハルシオン』

　『マイスリー（一般名：ゾルピデム）』と『ハルシオン（一般名：トリアゾラム）』は，どちらも寝付きが悪いタイプの不眠症に使う，「超短時間型」の睡眠薬です．

　『マイスリー』は，夜起きた際の**転倒リスクが少なく**，**飲み合わせの悪い薬も少ない睡眠薬**です．

　『ハルシオン』は，「超短時間型」のなかでも特に**速く効き**ます．

　そのため，『マイスリー』は夜トイレによく起きる，ほかに併用している薬が多い高齢者でも使いやすい薬と言えます．ただし『マイスリー』も『ハルシオン』も，一時的な避難として使う程度に留め，薬に頼り切りにならないよう注意する必要があります．

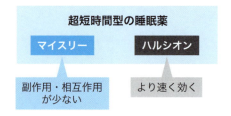

『マイスリー』の弱い筋弛緩作用〜ω_1とω_2受容体の違い

　『マイスリー』と『ハルシオン』は，どちらも中枢のベンゾジアゼピン受容体である「ω受容体」に作用します．この「ω受容体」には2種類あり，それぞれ異なる特徴をもっています[1]．

■ 2種類ある「ω受容体」
ω_1受容体：**睡眠**に関与する「小脳」や「大脳新皮質」に多い（催眠作用）
ω_2受容体：**筋肉の緊張**に関与する「脊髄」に多い（筋弛緩作用）

　『ハルシオン』は，「ω_1受容体」と「ω_2受容体」の両方に作用するため，「催眠作用」だけでなく「筋弛緩作用」も強力です．そのため，緊張の強い，神経症的な不眠に効果的です．しかしその反面，夜間に起きた際には足元がふらつきやすくなります．特に夜間にトイレに

> こぼれ話　『マイスリー』のクリアランスは女性の方が低いとされ，アメリカでの初期用量は男性5〜10 mg，女性5 mgと別に設定されています（アメリカでの販売名は「AMBIEN」です）．

起きることが多い高齢者では，これが転倒・骨折のリスクになってしまいます．

一方『マイスリー』は，「ω_1受容体」だけに作用します[2]．そのため，こうした**転倒・骨折のリスクが少ない睡眠薬**と言えます．実際，筋弛緩作用の弱い『マイスリー』や『ルネスタ（一般名：エスゾピクロン）』(☞ p.260) などの非ベンゾジアゼピン系の睡眠薬（Z-drug）では，転倒率が低かったことが報告されています[3]．

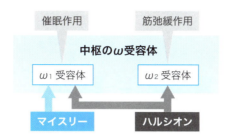

ほかの薬との相互作用〜『ハルシオン』と「CYP3A4」

『ハルシオン』は，主に「CYP3A4」という酵素で代謝・分解されます[4]．この「CYP3A4」は，ほかにも多くの薬の代謝にも使われる上，この「CYP3A4」の働きを阻害する薬もたくさんあります．こうした薬と『ハルシオン』を一緒に使うと，『ハルシオン』の代謝・分解が遅くなり，中毒症状を起こす恐れがあります[4]．

一方，『マイスリー』は「CYP3A4」だけでなく「CYP2C9」や「CYP1A2」などほかの代謝酵素によっても代謝・分解されます．そのため，「CYP3A4」が競合・阻害されてもそれほど大きな影響を受けません．

実際，『ハルシオン』には一緒に使えない禁忌の薬が非常にたくさんありますが，『マイスリー』に禁忌の薬はありません[2,4]．

■『ハルシオン』と併用禁忌の薬
抗真菌薬（イトラコナゾール，フルコナゾール，ホスフルコナゾール，ボリコナゾール，ミコナゾール）
HIVプロテアーゼ阻害剤（インジナビル，リトナビル等）
エファビレンツ
テラプレビル

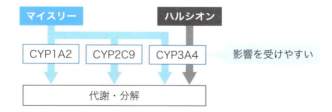

『ハルシオン』の鋭さ〜ジアゼパム換算と中枢神経への移行

『マイスリー』10 mgと『ハルシオン』0.25 mgは，どちらも「ジアゼパム換算」で同じ

こぼれ話 近年はω_1・ω_2ではなく，GABA$_A$受容体のサブユニット（α_1・α_2・α_3・α_5）への作用の違いで説明されることが多いです（J Psychopharmacol, 24：1601-1612, 2010 [PMID 19942638]）．

力価とされています[5]．そのため通常量で使っている場合，それほど効き目に大きな違いはありません．ただし，『ハルシオン』は0.5 mgまで増量できるため，その場合は『ハルシオン』の方が高い効果が期待できます．

また，『ハルシオン』は服用後15分以内に大脳などの中枢に到達します[4]．そのため，10〜15分程度で効き目が現れると考えられます．これは，『マイスリー』などほかの「超短時間型」の薬と比べても，特に速い効果と言えます．

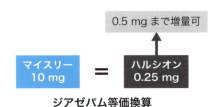

ジアゼパム等価換算

advice
薬なしで眠れるようにするのが，不眠の治療

『マイスリー』や『ハルシオン』のように作用時間の短い睡眠薬は，翌朝に効果を持ち越すことも少なく，非常に使い勝手のよい薬です．しかしその分，つい薬に頼りがちになってしまう傾向があります．「薬があれば安心して眠れる」といった感覚が，いつの間にか「薬がなければ安心して眠れない」となってしまうと，非常に危険です．

不眠治療のゴールは，睡眠薬を使って眠ることではなく，薬なしで眠れるようになることです．そのため，目覚めたら朝日を浴びる，日中は身体を動かす，カフェインを控える，寝室は暗くする，布団の中でスマートフォンなどの明るい画面を見ない…といった生活習慣の改善を中心に行う必要があります．まずは「薬なしでも何とかできないかどうか」を考え，睡眠薬はどうしても必要な場合に，一時的な避難として使うのが鉄則です．

💡 Point

❶『マイスリー』と『ハルシオン』は，寝付きをよくする睡眠薬．
❷『マイスリー』は，「筋弛緩作用」が弱く転倒のリスクが少ないほか，相互作用も少ない．
❸『ハルシオン』は，作用が速く，また用量によっては『マイスリー』より強力．

▶ 慢性的な不眠には，認知行動療法も有効

慢性的な不眠には，「認知行動療法」を行うことも有効です．特に，以下の5つを実施することで，寝付くまでの時間が19分早く，睡眠の総時間が7.61分長く，さらに睡眠効率も9.91％改善することが報告されています[6]．
①睡眠に対する誤解や，好ましくない「考え方」や「習慣」を見つけ，修正する（認知療法）．
②「ベッドは眠るところ」と認識し，眠らない状態でベッドに20分以上留まらないようにする（刺激統制法）．
③ベッドの上にいる時間を制限する（睡眠制限法）．
④寝室に時計を置かない，睡眠の計画を立てない，昼寝をしない，アルコールやカフェインを

こぼれ話　『マイスリー』は「My Sleep」の略，『ハルシオン』は「Halcyon（風や波を静め，凪を呼ぶ古代ギリシャの伝説の鳥）」に由来しています．

控える（睡眠衛生法）．
⑤瞑想や呼吸法など，緊張をやわらげるトレーニングを実施する（リラクゼーション）．

▶ ベンゾジアゼピン系と非ベンゾジアゼピン系

『マイスリー』や『アモバン（一般名：ゾピクロン）』・『ルネスタ』（☞p.260）などの睡眠薬は，「ベンゾジアゼピン骨格」をもっていないため，「非ベンゾジアゼピン系」に分類されます．一般名の頭文字をとって「Z-drug」と称されることもあります．

　ベンゾジアゼピン受容体に作用して催眠効果を発揮する点は同じですが，「非ベンゾジアゼピン系」の薬は筋弛緩作用を示すサブタイプへの効力が弱い傾向にあります．

添付文書，インタビューフォームの比較

◆ **適応症**
マイスリー：不眠症（統合失調症・躁うつ病に伴う不眠症は除く）
ハルシオン：不眠症，麻酔前投薬

◆ **不眠に対する用量**
マイスリー：5〜10 mg
ハルシオン：0.125〜**0.5** mg

◆ **最高血中濃度到達時間（t_{max}）**
マイスリー：0.7〜0.9時間
ハルシオン：1.2時間

◆ **中枢に到達する時間**
マイスリー：30分以内
ハルシオン：**15**分以内

◆ **半減期**
マイスリー：1.78〜2.3時間
ハルシオン：2.91時間

◆ **併用禁忌の薬**
マイスリー：なし
ハルシオン：抗真菌薬（イトラコナゾール，フルコナゾール，ホスフルコナゾール，ボリコナゾール，ミコナゾール），HIVプロテアーゼ阻害剤（インジナビル，リトナビル等），エファビレンツ，テラプレビル

◆ **剤形の種類**
マイスリー：錠（5 mg，10 mg）
ハルシオン：錠（0.125 mg，0.25 mg）

◆ **製造販売元**
マイスリー：アステラス製薬
ハルシオン：ファイザー

■ 参考文献

1) Löw K, et al：Molecular and neuronal substrate for the selective attenuation of anxiety. Science, 290：131-134, 2000 [PMID 11021797]
2) マイスリー錠　インタビューフォーム
3) 小田真司：Z-drugとベンゾジアゼピン系睡眠薬の転倒率調査．新薬と臨牀，64 (12)：1468-1473, 2015
4) ハルシオン錠　インタビューフォーム
5) 稲垣 中，稲田俊也：第18回2006年版向精神薬等価換算．臨床精神薬理，9：1443-1447, 2006
6) Trauer JM, et al：Cognitive Behavioral Therapy for Chronic Insomnia: A Systematic Review and Meta-analysis. Ann Intern Med, 163：191-204, 2015 [PMID 26054060]

こぼれ話　『マイスリー』などを長期服用している原発性不眠症の高齢者の場合，薬を中止することで寝つきや日中の疲労度が改善するという報告があります（Basic Clin Pharmacol Toxicol, 124：330-340, 2019 [PMID 30295409]）．

睡眠・抗不安薬

62. 『ルネスタ』と『アモバン』，同じ睡眠薬の違いは？
光学異性体の用量，苦味，減量・中止のしやすさ

> **Answer** 『ルネスタ』は苦味が少なく減量もしやすい，『アモバン』の改良版

『ルネスタ（一般名：エスゾピクロン）』と『アモバン（一般名：ゾピクロン）』は，どちらも不眠症に使う非ベンゾジアゼピン系の超短時間型睡眠薬です．

『ルネスタ』は，日中まで苦味が続く『アモバン』の弱点を改良した薬です．また，薬の量を減らしたときの反動や副作用を起こしにくく，**減量・中止しやすい**ことも特徴です．

『ルネスタ』と『アモバン』は，どちらも「筋弛緩作用」が少なく (☞ p.256)，足元のふらつきが少ないため高齢者にも使いやすい薬です．なかでも『ルネスタ』は，薬を減らす・止めるときのことも見越して使うことができる睡眠薬と言えます．

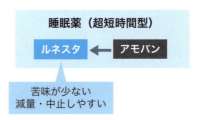

『ルネスタ』は，『アモバン』の光学異性体「S体」

『アモバン』には，光学異性体の「S体」と「R体」が同じ量ずつ含まれています．このうち，睡眠薬として作用する「S体」だけを抽出したものが『ルネスタ』です[1,2]．

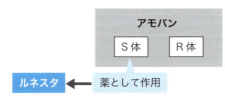

S体だけを抽出

このとき理論上，「S体だけ」の『ルネスタ』の用量は「S体＋R体」の『アモバン』の半分になるはずです．ところが，『ルネスタ』の用量は『アモバン』の半分よりもさらに少なめに設定されています．

こぼれ話 多くの睡眠薬がうつ病に伴う不眠には適さないとされるなかで，SSRIと『ルネスタ』の併用は大うつ病性障害に伴う二次性不眠症に有効とする報告があります（Biol Psychiatry, 59：1052-1060, 2006 [PMID 16581036]）．

- ■ 『ルネスタ』と『アモバン』の用量[2,3]
  『ルネスタ』（S体だけ）　　1回2〜3 mg
  『アモバン』（S体＋R体）　1回7.5〜10 mg

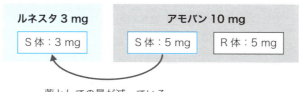

薬としての量が減っている

　この理由として，『アモバン』は1日5 mgでも効果があるとされている[3]ことから，そもそも『アモバン』の用量設定が多めであったこと，また『アモバン』が開発された1989年より『ルネスタ』が開発された2012年の方が睡眠薬の使用についての考え方が厳しく，より厳格な用量設定が行われたことなどが要因と考えられます．

　実際，『ルネスタ』3 mgは『アモバン』7.5 mgとほぼ同等という報告もあり[4]，10 mgからの安易な切り替えには注意が必要です．

『ルネスタ』は薬の量が減って，苦味も少なくなった

　『アモバン』は，薬そのものに苦味があります[3]．詳しいメカニズムはわかっていませんが，この苦味が翌朝や日中も続くことがあります．薬としての量が減った『ルネスタ』では，この苦味が軽減されると考えられています．実際，『アモバン』より『ルネスタ』の方が苦味を感じる人は少ない傾向にあります[5]．

減量や中止をしやすい『ルネスタ』〜反跳性不眠と退薬症状

　「ベンゾジアゼピン系」の睡眠薬は，副作用も少なく非常に使いやすい薬ですが，その反面，不眠の症状が落ち着いてきてからの薬の減量・中止が難しい薬です．特に，薬を減量・中止した場合に起こる「反跳性不眠」や「退薬症状」は，睡眠薬を止めづらい大きな要因となっています．

- ■ 反跳性不眠
  睡眠薬を減量・中止した際に起こる不眠症状
- ■ 退薬症状
  睡眠薬を減量・中止した際に起こる頭痛やめまい，焦燥感などの副作用

　この点，『ルネスタ』は服薬を中断しても「反跳性不眠」が起こらなかったことが報告されています[6]．また，耐性や「退薬症状」も少ないとされています[2]．

　睡眠薬は，あくまで「一時的な避難」として使うものであって，ずっと使い続けるものではありません．不眠の治療は，最終的には薬なしでも眠れるようにする，という目標を常に念頭に置きながら行う必要があります．薬の減量・中止をしやすい『ルネスタ』は，この目標達成にも適した薬と言えます．

こぼれ話　『ルネスタ』と『アモバン』は成分の苦さを抑えるため，錠剤に「フィルムコーティング」が施されています．半錠に割ったり粉砕したりすると，その苦味は強まることがあります．

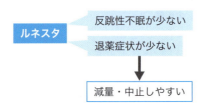

advice

ガムや飴をなめると，苦味が悪化することも

『ルネスタ』や『アモバン』を服用中に感じる苦味は，詳しくはわかっていないものの，唾液そのものが苦くなってしまう可能性が考えられています．そのため，人によっては食事の味がおかしくなってしまったと感じる場合もあります．これが別の病気であると勘違いしてしまうこともあるため，『ルネスタ』や『アモバン』が処方された際には苦味を感じることがある旨を伝えておく必要があります．こうした味覚障害は，栄養状態の悪化，また料理人や主婦では仕事への支障につながる可能性もあるため，薬剤師がしっかりとフォローする必要があります．

また，唾液そのものが苦くなるため，**ガムや飴をなめると唾液が増え，余計に苦味が悪化することもあります**が，逆に唾液の少ない高齢者は苦味を感じにくい傾向にもあります．

💡 Point

❶ 『ルネスタ』は，『アモバン』の光学異性体「S体」で，薬としての量も少なくなっている．
❷ 『ルネスタ』は，反跳性不眠や退薬症状のリスクが少なく，減量・中止しやすい睡眠薬．
❸ 『ルネスタ』や『アモバン』で感じる苦味は，ガムや飴では悪化することもある．

▶ **筋弛緩作用の少ない「非ベンゾジアゼピン系」の睡眠薬（Z-drug）**

『ルネスタ』と『アモバン』はどちらも「ω₁受容体」に対する選択性が高く，『マイスリー（一般名：ゾルピデム）』と同じように「筋弛緩作用」が少ない睡眠薬（☞ p.256）です[2,3]．そのため，夜間の転倒リスクが少ないため，夜にトイレに起きることの多い高齢者でも，比較的安全に使えるのが特徴です．

添付文書，インタビューフォームの比較

◆ **薬効分類**
ルネスタ：非ベンゾジアゼピン系睡眠薬
アモバン：非ベンゾジアゼピン系睡眠薬

◆ **有効成分**
ルネスタ：エスゾピクロン（※ゾピクロンのS体）
アモバン：ゾピクロン

◆ **開発された年**
ルネスタ：2012年
アモバン：1989年

こぼれ話 就寝後に無意識で食事を摂る「睡眠関連摂食障害」などの睡眠時異常行動は，非ベンゾジアゼピン系の睡眠薬でも起こるリスクがあります（J Clin Psychiatry, 71：1331-1335, 2010 [PMID 20441722]）．

◆ **適応症**
ルネスタ：不眠症
アモバン：不眠症，麻酔前投薬

◆ **用法・用量**
ルネスタ：1回 **1〜3** mg
アモバン：1回 7.5〜10 mg

◆ **規制区分**
ルネスタ：処方箋医薬品
アモバン：**第三種向精神薬（30日処方制限あり）**

◆ **製造販売元**
ルネスタ：エーザイ
アモバン：サノフィ

参考文献

1) Hanson SM, et al：Structural requirements for eszopiclone and zolpidem binding to the gamma-aminobutyric acid type-A (GABAA) receptor are different. J Med Chem, 51：7243-7252, 2008 ［PMID 18973287］
2) ルネスタ錠　インタビューフォーム
3) アモバン錠　インタビューフォーム
4) Pinto LR Jr, et al：Eszopiclone versus zopiclone in the treatment of insomnia. Clinics (Sao Paulo), 71：5-9, 2016 ［PMID 26872077］
5) 宇田篤史，他：ゾピクロン錠とエスゾピクロン錠の苦味比較（第2報）―ランダム化二重盲検クロスオーバー試験―．日本病院薬剤師会雑誌，53 (2)：192-196, 2017
6) Zammit GK, et al：Efficacy and safety of eszopiclone across 6-weeks of treatment for primary insomnia. Curr Med Res Opin, 20：1979-1991, 2004 ［PMID 15701215］

睡眠・抗不安薬

63. 『ベルソムラ』と『ロゼレム』，新しい睡眠薬の違いは？
「オレキシン」と「メラトニン」

> **Answer** 『ベルソムラ』は覚醒を司る「オレキシン」，
> 『ロゼレム』は体内時計を司る「メラトニン」に作用する

『ベルソムラ（一般名：スボレキサント）』と『ロゼレム（一般名：ラメルテオン）』は，どちらも不眠の治療に使う睡眠薬です．

『ベルソムラ』は，「覚醒」を司る「オレキシン」をブロックする睡眠薬です．寝付きの悪い「入眠障害」と，熟睡できない「中途覚醒」の両方に効果があります．

『ロゼレム』は，「体内時計」を司る「メラトニン」の働きを助ける睡眠薬です．特に，昼夜逆転しているような不眠症に効果的です．

どちらも従来の「ベンゾジアゼピン系」の睡眠薬とは異なる作用をもつ新しい睡眠薬です．それぞれ作用が異なるため，不眠の症状によって使い分けます．

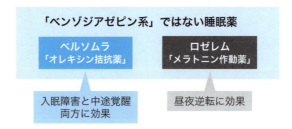

『ベルソムラ』の効果と「オレキシン」

「オレキシン」は，脳の「覚醒」を維持するために重要な働きをしています．『ベルソムラ』は，この「オレキシン」の作用をブロックすることで，脳を「覚醒」から「睡眠」の方向へと傾ける新しいタイプの睡眠薬です[1]．

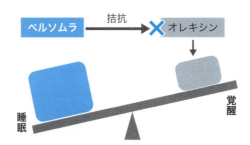

こぼれ話 『ベルソムラ』は「belle（＝beautiful：美しい）＋som（＝sleep：眠り）」，『ロゼレム』は「rose（ばら色）の夢を見る」ことを願った商品名です．

従来の「ベンゾジアゼピン系」の睡眠薬では，寝付きの悪い「入眠障害」には作用時間の短いもの，熟睡できない「中途覚醒」には作用時間の長いもの，といったように，使い分けや併用をする必要がありました．しかし，『ベルソムラ』は「**入眠障害**」と「**中途覚醒**」の**両方に効果**があり[2]，こうした睡眠薬の多剤併用を減らせる薬としても期待されています．

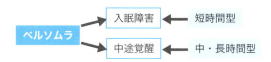

副作用や相互作用も多いことに注意

　『ベルソムラ』は，副作用で悪夢を見ることがしばしばあります[1]．また，代謝・分解が主に「CYP3A」で行われるため，**飲み合わせの悪い薬（併用禁忌）が非常にたくさんあります**[1]．ほかにも，突然の急な睡魔に襲われる「ナルコレプシー」の症状を悪化させる恐れがあるなど，扱いは難しく，「ベンゾジアゼピン系」の睡眠薬よりすべての点で優れた新薬というわけではありません．

『ロゼレム』の効果と「メラトニン」

　「メラトニン」は，眼からの光刺激（主に太陽光）で分解されるため，日中に減って夜間に増えます．この増減リズムによって，脳は「体内時計」を調節しています．

　『ロゼレム』はこの「メラトニン」の働きを助けることで，「体内時計」を「夜」に調節し，眠気を誘う睡眠薬です[3]．作用の特徴上，特に**昼夜逆転してしまっているような不眠症に効果的**です．また，オリンピック選手の「**時差ボケ**」**防止**として，『ロゼレム』を強い光刺激と組合わせる方法も紹介されています[4]．

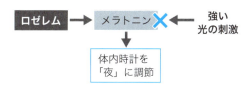

副作用も少ないが，単独では効き目も弱い

　『ロゼレム』は，従来の「ベンゾジアゼピン系」の睡眠薬（☞ p.256）と異なり，日中に眠くなることが少なく，また「筋弛緩作用」もないため夜中にふらつく心配もありません[5]．このように『ロゼレム』は副作用の少ない薬ですが，単独では効き目も弱い[6]ため，神経症的な傾向が強い不眠症には「ベンゾジアゼピン系」の睡眠薬を使うなど，症状に合わせて使い分ける必要があります．

> **Point**
> ❶『ベルソムラ』は「オレキシン」，『ロゼレム』は「メラトニン」に作用する，新しいタイプの睡眠薬．
> ❷『ベルソムラ』は，入眠障害と中途覚醒の両方に効果があるが，副作用や相互作用も多い．
> ❸『ロゼレム』は，特に昼夜逆転・時差ボケに有効で，副作用も少ないが，効き目はやさしめ．

こぼれ話　『ロゼレム』には，65歳以上の高齢入院患者の「せん妄」を防ぐ効果が報告されています（JAMA Psychiatry, 71：397-403, 2014［PMID 24554232］）．

▶『ロゼレム』はいつ飲むのがよいか？

規則的な生活をしていると，就寝の約2時間前から「メラトニン」が分泌されはじめる，とされています[7]．このことから，『ロゼレム』はほかの睡眠薬と異なり，およそ**就寝の1〜2時間前**に飲んでおくのがよいと考えられます．

ただし，食事のすぐ後に服用すると吸収が悪い[3]ため，食事中や食直後の服用は避ける必要があります．また，『ロゼレム』を飲んだ後は「メラトニン」の作用を助けるために，パソコンやスマートフォンなどの明るい液晶画面を見ることは避けるよう指導します．

添付文書，インタビューフォームの比較

- **◆ 薬効分類**
  - ベルソムラ：オレキシン受容体拮抗薬
  - ロゼレム　：メラトニン受容体作動薬

- **◆ 適応症**
  - ベルソムラ：不眠症
  - ロゼレム　：不眠症における**入眠困難の改善**

- **◆ 用法**
  - ベルソムラ：就寝直前
  - ロゼレム　：就寝前

- **◆ 併用禁忌の薬**
  - ベルソムラ：**CYP3Aを阻害する薬物全般**（例：イトラコナゾール・クラリスロマイシン・リトナビル・サキナビル・ネルフィナビル・インジナビル・テラプレビル・ボリコナゾール）
  - ロゼレム　：フルボキサミン

- **◆ 食事の影響**
  - ベルソムラ：AUCに影響なし
  - ロゼレム　：**食直後ではC_{max}が16％低下**

- **◆ 剤形の種類**
  - ベルソムラ：錠（10 mg，15 mg，20 mg）
  - ロゼレム　：錠（8 mg）

- **◆ 製造販売元**
  - ベルソムラ：MSD
  - ロゼレム　：武田薬品工業

■ 参考文献

1) ベルソムラ錠　インタビューフォーム
2) Herring WJ, et al：Suvorexant in Patients With Insomnia: Results From Two 3-Month Randomized Controlled Clinical Trials. Biol Psychiatry, 79：136-148, 2016［PMID 25526970］
3) ロゼレム錠　添付文書
4) 「JOC Conditioning Guide for Rio 2016」（日本オリンピック委員会）（http://www.joc.or.jp/games/olympic/riodejaneiro/pdf/conditioning_guide_rio2016.pdf）
5) Zammit G, et al：Effect of ramelteon on middle-of-the-night balance in older adults with chronic insomnia. J Clin Sleep Med, 5：34-40, 2009［PMID 19317379］
6) 「睡眠薬の適正な使用と休薬のための診療ガイドライン」（厚生労働科学研究・障害者対策総合研究事業「睡眠薬の適正使用及び減量・中止のための診療ガイドラインに関する研究班」および日本睡眠学会・睡眠薬使用ガイドライン作成ワーキンググループ／編），国立精神・神経医療研究センター，2013（http://www.jssr.jp/data/pdf/suiminyaku-guideline.pdf）
7) Zee PC, et al：Circadian rhythm abnormalities. Continuum (Minneap Minn), 19：132-147, 2013［PMID 23385698］

こぼれ話　睡眠時無呼吸症候群に対する薬物療法では，ベンゾジアゼピン系の睡眠薬ではなく『ロゼレム』の使用が推奨されています（参考文献6）．

抗うつ薬

64. 『ジェイゾロフト』と『サインバルタ』、同じ抗うつ薬の違いは？
SSRIとSNRI,「セロトニン」と「ノルアドレナリン」

> **Answer** 『ジェイゾロフト』はSSRI, 『サインバルタ』はSNRI

『ジェイゾロフト（一般名：セルトラリン）』と『サインバルタ（一般名：デュロキセチン）』は，どちらもうつ病の治療に使う抗うつ薬です．

『ジェイゾロフト』は，「セロトニン」だけに作用する「SSRI（セロトニン再取り込み阻害薬）」です（☞p.271）．

『サインバルタ』は，「セロトニン」と「ノルアドレナリン」に作用する「SNRI（セロトニン・ノルアドレナリン再取り込み阻害薬）」です．

SSRIとSNRIはどちらも「うつ病」の治療に使う抗うつ薬で，効果や忍容性（飲み続けられるかどうか）の面で大きな差はありません．しかし，「ノルアドレナリン」への作用のある・なしによって，改善が期待できる症状や起こりやすい副作用に若干の違いがあります．

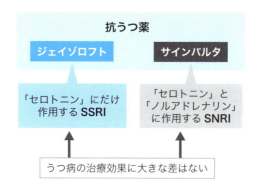

SSRIとSNRI〜作用機序の違い

脳の神経伝達物質はシナプスから必要なときに放出され，必要な作用を終えるとすぐに回収（再取り込み）されています．

うつ病は，脳の情報伝達物質である「セロトニン」や「ノルアドレナリン」が減ってしまうことで起こると考えられています．そのため，『ジェイゾロフト』などのSSRIは「セロトニン」の回収（再取り込み）を，『サインバルタ』などのSNRIは「セロトニン」と「ノルアドレナリン」の回収（再取り込み）を阻害し，シナプスの間（間隙）にある「セロトニン」や「ノルアドレナリン」の濃度を高めることで，それぞれうつ病に効果を発揮します．

こぼれ話 うつ病と「脳由来神経栄養因子（Brain-derived neurotrophic factor：BDNF）」の関係を示唆する報告は多く，病気のマーカーや治療効果の判定などに利用できるのではないかと研究が進められています．

■ SSRIとSNRIの正式名

SSRI：selective serotonin reuptake inhibitor，選択的セロトニン再取り込み阻害薬

SNRI：serotonin and norepinephrine reuptake inhibitor，セロトニン・ノルアドレナリン再取り込み阻害薬

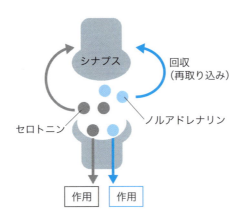

SSRIとSNRI～期待する効果の違い

うつ病の治療効果はSSRIやSNRIの薬剤間で大きな差はない，とされています[1]．しかし，「セロトニン」は主に安心感や落ち着きなど精神の安定に，「ノルアドレナリン」は主にやる気や気力などの意欲・関心にかかわっています．そのため，『サインバルタ』など「ノルアドレナリン」にも作用するSNRIは，**意欲・関心の低下といった症状にも効果が期待**できます[2]．

このことから，うつ病で不安や焦燥感が強いのか，意欲・関心の低下がひどいのか，といった症状の出方によって使い分けることがあります．

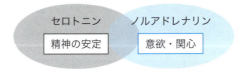

SSRIとSNRI～出やすい副作用の違い

「セロトニン」は，消化管の活動にもかかわっています．「ノルアドレナリン」は，全身の交感神経の活動にもかかわっています．そのため，どちらも吐き気や下痢といった消化器系の副作用が起こりますが，『サインバルタ』など「ノルアドレナリン」にも作用するSNRIは，**交感神経のかかわる心臓・前立腺などに対する悪影響**や，**不眠の副作用も出やすい傾向**にあります．

実際，高血圧・心疾患や前立腺肥大の患者に対して「慎重投与」とされているのは，SNRIである『サインバルタ』だけです[3,4]．

> **こぼれ話** SSRIやSNRIで治療中の人にNaSSAの「ミルタザピン」を追加する治療方法（カリフォルニア・ロケット）は，ほとんど上乗せ効果が期待できないとされています（Health Technol Assess, 22：1-136, 2018［PMID 30468145］）．

```
     セロトニン      ノルアドレナリン
     消化器系の働き   交感神経の働き
```

advice
SSRIとSNRIのなかでも，個々の薬によって特徴は違う

抗うつ薬は使う人によって効き目も副作用も大きく異なることが多い薬です．そのため，実際に薬が合っているかどうかは，飲んでみなければわからない，という面が多分にあります．

つまり，個々の薬の特徴をきちんと把握したうえで，目の前の患者にとって最もよい薬はどれか，といった目線で選ぶ必要があります．その際，**同じSSRIやSNRIに分類される薬であっても，個々の薬で特徴は違う**ため，ひとまとめにして語ることはできないことにも注意が必要です．

Point

❶『ジェイゾロフト』は「セロトニン」に作用するSSRI，『サインバルタ』は「ノルアドレナリン」にも作用するSNRI．
❷ SSRIとSNRIでは，うつ病に対する治療効果や忍容性に大きな違いはない．
❸ 同じSSRIやSNRIでも，個々の薬によって特徴は違うため，まとめて扱うことはできない．

▶ うつ病以外の適応症

SSRIはうつ病以外にも，さまざまなタイプの「不安障害」に適応があります．

■ SSRIの適応症

『レクサプロ（一般名：エスシタロプラム）』	うつ病・うつ状態，**社会不安障害**（→p.271）
『ジェイゾロフト（一般名：セルトラリン）』	うつ病・うつ状態，**パニック障害，外傷後ストレス障害**
『デプロメール（一般名：フルボキサミン）』	うつ病・うつ状態，**強迫性障害，社会不安障害**
『ルボックス（一般名：フルボキサミン）』	うつ病・うつ状態，**強迫性障害，社会不安障害**
『パキシル（一般名：パロキセチン）』	うつ病・うつ状態，**パニック障害，強迫性障害，社会不安障害，外傷後ストレス障害**

一方，SNRIでも『サインバルタ』には，鎮痛薬としての使い方があります．

■ SNRIの適応症

『トレドミン（一般名：ミルナシプラン）』	うつ病・うつ状態
『サインバルタ（一般名：デュロキセチン）』	うつ病・うつ状態，**疼痛（糖尿病性神経障害・線維筋痛症・慢性腰痛症・変形性関節症）**

こぼれ話 躁病や躁うつ病に適応のある『リーマス（一般名：炭酸リチウム）』は，自殺予防効果が認められている薬です（Am J Psychiatry, 162：1805-1819, 2005 [PMID 16199826]）．

添付文書，インタビューフォームの比較

◆ **薬効分類**
　ジェイゾロフト：選択的セロトニン再取り込み阻害剤
　サインバルタ　：セロトニン・ノルアドレナリン再取り込み阻害剤

◆ **適応症**
　ジェイゾロフト：うつ病・うつ状態，パニック障害，外傷後ストレス障害
　サインバルタ　：うつ病・うつ状態，疼痛（糖尿病性神経障害・線維筋痛症・慢性腰痛症・変形性関節症）

◆ **用法**
　ジェイゾロフト：1日1回
　サインバルタ　：1日1回，**朝食後**

◆ **高血圧，前立腺肥大に対する「慎重投与」の指定**
　ジェイゾロフト：なし
　サインバルタ　：**あり**

◆ **若年層への投与についての注意事項**
　ジェイゾロフト：18歳未満の大うつ病性障害患者に投与する際には適応を慎重に検討すること
　サインバルタ　：18歳未満の大うつ病性障害患者に投与する際には適応を慎重に検討すること

◆ **製造販売元**
　ジェイゾロフト：ファイザー
　サインバルタ　：塩野義製薬

参考文献

1) 「日本うつ病学会治療ガイドライン Ⅱ．うつ病（DSM-5）／大うつ病性障害 2016」（渡邊衡一郎，他），日本うつ病学会，2016
2) 「治療薬ハンドブック 2016」（髙久史麿／監修，堀 正二，他／編），じほう，2016
3) ジェイゾロフト錠　添付文書
4) サインバルタカプセル　添付文書

こぼれ話　SSRIやSNRIとNSAIDsを併用すると，消化管出血のリスクが4.8倍に高まるという報告があります（Arch Gen Psychiatry, 65：795-803, 2008［PMID 18606952］）．

抗うつ薬

65. 『レクサプロ』と『ジェイゾロフト』，同じSSRIの違いは？
初期投与量と治療用量，10代への効果

> **Answer** 初日から効果が期待できる『レクサプロ』，
> 副作用の少ない『ジェイゾロフト』

『レクサプロ（一般名：エスシタロプラム）』と『ジェイゾロフト（一般名：セルトラリン）』は，どちらも抗うつ薬の「SSRI（選択的セロトニン再取り込み阻害薬）」です．
『レクサプロ』は，初日から治療用量で飲みはじめられるため，速い効果が期待できます．
『ジェイゾロフト』は，副作用が少なく飲み続けやすい薬です．
また，抗うつ薬は18歳未満の子どもには有効かどうかわからないとする意見もあるなか，『レクサプロ』は12〜17歳の子どもに対する効果が実証されていることも特徴です．

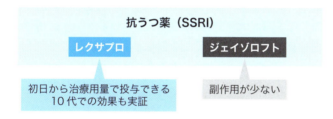

『レクサプロ』の用法〜初日から治療用量で使える

SSRIやSNRIなどの抗うつ薬（☞p.267）は，飲みはじめの副作用を避けるために少なめの量で飲みはじめ，そこから何週間かかけて少しずつ薬の量を増やしていく必要があります．実際，『ジェイゾロフト』の通常の1日量は100 mgですが，最初は25 mgから飲みはじめて，少しずつ増やしていく必要があります[1]．

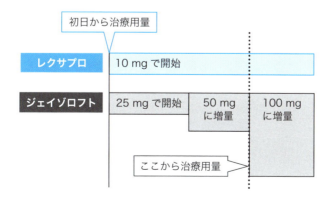

> **こぼれ話** 小児のうつ病治療では，「プラセボ」でも大きな改善効果が得られることがあり（J Am Acad Child Adolesc Psychiatry, 16：59-75, 2006［PMID 16553529］），薬物に頼らない治療の可能性を示唆しています．

これはつまり，副作用を避けるために少ない量で飲んでいる間は十分な薬の効果が期待できない，ということを意味しています．薬を飲んでも副作用ばかりでなかなか効きはじめない，というのは，薬への不信感や苛立ちにつながる抗うつ薬の大きな弱点でした．

この点，『レクサプロ』は初日から治療用量である 10 mg で服用することができます[2]．そのため，他のSSRIやSNRIよりも速い効果が期待できます．

『ジェイゾロフト』の用量設定と副作用

『ジェイゾロフト』は，『レクサプロ』よりも副作用が少ない傾向にあります．

■ 副作用の頻度（臨床試験時）[1,2]
　『レクサプロ』　　　傾眠 22.6％，悪心 20.7％，浮動性めまい 8.5％，頭痛 8.2％，口渇 6.3％，倦怠感 5.7％
　『ジェイゾロフト』　傾眠 15.2％，悪心 18.9％，浮動性めまい 5.0％，頭痛 7.8％，口渇 9.3％，下痢 6.4％

またSSRIやSNRIの効果や副作用を比較した解析では，『レクサプロ』と『ジェイゾロフト』は副作用の少なさで1位と2位にランク付けされています[3]．そのため，どちらも副作用が少なく飲み続けやすい薬と言えます．

しかし，日本では『ジェイゾロフト』を1日 100 mg で使うのに対し，海外では主に1日 200 mg で使います[4]．基本的に半分の量で使っている日本では，この解析結果よりも効き目が穏やかになる分，副作用もより少なくなると考えられます．

このことから，『ジェイゾロフト』はたくさんある抗うつ薬のなかでも，副作用を少なく抑えながら使える薬と言えます．

『ジェイゾロフト』には，病態による禁忌事項もない

『レクサプロ』は，心臓に「QT延長」がある人には禁忌で使えません[2]．しかし『ジェイゾロフト』にはこうした持病・体質による禁忌はなく，使う人を選ばない薬です．

18歳未満へのSSRIの効果

SSRIやSNRIは若年層，特に18歳未満の患者に対する使用は慎重に行うよう注意書きがされています．これは，SSRIである『パキシル（一般名：パロキセチン）』では，18歳未満のうつ病に対する有効性が認められなかったとする報告があるからです[5]．

しかしそのなかで『レクサプロ』は唯一，12～17歳の大うつ病性障害に対する効果が確認されています[6]．このことから，10代の若い世代に薬物治療が必要となった場合，『レクサプロ』は貴重な選択肢になります．

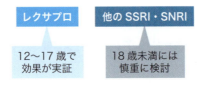

こぼれ話　『パキシル』が18歳未満で有効性が認められなかったのは，7～17歳では比較となった「プラセボ」で大きな改善効果が得られ，有意差が得られなかったことが原因の1つです（参考文献5）．

■ 小児に対する注意喚起[2,3]

『レクサプロ』　12歳未満の大うつ病性障害患者に投与する際には適応を慎重に検討すること

『ジェイゾロフト』　18歳未満の大うつ病性障害患者に投与する際には適応を慎重に検討すること

advice

「うつ病」と「躁うつ病」の混同に注意

『レクサプロ』や『ジェイゾロフト』などのSSRIや『サインバルタ』などのSNRIといった抗うつ薬（☞p.267）は，「うつ病（大うつ病性障害）」の薬ですが，「躁うつ病（双極性障害）」の薬ではありません．

ところが，「躁うつ病（双極性障害）」でも，時期によっては「うつ病（大うつ病性障害）」と似たような症状になることがあります．そのため，SSRIなどの抗うつ薬を間違って使ってしまうことは少なくありません．**「躁うつ病（双極性障害）」に抗うつ薬を使うと，躁状態を悪化させる恐れ**があるため，基本的に別の薬を使います．抗うつ薬を使う場合も，慎重に使う必要があります．

うつ状態の「しんどい時」しか受診しなかったり，「しんどい時」のことしか医師に話さなかったりすると，こうした誤診の原因になります．症状が落ち着いているときや「元気な時」にも定期的に受診して，近況を報告するよう指導してください．

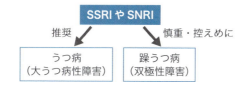

急に元気に，活動的になったら要注意

『レクサプロ』や『ジェイゾロフト』で得られる効果は，どちらかと言うと「落ち着く」イメージのもので，急に元気になったり活発になったりするものではありません．以下のような元気な状態は，「薬がよく効いた」のではなく，「躁うつ病（双極性障害）」の病状（躁状態）である可能性もあります．

■ 薬が効きはじめたときのイメージ（落ち着く方向）
- 気分が落ち着くようになった．
- 会話するようになった．
- 眠れるようになった．
- 食事を摂れるようになった．
- テレビや本などを読むようになった．

■ 躁状態のイメージ（衝動的・攻撃的）
- 怒りっぽくなった．
- 饒舌になった．
- 寝なくても平気になった．
- 服装が派手になった．
- 衝動買いが増えた．
- 異様に仕事をがんばりはじめた．

こういった行動は，本人はほとんど自覚していないケースもあります．**家族や周囲の人間が「気づく」ことが非常に重要**なため，「元気になった場合」の注意事項は忘れず指導する必

こぼれ話　うつ病では，病状の自己評価と客観評価が大きく異なることも報告されている（J Psychiatry Res, 44：1082-1087, 2010［PMID 20471031］）ため，家族の気づきや日記などの記録は大きな意義があります．

要があります．また，病院の受診が終わってホッとして，急に薬局で喋りはじめるといったこともあり少なくありません．病院では見落としている可能性のある要素を，薬局でフォローすることも大切です．

Point

❶『レクサプロ』は，初日から治療用量で投与可能で，また10代の子どもに対する効果も実証されている．
❷『ジェイゾロフト』は，副作用を少なく抑えながら使うのに向いている．
❸軽い「躁状態」に気づいたら，早めに主治医に伝える．

添付文書，インタビューフォームの比較

◆ **適応症**
　レクサプロ　　：うつ病・うつ状態，社会不安障害
　ジェイゾロフト：うつ病・うつ状態，パニック障害，外傷後ストレス障害

◆ **用法・用量**
　レクサプロ　　：1日1回夕食後，10〜20 mg
　ジェイゾロフト：1日1回，**25 mgからはじめて** 100 mgまで漸増，100 mgで治療する

◆ **小児に対する注意喚起**
　レクサプロ　　：**12歳未満**の大うつ病性障害患者に投与する際には適応を慎重に検討すること
　ジェイゾロフト：**18歳未満**の大うつ病性障害患者に投与する際には適応を慎重に検討すること

◆ **病態による禁忌**
　レクサプロ　　：QT延長
　ジェイゾロフト：なし

◆ **剤形の種類**
　レクサプロ　　：錠（10 mg）
　ジェイゾロフト：錠（25 mg，50 mg，100 mg），OD錠（25 mg，50 mg，100 mg）

◆ **製造販売元**
　レクサプロ　　：持田製薬
　ジェイゾロフト：ファイザー

■ **参考文献**

1）ジェイゾロフト錠　添付文書
2）レクサプロ錠　添付文書
3）Cipriani A, et al：Comparative efficacy and acceptability of 12 new-generation antidepressants: a multiple-treatments meta-analysis. Lancet, 373：746-758, 2009［PMID 19185342］
4）ジェイゾロフト錠　インタビューフォーム
5）Emslie GJ, et al：Paroxetine treatment in children and adolescents with major depressive disorder: a randomized, multicenter, double-blind, placebo-controlled trial. J Am Acad Child Adolesc Psychiatry, 45：709-719, 2006［PMID 16721321］
6）Emslie GJ, et al：Escitalopram in the treatment of adolescent depression: a randomized placebo-controlled multisite trial. J Am Acad Child Adolesc Psychiatry, 48：721-729, 2009［PMID 19465881］

統合失調症治療薬

66. 『セレネース』と『リスパダール』，新旧の抗精神病薬の違いは？
定型・非定型の効果と副作用，併用の意義

> **Answer** 代謝系の副作用が少ない『セレネース』，
> 錐体外路障害が少ない『リスパダール』

『セレネース（一般名：ハロペリドール）』と『リスパダール（一般名：リスペリドン）』は，どちらも統合失調症の治療薬です．

『セレネース』は，体重や血糖への影響が少ない「第一世代（定型）抗精神病薬」です．

『リスパダール』は，錐体外路障害が少ない「第二世代（非定型）抗精神病薬」です．

現在は『リスパダール』などの新しい第二世代の薬が第一選択ですが，体重増加や血糖・脂質上昇などの代謝系の副作用が起きた場合は『セレネース』などの古い第一世代の薬を使うこともあります．ただし，統合失調症の治療は1つの薬で行うのが基本で，安易な併用はしません．

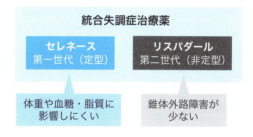

統合失調症の第一選択薬と錐体外路障害

『セレネース』は，1964年から使われている古い「第一世代（定型）抗精神病薬」です．

『リスパダール』は，「錐体外路障害」の副作用を減らした「第二世代（非定型）抗精神病薬」です．

統合失調症の初発・再発・維持期のいずれの治療においても，「第二世代」は「第一世代」より少ない副作用で治療できることがわかっています[1,2,3]．そのため，統合失調症の治療では「第二世代」が第一選択薬として推奨されています[4]．

「第二世代」の薬にはいろいろな種類がありますが，薬剤間で治療効果はほとんど変わりません．そのため，ガイドラインでも特定の薬が推奨されているわけではなく[4]，出やすい副作用の違いによって使い分けるのが一般的です．

こぼれ話 生物学的精神医学会世界連合（WFSBP）のガイドラインでも，初発時の推奨度は『セレネース』が【2】，『リスパダール』が【1】と，『リスパダール』をより高い推奨グレードに設定しています．

■ 第一選択薬である「第二世代（非定型）抗精神病薬」の種類
セロトニン・ドパミン拮抗薬（SDA）　：『リスパダール』など（☞ p.280）
多元受容体作用抗精神病薬（MARTA）：『ジプレキサ（一般名：オランザピン）』など
ドパミン部分作動薬（DPA）　　　　：『エビリファイ（一般名：アリピプラゾール）』

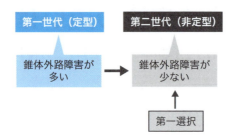

『リスパダール』の錐体外路障害が少ない理由

『セレネース』は，主に「ドパミン D_2 受容体」に拮抗することで妄想・幻覚などの陽性症状を改善しますが，ふるえや歩行困難などの運動機能障害の副作用「錐体外路障害」を頻繁に起こすという弱点があります[5]．

『リスパダール』は，「ドパミン D_2 受容体」だけでなく「セロトニン $5-HT_2$ 受容体」にも拮抗する「セロトニン・ドパミン拮抗薬（SDA）」（☞ p.280）で，意欲低下などの陰性症状も改善するとともに，「錐体外路障害」も減らします[6]．『リスパダール』で錐体外路障害が少ないのは，この「セロトニン $5-HT_2$ 受容体」への拮抗作用が要因と考えられています．

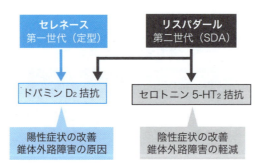

体重や血糖値への影響が少ない『セレネース』の使いどころ

『セレネース』は，『リスパダール』などの「第二世代」と比べて**体重増加や血糖・脂質など代謝系への影響が少ない**とされています[7]．体重増加による外見の変化は服薬状況や対人関係にも悪影響を及ぼし，血糖・脂質の上昇は心血管系疾患などの原因になります．そのため，『リスパダール』などの「第二世代」でこうしたトラブルが問題になった場合は，『セレネース』も選択肢になります．

体重増加の少ない「第二世代（非定型）抗精神病薬」もある

『リスパダール』と同じ「セロトニン・ドパミン拮抗薬（SDA）」でも，『ロナセン（一般名：ブロナンセリン）』は『リスパダール』より食欲増進・体重増加といった副作用が少ない（☞ p.280）ことが報告されています[8]．

こぼれ話 どの抗精神病薬でも効果が得られない（反応性不良），副作用の問題で必要量まで薬を増やせない（耐容性不良）といった場合は，『クロザリル（一般名：クロザピン）』の適応になります．併用は推奨されていません．

抗精神病薬は単剤で使うのが基本

特定の状況下では,『セレネース』などの「第一世代」と『リスパダール』などの「第二世代」の併用が,単剤での治療よりも効果的である場合があります[9].しかし,どういった状況でどの組み合わせが効果的かといったデータは少なく,特に併用した場合は副作用も増えてしまうため,基本的に1つの薬で治療することが推奨されています[6].

特に,「クロルプロマジン換算」で1日1,000〜1,200 mgを超える処方が長期間続く場合は,薬が過量傾向であることに注意が必要です.

advice
好ましくない副作用を避ける,という選び方

いろいろと種類のある抗精神病薬ですが,**治療効果はおおむね同じで,大きく異なるのは副作用**です.

眠くなっても困らないが体重が増えたら困る人,体重には無頓着でも性機能障害には敏感な人,性機能障害は気にしないが眠気が気になる人…人によって好ましくないと感じる副作用や,その程度は大きく異なります.

好ましくない副作用は,薬の変更や減量,症状を抑える薬の追加などで解決できる場合があるため,目の前の患者がどんな考えや思いを抱いているかを日頃から気にしておくことも重要です.

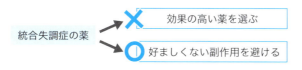

Point

❶ 統合失調症の第一選択薬は,副作用が少ない『リスパダール』などの「第二世代(非定型)抗精神病薬」.
❷ 「第一世代(定型)抗精神病薬」の『セレネース』は,体重増加を起こしにくい.
❸ 抗精神病薬は,併用せずに1つの薬を続けるのが基本.

▶ 退院後は,薬を飲まなくなる人が多い

統合失調症の治療では,服薬実行率75%以上を維持できる人の割合が,退院後1カ月で80%,3カ月で70%,6カ月で60%を切ってしまうという調査があります[10].
症状が安定していても,服薬を止めると8週間以内に4人に1人で精神症状が再発するという報告もあるため[11],効き目が実感できなかったり副作用に困ったりした場合でも,自己判断で薬を減らしたり止めたりしないよう指導しなければなりません.

▶ 高プロラクチン血症の頻度

統合失調症の治療で「錐体外路障害」と並んで問題になる「高プロラクチン血症」の副作用も,「第一世代(定型)」の薬の方が「第二世代(非定型)」の薬よりも起こりやすいことがわかってい

こぼれ話 体調面などの問題から規則的な服薬ができない場合,2週間に1回の注射でよい『リスパダール』の持効性注射薬も選択肢になります.

ます[12].

　しかし,『リスパダール』はほかの抗精神病薬よりも血液脳関門を通過しにくいため,血液脳関門の外にある下垂体に影響しやすい傾向があります[13]. これが,「第二世代(非定型)」のなかで例外的に『リスパダール』が「高プロラクチン血症」を起こしやすい原因の一つと考えられています.

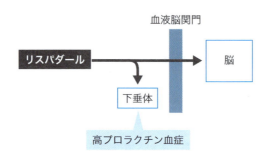

■ 脳内外の薬物濃度比(脳内/脳外の値)[13]
『ジプレキサ』　　2.70
『セレネース』　　2.40
『リスパダール』　**1.61**

添付文書,インタビューフォームの比較

◆ **分類**
セレネース　：定型抗精神病薬(第一世代)
リスパダール：非定型抗精神病薬(第二世代)の「セロトニン・ドパミン拮抗薬(SDA)」

◆ **日本で使われ始めた年**
セレネース　：1964年
リスパダール：1996年

◆ **適応症**
セレネース　：統合失調症,躁病
リスパダール：統合失調症,小児期の自閉スペクトラム症に伴う易刺激性(※3 mg錠を除く)

◆ **用法**
セレネース　：(指定なし)
リスパダール：統合失調症の治療では1日2回

◆ **妊娠中の安全性評価(オーストラリア基準)**
セレネース　：オーストラリア基準【C】
リスパダール：オーストラリア基準【C】

◆ **剤形の種類**
セレネース　：錠(0.75 mg, 1 mg, 1.5 mg, 3 mg),細粒,注,内服液
リスパダール：錠(1 mg, 2 mg, 3 mg),OD錠(0.5 mg, 1 mg, 2 mg),細粒,内用液,筋注

◆ **製造販売元**
セレネース　：大日本住友製薬
リスパダール：ヤンセンファーマ

■ **参考文献**

1) Zhang JP, et al：Efficacy and safety of individual second-generation vs. first-generation antipsychotics in first-episode psychosis：a systematic review and meta-analysis. Int J Neuropsychopharmacol, 16：1205-1218, 2013 [PMID 23199972]

2) Blin O, et al：Antipsychotic and anxiolytic properties of risperidone, haloperidol, and methotrimeprazine in

schizophrenic patients. J Clin Psychopharmacol, 16：38-44, 1996 ［PMID 8834417］
3）Kishimoto T, et al：Relapse prevention in schizophrenia: a systematic review and meta-analysis of second-generation antipsychotics versus first-generation antipsychotics. Mol Psychiatry, 18：53-66, 2013 ［PMID 22124274］
4）「統合失調症薬物治療ガイドライン」（日本神経精神薬理学会／編），医学書院，2016
5）セレネース錠　インタビューフォーム
6）リスパダール錠　インタビューフォーム
7）Leucht S, et al：Second-generation versus first-generation antipsychotic drugs for schizophrenia: a meta-analysis. Lancet, 373：31-41, 2009 ［PMID 19058842］
8）三浦貞則：統合失調症に対する blonanserin の臨床評価 Risperidone を対照とした二重盲検比較試験．臨床精神薬理，11：297-314, 2008
9）Correll CU, et al：Antipsychotic combinations vs monotherapy in schizophrenia: a meta-analysis of randomized controlled trials. Schizophr Bull, 35：443-457, 2009 ［PMID 18417466］
10）趙岳人，他：統合失調症治療における服薬状況の MEMS（Medication Event Monitoring System）多施設研究アドヒアランスを維持することの重要性．臨床精神薬理，14：1551-1560, 2011
11）Almerie MQ, et al：Cessation of medication for people with schizophrenia already stable on chlorpromazine. Cochrane Database Syst Rev, 1：CD006329, 2007 ［PMID 17253586］
12）Leucht S, et al：A meta-analysis of head-to-head comparisons of second-generation antipsychotics in the treatment of schizophrenia. Am J Psychiatry, 166：152-163, 2009 ［PMID 19015230］
13）Arakawa R, et al：Positron emission tomography measurement of dopamine D_2 receptor occupancy in the pituitary and cerebral cortex: relation to antipsychotic-induced hyperprolactinemia. J Clin Psychiatry, 71：1131-1137, 2010 ［PMID 20361897］

統合失調症治療薬

67. 『リスパダール』・『ルーラン』・『ロナセン』，同じ統合失調症治療薬SDAの違いは？
使用実績・食事の影響と副作用による使い分け

> **Answer** 使用実績が豊富な『リスパダール』，錐体外路障害が少ない『ルーラン』，体重増加が少ない『ロナセン』

『リスパダール（一般名：リスペリドン）』・『ルーラン（一般名：ペロスピロン）』・『ロナセン（一般名：ブロナンセリン）』は，統合失調症に使う「セロトニン・ドパミン拮抗薬（SDA：Serotonin-Dopamine Antagonist）」です．

『リスパダール』は，海外でも使用実績が豊富な薬です．また食事の影響も受けず，OD錠や内用液などいろいろな剤形があります．

『ルーラン』は，錐体外路障害が少なく，不安症状にも効果的とされています．

『ロナセン』は，起立性低血圧や体重増加の副作用が少ない薬です．

治療効果に大きな違いはないため，薬の飲みやすさ・食事状況・問題となる副作用によって薬を選ぶのが一般的です．

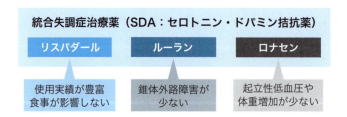

世界100カ国以上で使われているSDA『リスパダール』

『リスパダール』・『ルーラン』・『ロナセン』は，「ドパミンD_2受容体」と「セロトニン$5-HT_2$受容体」に作用することで抗精神病効果を発揮する「セロトニン・ドパミン拮抗薬（SDA）」です．これら3つの間で，治療効果に大きな違いはありません．

「セロトニン・ドパミン拮抗薬（SDA）」は錐体外路障害の少ない非定型（第二世代）抗精神病薬の1つで，現在の統合失調症治療の中心です．初発・再発・維持期のいずれにおいても特定の薬は推奨されていないため，服薬状況や副作用など個々の患者の状況に応じて薬を選ぶ必要があります[1]．

しかし，主に日本でしか使われていない『ルーラン』・『ロナセン』と違い，『リスパダール』は世界100カ国以上で使われているため，さまざまな状況での使用実績が豊富にあります．

こぼれ話 『リスパダール』は有効成分「リスペリドン」，『ルーラン』は鎮める・なだめるの英語「lull」，『ロナセン』は有効成分「Blonanserin」が，それぞれ名前の由来です．

- 薬が使用されている国

『リスパダール』　日本を含め世界100カ国以上
『ルーラン』　　　日本のみ
『ロナセン』　　　日本・韓国

　実際，『リスパダール』はほかの非定型（第二世代）抗精神病薬である『ジプレキサ（一般名：オランザピン）』や『エビリファイ（一般名：アリピプラゾール）』などとの有効性・安全性の比較解析データ[2]があるほか，妊娠中の疫学研究や安全性評価（オーストラリア基準【C】）などもされています．

　状況に応じて薬の変更・増減をすることが多い統合失調症の治療において，使用実績が豊富な『リスパダール』は使いやすい薬と言えます．

『リスパダール』は食事の影響を受けない

　『リスパダール』は錠剤・内用液を問わず，食事の影響を受けません[1]．一方，『ルーラン』や『ロナセン』は空腹時に服用すると吸収が大きく低下します[3,4]．つまり，『リスパダール』は体調不良で食事が摂れない日や服薬時間がズレてしまった日でも，病状のコントロールをしやすい薬とも言えます．

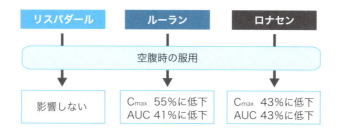

- 空腹時に服用した際の影響

『リスパダール』　影響なし
『ルーラン』　　　C_{max}：**0.9 → 0.5** ng/mL，　AUC：**1.7 → 0.7** ng・hr/mL
『ロナセン』　　　C_{max}：**0.14 → 0.06** ng/mL，　AUC：**0.83 → 0.36** ng・hr/mL

『リスパダール』は剤形も豊富

　『リスパダール』には錠剤のほかにOD錠・細粒・内用液，さらに『リスパダールコンスタ』という筋肉注射剤もあり，使いやすい剤形を選ぶことができます．また，『リスパダール』の代謝活性体「パリペリドン」の薬には1日1回の服用でよい『インヴェガ』（☞p.285）や月1回の注射でよい『ゼプリオン』などもあります．

　ただし，『リスパダール』の内用液は茶葉を含む飲料（紅茶・日本茶・ウーロン茶など）やコーラと混ぜると含量低下を起こす[5]ため，内用液を希釈する場合は注意が必要です．

『ルーラン』の作用と錐体外路障害・抗不安効果

　『ルーラン』は「セロトニン・ドパミン拮抗薬（SDA）」のなかで唯一，「セロトニン5-HT_{1A}

こぼれ話　抗精神病薬は，焦って（1年半以内）減量・中止すると再発率が高くなります．しかし長期的（7年間）にみれば減量・中止を試みた方が回復率は高くなるという報告があります（J Clin Psychiatry, 68：654-661, 2007［PMID 17503973］）

受容体」にも作用します[6].「5-HT1A受容体」への作用は，抗精神病薬による錐体外路障害を軽減するとともに，抗不安効果・抗うつ効果を発揮することが知られています[7]．このことから，『ルーラン』は「セロトニン・ドパミン拮抗薬（SDA）」のなかでも錐体外路障害を比較的少なく抑え，抗不安効果・抗うつ効果が期待できる薬と言えます．

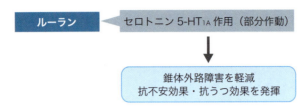

■ 5-HT1A受容体への親和性（Ki値：nM）[6]
『リスパダール』　114.0
『ルーラン』　　　**0.132**
『ロナセン』　　　1610.0

半減期が短い『ルーラン』は，せん妄の治療にも使いやすい

『リスパダール』と『ルーラン』は，「器質的疾患に伴うせん妄・精神運動興奮状態・易怒性」に対する処方が保険審査上認められています[8]．特に『ルーラン』は半減期が5〜8時間と短いため[3]，持ち越し効果のリスクが少ないのが特徴です．

『ロナセン』の作用と起立性低血圧・体重増加

『ロナセン』は「アドレナリンα1受容体」や「ヒスタミンH1受容体」などへの親和性が低く，余計な作用を起こしにくいのが特徴です[6]．

■ 各種受容体への親和性（Ki値：nM）[6]
『リスパダール』　α1（1.76），H1　（148.0）
『ルーラン』　　　α1（2.21），H1　 （64.0）
『ロナセン』　　　α1（**9.44**），H1（**3660.0**）

実際，『ロナセン』は『リスパダール』と比べて，起立性低血圧や食欲増進・体重増加といった副作用が少ないことが報告されています[9]．起立性低血圧は転倒による骨折のリスク，食欲増進・体重増加は嫌悪感により薬を中断してしまうリスクになります．『ロナセン』はこうしたリスクが大きい人にとって使いやすい薬と言えます．

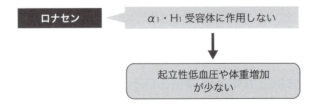

『ロナセン』は併用禁忌が多い

『ロナセン』は，CYP3A4阻害作用をもつ『イトリゾール（一般名：イトラコナゾール）』（☞p.204）など多くの薬と併用禁忌に指定されています[4]．また，200 mLのグレープフルーツジュース飲用によってC_{max}やAUCが1.8倍にまで高まることも報告されているため[4]，注意が必要です．

advice
薬に何を期待するのか？を知ることから始める

統合失調症では，血圧や血糖値のように目に見える指標がありません．そのため，薬を使っていてもその効果を実感できず，自己判断で止めてしまうことが少なくありません．しかし，症状の悪化や再入院などのトラブルを防ぐためには，薬を継続して服用する必要があります．

効果にはほとんど差がないとされている統合失調症の薬では，患者にとって効果を実感できる薬，飲みやすい薬，気になる副作用のない薬を選ぶことが，治療継続の鍵です．そのためには，**薬に何を期待するのか，副作用をどのように感じているのか，いまの治療のどこが気になっているのか**，といった患者の希望や不安・疑問をしっかりと聞き取ることが重要です．

Point

❶『リスパダール』は使用実績や剤形が豊富で，食事の影響も受けない．
❷『ルーラン』は錐体外路障害が少なく，抗不安効果も期待できる．
❸『ロナセン』は起立性低血圧や体重増加が少ないが，併用禁忌が多い．

▶ 体重増加の副作用はバカにできない

統合失調症の薬では，ヒスタミンH_1受容体への作用によって食欲亢進・体重増加の副作用が起こります．特に小児では，12週間の使用で体重は約10%，ウエストは5〜8 cm近く増加することが報告されています[10]．

体重増加は糖尿病や心血管疾患のリスクになるだけでなく，自分の容姿に嫌悪感を覚えると服薬状況や対人関係などさまざまなトラブルの元になります．生命に直結するような重篤な副作用ではないため軽視されがちですが，侮ることはできません．

添付文書，インタビューフォームの比較

◆ 適応症
　リスパダール：統合失調症，小児期の自閉スペクトラム症に伴う易刺激性（※3 mg錠を除く）
　ルーラン　　：統合失調症
　ロナセン　　：統合失調症

◆ 現在使われている国と地域
　リスパダール：**世界100カ国以上**
　ルーラン　　：日本
　ロナセン　　：日本・韓国

こぼれ話　『リスパダール』もCYP2D6やCYP3A4阻害作用をもつ薬と併用すると，血中濃度が高まって副作用（錐体外路障害や高プロラクチン血症）を起こす恐れが高まります．

◆ 妊娠中の安全性評価
　リスパダール：有益性が危険性を上回る場合のみ投与（**オーストラリア基準【C】**）
　ルーラン　　：有益性が危険性を上回る場合のみ投与（オーストラリア基準の評価なし）
　ロナセン　　：有益性が危険性を上回る場合のみ投与（オーストラリア基準の評価なし）

◆ 半減期
　リスパダール：4時間（未変化体）／21時間（主代謝物）
　ルーラン　　：**5〜8**時間
　ロナセン　　：10.7時間

◆ 用法
　リスパダール：1日2回
　ルーラン　　：1日**3**回
　ロナセン　　：1日2回

◆ 食事による影響
　リスパダール：**影響なし**
　ルーラン　　：空腹時ではC_{max} 55％，AUC 41％に低下　→食後に服用
　ロナセン　　：空腹時ではC_{max} 43％，AUC 43％に低下　→食後に服用

◆ 併用禁忌の薬
　リスパダール：アドレナリン
　ルーラン　　：アドレナリン
　ロナセン　　：アドレナリン，**CYP3A4を強く阻害する薬**

◆ 剤形の種類
　リスパダール：**錠**（1 mg，2 mg，3 mg），**OD錠**（0.5 mg，1 mg，2 mg），**細粒**，**内用液**，筋注
　ルーラン　　：錠（4 mg，8 mg，16 mg）
　ロナセン　　：錠（2 mg，4 mg，8 mg），散

◆ 製造販売元
　リスパダール：ヤンセンファーマ
　ルーラン　　：大日本住友製薬
　ロナセン　　：大日本住友製薬

参考文献

1) 「統合失調症の薬物治療ガイドライン」（日本神経精神薬理学会／編），医学書院，2016
2) Leucht S, et al：Second-generation versus first-generation antipsychotic drugs for schizophrenia: a meta-analysis. Lancet, 373：31-41, 2009［PMID：19058842］
3) ルーラン錠　インタビューフォーム
4) ロナセン錠　インタビューフォーム
5) リスパダール内用液　インタビューフォーム
6) 村崎光邦，他：ドパミン-セロトニン拮抗薬　新規統合失調症治療薬 blonanserin の受容体結合特性．臨床精神薬理，11：845-854, 2008
7) Newman-Tancredi A, et al：Novel antipsychotics activate recombinant human and native rat serotonin 5-HT1A receptors: affinity, efficacy and potential implications for treatment of schizophrenia. Int J Neuropsychopharmacol, 8：341-356, 2005［PMID：15707540］
8) 厚生労働省 保医発0928第1号「医薬品の適応外処方に係る保険診療上の取扱いについて」(2011)
9) 三浦貞則：統合失調症に対する blonanserin の臨床評価 Risperidone を対照とした二重盲検比較試験．臨床精神薬理 11：297-314, 2008
10) Correll CU, et al：Cardiometabolic risk of second-generation antipsychotic medications during first-time use in children and adolescents. JAMA, 302：1765-1773, 2009［PMID：19861668］

統合失調症治療薬

68. 『インヴェガ』と『リスパダール』, 新旧の統合失調症治療薬の違いは？
CYP2D6による個人差, 服用回数, 製剤工夫

> **Answer** 『インヴェガ』は『リスパダール』より個人差が小さく, 1日1回でよい

『インヴェガ（一般名：パリペリドン）』と『リスパダール（一般名：リスペリドン）』は, どちらも統合失調症の治療薬である「セロトニン・ドパミン拮抗薬（SDA：Serotonin-Dopamine Antagonist）」です.

『インヴェガ』は, 効き目に個人差が出ないよう『リスパダール』を改良した薬です. また, 1日1回だけの服用でよいことも特徴です.

統合失調症では, 薬の効果と副作用のバランスをうまく調節することが重要です. そのため, 効き目に個人差が出ると用量設定が難しくなり, 効き目が切れたり副作用が出たりといったトラブルが増えてしまいます. 『インヴェガ』の効き目には個人差が小さいため, こうした効果と副作用のバランスをとりやすく, **結果的に副作用も減らせる**薬と言えます.

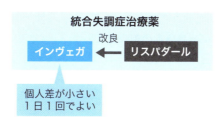

代謝酵素「CYP2D6」による個人差

『リスパダール』などの「セロトニン・ドパミン拮抗薬（SDA）」は, 中脳・辺縁系の「ドパミンD_2受容体」と「セロトニン$5-HT_2$受容体」に拮抗することで, 精神病症状を改善します.

『リスパダール』は, 体内で代謝酵素「CYP2D6」の作用を受けて代謝活性体「パリペリドン」に変換されます. この「パリペリドン」が実際の治療効果の主体です[1].

しかし, 「CYP2D6」の働きには個人差があります. 代謝酵素がよく働く人はすみやかに活性体に変換されるため, 薬はよく効きます. 一方, 代謝酵素があまり働かない人はなかなか活性体に変換できないため, 薬があまり効かなくなります.

このように『リスパダール』は, 遺伝的素質によって薬が効いたり効かなかったりするため, 用量調節が難しく, 薬の効果・副作用が安定しないという問題がありました. この点『インヴェガ』は, **元から代謝活性体「パリペリドン」の形をしている**ため, 体内で代謝酵素に

こぼれ話　抗精神病薬で錐体外路障害が出ると, その治療のため抗コリン薬が必要となりますが, 抗コリン薬は認知機能を低下させることが報告されています（Am J Psychiatry, 161：116-124, 2004 [PMID 14702259]）.

よる変換を受ける必要がありません[2]．そのため，代謝酵素の強さにかかわらず，安定した効果を発揮することができます．

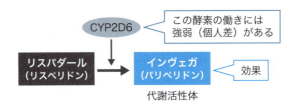

『インヴェガ』の製剤工夫～1日1回の服用で血中濃度が安定

　統合失調症の薬物治療は，薬の効果と副作用のバランスをコントロールすることが非常に大切です．特に，薬の血中濃度が高くなった際に起こる「錐体外路障害：extrapyramidal symptoms（EPS）」と呼ばれる振戦・歩行困難など運動機能障害の副作用は頻度も高く，患者にとって非常に不愉快なものです．しかし，だからといって薬の血中濃度が低くなると，薬の効果が切れてしまいます．そのため，必要以上に血中濃度を上げることなく，かといって薬が切れることもない程度の血中濃度を維持し続ける必要があります．

　『インヴェガ』は，錠剤に「浸透圧放出システム（OROS）」と呼ばれる特殊な工夫が施されています[2]．この工夫によって有効成分が錠剤から徐々に放出されるため，1日1回の服用で，24時間に渡って安定した血中濃度を維持することができます．

　このように，『インヴェガ』は小さい個人差と，24時間の安定した血中濃度の維持によって，少ない副作用で安定した効果を期待できる薬と言えます．実際に，『インヴェガ』の方が『リスパダール』よりも**錐体外路障害の副作用は少ない**とする報告もあります[3]．

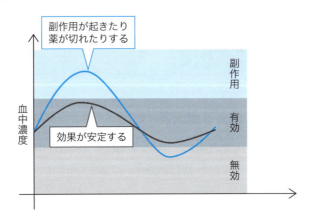

『インヴェガ』は「朝食後」に

　『インヴェガ』は，空腹時に服用するとC_{max}（最高血中濃度）が36％，AUC（血中濃度—時間曲線下面積）が37％低下することが報告されています[2]．また，夕食後などに服用すると，睡眠中の副交感神経優位の状態で腸の蠕動運動が活発になり，まだ錠剤が有効成分を放出している状態で排泄されてしまう恐れがあります．そのため，『インヴェガ』は朝食後に服用する必要があります[2]．

> **こぼれ話**　『インヴェガ』は，添付文書上は一包化できないとされていますが，一包化後90日経過しても外観変化・含量低下はなく，溶出特性も変わらなかったとする報告があります（薬理と治療，44：65-69, 2016）．

advice

副作用の管理が最大の焦点

統合失調症の治療に使う抗精神病薬にはいろいろな種類がありますが，効き目の強弱より，副作用の状況によって使い分けるのが一般的です．薬によって出やすい副作用も異なるため，定期的に副作用の兆候が出ていないかどうかを確認する必要があります．

なかでも，『リスパダール』や『インヴェガ』などの「セロトニン・ドパミン拮抗薬（SDA）」は錐体外路障害以外にも，高プロラクチン血症による乳汁分泌や月経不順・射精不能など，なかなか言い出せないような副作用が起こることも多いため，あらかじめ「薬の副作用であって，自分に原因があるわけではない」ということを十分に伝えておく必要があります．

また，**統合失調症の治療効果には家族の援助も大きく影響する**ことから，病気に対する家族の理解も深められるよう，ていねいな指導が必要です．

 Point

❶『インヴェガ』は『リスパダール』の代謝活性体で，個人差が小さい．
❷『インヴェガ』は，1日1回（朝食後）の服用で安定した血中濃度が得られる．
❸ 統合失調症の薬物治療は副作用の管理が重要なので，定期的な確認と，事前の十分な説明が必要．

▶ **4週に1回の注射でよい『ゼプリオン』**

『インヴェガ』と同じ「パリペリドン」の注射薬『ゼプリオン（一般名：パリペリドン パルミチン酸エステル）』は，1回の注射で効き目が4週間続く薬です[4]．すでに『インヴェガ』や『リスパダール』を使った治療が安定しているような場合に使う薬ですが，『ゼプリオン』であれば毎日の服用の手間もなく，治療の負担が少なくてすみます．

添付文書，インタビューフォームの比較

◆ **有効成分**
　インヴェガ　：パリペリドン（リスペリドンの代謝活性体）
　リスパダール：リスペリドン

◆ **適応症**
　インヴェガ　：統合失調症
　リスパダール：統合失調症，小児期の自閉スペクトラム症に伴う易刺激性（※3 mg錠を除く）

◆ **用法**
　インヴェガ　：**1日1回，朝食後**
　リスパダール：統合失調症には1日2回

◆ **食事の影響**
　インヴェガ　：空腹時の服用により，C_{max} 36％低下，AUC 37％低下
　リスパダール：なし

◆ **最高血中濃度到達時間（t_{max}）**
　インヴェガ　：**24時間**
　リスパダール：3時間

こぼれ話　抗精神病薬では，薬剤間で効果にそれほど違いはないものの，副作用の現れ方には大きな違いがあるとするメタ解析があります（Lancet, 382：1874-1875, 2013［PMID 24315170］）．

◆ **半減期**
　インヴェガ　：20〜23時間
　リスパダール：21時間

◆ **内服薬の剤形タイプ**
　インヴェガ　：浸透圧を利用した放出制御システム（OROS）を利用した**徐放錠**（3 mg，6 mg，9 mg）
　リスパダール：錠（1 mg，2 mg，3 mg），OD錠（0.5 mg，1 mg，2 mg），内用液，細粒1％

◆ **製造販売元**
　インヴェガ　：ヤンセンファーマ
　リスパダール：ヤンセンファーマ

■ **参考文献**

1）リスパダール錠　添付文書
2）インヴェガ錠　インタビューフォーム
3）Leucht S, et al：Comparative efficacy and tolerability of 15 antipsychotic drugs in schizophrenia: a multiple-treatments meta-analysis. Lancet, 382：951-962, 2013［PMID 23810019］
4）ゼプリオン水懸筋注　添付文書

抗認知症薬

69. 『アリセプト』と『メマリー』，同じ抗認知症薬の違いは？
進行度・周辺症状・副作用による使い分けと併用

> **Answer** 軽度から使える『アリセプト』，興奮・攻撃性に効く『メマリー』

『アリセプト（一般名：ドネペジル）』と『メマリー（一般名：メマンチン）』は，どちらも認知症の進行を抑える薬です．

『アリセプト』は，**軽度の認知症**から使えます．

『メマリー』は，認知症に伴って起こる**興奮・攻撃性をやわらげる効果**があります．

また，『アリセプト』の飲みはじめには下痢・吐き気が，『メマリー』の飲みはじめにはめまいが多い傾向にあります．そのため，認知症の進行具合や，認知症に伴って起きている精神症状，出やすい副作用によって使い分けます．また，重度の場合は『アリセプト』と『メマリー』を併用します．

抗認知症薬（アルツハイマー型）

アリセプト（コリンエステラーゼ阻害薬）	メマリー（NMDA 受容体拮抗薬）
軽度から使える 初期に下痢・吐き気が多い	興奮・攻撃性に効果 初期にめまいが多い

軽度から使える『アリセプト』〜保険適用とガイドラインの記述

「アルツハイマー型認知症」では，脳内のコリン作動性神経系は機能低下，グルタミン酸神経系は機能過剰になっていることが知られています．「コリンエステラーゼ阻害薬」である『アリセプト』はコリン作動性神経系の働きを助け[1]，「NMDA受容体拮抗薬」である『メマリー』はグルタミン酸神経系の働きを弱める[2] ことで，それぞれ認知症の進行を抑えます．

ただし，『アリセプト』は軽度の「アルツハイマー型認知症」から使えます[1] が，『メマリー』は軽度のものに適応がありません[2]．

実際，軽度のものには『メマリー』では効果が得られないとする報告もあり[3]，評価が定まっていません．

■ アルツハイマー型認知症に対する適応
　『アリセプト』　アルツハイマー型認知症の進行抑制
　『メマリー』　**中等度から高度の**アルツハイマー型認知症の進行抑制

> **こぼれ話** ChE阻害薬の『アリセプト』・『レミニール（一般名：ガランタミン）』・『イクセロン（一般名：リバスチグミン）』では，効果に違いはないとされています（Clin Interv Aging, 3：211-225, 2008 [PMID 18686744]）．

	軽度	中等度	高度
アリセプト			
メマリー			

ガイドラインも重症度による使い分け

「アルツハイマー型認知症」に使う薬は，ガイドラインでも重症度によって分けられています[4]．

- **軽度の場合**
  『アリセプト』を使う．
- **中等度の場合**
  今から治療をはじめる場合は，『アリセプト』か『メマリー』どちらかを使う．
  すでに『アリセプト』で治療している場合は，『メマリー』を追加する．
- **重度の場合**
  『アリセプト』と『メマリー』を**併用する**．

興奮・攻撃性に効く『メマリー』〜周辺症状への効果

「アルツハイマー型認知症」では，病気の進行に伴って異常行動や精神症状といった「周辺症状（BPSD：Behavioral and Psychological Symptoms of Dementia）」が現れます．

『アリセプト』と『メマリー』では，「周辺症状（BPSD）」に対して期待できる効果が異なります．『アリセプト』は，認知症の進行に伴って生じる「不安」や「抑うつ状態」をやわらげる効果があります[5]．『メマリー』は，認知症の進行に伴って生じる「興奮」や「攻撃性」をやわらげる効果があります[6]．

認知症の患者の多くは介護を必要とします．その場合，介護者に対して興奮し，暴言を吐いたり暴力を振るったりすると，介護が非常に難しくなります．

興奮・攻撃性をやわらげる効果のある『メマリー』は，こうした介護の負担を特に減らせる薬と言えます．

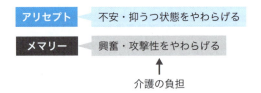

| アリセプト | ← | 不安・抑うつ状態をやわらげる |
| メマリー | ← | 興奮・攻撃性をやわらげる |
↑
介護の負担

飲みはじめに出やすい副作用の違い

『アリセプト』では下痢や吐き気，『メマリー』ではめまいが，それぞれ飲みはじめの時期に多く現れます[1,2]．

認知症が中等度で『アリセプト』と『メマリー』どちらを選んでもよい場合，もともとお

こぼれ話　認知症患者の興奮・攻撃性・幻覚・妄想などの周辺症状には，漢方薬の『抑肝散』が有効とする報告があります（Hum Psychopharmacol, 28：80-86, 2013 [PMID 23359469]）が，低K血症には注意が必要です．

腹が弱い人は『メマリー』，もともとめまい・耳鳴りがある人は『アリセプト』と，持病を悪化させたり，体質の弱いところを突いたりしない選択をする場合があります．

ただし，こうした副作用は飲み続けているうちに治まるため，ほかに優先すべき選択基準がある場合は考慮しないこともあります．

advice

認知症の兆候に早めに気づくために

『アリセプト』や『メマリー』などの認知症の薬は，認知症の症状が進行することを食い止める薬です．そのため，薬の効果は「**症状が変わらない・悪化しない**」ことです．

現在の医療では，すでに認知症が進行してしまった状態から，脳の機能を復元することはできません．つまり，認知症の兆候に1日でも早く気づき，1日でも早く「進行を食い止める」治療を開始することが重要です．

その際，「レビー小体型認知症」では初期症状が物忘れではなく，幻覚・幻聴や悪夢が多いため，「認知症＝物忘れ」と思い込んでいると発見が遅れてしまう傾向にあることにも注意が必要です．

📌 Point

❶『アリセプト』は，軽度の認知症から使える「コリンエステラーゼ阻害薬」．
❷『メマリー』は，興奮・攻撃性で介護が大変な場合に適した「NMDA受容体拮抗薬」．
❸『アリセプト』や『メマリー』はあくまで「進行を食い止める薬」，早めに気づくことが大切．

▶「レビー小体型認知症」に対する効果と保険適用

『アリセプト』は「レビー小体型認知症」にも適応があります[1]．一方，『メマリー』にも「レビー小体型認知症」に対する効果を報告する研究がいくつか存在しますが[7]，現在のところまだ保険適用はありません[2]．

添付文書，インタビューフォームの比較

◆ **薬理作用**
　アリセプト：コリンエステラーゼ阻害薬
　メマリー　：NMDA受容体拮抗薬

◆ **適応症**
　アリセプト：アルツハイマー型認知症・**レビー小体型認知症**の症状進行抑制
　メマリー　：**中等度～高度**のアルツハイマー型認知症の症状進行抑制

◆ **用法**
　アリセプト：1日1回
　メマリー　：1日1回

◆ **飲みはじめによくある副作用**
　アリセプト：食欲不振・吐き気・下痢（1～3％未満）
　メマリー　：めまい・頭痛（1～5％未満）

こぼれ話　レビー小体型認知症では，悪夢によって隣で寝ている人を叩く，近くの家具を破壊する，叫び声をあげるといった「レム睡眠行動障害」を起こすことがあります．これらは，自覚症状に乏しく家族が先に気づくことも多い症状です．

◆ **剤形**
アリセプト：錠・D錠・内服ゼリー（3 mg, 5 mg, 10 mg），ドライシロップ（1％），細粒0.5％
メマリー　：錠・OD錠（5 mg, 10 mg, 20 mg）

◆ **同じ薬理作用をもつ薬**
アリセプト：『レミニール』・『リバスタッチ』・『イクセロン』
メマリー　：**なし**

◆ **製造販売元**
アリセプト：エーザイ
メマリー　：第一三共

参考文献

1）アリセプト錠　インタビューフォーム
2）メマリー錠　インタビューフォーム
3）Schneider LS, et al：Lack of evidence for the efficacy of memantine in mild Alzheimer disease. Arch Neurol, 68：991-998, 2011［PMID 21482915］
4）「認知症疾患治療ガイドライン2010」（日本神経学会/監，「認知症疾患治療ガイドライン」作成合同委員会/編），医学書院，2010
5）Feldman H, et al：A 24-week, randomized, double-blind study of donepezil in moderate to severe Alzheimer's disease. Neurology, 57：613-620, 2001［PMID 11524468］
6）Nakamura Y, et al：Efficacy and safety of memantine in patients with moderate-to-severe Alzheimer's disease: results of a pooled analysis of two randomized, double-blind, placebo-controlled trials in Japan. Expert Opin Pharmacother, 15：913-925, 2014［PMID 24673497］
7）内海久美子：メマンチンの臨床的特徴−アルツハイマー型認知症とレビー小体型認知症における使用経験．老年精神医学雑誌，23：1079-1082, 2012

こぼれ話　85歳以上の人に対する「コリンエステラーゼ阻害薬」の使用は，副作用リスクが2倍以上になるため，有益性よりも害の方が大きい可能性が指摘されています（Drugs Aging, 32：453-467, 2015［PMID 25941104］）．

片頭痛治療薬

70. 『マクサルト』・『アマージ』・『イミグラン』, 同じトリプタン製剤の違いは？
速効性と持続性による使い分けと予防投与

> **Answer** 『マクサルト』は速く,『アマージ』は長く効き,
> 『イミグラン』は剤形が豊富

『マクサルト（一般名：リザトリプタン）』,『アマージ（一般名：ナラトリプタン）』,『イミグラン（一般名：スマトリプタン）』は,片頭痛の治療薬「トリプタン製剤」です.

『マクサルト』は速く効く,『アマージ』は長く効くため再発しにくい,という特徴があるため,頭痛の症状に合わせて薬を選ぶことができます.

『イミグラン』はその中間くらいの速さと長さをもっていますが,**錠剤だけでなく点鼻液や注射剤もある**ため,片頭痛がひどく口から薬を飲めない場合にも使うことができます.

いずれも頭痛のあるときに飲む薬で,予防のために使う薬ではありません.使い過ぎると薬が原因の「薬物乱用頭痛」を起こす恐れもあるため,片頭痛が頻発する場合は予防薬を使うことをお勧めします.

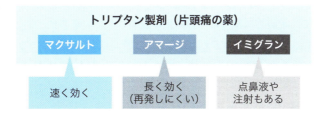

「トリプタン製剤」の速効性と持続性の比較

現在,片頭痛の薬「トリプタン製剤」は以下の5種類の薬が使われています.

■ 現在使われている5種の「トリプタン製剤」
『イミグラン（一般名：スマトリプタン）』
『ゾーミッグ（一般名：ゾルミトリプタン）』
『レルパックス（一般名：エレトリプタン）』
『マクサルト（一般名：リザトリプタン）』
『アマージ（一般名：ナラトリプタン）』

これら5種の薬について,飲んでから2時間経ったときの頭痛の改善率と,その後の再発率を比較した試験があります[1,2].その結果,『マクサルト』など**吸収の速い薬は効き目が速**

こぼれ話 くも膜下出血を「緊張型頭痛」や「片頭痛」と誤診すると,その後のQOL低下や死亡・重度障害のリスク上昇に関連することが報告されています（JAMA, 291：866-869, 2004［PMID 14970066］）.

く，2時間後の頭痛改善率が高い傾向があります．一方，『アマージ』など半減期が長い薬は効き目が長続きし，頭痛の再発率が低い傾向があります．

■「トリプタン製剤」服用2時間後の頭痛改善率と，薬のT$_{max}$
68.6％『マクサルト』　（T$_{max}$：**1.0**時間）
63.5％『ゾーミッグ』　（T$_{max}$：3.0時間）
62.7％『イミグラン』　（T$_{max}$：1.8時間）
48.9％『レルパックス』（T$_{max}$：1.0時間）
48.6％『アマージ』　（T$_{max}$：**2.7**時間）

■「トリプタン製剤」服用後の頭痛再発率と，薬の半減期
21.4％『アマージ』　（半減期：**5.1**時間）
27.8％『イミグラン』　（半減期：2.2時間）
28.4％『レルパックス』（半減期：3.2時間）
30.3％『ゾーミッグ』　（半減期：2.4時間）
36.9％『マクサルト』（半減期：**1.6**時間）

このことから，「トリプタン製剤」は**速く効くこと（速効性）**と**長く効くこと（持続性）**が両立しないため，症状に合わせてどちらかを選ぶ必要があると言えます．

作用が持続する『アマージ』の予防的投与と，服用間隔

「トリプタン製剤」はいずれも半減期が短いため，予防的に使っても効果は期待できません．しかし，『アマージ』は例外的に半減期が5.1時間と比較的長いため，生理周期で悪化する片頭痛に対して，予防的に使った際の効果が証明されています[3]．また，次の服用までにあけるべき間隔も，ほかの「トリプタン製剤」は2時間以上とされているのに対し，『アマージ』は4時間以上と長めに設定されています[4]．

剤形の違い〜吐き気があっても使える工夫

片頭痛では，頭痛と合わせて吐き気・嘔吐を催し，水も飲めない状態となることが少なくありません．『マクサルト』のRPD錠や『ゾーミッグ』のRM錠は，それぞれOD錠と同じように唾液でさっと溶ける錠剤で，水なしでも飲めます（※RM：Rapid Melt in mouth，RPD：Rapid Dissolutionの略）．このとき，唾液が少なくても，食道に貼り付いて粘膜を傷つけることがないように設計されていたり[5]，吐き気のある時でも飲みやすいように「オレンジ味」がついていたり[6]と，飲みやすさと安全性が両立するように考えられています．また，どうしても口から薬を飲めない場合には，点鼻液や注射剤がある『イミグラン』を使うこともできます．

「薬物乱用頭痛」のリスク

『マクサルト』や『アマージ』，『イミグラン』といった「トリプタン製剤」は，片頭痛の不快な痛みによく効きます．そのため，片頭痛かどうか判断できない段階で使ってしまったり，

こぼれ話　トリプタン製剤が登場する以前に使われていた「エルゴタミン製剤」は，より服用のタイミングがシビアで，前兆期のうちに使う必要があります．

片頭痛になりそうだからと予防的に使ってしまったりと，薬を使い過ぎてしまう人が少なくありません．しかし，「トリプタン製剤」を月に10回以上使っていると，薬の使い過ぎが原因の「薬物乱用頭痛」を起こすリスクになります[7]．

そもそも「トリプタン製剤」は値段も高いため，頻繁に薬を使わなければならないような状態は，経済的にもよいものではありません．こうした場合には，片頭痛の「予防薬」(☞ p.297)を2〜3カ月続けて服用することで，片頭痛の発作を予防することもできます．これらの「予防薬」は価格も非常に安く，1カ月分でも「トリプタン製剤」2〜3回分の値段です．頻繁に頓服薬を使用している人には，身体的・経済的負担を減らすために「予防薬」の使用を提案する必要があります．

Point

❶『マクサルト』は速効性，『アマージ』は持続性に優れる．
❷『イミグラン』は，口から薬を飲めないときでも使える点鼻液や皮下注がある．
❸「トリプタン製剤」の使い過ぎ（1カ月10回以上）は「薬物乱用頭痛」のリスクにつながるため，予防薬も活用する．

▶ 緊張型頭痛と片頭痛の見分け方

慢性頭痛には主に「緊張型頭痛」と「片頭痛」がありますが，「緊張性頭痛」なら『ロキソニン（一般名：ロキソプロフェン）』などのNSAIDs，「片頭痛」なら「トリプタン製剤」と，適切な薬は変わります．そのため，どちらの頭痛であるかを正しく見分ける必要があります．

■ 痛み方の違い

頭全体に「圧迫感」のある痛みがずっと続く「緊張型頭痛」に対して，「片頭痛」ではこめかみを中心に心拍のドクンドクンに合わせて痛みが強くなります．

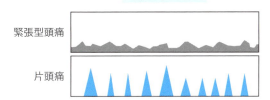

痛みのイメージ

■ 温めるべきか，冷やすべきか

「緊張型頭痛」では筋肉の凝りによって血流が滞っているため，温めたりマッサージしたりすることで頭痛は軽くなりますが，「片頭痛」は脳の血管が異常に拡張して起こるため，温めたりマッサージしたりすると悪化し，むしろ冷やすと楽になる傾向があります．

■ 音や光・匂いに敏感になる

「片頭痛」では，光や音，匂いに敏感になることがあります．そのため，普段は気にならない光をまぶしく，音をうるさく，匂いを不愉快に感じ，痛みが悪化することがあります．

こぼれ話 片頭痛の発作が起きた場合は，暗く静かな場所で，痛む部分を冷やしながら休むなどの対応が必要です．マッサージや入浴は逆効果です．

添付文書，インタビューフォームの比較

◆ **適応症**
 マクサルト：片頭痛
 アマージ　：片頭痛
 イミグラン：片頭痛，群発頭痛（注・皮下注のみ）

◆ **吸収の速さ（T_{max}）**
 マクサルト：**1.0**時間
 アマージ　：2.7時間
 イミグラン：1.8時間

◆ **半減期（$T_{1/2}$）**
 マクサルト：1.6時間
 アマージ　：**5.1**時間
 イミグラン：2.2時間

◆ **次の服用までに，あけるべき間隔**
 マクサルト：**2**時間
 アマージ　：**4**時間
 イミグラン：**2**時間

◆ **剤形の種類**
 マクサルト：錠剤，RPD錠
 アマージ　：錠剤
 イミグラン：錠剤，**点鼻液**，**注**，**皮下注**

◆ **製造販売元**
 マクサルト：杏林製薬
 アマージ　：グラクソ・スミスクライン
 イミグラン：グラクソ・スミスクライン

参考文献

1) Ferrari MD, et al：Oral triptans (serotonin 5-HT (1B/1D) agonists) in acute migraine treatment: a meta-analysis of 53 trials. Lancet, 358：1668-1675, 2001［PMID 11728541］
2) Ferrari MD, et al：Triptans (serotonin, 5-HT1B/1D agonists) in migraine: detailed results and methods of a meta-analysis of 53 trials. Cephalalgia, 22：633-658, 2002［PMID 12383060］
3) Mannix LK, et al：Efficacy and tolerability of naratriptan for short-term prevention of menstrually related migraine: data from two randomized, double-blind, placebo-controlled studies. Headache, 47：1037-1049, 2007［PMID 17635595］
4) 各薬剤添付文書
5) マクサルトRPD錠　インタビューフォーム
6) ゾーミッグRM錠　添付文書
7)「慢性頭痛の診療ガイドライン 2013」（日本神経学会，日本頭痛学会／監，慢性頭痛の診療ガイドライン作成委員会／編），医学書院，2013

片頭痛治療薬

71. 『デパケン』・『インデラル』・『ミグシス』, 同じ片頭痛予防薬の違いは?
推奨度と禁忌の違い, 薬物乱用頭痛の防止

> **Answer** 推奨度の高い『デパケン』, 妊娠中の選択肢となる『インデラル』, 副作用や禁忌の少ない『ミグシス』

『デパケン (一般名:バルプロ酸)』,『インデラル (一般名:プロプラノロール)』,『ミグシス (一般名:ロメリジン)』は, 片頭痛の予防薬として保険適用のある薬です.

『デパケン』は, ガイドラインでも推奨度が高く設定されていますが, 眠気の副作用が多く, また催奇形性があるため若い女性には使えないなど, 使える状況が限られています.

『インデラル』は, 妊娠中でも比較的安全に使える予防薬ですが, 片頭痛治療薬の『マクサルト (一般名:リザトリプタン)』と併用禁忌です.

『ミグシス』は, エビデンスの質・量がやや劣りますが, 副作用や禁忌が少なく使いやすい薬です.

片頭痛予防薬の効果に大きな違いはないため, その人の持病や併用薬が禁忌に該当しないこと, 副作用なく治療できることを基準に薬を選ぶのが一般的です. また, これらの薬が使えない場合には, 保険適用外の薬を使うこともあります. ただし, こうした予防薬は片頭痛発作が頻繁に起こって日常生活に支障がある場合に使うもので, 片頭痛治療の基本は頓服で使う「トリプタン製剤」(☞ p.293) です.

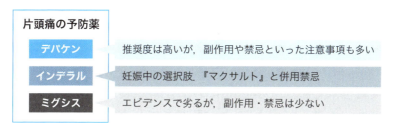

推奨グレードは高いが, 使える状況も限られる『デパケン』

『デパケン』は, 各種てんかんの治療に使われる「抗てんかん薬」です. 片頭痛に対して多くの臨床試験が行われ, 質・量ともに優れたエビデンスが得られているため, 海外でも第一選択薬として使われています. このことから, 日本のガイドラインでも最も推奨される「グレードA」, 薬効群も最も高い「Group 1 (有効)」に分類されています[1]. また,『デパケン』には徐放製剤 (デパケンR) があるため, 予防薬としての服用が1日1回ですませられる場合もあり[2], 服用の手間が少ない薬とも言えます.

> **こぼれ話** 片頭痛の予防薬は安価なものが多く, 「トリプタン製剤 (☞ p.293)」を何度も使うような人にとっては経済的な負担も減らすことができます.

■ 用法の違い
『デパケン』　1日2〜3回
『デパケンR』　1日**1〜2**回
『インデラル』　1日2〜3回
『ミグシス』　1日2回

ただし，『デパケン』は副作用として**眠気**を催しやすい薬です[2]．また，胎児への催奇形性のリスクがあり[2]**妊娠適齢期の女性には適さないこと，小児の場合はてんかんに関連した頭痛の場合に限定**して使う必要がある[1]など，使える状況は限られています．さらに，『オラペネム（一般名：テビペネム）』などのカルバペネム系の抗菌薬と併用禁忌である[2]など，副作用や注意事項も多く，どんな人でも気軽に使える薬というわけではありません．

妊娠中の選択肢になる『インデラル』〜治療薬との併用に注意

『インデラル』は，高血圧や不整脈に使う「β遮断薬」(☞p.33)です．『デパケン』と同じように，ガイドラインでも高く推奨されている薬です[1]．『デパケン』や『ミグシス』と比べると妊娠中でも比較的安全に使えるため，妊娠中に片頭痛の予防治療をしなければならない場合に使われます[1]．

■ 妊娠中の使用に対する表記
『デパケン』　原則禁忌（ヒトでの催奇形性が報告されている）
『インデラル』　**禁忌ではない**（やむを得ない場合以外は投与しないことが望ましい）
『ミグシス』　禁忌（動物での催奇形性が報告されている）

『インデラル』は「β遮断薬」のため，不整脈などの持病をもつ片頭痛患者に適していますが，その反面，気管支喘息などの持病をもつ人には禁忌で使えません[1,3]．また，**片頭痛治療薬の『マクサルト』は『インデラル』と一緒に使えない（禁忌）**[3]ため，治療薬との組合わせにも注意する必要があります．

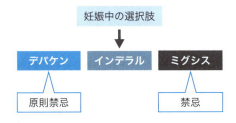

副作用や禁忌の少ない『ミグシス』〜日本で最初の保険適用

『ミグシス』は，高血圧にもよく使う「Ca拮抗薬」(☞p.25)の仲間です．臨床試験の段階では自覚症状・検査値どちらでも異常が確認されなかった，非常に副作用の少ない薬です[4]．ま

> こぼれ話　片頭痛は20〜40代の女性に多いため，妊娠中の薬の使用については注意が必要です（特に『デパケン』は葉酸不足にも注意（☞p.354））．

た，併用禁忌とされる薬もない[4]ことから，多くの人にとって使いやすい薬と言えます．『ミグシス』は1999年に登場してから2012年までの10年以上，日本では保険適用で使える唯一の片頭痛予防薬だったことから，国内の使用実績が豊富です．そのため，予防薬の選択肢の一つとして推奨されています[1]．ただし，臨床試験の数や質などの観点から『デパケン』や『インデラル』よりもやや劣るため，ガイドライン上での扱いは推奨度が「グレードB」，薬効群も「Group2（ある程度有効）」と，それぞれ1ランク下の評価になっています[1]．

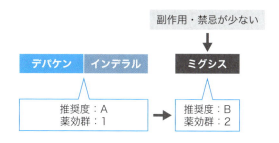

■ ガイドライン上の推奨度
『デパケン』　A（行うよう強く勧められる）
『インデラル』A（行うよう強く勧められる）
『ミグシス』　**B**（行うよう勧められる）

■ ガイドライン上の薬効群
『デパケン』　Group 1（有効）
『インデラル』Group 1（有効）
『ミグシス』　**Group 2**（ある程度有効）

advice

禁忌に該当しない薬を選ぶために

片頭痛治療薬の「トリプタン製剤」をあまり頻繁に使用していると，薬の使い過ぎによる「薬物乱用頭痛」を起こす恐れがあります．また，頻繁に頭痛を起こしていると神経が過敏になり，ちょっとした刺激で痛みを感じるようになる（アロディニア）こともあります．

そのため，片頭痛が月に2回以上起こる，もしくは6日以上続くといったような場合には，こうした予防薬を使って片頭痛発作そのものを減らす治療を考える必要があります．片頭痛の予防薬にはいろいろな種類のものがありますが，**持病や体質・併用薬などの禁忌に該当しない薬を選び，少ない副作用で十分な効果が得られるかどうかを確認する**，というのが基本的な選び方です．「トリプタン製剤」をよく使うという患者には，予防薬について主治医と相談するよう促し，その際には，普段どんな薬を使っているのか，どんな持病があるのかを正確に伝えるように指導する必要があります．

こぼれ話　片頭痛予防の適応が追加になったのは，『デパケン』が2011年6月，『インデラル』が2013年2月と，ごく最近のことです．

> ❶『デパケン』は推奨度も高いが，眠気・催奇形性・併用禁忌・副作用など注意事項も多い．
> ❷『インデラル』は，妊娠中でも比較的安全に使えるが，禁忌もあり，『マクサルト』とも併用できない．
> ❸『ミグシス』は，エビデンスでやや劣るものの，副作用や禁忌が少なく使いやすい．

▶ 保険適用のない薬と，適用外使用が認められた薬

片頭痛の予防に保険適用があるのは，2017年8月現在『デパケン』・『インデラル』・『ミグシス』の3種だけですが，さまざまな薬に予防効果が認められています．

■ 慢性頭痛の診療ガイドラインに記載されている予防薬の例（保険適用外のもの）

『トピナ（一般名：トピラマート）』	（抗てんかん薬）
『ロプレソール（一般名：メトプロロール）』	（β遮断薬）
『トリプタノール（一般名：アミトリプチリン）』	（抗うつ薬）
『ワソラン（一般名：ベラパミル）』	（Ca拮抗薬）(☞ p.25)
『ブロプレス（一般名：カンデサルタン）』	（ARB）(☞ p.18)
『ロンゲス（一般名：リシノプリル）』	（ACE阻害薬）
『ハイボン（一般名：リボフラビン）』	（ビタミンB_2製剤）

このうち，『ミグシス』と同じ「Ca拮抗薬」である『ワソラン（一般名：ベラパミル）』と，抗うつ薬である『トリプタノール（一般名：アミトリプチリン）』について，「片頭痛」に使用した場合でも適用外使用を審査上認めるとする通知が出ています[5,6]．保険適用のある3剤が使えない，効果が得られないといった場合には，これらの薬が選択肢になります．

▶ 予防薬は併用できるのか

予防薬が効かなかった場合，通常は別の薬に切り替えます．そのため，予防薬を追加していくという方法は一般的ではありません．しかし，『デパケン』や『インデラル』単独では効かなかった場合でも，この2つを併用することで効果が得られたとする報告もあります[7]．

添付文書，インタビューフォームの比較

◆ 本来の薬効分類
デパケン　：抗てんかん薬
インデラル：β遮断薬 (☞ p.33)
ミグシス　：Ca拮抗薬 (☞ p.25)

◆ 片頭痛予防の用法
デパケン　：1日2～3回（※デパケンR錠は1日1～2回）
インデラル：1日2～3回
ミグシス　：1日2回

◆ ガイドライン上での推奨度と薬効群
デパケン　：推奨度【A】，薬効群【1】
インデラル：推奨度【A】，薬効群【1】

ミグシス　：推奨度【B】，薬効群【2】

◆ 妊娠中の安全性評価
　　デパケン　：原則禁忌（ヒトでの催奇形性の報告あり／オーストラリア基準【D】）
　　インデラル：**禁忌ではない**（オーストラリア基準【C】）
　　ミグシス　：禁忌（動物での催奇形性の報告あり）

◆ 禁忌とされる疾患
　　デパケン　：肝障害，尿素サイクル異常
　　インデラル：気管支喘息，心不全，房室ブロックなど**11項目**
　　ミグシス　：頭蓋内出血，脳梗塞急性期

◆ 併用禁忌の薬
　　デパケン　：カルバペネム系の抗菌薬
　　インデラル：**片頭痛治療薬の『マクサルト（一般名：リザトリプタン）』**
　　ミグシス　：なし

参考文献

1）「慢性頭痛の診療ガイドライン 2013」（日本神経学会，日本頭痛学会／監，慢性頭痛の診療ガイドライン作成委員会／編），医学書院，2013
2）デパケンR錠　添付文書
3）インデラル錠　添付文書
4）ミグシス錠　インタビューフォーム
5）厚生労働省保険局：医薬品の適応外使用に係る保険診療上の取扱いについて．保医発0928第1号（平成23年9月28日），2011
6）厚生労働省保険局：医薬品の適応外使用に係る保険診療上の取扱いについて．保医発0924第1号（平成24年9月24日），2012
7）Pascual J, et al：Combined therapy for migraine prevention? Clinical experience with a beta-blocker plus sodium valproate in 52 resistant migraine patients. Cephalalgia, 23：961-962, 2003［PMID 14984228］

こぼれ話　漢方薬の「呉茱萸湯」は片頭痛の予防や症状緩和に効果的で，トリプタン製剤の使用頻度軽減にも役立つ可能性が示唆されています（痛みと漢方，16：30-39, 2006）．

制吐薬

72.『ナウゼリン』と『プリンペラン』、同じ制吐薬の違いは？

血液脳関門とCTZ，中枢での効果と副作用

> **Answer** 中枢性の副作用が少ない『ナウゼリン』，使用実績が豊富な『プリンペラン』

『ナウゼリン（一般名：ドンペリドン）』と『プリンペラン（一般名：メトクロプラミド）』は，どちらも「ドパミン受容体拮抗薬」に分類される，同じ作用の制吐薬です．
『ナウゼリン』は脳まで届きにくいため，脳や中枢での副作用が少ない薬です．
『プリンペラン』は使用実績が豊富で，適応も広く，妊娠・授乳中でも使いやすい薬です．
吐き気に対する効果にほとんど違いはないため，薬を使う人の状況に適した薬を選ぶのが一般的です．

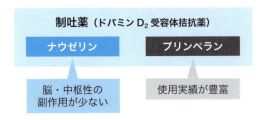

『ナウゼリン』と錐体外路障害〜血液脳関門の通過性

脳は生命にとって重要な器官なため，老廃物や毒物などが簡単に入り込まないようにする「血液脳関門」と呼ばれるフィルターが備わっています．

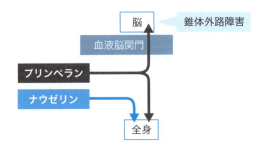

この「血液脳関門」を，『ナウゼリン』は通り抜けにくく，『プリンペラン』は通り抜けやすいという性質があります[1)2)]．そのため，『ナウゼリン』は振戦や歩行困難など運動障害を起こす「錐体外路障害」を起こしにくい傾向にあります[1)]．また，『プリンペラン』よりも眠気や精神過敏といった中枢性の副作用も少ないとされています[3)]．

> **こぼれ話** 『ナウゼリン』と『プリンペラン』は，片頭痛の随伴症状である悪心・嘔吐にも有効です（慢性頭痛の診療ガイドライン2013でグレード【A】）．

- ■「パーキンソン病」患者に『ナウゼリン』を使う理由
  「血液脳関門」を通り抜けにくい『ナウゼリン』は，パーキンソン病の症状を悪化させるリスクが少ないとされ[4]，消化器症状の改善や「レボドパ」の吸収改善を目的に使われることがあります[4)5]．

『プリンペラン』の豊富な使用実績

『ナウゼリン』と『プリンペラン』では，基本的に効果は変わらないとされています[6]．そのため，ガイドラインでもほぼ同列で扱われていることが多いですが，『プリンペラン』はがん患者の吐き気止めとしても効果が示されている[7]など，より使用実績が豊富で，適応も広いのが特徴です．

「中枢性」の吐き気，「末梢性」の吐き気

吐き気は，その原因によって「中枢性」と「末梢性」の2種類に分類することができます．

- ■「中枢性」の吐き気の例
  ① 不安や嫌悪感，うつ病など，精神的な要因で起こるもの
  ② 薬の副作用やアルコール，つわりなど，血液中の化学物質（薬物やホルモンなど）が原因で起こるもの
  ③ 「メニエール病」や「乗り物酔い」といった，三半規管の異常で起こるもの

- ■「末梢性」の吐き気の例
  ④ 胃炎や胃下垂，消化不良など，胃腸のトラブルで起こるもの
  ⑤ 喉や舌を刺激したときなど，物理的な反射で起こるもの

『ナウゼリン』と『プリンペラン』は，どちらもドパミンD_2受容体拮抗作用によって，「CTZ抑制」と「消化管運動改善」の効果を発揮します[1]．その結果，「中枢性」のうち「CTZ」を介して起こる吐き気（②③）や，「末梢性」のうち胃腸のトラブルで起こる吐き気（④）に効果を発揮します．

こぼれ話　抗がん剤の副作用で起こる吐き気には，急性と遅発性の両方に効果のある『イメンド（一般名：アプレピタント）』などの薬を使います．

「CTZ」には血液脳関門がない

　脳の「第四脳室底」には，血液やホルモン・薬物・毒素など，さまざまな催吐性刺激を感知する「化学受容器引金帯（CTZ：Chemoreceptor Trigger Zone）」と呼ばれる場所があります．この「CTZ」には「血液脳関門」が存在しません[8]．そのため『プリンペラン』だけでなく，血液脳関門を通りにくい『ナウゼリン』も「CTZ」には作用することができます[1]．「中枢性」と「末梢性」の両方に効果があると明記されているのは『プリンペラン』だけですが[2]，このように『ナウゼリン』も「CTZ」を介し，一部の「中枢性」の吐き気に効果を発揮します．

妊娠中と授乳中の安全性評価の違い

　妊娠中と授乳中では，安全に使える薬が異なります．どちらも基本的に安全性の高い薬ですが，妊娠・授乳中は『プリンペラン』を使うのが一般的です．

妊娠中の安全性〜オーストラリア基準による評価

　妊娠中の薬の安全性評価である「オーストラリア基準」では，『ナウゼリン』は7段階中3番目の【B2】，『プリンペラン』は最も安全な【A】と評価されています．『ナウゼリン』は，添付文書上は「妊婦に禁忌」とされていますが，「妊娠初期に服用・投与された場合，臨床的に有意な胎児への影響はないと判断してよい医薬品」にも挙げられており[9]，絶対に避けなければならないというわけではありません．原因不明の吐き気に『ナウゼリン』を使っていたが，後になって妊娠だと判明した，ということがあっても，妊娠に気付いた時点で主治医に連絡し，対応することで十分です．

授乳中の安全性〜Medications and Mother's Milk による評価

　授乳中の薬の安全性評価である「Medications and Mother's Milk」では，『ナウゼリン』は5段階中3番目の【L3】，『プリンペラン』は5段階中2番目の【L2】と評価されています（※2019年以前の版では，『ナウゼリン』は最も安全とされる【L1】の評価でした）．また，国立成育医療センターの「授乳中に安全に使用できると考えられる薬」には『プリンペラン』だけが掲載されています．

advice
将来の妊娠・授乳をふまえた説明を

　『ナウゼリン』と『プリンペラン』のように，常備薬のようにして使う可能性がある薬については，薬を渡した人が今だけでなく将来に渡って間違った使い方をしないように指導する必要があります．最近はインターネットや週刊誌などの誤った情報・極端な意見を見て不安に駆られる人も少なくありません．妊娠中でも薬を使った方が母子ともにメリットが大きい場合があること，薬を飲んでいても授乳を続けられる場合があることをきちんと説明し，理解してもらうことも大切です．

こぼれ話　『ナウゼリン』は，過敏性腸症候群に有効だとする報告があります（Aliment Pharmacol Ther, 24：207-236, 2006 [PMID 16842449]）．

Point

❶『ナウゼリン』は血液脳関門を通過しにくく，錐体外路障害や中枢性の副作用が少ない．
❷『ナウゼリン』と『プリンペラン』の効果はほぼ同じだが，『プリンペラン』は適応も広い．
❸ 妊娠・授乳中は『プリンペラン』を使うのが一般的．

▶ 乗り物酔いの吐き気には，『トラベルミン』の方が有効

　乗り物酔いは，三半規管の異常によって起こります．このときの吐き気は，一部「CTZ」を介して生じているため，『ナウゼリン』や『プリンペラン』でもある程度の効果は期待できます．
　しかし，**「CTZ」を介さずに「嘔吐中枢」が刺激されて起こる**部分もあり，また平衡感覚の失調や急性の眩暈といった随伴症状も起こるため，乗り物酔い（動揺病）専用の薬である『トラベルミン（一般名：ジフェンヒドラミン ＋ ジプロフィリン）』を使う方が適切です[10]．

添付文書，インタビューフォームの比較

◆ **成人の適応症**
　ナウゼリン　：慢性胃炎，胃下垂症，胃切除後症候群，抗悪性腫瘍剤または**レボドパ製剤投与時**
　プリンペラン：胃炎，胃・十二指腸潰瘍，胆嚢・胆道疾患，腎炎，尿毒症，薬剤（制癌剤・抗菌薬・抗結核剤・麻酔剤）投与時，胃内・気管内挿管時，放射線照射時，開腹術後

◆ **用法**
　ナウゼリン　：1日3回，食前
　プリンペラン：1日2～3回，食前

◆ **剤形**
　ナウゼリン　：錠，OD錠，ドライシロップ，細粒，坐剤
　プリンペラン：錠，シロップ，細粒，注射液

◆ **製造販売元**
　ナウゼリン　：協和発酵キリン
　プリンペラン：アステラス製薬

■ 参考文献

1) ナウゼリン錠　インタビューフォーム
2) プリンペラン錠　インタビューフォーム
3) Patterson D, et al：A double-blind multicenter comparison of domperidone and metoclopramide in the treatment of diabetic patients with symptoms of gastroparesis. Am J Gastroenterol, 94：1230-1234, 1999 [PMID 10235199]
4) 「パーキンソン病診療ガイドライン2018」（日本神経学会/監，「パーキンソン病診療ガイドライン」作成委員会/編），医学書院，2018
5) Lertxundi U et al：Domperidone in Parkinson's disease: a perilous arrhythmogenic or the gold standard? Curr Drug Saf, 8：63-68, 2013 [PMID 23656449]
6) Roy P, et al：A comparison of controlled release metoclopramide and domperidone in the treatment of nausea and vomiting. Br J Clin Pract, 45：247-251, 1991 [PMID 1810356]
7) Bruera E et al：A double-blind, crossover study of controlled-release metoclopramide and placebo for the chronic nausea and dyspepsia of advanced cancer. J Pain Symptom Manage, 19：427-435, 2000 [PMID 10908823]
8) 「がん患者の消化器症状の緩和に関するガイドライン 2011年版」（日本緩和医療学会緩和医療ガイドライン作成委員会/編），金原出版，2011
9) 「産婦人科診療ガイドライン−産科編2017」（日本産科婦人科学会／日本産婦人科医会／編集・監修），日本産科婦人科学会，2017
10) トラベルミン配合錠　添付文書

こぼれ話　『ナウゼリン』を1日30 mgより高用量で使うと，心臓突然死のリスクが高まることが報告されています（Drug Saf, 33：1003-1014, 2010 [PMID 20925438]．

制吐薬

73. 『ガナトン』と『ガスモチン』,同じ胸焼け・胃炎の薬の違いは?
ドパミンとセロトニンによる作用と副作用の差

> **Answer** ドパミンを介する『ガナトン』,セロトニンを介する『ガスモチン』

『ガナトン（一般名：イトプリド）』と『ガスモチン（一般名：モサプリド）』は,どちらも慢性的な胃炎による胸やけなどの症状を抑える薬です.

『ガナトン』は「ドパミン」,『ガスモチン』は「セロトニン」を介して作用を発揮するため,副作用の傾向に多少の違いがあり,体質や併用薬によって使い分ける場合があります.

どちらも値段が安く副作用も少ないため非常に使いやすい薬ですが,その反面,漫然とした使い方につながりやすい薬であることにも注意が必要です.

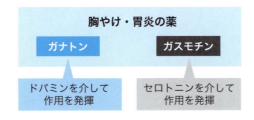

異なる作用機序〜『ガナトン』と『ガスモチン』の副作用

『ガナトン』は,「ドパミン D_2 受容体」に拮抗することで「アセチルコリン」を増やし,消化管の運動を活発にします[1].『ガスモチン』は,「セロトニン 5-HT$_4$ 受容体」を刺激することで「アセチルコリン」を増やし,消化管の運動を活発にします[2].

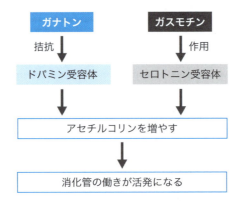

このとき,それぞれ作用する受容体が異なるため,副作用の傾向に違いがあります.「ドパ

こぼれ話 『ガナトン』は「Gastro motility of Natural Tone：自然な胃の運動」,『ガスモチン』は「Gastric Motility：胃の運動」が名前の由来です.

ミン」は，身体の運動機能の調節にかかわっています．そのため，「ドパミン」に作用する『ガナトン』はごく稀に運動機能障害の副作用である「錐体外路障害」を起こすことがあります[1]．「セロトニン」は，消化管の蠕動を活発にする作用があります．そのため，「セロトニン」に作用する『ガスモチン』は副作用として「下痢」を起こしやすい傾向があります[2]．どちらの副作用も頻繁に起こるものではありませんが，薬を使う人の体質や持病によって使い分けが必要な場合もあります．

共通の目的〜『ガナトン』と『ガスモチン』の適応症

『ガナトン』と『ガスモチン』は，どちらも慢性的な胃炎によって起こる症状を抑えるために使う薬です[1,2]．適応症の表現には若干の違いがありますが，処方目的は同じです．

■ 適応症
『ガナトン』[1]   ：慢性胃炎における消化器症状（腹部膨満感，上腹部痛，食欲不振，胸やけ，悪心，嘔吐）
『ガスモチン』[2] ：慢性胃炎に伴う消化器症状（胸やけ，悪心・嘔吐）

advice
漫然と使わない〜ポリファーマシーへの問題意識を

『ガナトン』と『ガスモチン』はどちらも値段が安く副作用も少ないため，非常に使いやすい薬です．しかし，「胸焼け」は多くの人に起こる症状のため，一度処方されたらそのまま漫然とした長期使用につながりやすい薬だとも言えます．必要以上の薬が処方されると，服薬の負担や副作用のリスクは高くなってしまいます．効果の判定や必要性の確認などを意識し，薬の引き算も提案できるようになる必要があります．

Point

❶『ガナトン』と『ガスモチン』は，どちらも胸焼けや胃炎の解消を目的に使う．
❷『ガナトン』は「ドパミン」，『ガスモチン』は「セロトニン」を介して作用するため，副作用の傾向が異なる．
❸ 使いやすい反面，漫然とした長期使用につながらないように注意する．

▶ 機能性ディスペプシアの薬『アコファイド』

胃や食道に病変がないにもかかわらず，胃もたれや胃の痛みをくり返す病気のことを，「機能性ディスペプシア」といいます．この「機能性ディスペプシア」には，『ガナトン』や『ガスモチン』では保険適用がないため，専用の薬である『アコファイド（一般名：アコチアミド）』を使う必要があります[3]．

ただし，薬を使うよりもまず，深夜や寝る前などの食事を控える，ゆっくり食べる，油や刺激物・食べ過ぎを控えるなど，食事・生活習慣の改善を行うのが先です．

こぼれ話　『ガナトン』は第三相試験（Gut, 57 : 740-746, 2008［PMID 17965059］），『ガスモチン』は二重盲検試験（Aliment Pharmacol Ther,16 : 959-967, 2002［PMID 11966505］）で，それぞれ機能性ディスペプシアに対する有効性が示されませんでした．

添付文書，インタビューフォームの比較

◆ **適応症**
　ガナトン　　：慢性胃炎における消化器症状（腹部膨満感，上腹部痛，食欲不振，胸やけ，悪心，嘔吐）
　ガスモチン：慢性胃炎に伴う消化器症状（胸やけ，悪心・嘔吐），X線造影検査前処置の補助

◆ **用法**
　ガナトン　　：1日3回，食前
　ガスモチン：1日3回，**食前でも食後でも可**

◆ **錐体外路障害の発生頻度**
　ガナトン　　：**0.1％未満**
　ガスモチン：なし

◆ **下痢の発生頻度**
　ガナトン　　：0.7％
　ガスモチン：**1.8％**

◆ **剤形の種類**
　ガナトン　　：錠剤のみ
　ガスモチン：錠剤，散

◆ **製造販売元**
　ガナトン　　：マイランEPD合同会社
　ガスモチン：大日本住友製薬

■ **参考文献**
　1）ガナトン錠　添付文書
　2）ガスモチン錠　添付文書
　3）アコファイド錠　添付文書

こぼれ話　日本人の非びらん性胃食道逆流症（NERD）に対して，『ガスモチン』はPPIとの併用で上乗せ効果が報告されています（Aliment Pharmacol Ther, 33：323-332, 2011 [PMID 21118395]）.

めまい治療薬

74. 『メリスロン』と『セファドール』，同じめまい治療薬の違いは？
メニエール病への効果，内リンパ水腫と内耳障害

> **Answer** 「内リンパ水腫」を除去する『メリスロン』と，
> 内耳障害を解消する『セファドール』

『メリスロン（一般名：ベタヒスチン）』と『セファドール（一般名：ジフェニドール）』は，どちらも眩暈（めまい）の薬です．

『メリスロン』は，「内リンパ水腫」を除去する作用があります．「メニエール病」ではこの「内リンパ水腫」が起こるため，特に「メニエール病」の治療に効果的です．

『セファドール』は，左右の血流量のアンバランスや，異常な神経興奮といった内耳障害を解消する作用があります．「メニエール病」だけでなくさまざまなめまいに使われます．

特に優劣は議論されず，めまいの原因や持病の状況などによって使い分けるほか，どちらか一つでは効果が不十分なときは併用することもあります．

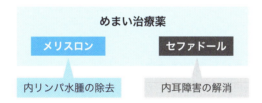

『メリスロン』の効果と「メニエール病」〜内リンパ水腫の除去

『メリスロン』には，「内リンパ水腫」を除去する効果があります[1]．

■「内リンパ水腫」を除去する効果
・内耳の血管平滑筋を弛緩させることで血流量を増やし，溜まった水分を運び出す．
・血管からの水分浸透を調整することで，水腫になるほどの水分過剰を防ぐ．

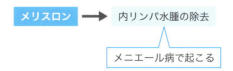

「メニエール病」の患者の内耳では「内リンパ水腫」がみられるため，これが原因とされていますが，なぜ水腫が起こるのかといった病因については明確になっていません[2]．また，『メリスロン』には脳循環を改善し，めまい感をやわらげる効果もあります[1]．

こぼれ話 メニエール病では，回転性のめまい・中〜低音部の難聴・耳鳴りを伴うことがよくあります．

『メリスロン』のヒスタミン類似作用に注意

『メリスロン』は，「ヒスタミン」と似た構造をしているため，消化性潰瘍や気管支喘息の症状を悪化させる恐れがあります[1]．ただし，「禁忌」には指定されておらず，症状が軽い人や病状が安定している人には使うこともあります．

『セファドール』の2つの効果〜内耳障害の解消

『セファドール』は，めまいの原因となる内耳障害（左右の血流のアンバランス，異常な神経興奮）を解消する作用があります[3]．

①**左右の血流のアンバランスを是正する**
トラブルが起きている側の血管の収縮を緩め，血流量を回復させる．

②**発生しているノイズを遮断する**
めまいの原因となる前庭系の異常な神経興奮を遮断する．

そのため，こうした内耳障害が原因で起こっているめまい（メニエール病も含む）に効果があります．

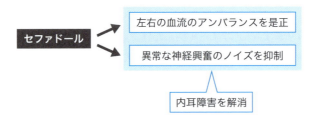

『セファドール』の抗コリン作用に注意

『セファドール』には「抗コリン作用」があるため，前立腺肥大や緑内障などの症状を悪化させる恐れがあります[4]．ただし作用は弱く，「禁忌」にも指定されていないため，症状が軽い人や病状が安定している人には使うことがあります．

---

advice

「メニエール病」で難聴になることもある

「メニエール病」では，めまいの発作をくり返しているうちに難聴が進行してしまう恐れがあります．そのため，めまいの症状が治まってもすぐには薬を中止せず，頓服薬などを使いながら3〜6カ月程度は様子をみる必要があります．

不快な症状が治ったらすぐに薬を止めてしまう人が少なくありませんが，「いつまで薬を飲み続けるべきか」まできちんと指導するようにしてください．

また，めまいが長期に続く場合は，一度めまいの原因をはっきりさせるために精密な検査をすることも必要です．

こぼれ話 乗り物酔い（動揺病）によく使う『トラベルミン（一般名：ジフェンヒドラミン＋ジプロフィリン）』も，メニエール病に伴うめまいに保険適用があります．

Point

❶ 『メリスロン』は,「メニエール病」で起こる「内リンパ水腫」を除去する作用がある.
❷ 『セファドール』は,左右の血流アンバランスや神経の異常興奮などの「内耳障害」を解消する作用がある.
❸ 「メニエール病」は難聴の原因になることもあるので,きちんと治療を完了させるような指導が必要.

▶『イソバイド』のマズさを軽減するための飲み方

「メニエール病」で起こる「内リンパ水腫」の解消には,『イソバイド(一般名:イソソルビド)』も効果があります[5].

しかし,この薬は非常に酸味と苦味が強く,しかも1日3回服用しなければならないため,そのマズさが原因で飲み続けられない人が少なくありません.そういった際は,『イソバイド』を冷水で薄めるか,もしくは「リンゴ酢」や「柑橘系のジュース」[6],場合によっては「ポカリスエット」や「コカ・コーラ」[7]と混ぜることで服用感を改善することができるとされています.糖分が気になる場合は「無糖の炭酸レモン」が選択肢になります.はじめて処方された人には具体的な対策を少し提案しておくことをおすすめします.

添付文書,インタビューフォームの比較

◆ **通常の用法**
メリスロン :1日3回
セファドール:1日3回

◆ **適応症**
メリスロン :**メニエール病**,メニエール症候群,眩暈症に伴うめまい
セファドール:内耳障害にもとづくめまい

◆ **「慎重投与」とされている基礎疾患**
メリスロン :消化性潰瘍,気管支喘息,褐色細胞腫(※ヒスタミン類似作用をもつため)
セファドール:緑内障,前立腺肥大や腸閉塞などの閉塞性疾患(※抗コリン作用をもつため)

◆ **主な副作用**
メリスロン :悪心・嘔吐(0.1〜5%未満)
セファドール:口渇(4.45%),食欲不振(0.43%),浮動感・不安定感(0.68%)

◆ **剤形の種類**
メリスロン :錠剤(6 mg,12 mg)
セファドール:錠剤,顆粒

■ 参考文献

1)メリスロン錠 インタビューフォーム
2)小松崎篤,他:めまいの診断基準化のための資料.Equilibrium Res, 47(2):245-273, 1988 (http://www.memai.jp/guideline/memai-diagnosis.pdf)
3)セファドール錠 インタビューフォーム
4)セファドール錠 添付文書
5)イソバイドシロップ 添付文書
6)大井一弥,他:イソソルビド(イソバイド®)内用液剤の服用改善効果と情報提供書の作成.日本病院薬剤師会雑誌,39:451-452, 2003
7)久保和彦,他:イソバイド服薬改善テストの結果報告.耳鼻と臨床,59:122-127, 2013

こぼれ話 『アデホスコーワ(一般名:アデノシン三リン酸)』もメニエール病に伴うめまいに使いますが,保険適用があるのは顆粒だけです.

貧血治療薬

75. 『フェロミア』と『フェロ・グラデュメット』，同じ鉄剤の違いは？

胃酸の影響と錠剤の大きさ，お茶の相互作用

> **Answer** 吸収が安定している『フェロミア』，
> 錠剤が小さい『フェロ・グラデュメット』

『フェロミア（一般名：クエン酸第一鉄）』と『フェロ・グラデュメット（一般名：硫酸鉄）』は，どちらも鉄欠乏性貧血の治療に使う鉄剤です．

『フェロミア』は，胃酸が少なくても安定して吸収される薬です．

『フェロ・グラデュメット』は，錠剤が小さく飲みやすい薬です．

「鉄剤はお茶で飲んではいけない」と昔から言われていますが，最近の薬は影響も少なく，特に『フェロミア』は緑茶で飲んでも吸収や治療効果に影響しないことが確認されています．

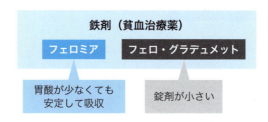

『フェロミア』の吸収〜胃内pHと重合体

『フェロ・グラデュメット』は，胃酸が少ない状態で服用すると，吸収率が2/3程度にまで低下することが報告されています[1]．これは，胃内pHが5.0より高くなると「鉄」は吸収されにくい重合体を形成するからです．そのため，添付文書上でも『フェロ・グラデュメット』は制酸薬と「併用注意」とされています[2]．

一方，『フェロミア』はpHが1.0〜8.0の範囲では重合体をつくらないため，安定して吸収されることが確認されています[3]．

このことから，『フェロミア』は胃酸分泌抑制薬（☞p.216）や制酸薬を併用している人，胃酸が少ない高齢者，胃を切除した人でも安定した効果が得られる薬と言えます．

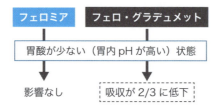

こぼれ話 鉄には「第一鉄（Fe^{2+}）」と「第二鉄（Fe^{3+}）」がありますが，「第一鉄」の方が消化管からの吸収に優れ，鉄補充に適しています（Arzneimittelforschung, 37：105-107, 1987 [PMID 3566863]）．

『フェロ・グラデュメット』の飲みやすさ〜錠剤の大きさ

『フェロミア』と『フェロ・グラデュメット』では、貧血の治療効果に差はありません[3]．1日1〜2回で服用するという用法も同じため、胃酸やお茶などの影響を考える必要がなければどちらを選んでも問題ありません．

しかし、『フェロ・グラデュメット』の錠剤は、『フェロミア』だけでなく『フェロミア』の後発（ジェネリック）医薬品と比べてもサイズが小さめです[2,3]．大きな錠剤は、時に喉に引っかかることや、飲みにくさの原因にもなります．効き目に違いがなければ、飲みやすい錠剤を選ぶことも選択肢の一つです．

フェロミア 1,665 mm³ （直径 10.3 mm, 厚さ 5.0 mm）	フェロ・グラデュメット 1,169 mm³ （直径 9.9 mm, 厚さ 3.8 mm）

↑ 錠剤が小さく飲み込みやすい

■ 錠剤のサイズ

『フェロミア』	直径 10.3 mm,	厚さ 5.0 mm（体積 1,665mm³）,	重さ 550 mg
沢井製薬のGE	直径 10.1 mm,	厚さ 5.5 mm（体積 1,761mm³）,	重さ 546 mg
武田薬品工業のGE	直径 9.6 mm,	厚さ 5.7 mm（体積 1,620mm³）,	重さ 550 mg
日本ジェネリックのGE	直径 10.0 mm,	厚さ 6.0 mm（体積 1,884mm³）,	重さ 570 mg
『フェロ・グラデュメット』	直径 **9.9** mm,	厚さ **3.8** mm（体積 **1,169**mm³）,	重さ **410** mg

『フェロミア』の「顆粒」という選択肢も

『フェロミア』には顆粒（粉薬）があるため、錠剤自体が飲みづらい場合には選択肢になります．ただし、1回量が1.2〜2.4gと錠剤よりもかさ高くなることに注意が必要です．

お茶と鉄剤の相互作用

「鉄剤はお茶で飲んではいけない」と昔から言われています．これは、「鉄」がお茶に含まれる「タンニン」（☞ p.239）と複合体を形成し、吸収されにくくなるからです．

しかし近年、貧血状態では鉄吸収が亢進していることもあり、鉄剤をお茶で飲んでも貧血治療には大きく影響しないことがわかってきました．このことから、最近では**お茶を厳しく制限する必要はない**とされています[4]．

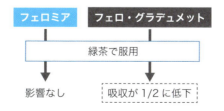

こぼれ話 鉄剤にはシロップ剤『インクレミン（一般名：溶性ピロリン酸第二鉄）』もあります．吸収の悪い第二鉄ですが、ビタミンCとの併用で吸収が改善されることが報告されています（Int J Vitam Nutr Res, 74：294-300, 2004 [PMID 15580812]）．

実際,『フェロミア』は「タンニン」が豊富な緑茶で服用した場合でも,鉄の吸収や貧血治療の効果に影響しないことが確認されています[3].ただし,『フェロ・グラデュメット』では鉄の吸収が半分程度にまで大きく低下するという報告もある[5]ことから,濃い緑茶を日常的に飲む習慣がある人は,より影響の少ない『フェロミア』を選ぶのが無難です.

advice

貧血＝立ちくらみではない

貧血の代表的な症状は,階段を登るなどのちょっとした運動で息切れや疲れを感じることです.いわゆる立ちくらみは「起立性低血圧」で,貧血とはまた別の症状です.

また,鉄欠乏性貧血の治療では,体内に貯蔵されている鉄の量も回復させなければならないため,貧血の症状が治まっても3〜6カ月程度は薬を飲み続ける必要があります.症状が治まったら薬を止めてよい,というわけではありません.

立ちくらみを起こさないから薬は止めてよい,と自己判断で薬を止めてしまわないよう,医師からOKをもらえるまでは薬を続けるように指導してください.

 Point

❶『フェロミア』は,薬や加齢・胃の切除で胃酸が減っていても,安定して吸収される.
❷『フェロ・グラデュメット』は,『フェロミア』やその後発(ジェネリック)医薬品と比べても錠剤が小さい.
❸お茶を厳しく制限する必要はないが,『フェロ・グラデュメット』では鉄吸収が低下する.

▶ 貧血には,鉄の補給だけでは治らないものもある

鉄は赤血球の材料になるため,材料不足で起こる貧血(鉄欠乏性貧血)には鉄剤が効果を発揮します.

しかし,なかには造られた赤血球を免疫が破壊してしまうもの(溶血性貧血)や,赤血球を造る骨髄に異常が起きているもの(再生不良性貧血)もあります.こういった貧血は鉄の補給だけでは十分な効果がありません.また,小児の貧血にはピロリ菌が関係している可能性もあります[6].

長く続く貧血は,鉄不足以外の原因を疑う必要もあることに注意が必要です.

添付文書,インタビューフォームの比較

◆ 鉄の状態
　フェロミア　　　　　　　：クエン酸第一鉄
　フェロ・グラデュメット：硫酸鉄

◆ 適応症
　フェロミア　　　　　　　：鉄欠乏性貧血
　フェロ・グラデュメット：鉄欠乏性貧血

◆ 用法
　フェロミア　　　　　　　：1日1〜2回
　フェロ・グラデュメット：1日1〜2回

こぼれ話 消化管から吸収されにくい「第二鉄」は,『リオナ(一般名：クエン酸第二鉄)』や『ピートル(一般名：スクロオキシ水酸化鉄)』などの「リン(P)吸着剤」として,高リン血症の治療にも使われています.

◆「制酸薬」との併用注意
　フェロミア　　　　　：記載なし
　フェロ・グラデュメット：記載あり

◆「タンニン」との併用注意
　フェロミア　　　　　：記載あり
　フェロ・グラデュメット：記載あり

◆剤形の種類
　フェロミア　　　　　：錠（50 mg），顆粒
　フェロ・グラデュメット：錠（105 mg）

◆錠剤の大きさ
　フェロミア　　　　　：直径 10.3 mm，厚さ 5.0 mm（体積 1,665mm³），重さ 550 mg
　フェロ・グラデュメット：直径 9.9 mm，厚さ 3.8 mm（体積 1,169mm³），重さ 410 mg

◆製造販売元
　フェロミア　　　　　：サンノーバ
　フェロ・グラデュメット：マイラン

参考文献

1）水上恵美，他：鉄剤と各種制酸剤の相互作用の検討．医療薬学，28：559-563, 2002
2）フェロ・グラデュメット錠　添付文書
3）フェロミア錠　インタビューフォーム
4）「錠剤の適正使用による貧血治療指針（第3版）」（日本鉄バイオサイエンス学会治療指針作成委員会/編），響文社，2015
5）渡辺晃伸，他：タンニン酸の鉄吸収に及ぼす影響について．内科，21：149-152, 1968
6）今野武津子，他：Helicobacter pylbri 胃炎によると考えられる鉄欠乏性貧血．日本小児血液学会雑誌，17：352-357, 2003

こぼれ話　鉄は，連続投与よりも隔日投与した方が吸収は良い可能性が指摘されています（Lancet Haematol, 4：e524-e533, 2017［PMID 29032957］）．

骨粗鬆症治療薬

76. 『エディロール』と『アルファロール』、同じビタミンD₃製剤の違いは？
カルシウム吸収と骨代謝

> **Answer** 『エディロール』は、『アルファロール』に「骨代謝」への効果を上乗せした薬

『エディロール（一般名：エルデカルシトール）』と『アルファロール（一般名：アルファカルシドール）』は、どちらも骨粗鬆症の治療に使う「ビタミンD₃」の薬です。

『エディロール』は、『アルファロール』がもつ「カルシウム吸収」を促す効果に、「**骨代謝**」**を改善する効果を上乗せ**した改良版の薬です。安全性はそのままに、より高い効果が得られるため、ガイドラインでも『エディロール』の方が高い推奨度に設定されています。

どちらも1日1回の服用でよく、また「ビスホスホネート製剤」（☞p.323）のような複雑な服用方法も必要ないため、非常に使いやすい薬です。さらに、最近は転倒防止効果も報告され、特に高齢者へも広く使われるようになっています。

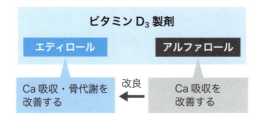

『エディロール』の改良点〜「カルシウム吸収」と「骨代謝」

『エディロール』や『アルファロール』などの「ビタミンD₃」には、腸管からの「カルシウム吸収」を促す作用があります[1,2]。さらに『エディロール』は、これに破骨細胞の形成を抑えて「骨代謝」を改善する効果が上乗せされています[1]。

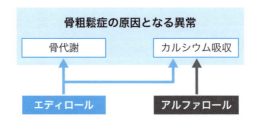

こぼれ話　ビタミンDは日光浴でも補うことができますが、日焼け止めを使うと生成が阻害されてしまうことがわかっています（Am J Clin Nutr, 79：362-371, 2004 [PMID 14985208]）。

そのため，『エディロール』は『アルファロール』よりも腰椎や大腿骨の骨密度を大きく増加させるほか，椎骨骨折のリスク軽減効果も26％高いなど，**骨粗鬆症に対してより高い効果を発揮する**ことが報告されています[1]．

■ **3年間の骨密度の変化**[1]
　『エディロール』　腰椎＋3.4％，大腿骨＋0.4％
　『アルファロール』 腰椎＋0.1％，大腿骨－2.3％

また，『エディロール』は「ビタミンD結合蛋白（DBP）」との親和性が『アルファロール』よりも4倍以上高く，薬が全身に広く運搬されやすいことも，こうした高い効果の要因と考えられています[3]．

ガイドラインでの推奨度にも差

『エディロール』は，『アルファロール』と同じ安全性で[1]より高い効果を発揮することから，ガイドラインでも**1つ高い推奨度**に設定されています[4]．

■ **「骨粗鬆症の予防と治療ガイドライン」での評価**[4]
　『エディロール』　骨密度【A】，椎体骨折【A】
　『アルファロール』骨密度【B】，椎体骨折【B】

ビタミンDの転倒防止効果

最近，ビタミンD_3製剤を使うことで骨折を防止できることが数多く報告されています[5]．これは，ビタミンDが「カルシウム吸収」を促すだけでなく，筋力や歩行能力を維持する効果ももっているからと考えられています．

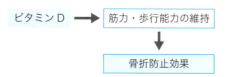

advice
サプリメントによる「カルシウム」過剰に注意する

骨粗鬆症の予防には，「カルシウム」を摂ることも大切です．しかし，『エディロール』や『アルファロール』を服用中に「カルシウム」のサプリメントを大量に摂ると，「カルシウム」が過剰になる「高カルシウム血症」という副作用を起こすことがあります．

特に，サプリメントは似たような名前のものが多く，含まれているカルシウムの量もまちまちです．ちょっとしたサプリメントだと思っていたら，カルシウムの含有量が非常に多い，ということもあります．

相談を受ける際は，**実物の商品や説明書・外箱などを持参**してもらい，含有量を正確に確認することが必要です．

こぼれ話　『エディロール』では，SF-36という尺度において『アルファロール』を上回るQOL改善効果が報告されています（J Bone Miner Metab, 31：183-189, 2013 [PMID 23129180]）．

Point

❶『エディロール』は,『アルファロール』に「骨代謝」の効果を上乗せした改良版.
❷『エディロール』の方が効果は高く,ガイドライン上での推奨度も1つ高い.
❸カルシウムのサプリメントとの飲み合わせに注意.

▶『アルファロール』は慢性腎不全や副甲状腺機能低下症にも使う

『アルファロール』は,慢性腎不全や副甲状腺機能低下などに伴うビタミンD代謝異常や骨粗鬆症に対しても,保険適用があります[6].

この場合,『アルファロール』は朝1回(8:00)よりも夕1回(20:00)で服用した方が副作用を抑えつつ,より高い治療効果を発揮することが報告されています[7].

添付文書,インタビューフォームの比較

◆ 適応症
　エディロール　：骨粗鬆症
　アルファロール：骨粗鬆症,慢性腎不全・副甲状腺機能低下症などに伴うビタミンD代謝異常

◆ 用法
　エディロール　：1日1回
　アルファロール：1日1回

◆ ガイドラインの推奨度
　エディロール　：骨密度【A】,椎体骨折【A】
　アルファロール：骨密度【B】,椎体骨折【B】

◆ 剤形
　エディロール　：カプセル(0.5 μg, 0.75 μg)
　アルファロール：カプセル(0.25 μg, 0.5 μg, 1 μg, 3 μg) ※3 μgは骨粗鬆症に適応なし,内用液,散

◆ 製造販売元
　エディロール　：中外製薬
　アルファロール：中外製薬

■ 参考文献

1)エディロールカプセル　インタビューフォーム
2)アルファロールカプセル　インタビューフォーム
3)Hatakeyama S, et al：Synthesis and biological evaluation of a 3-positon epimer of 1alpha,25-dihydroxy-2beta-(3-hydroxypropoxy) vitamin D3 (ED-71). J Steroid Biochem Mol Biol, 103：222-226, 2007 [PMID 17207991]
4)「骨粗鬆症の予防と治療ガイドライン 2015年版」(骨粗鬆症の予防と治療ガイドライン作成委員会/編),日本骨粗鬆症学会,2015
5)Bischoff-Ferrari HA, et al：Effect of Vitamin D on falls: a meta-analysis. JAMA, 291：1999-2006, 2004 [PMID 15113819]
6)アルファロールカプセル　添付文書
7)Tsuruoka S, et al：Chronotherapy of high-dose active vitamin D3 in haemodialysis patients with secondary hyperparathyroidsm: a repeated dosing study. Br J Clin Pharmacol, 55：531-537, 2003 [PMID 12814446]

こぼれ話　『エディロール』は急性腎障害を起こしやすく,市販のNSAIDs外用薬・Caサプリメントと併用したことで発症した事例もあります(Intern Med, 59：2733-2736, 2020 [PMID 33132307]).

骨粗鬆症治療薬

77. 『ビビアント』と『エビスタ』，同じ骨粗鬆症治療薬の違いは？
SERMのメカニズムと骨折予防効果

> **Answer** 『ビビアント』は，『エビスタ』の骨折予防効果を高めた改良版

　『ビビアント（一般名：バゼドキシフェン）』と『エビスタ（一般名：ラロキシフェン）』は，どちらも閉経後の骨粗鬆症に使う，同じ作用の薬です．

　『ビビアント』は，『エビスタ』の骨折予防効果をより高めた改良版です．どちらも，従来の「ホルモン補充療法」よりも安全に使えるため，閉経後の早い時期から骨粗鬆症になった人によく使います．

　ただしこの場合，薬は長期に渡って使うことになるため，値段の安い後発（ジェネリック）医薬品のある『エビスタ』を選ぶことも選択肢です．

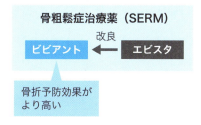

『ビビアント』や『エビスタ』の共通した作用〜SERMのメカニズム

　女性ホルモンである「エストロゲン」は骨代謝に深く関係しているため，閉経で「エストロゲン」が減ると骨が脆くなる傾向にあります[1]．しかし，単純に「エストロゲン」を増やす（ホルモン補充療法）と，血栓ができやすくなったり，乳がんのリスクが高まったりと，さまざまな問題が生じます．

　そのため，安全に治療するためには，**骨では「エストロゲン」を増やしながら，乳房などほかの場所では「エストロゲン」を増やし過ぎない**，といった複雑な作用をさせる必要があります．この複雑な作用をするのが，『ビビアント』や『エビスタ』といった「選択的エストロゲン受容体モジュレーター（Selective Estrogen Receptor Modulator：SERM）」に分類される薬です[2]．実際，「SERM」は乳房や子宮などに悪影響を与えずに，骨代謝を改善する効果が得られることが報告されています[3]．

こぼれ話 SERM服用中は深部静脈血栓症を起こしやすくなるため，手術などで長期間安静にする場合には，通常自力での歩行が可能になるまでいったん休薬する必要があります．海外旅行時や大規模災害時などにも注意が必要です．

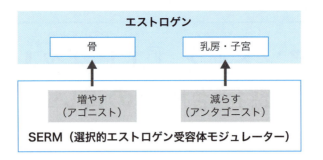

- SERMの推定作用機序[2]
  骨代謝に関係する細胞の「エストロゲン受容体」　→　アゴニスト（作動薬）として作用
  乳房・子宮などの細胞の「エストロゲン受容体」　→　アンタゴニスト（拮抗薬）として作用

『ビビアント』の高い骨折予防効果

『ビビアント』は，『エビスタ』よりも非椎体骨折の予防効果が44％高いとされています[4]．また，『ビビアント』は骨折リスクの高い人でより効果的で，こうした特徴は『エビスタ』にはないものです[5]．

このことから，『ビビアント』はより骨折リスクの高い人に適した薬と言えます．

ガイドラインでの評価は同じ～『エビスタ』の意義

『ビビアント』と『エビスタ』は，ガイドライン上での評価は同じです．

- 「骨粗鬆症の予防と治療ガイドライン」での評価[1]
  『ビビアント』　骨密度【A】，椎体骨折【A】，非椎体骨折【B】，大腿骨近位部骨折【C】
  『エビスタ』　　骨密度【A】，椎体骨折【A】，非椎体骨折【B】，大腿骨近位部骨折【C】

閉経後から薬を使い続ける場合，薬は長期間に渡って使うことになります．『ビビアント』と『エビスタ』の値段はほとんど同じですが，後発（ジェネリック）医薬品は2017年8月現在『エビスタ』にしかありません．そのため，経済的負担が大きい場合には，『エビスタ』の後発（ジェネリック）医薬品を選ぶのも選択肢の一つです．

advice
無理なく飲み続けられる薬を選ぶ

骨粗鬆症の治療は「骨折をしないこと」なので，骨折のリスクが減るまで長い期間飲み続ける必要があります．そのため，骨粗鬆症の薬は自分の生活習慣に合わせて，無理なく飲み続けられる薬を選ぶことが重要です．

またその際，薬の効果や副作用だけでなく，値段や通院も踏まえた費用対効果の視点で考えることも大切です．

こぼれ話　閉経後骨粗鬆症で骨折リスクの高い人が治療の対象となることを踏まえると，費用対効果の点でも『ビビアント』の方が『エビスタ』よりも優れているとする報告があります（Clinicoecon Outcomes Res, 5：327-336, 2013 [PMID 23882153]）．

■ 生活習慣に合わせた骨粗鬆症の薬の選び方の例

◆『ビビアント』や『エビスタ』
→ 1日1回の服用でよいが，入院や寝たきりの状態など長時間体を動かさないような生活をしている場合には，血栓ができやすくなることがあるため，避ける必要がある．

◆『ボナロン（一般名：アレンドロン酸Na）』等の「ビスホスホネート製剤」(☞ p.323)
→ 服薬方法が複雑で，服薬実行率が低いと効果が得られないため，きちんと服薬を続けられる場合にしか使えない．

◆『エディロール（一般名：エルデカルシトール）』等の「ビタミンD_3製剤」(☞ p.316)
→ 1日1回の服用でよいが，カルシウムの吸収が過剰になって高カルシウム血症になることがあるので，サプリメント等の摂取には注意が必要．

Point

❶『ビビアント』と『エビスタ』は，閉経後の骨粗鬆症に使う，同じ作用の薬．
❷『ビビアント』は，『エビスタ』よりも骨折リスクの高い人に適している．
❸ 長く飲み続けることになるため，薬の値段やジェネリック医薬品の有無も考慮する．

乳がんの治療中は，「SERM」を使えないこともある

乳がんの治療を『アリミデックス（一般名：アナストロゾール）』(☞ p.340) で行っている場合，骨粗鬆症治療に『ビビアント』や『エビスタ』などの「SERM」は使わないように注意喚起されています[6]．これは，「SERM」の併用によって『アリミデックス』の効果が弱まってしまう恐れがあるからです．

乳がんと骨粗鬆症を併発する患者は多く，**この併用注意は添付文書などにも書かれていない**ため，うっかり他科で併用してしまうケースも少なくありません．忘れず注意するようにしてください．

添付文書，インタビューフォームの比較

◆ 適応症
　ビビアント：閉経後骨粗鬆症
　エビスタ　：閉経後骨粗鬆症

◆ 登場した年
　ビビアント：2010年
　エビスタ　：2004年

◆ 用法・用量
　ビビアント：1日1回，20 mg錠を1個
　エビスタ　：1日1回，60 mg錠を1個

◆ ガイドラインの評価
　ビビアント：骨密度【A】，椎体骨折【A】，非椎体骨折【B】，大腿骨近位部骨折【C】
　エビスタ　：骨密度【A】，椎体骨折【A】，非椎体骨折【B】，大腿骨近位部骨折【C】

◆ 薬価（2016年改定時）
　ビビアント：109.70（20 mg錠）
　エビスタ　：109.20（60 mg錠）

こぼれ話　『アリミデックス』と『ビビアント』・『エビスタ』の併用に関する注意喚起は，添付文書をはじめ専門書やレセプトコンピュータなどにも記載・登録されていないことが多いため，注意が必要です．

◆製造販売元
ビビアント：ファイザー
エビスタ　：日本イーライリリー

■ 参考文献

1）「骨粗鬆症の予防と治療ガイドライン 2015年版」（骨粗鬆症の予防と治療ガイドライン作成委員会/編），日本骨粗鬆症学会，2015
2）Riggs BL & Hartmann LC：Selective estrogen-receptor modulators -- mechanisms of action and application to clinical practice. N Engl J Med, 348：618-629, 2003 [PMID 12584371]
3）Cummings SR, et al：The effect of raloxifene on risk of breast cancer in postmenopausal women: results from the MORE randomized trial. Multiple Outcomes of Raloxifene Evaluation. JAMA, 281：2189-2197, 1999 [PMID 10376571]
4）Silverman SL, et al：Efficacy of bazedoxifene in reducing new vertebral fracture risk in postmenopausal women with osteoporosis: results from a 3-year, randomized, placebo-, and active-controlled clinical trial. J Bone Miner Res, 23：1923-1934, 2008 [PMID 18665787]
5）Kaufman JM, et al：An evaluation of the Fracture Risk Assessment Tool (FRAX®) as an indicator of treatment efficacy: the effects of bazedoxifene and raloxifene on vertebral, nonvertebral, and all clinical fractures as a function of baseline fracture risk assessed by FRAX®. Osteoporos Int, 24：2561-2569, 2013 [PMID 23595562]
6）日本乳癌学会「NCCN腫瘍学臨床診療ガイドライン（2015年第3版）」
臨床研究情報センター：NCCN ガイドライン日本語版．（https://www.tri-kobe.org/nccn/guideline/breast/index.html）

こぼれ話　「骨粗鬆症の予防と治療ガイドライン2015」には，いくつか引用されたままの撤回論文があるため注意が必要です（343 = PMID 22372723，446 = PMID 15977465，459 = PMID 16385649，555 = PMID 11792605）．

骨粗鬆症治療薬

78. 『ボナロン』と『ボノテオ』，同じビスホスホネート製剤の違いは？
大腿骨への効果と服薬実行率

> **Answer**　「大腿骨」での効果が実証された『ボナロン』，
> 日本人のエビデンスがある『ボノテオ』

『ボナロン（一般名：アレンドロン酸）』と『ボノテオ（一般名：ミノドロン酸）』は，どちらも骨粗鬆症の治療に使う「ビスホスホネート製剤」です．

『ボナロン』は，「椎骨（背骨）」だけでなく「大腿骨」の骨折予防効果も証明されています．
『ボノテオ』は，日本人を対象にした臨床試験のデータがあります．

また，『ボナロン』は錠剤が飲めない人のための「ゼリー」・「点滴」がありますが，『ボノテオ』には月1回でよい内服薬があります．

「ビスホスホネート製剤」は，起きたときに服用し，飲んだ後30分間は食事やほかの薬の服用を避け，またその間は身体を横にしてはいけない，というさまざまな制限があるため，飲みやすい薬，飲む回数の少ない薬を選ぶこともあります．

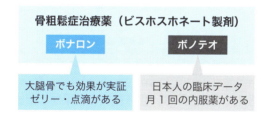

『ボナロン』〜「椎骨」と「大腿骨」の骨折予防効果

『ボナロン』は，椎骨（背骨）だけでなく，大腿骨の骨折予防効果も証明されています[1]．大腿骨の骨折は「寝たきり」のきっかけにもなる，非常に予後の悪いものですが，**効果が実証された内服薬は『ボナロン』と『ベネット（一般名：リセドロン酸）』しかありません**[1]．

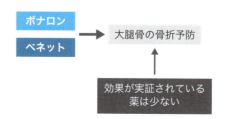

こぼれ話　65歳以上の高齢者が大腿骨を骨折した場合，10％の人が骨折後1年で死亡するという報告があります（J Orthop Sci, 11：127-134, 2006 [PMID 16568383]）．

■大腿骨の骨折予防効果に対するガイドラインの評価

『ボナロン』（一般名：アレンドロン酸）』	【A】
『ベネット』（一般名：リセドロン酸）』	【A】
その他のビスホスホネート製剤	【C】
カルシウム製剤	【C】
活性型ビタミンD_3製剤（☞p.316）	【C】
SERM（☞p.319）	【C】
副甲状腺ホルモン薬	【C】

A：抑制する
B：抑制するとの報告がある
C：抑制するとの報告はない

『ボナロン』には「ゼリー」と「点滴」製剤がある

　『ボナロン』には，錠剤が飲めない人でも使いやすい「ゼリー製剤」や「点滴薬」があります[2,3]．「ビスホスホネート製剤」が喉につっかえると食道を荒らす恐れがあるため，飲み込む力が弱っている高齢者にはこうした「ゼリー製剤」や「点滴薬」が選択肢になります．

『ボノテオ』の特徴～日本人での臨床試験

　『ボノテオ』は日本で開発された薬です．そのため，日本人を対象にした臨床試験が行われ，**日本人の椎骨（背骨）の骨折予防効果が実証**されています[4]．骨粗鬆症の病態には国や人種による違いもある[1]ことから，日本人での効果が実証された『ボノテオ』はより確実な効果が期待できます．

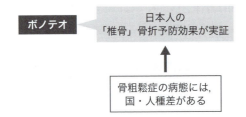

『ボノテオ』の「大腿骨」への効果は，臨床試験の結果がまだ出ていない

　『ボノテオ』の「大腿骨」の骨折予防効果については，**まだ臨床試験が行われている途中です**．現段階では効果が実証されていないため，ガイドラインでも【C】の評価がされています．しかし，『ボノテオ』の作用が『ボナロン』や『ベネット』に特別劣るわけではないため，実際には「大腿骨」の骨折予防効果も同じように発揮されると考えられています[1]．

「ビスホスホネート製剤」の効果と服薬実行率

　『ボナロン』や『ボノテオ』などの「ビスホスホネート製剤」は，服薬実行率が50％程度では飲まないのと同じで，**75％を超えなければ治療効果が得られません**[5]．
　しかし「ビスホスホネート製剤」は，起床時に服用し，服用後30分は水以外の飲食を控え，さらに横になってはいけない，という複雑な服用方法が必要です．実際，この服用方法がネックとなり，回数が増えると薬をきちんと飲み続けられなくなることが報告されています[6]．
　『ボナロン』の内服薬では，毎日もしくは週1回の服用が必要です．その点，『ボノテオ』**は月1回の服用ですむ製剤もある**ため，服用の手間が少なくてすみます[4]．

> **こぼれ話** 大腿骨の骨折予防に対しての有効性がグレード【A】と評価されているものには，ほかに抗RANKLモノクローナル抗体薬の「デノスマブ」がありますが，皮下注射剤です．

- ■『ボナロン』と『ボノテオ』の服用頻度
  『ボナロン』毎日（5 mg錠），週1回（35 mg錠・ゼリー），**月1回（点滴静注）**
  『ボノテオ』毎日（1 mg錠），**月1回（50 mg錠）**

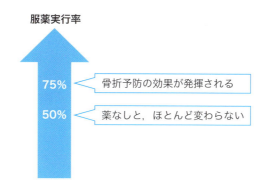

advice
複雑な飲み方には，すべて理由がある

『ボナロン』や『ボノテオ』などの「ビスホスホネート製剤」は，非常に複雑な飲み方をする必要がありますが，これらにはすべて理由があります．

①起床して最初の飲食前に服用する
→ 食後に服用すると，薬の吸収が大きく低下し，治療効果に影響します．

②多めの水（約180 mL）で服用する
→ 喉や食道に薬が引っかかると，その場所で炎症や潰瘍を起こす恐れがあります．

③服用した後30分は水以外の飲食を控える
→ 薬を服用して30分以内に飲食すると，薬の吸収が大きく低下し，治療効果に影響します．

④服用した後30分は横たわらない
→ 横になると薬の成分が逆流し，食道が薬に曝されることで炎症や潰瘍を起こす恐れがあります．

こうした飲み方を守らなければ，十分な効果が得られなかったり，副作用が起きてしまったりする恐れがあります．そのため，面倒でも必ず指示通りに服用するよう指導し，間違った飲み方をしていないかときどき確認する必要があります．

Point

❶『ボナロン』は，椎骨（背骨）だけでなく，大腿骨の骨折予防効果も実証されている．
❷『ボノテオ』は，日本人での椎骨（背骨）骨折予防効果が実証されている．
❸『ボナロン』の「ゼリー」や「点滴」，『ボノテオ』の「月1回」の内服薬など，続けやすい薬を選ぶことも大切．

こぼれ話 ビスホスホネート製剤の長期使用では，非定型大腿骨骨折のリスクが指摘されています（J Bone Miner Res, 29：1-23, 2014 [PMID 23712442]）．3～5年使用した時点でいったん薬を続けるか変更するかの検討も必要です．

▶『ボナロン』と『ベネット』は，男性の骨粗鬆症にも効果がある

骨粗鬆症は女性に多い病気ですが，男性でも起こらないわけではありません．『ボナロン』や『ベネット』は，男性の椎骨（背骨）の骨折予防効果も確認されている薬です[7,8]．

▶「ビスホスホネート製剤」は，同じ成分で2種類の商品がある

『ボナロン』と『フォサマック』は，どちらも「アレンドロン酸」の薬です．
『ボノテオ』と『リカルボン』は，どちらも「ミノドロン酸」の薬です．
『ベネット』と『アクトネル』は，どちらも「リセドロン酸」の薬です．

それぞれ，薬としては全く同じものですが，つくっているメーカーが異なるためパッケージ等のデザインは異なります．

添付文書，インタビューフォームの比較

◆ 有効成分
ボナロン：アレンドロン酸
ボノテオ：ミノドロン酸

◆ 適応症
ボナロン：骨粗鬆症
ボノテオ：骨粗鬆症

◆「椎骨（背骨）」の骨折予防効果のエビデンス
ボナロン：【A】
ボノテオ：【A】

◆「大腿骨」の骨折予防効果のエビデンス
ボナロン：【A】
ボノテオ：【C】（※臨床試験は現在進行中）

◆ 剤形と用法の選択肢
ボナロン：毎日（5 mg錠），週1回（35 mg錠・ゼリー），月1回（点滴静注）
ボノテオ：毎日（1 mg錠），**月1回（50 mg錠）**

◆ 製造販売元
ボナロン：帝人ファーマ
ボノテオ：アステラス製薬

◆ 同じ有効成分の薬
ボナロン：フォサマック（MSD）
ボノテオ：リカルボン（小野薬品工業）

参考文献

1) 「骨粗鬆症の予防と治療ガイドライン 2015年版」（骨粗鬆症の予防と治療ガイドライン作成委員会/編），日本骨粗鬆症学会，2015
2) ボナロン経口ゼリー　添付文書
3) ボナロン点滴静注　添付文書
4) ボノテオ錠　インタビューフォーム
5) Siris ES, et al：Adherence to bisphosphonate therapy and fracture rates in osteoporotic women: relationship to vertebral and nonvertebral fractures from 2 US claims databases. Mayo Clin Proc, 81：1013-1022, 2006 [PMID 16901023]
6) Hagino H, et al：A double-blinded head-to-head trial of minodronate and alendronate in women with postmenopausal osteoporosis. Bone, 44：1078-1084, 2009 [PMID 19264155]
7) Sawka AM, et al：Does alendronate reduce the risk of fracture in men? A meta-analysis incorporating prior knowledge of anti-fracture efficacy in women. BMC Musculoskelet Disord, 6：39, 2005 [PMID 16008835]
8) Boonen S, et al：Once-weekly risedronate in men with osteoporosis: results of a 2-year, placebo-controlled,

泌尿器系の治療薬

79. 『ハルナール』・『ユリーフ』・『フリバス』, 同じ排尿障害治療薬の違いは？
α_{1A}・α_{1D}の分布差と効果・副作用の差

> **Answer** 作用する受容体のサブタイプが違う

『ハルナール（一般名：タムスロシン）』・『ユリーフ（一般名：シロドシン）』・『フリバス（一般名：ナフトピジル）』は、「前立腺肥大症に伴う排尿障害」の治療に使う薬です．

いずれも前立腺・尿道の「アドレナリンα_1受容体」をブロックすることで尿道周囲の平滑筋を弛緩させ、尿道の圧迫をやわらげて排尿障害を解消する効果があります．

『ハルナール』は、α_1受容体全体をブロックします．

『ユリーフ』は、α_1受容体のうち、α_{1A}受容体を選択的にブロックします．

『フリバス』は、α_1受容体のうち、α_{1D}受容体を選択的にブロックします．

この「α_{1A}受容体」と「α_{1D}受容体」の分布には体質や臓器によって差があるため、症状や副作用のリスクからその人に最も合った薬を選びます．

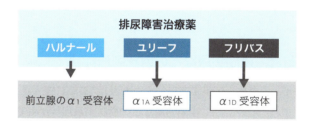

各受容体への作用強度の違い

排尿にかかわる前立腺と膀胱の「α_1受容体」には、「α_{1A}受容体」と「α_{1D}受容体」という2つのサブタイプがあります．

『ハルナール』・『ユリーフ』・『フリバス』は、それぞれこのサブタイプに対する親和性（作用の強さ）が異なります．そのため、前立腺や膀胱などに分布する受容体の差によって、効き目や副作用に違いが生じます．

■ 各薬の受容体への親和性の差[1]

『ハルナール』 「α_{1A}：α_{1D}」＝ 3：1
『ユリーフ』　 「α_{1A}：α_{1D}」＝ **55：1**
『フリバス』　 「α_{1A}：α_{1D}」＝ 1：3

> **こぼれ話** 前立腺肥大では多くの場合、頻尿や排尿困難といった軽い症状を何とかしたいと思うことが受診のきっかけです．軽い症状の改善のために、薬の副作用で不快な症状を増やしてしまっては本末転倒です．

「前立腺」での分布と，効果の個人差

「前立腺」での「α1受容体」の分布には個人差があり，以下の3パターンに分類できます[2,3].

- **前立腺での「α1受容体」の分布**
  ① α1A受容体とα1D受容体が均等に分布する人
  ② α1A受容体が多い人
  ③ α1D受容体が多い人

そのため，それぞれ最も多い受容体をブロックすることによって，最大の治療効果を得ることができます．実際，どれか一つの薬を飲んでみて効果がイマイチだった場合でも，別の薬に変更することで大きな効果を得られる可能性もあります．

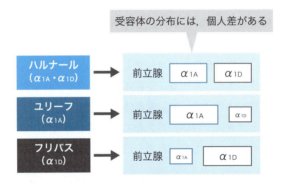

「膀胱」での分布と，夜間頻尿などの膀胱刺激症状

「膀胱」では，「α1D受容体」が多く存在しています[1]．これは個人差ではなく，すべての人に共通する特徴です．そのため，**夜間頻尿などの膀胱刺激症状が主であれば，「α1D受容体」を遮断する『フリバス』**が適しています．

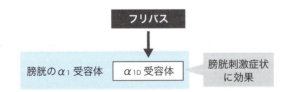

「精嚢」での分布と，副作用の差

「精嚢」にも「α1A受容体」があります．そのため「α1A受容体」を遮断すると，射精障害などの副作用を起こしやすくなります．そのため**射精障害の副作用は，「α1A受容体」への作用が強い『ユリーフ』で多い傾向があります**[1].

こぼれ話 夜間頻尿の人に『フリバス』を「尿を出しやすくする薬です」と説明すると，「ただでさえトイレが近くて困っているのに，そんな薬は困る」と思われてしまう恐れがあります.

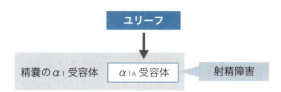

advice

前立腺肥大の人の「風邪薬」に要注意

前立腺肥大の人が「抗コリン作用」をもつ薬を使うと，症状が悪化することがあります．この「抗コリン作用」をもつ薬は，非常にたくさんあります．特に，第一世代の抗ヒスタミン薬（p.129）は市販の風邪薬などにもよく入っているため，安易に薬を選ぶと尿閉などのトラブルのもとになります．

市販薬を買う場合でも「お薬手帳」を提示することや，忘れた場合でも前立腺肥大の薬を飲んでいる旨を必ずドラッグストアの薬剤師・登録販売者に伝えることなどを指導し，家族の風邪薬なども安易に使わないよう注意する必要があります．

Point

1. 『ハルナール』は「$α_{1A}$と$α_{1D}$」，『ユリーフ』は「$α_{1A}$」，『フリバス』は「$α_{1D}$」を，主にブロックする．
2. 前立腺の$α_1$受容体の分布には個人差があるため，薬の効き方が異なる．
3. 前立腺肥大の人の「風邪薬」には要注意．

▶ 前立腺肥大が排尿障害を起こすしくみ

　前立腺は膀胱の直下，尿道の周囲に位置しています．そのため，前立腺が加齢によって肥大化したり，周囲の平滑筋が収縮していたりすると，尿道が圧迫され，残尿感や排尿困難といった排尿障害を起こすことになります．

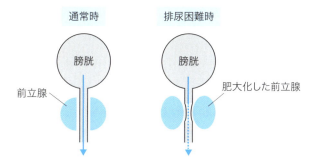

▶『エビプロスタット』とその推奨度

　症状が軽症であれば，副作用の少ない『エビプロスタット』という薬を使うこともあります．この薬は植物エキスを配合した薬で，前立腺肥大症で生じる酸化ストレスを軽減し，症状を緩和する効果があります[4]．

こぼれ話　$α_1$遮断薬は尿路結石時の排尿促進に使われることもあり，『ハルナール』は鎮痛薬の使用量を減らす効果も報告されています（J Urol, 170：2202-2205, 2003［PMID 14634379］）．

ただし，ガイドラインでの推奨度はそこまで高くなく，あくまで治療の中心は『ハルナール』・『ユリーフ』・『フリバス』です．

■ ガイドラインでの推奨度[1]
『ハルナール』・『ユリーフ』・『フリバス』【A】
『エビプロスタット』　　　　　　　　【C1】

A：行うよう強く勧められる．
C1：行うよう勧めるだけの根拠は明確ではないが，行うよう勧められるコンセンサス（意見や合意）がある．

添付文書，インタビューフォームの比較

◆ 適応症
ハルナール：前立腺肥大症に伴う排尿障害
ユリーフ　：前立腺肥大症に伴う排尿障害
フリバス　：前立腺肥大症に伴う排尿障害

◆ ガイドラインでの推奨度
ハルナール：A
ユリーフ　：A
フリバス　：A

◆ 用法
ハルナール：1日1回，食後
ユリーフ　：1日**2**回，朝夕食後
フリバス　：1日1回，食後

◆ 発生頻度の高い副作用
ハルナール：起立性低血圧によるめまい（2.2％）
ユリーフ　：**射精障害（17.2％）**
フリバス　：起立性低血圧によるめまい・ふらつき・立ちくらみ（1.57％）

◆ 剤形の種類
ハルナール：D錠（0.1 mg，0.2 mg）
ユリーフ　：錠・OD錠（2 mg，4 mg）
フリバス　：錠・OD錠（25 mg，50 mg，75 mg）

◆ 製造販売元
ハルナール：アステラス製薬
ユリーフ　：キッセイ薬品工業
フリバス　：旭化成ファーマ

■ 参考文献
1) 「前立腺肥大症診療ガイドライン」（日本泌尿器科学会／編），リッチヒルメディカル，2011
2) Kojima Y, et al：Quantification of alpha1-adrenoceptor subtypes by real-time RT-PCR and correlation with age and prostate volume in benign prostatic hyperplasia patients. Prostate, 66：761-767, 2006 [PMID 16425183]
3) 日本医事新報，4613，2012
4) エビプロスタット配合錠　添付文書

泌尿器系の治療薬

80. 『ベシケア』と『ベタニス』，同じ過活動膀胱治療薬の違いは？

抗コリン薬とβ₃刺激薬，年齢による使い分け

> **Answer** 『ベシケア』は「第一選択薬」，『ベタニス』は中～高齢者向き

　『ベシケア（一般名：ソリフェナシン）』と『ベタニス（一般名：ミラベグロン）』は，どちらも過活動膀胱に使う薬です．

　『ベシケア』は，年齢を問わず使えますが，口の渇きや便秘といった副作用が起こりやすい薬です．

　『ベタニス』は，こうした副作用は少ないですが，生殖器系へ影響する恐れがあるため，若い人には使いません．

　過活動膀胱の治療効果は同じくらいとされています．そのため『ベタニス』は，生殖器系への影響が問題にならない中～高齢者であれば，副作用の少ない薬として使うことができます．片方で効果が不十分な場合には，2つを併用することもあります．

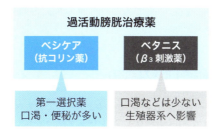

『ベシケア』と『ベタニス』～膀胱への作用と治療効果

　膀胱は尿を溜めておく場所です．排尿するときには，膀胱を絞るように周りの筋肉（平滑筋）が「収縮」します．過活動膀胱では，膀胱の筋肉が「異常な収縮」を起こし，排尿の回数が増えてしまっています．

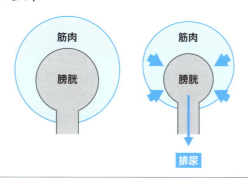

こぼれ話 名前がよく似ていますが，『ベタニス』は「β₃ agonist」という由来と一緒に覚えます．『ベシケア』は「Vesica（膀胱）を Care（保護）」が由来です．

『ベシケア』や『ベタニス』は，どちらも膀胱平滑筋に作用してこの「異常な収縮」を解消し，膀胱に尿を溜めておくことができる状態に戻す薬です．

『ベシケア』は「抗コリン薬」です．「ムスカリン M_3 受容体」をブロック（遮断）することで，膀胱平滑筋の異常な収縮をやわらげます[1]．その結果，膀胱の緊張状態が解消され，尿意を感じる回数が減ります．

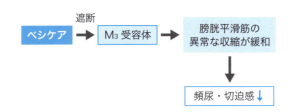

『ベタニス』は「$β_3$ 刺激薬」です．「アドレナリン $β_3$ 受容体」を刺激することで，膀胱平滑筋を弛緩させます[2]．その結果，膀胱に溜めておける尿の量が増えます．

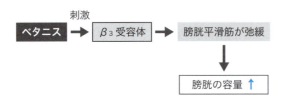

過活動膀胱の「第一選択薬」としてよく使われるのは，使用実績の多い『ベシケア』などの「抗コリン薬」です[3]が，新しい薬である『ベタニス』の効果も『ベシケア』と変わらないことが報告されています[4]．

『ベタニス』が中～高齢者向きな理由

『ベシケア』などの「抗コリン薬」が作用する「ムスカリン受容体」は，膀胱だけでなく，口（唾液腺）・消化管（腸）・目（網様体）などにも存在しています．そのため，副作用として口が渇く，便秘になる，目がかすむといった症状が出やすい傾向にあります[1]．また，前立腺肥大や緑内障の症状を悪化させることもあります．

『ベタニス』では，こうした副作用は非常に少なくなっています．

■ 抗コリン作用による副作用[1,2]

『ベシケア』 口内乾燥（**28.3**％），便秘（**14.4**％），霞視（3.3％）

『ベタニス』 口内乾燥（1.7％），便秘（2.9％）

しかし『ベタニス』は，動物実験の段階で精嚢や子宮など生殖器系への影響が報告されています．そのため，**若い人（生殖可能な年齢）への投与はできる限り避けるべき**とされています[2]．そのため『ベタニス』を使うのは，基本的に生殖器系への影響が問題にならない中～高齢者に限られますが，加齢によって唾液が減る・便秘になる・視力が落ちる傾向にある高齢者では，特に使いやすい薬と言えます．

こぼれ話　過活動膀胱の第一選択薬には「抗コリン薬」が5種選ばれていますが，それぞれの効果と副作用のバランスを評価した報告があります（Eur Urol, 62：1040-1060, 2012 [PMID 22999811]）．

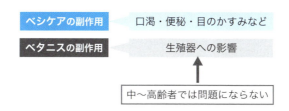

advice

どこまでが歳のせいで，どこからが過活動膀胱か

水をたくさん飲んだり，お酒やコーヒーを飲んだりすれば，誰でもトイレは近くなります．また，加齢によってトイレが近くなることもあります．そのため，どこまでが歳のせいで，どこからが過活動膀胱かの判断は非常に曖昧です．歳のせいだと諦めてしまうことも多いですが，一つの基準として以下のようなものがあります．

■ 過活動膀胱かどうかの判断基準の例[3]
① 1日に8回以上トイレへ行く．
② 寝ていても，トイレに起きることがある．
③ トイレの間隔が2時間もない．
④ トイレに間に合わないことがある．

過活動膀胱は，治療しなければ死んでしまうというような病気ではありませんが，日常生活に限らず旅行などの際に不安を感じることも多い病気です．どこまでが自然（歳のせい）で，どこからが異常（過活動膀胱）なのか，その基準を知ってもらうことも大切です．

Point

❶『ベシケア（抗コリン薬）』は，年齢問わず使える，過活動膀胱の「第一選択薬」．
❷『ベタニス（β_3刺激薬）』は，口渇・便秘・目のかすみといった副作用は少ないが，若い人には使えない．
❸ どこまでが自然（歳のせい）で，どこからが異常（過活動膀胱）か，まずは基準を知ってもらう．

▶ 併用することのメリット

2015年5月にアメリカで開催された「米国泌尿器科学会年次総会（AUA）」において，『ベシケア』単独では十分に効果が得られなかった場合に，『ベタニス』を追加投与することで効果が得られたとする報告がされています[5]．
『ベシケア』と『ベタニス』の併用療法が今後，頻尿や尿失禁で苦しむ患者にとっての新しい治療の選択肢となることが期待されています．

こぼれ話　50歳以上の男性で尿意切迫感や頻尿がある場合，前立腺肥大症の可能性も考慮する必要があります．その場合は，まずα_1遮断薬（☞ p.327）などで前立腺肥大症の治療を行う必要があります．

添付文書，インタビューフォームの比較

◆ **薬理作用**
ベシケア：ムスカリンM$_3$受容体遮断薬
ベタニス：アドレナリンβ$_3$受容体刺激薬

◆ **登場した年**
ベシケア：2006年
ベタニス：2011年

◆ **適応症**
ベシケア：過活動膀胱における尿意切迫感，頻尿および切迫性尿失禁
ベタニス：過活動膀胱における尿意切迫感，頻尿および切迫性尿失禁

◆ **用法**
ベシケア：1日1回
ベタニス：1日1回，食後

◆ **警告の記載**
ベシケア：特になし
ベタニス：生殖可能な年齢の患者への投与は，できる限り避ける

◆ **頻度の高い副作用**
ベシケア：口内乾燥（28.3％），便秘（14.4％），霧視（3.3％）
ベタニス：便秘（2.9％），口内乾燥（1.7％）

◆ **剤形の種類**
ベシケア：錠（2.5 mg，5 mg），OD錠（2.5 mg，5 mg）
ベタニス：錠（25 mg，50 mg）

◆ **製造販売元**
ベシケア：アステラス製薬
ベタニス：アステラス製薬

参考文献

1) ベシケア錠　添付文書
2) ベタニス錠　添付文書
3) 「過活動膀胱診療ガイドライン 第2版」（日本排尿機能学会過活動膀胱診療ガイドライン作成委員会/編），リッチヒルメディカル，2015
4) Khullar V, et al：Efficacy of mirabegron in patients with and without prior antimuscarinic therapy for overactive bladder: a post hoc analysis of a randomized European-Australian Phase 3 trial. BMC Urol, 13：45, 2013 [PMID 24047126]
5) Batista JE, et al：The efficacy and safety of mirabegron compared with solifenacin in overactive bladder patients dissatisfied with previous antimuscarinic treatment due to lack of efficacy：results of a noninferiority, randomized, phase IIIb trial. Ther Adv Urol, 7：167-179, 2015 [PMID 26445596]

こぼれ話　『ベオーバ（一般名：ビベグロン）』という新しいβ$_3$刺激薬も登場しています。『ベタニス』と違って禁忌の指定がなく，薬価も同等で使いやすいものですが，まだ使用実績は少ない薬です．

泌尿器系の治療薬

81. 『バイアグラ』・『レビトラ』・『シアリス』，同じED治療薬の違いは？
値段・速効性・持続性の比較

> **Answer** 安価な『バイアグラ』，速く効く『レビトラ』，長く効く『シアリス』

『バイアグラ（一般名：シルデナフィル）』，『レビトラ（一般名：バルデナフィル）』，『シアリス（一般名：タダラフィル）』は，いずれもED治療薬です．

値段が安いのは『バイアグラ』，速く効くのは『レビトラ』，長く効くのは『シアリス』です．

効き目や副作用には個人差も大きく，客観的な優劣は特につけられていませんが，持病や使っている薬によっては，使える薬が限られる場合があります．

なお，正規のルートではない個人輸入などで入手した薬を使い，死亡した事例も報告されています．**必ず，医師から処方してもらうよう指導する必要があります．**

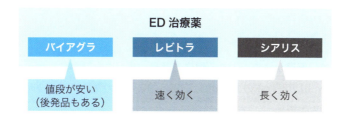

最も歴史のある『バイアグラ』～後発（ジェネリック）の選択肢も

『バイアグラ』は，1999年に登場したはじめてのED治療薬です．最も信頼感のある薬としての地位・ネームバリューがあり，今でもED治療薬の代名詞になっています．薬として古い分，値段も安い傾向があり，さらに「**後発（ジェネリック）医薬品**」も登場しています．

ED治療薬は薬価基準に収載されていないため，それぞれの医院や薬局が独自に価格を設定します．ただし，地域であまり大きな差が出ないようなとり決めもあり，一般的に以下のような価格になっています．これらの薬は保険を使えないため，全額自己負担で支払う必要があります．少しでも安い薬を選ぶ，というのも一つの方法です．

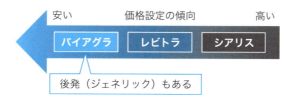

こぼれ話 『バイアグラ』と同じ「シルデナフィル」製剤には，肺動脈性肺高血圧症の治療薬『レバチオ』がありますが，この薬をED治療の目的で使うことはできません．

- ED治療薬の価格の目安

　『バイアグラ』　25 mg（1,100〜1,300円），50 mg（1,300〜1,500円）
　　　※「後発（ジェネリック）医薬品」は，このおよそ60〜80％程度
　『レビトラ』　　5 mg（ 900〜1,200円），10 mg（1,300〜1,500円），
　　　　　　　　20 mg（1,500〜2,000円）
　『シアリス』　　5 mg（1,400〜1,700円），10 mg（1,500〜1,700円），
　　　　　　　　20 mg（1,800〜2,300円）

『バイアグラ』には，水の要らない「ODフィルム剤」もある

『レビトラ』・『シアリス』には錠剤しかないため，飲む際には水が必要です．しかし，『バイアグラ』には水なしで飲める「ODフィルム」があります[1]．これは従来の錠剤よりも持ち運びもしやすく，どこでも簡単にすぐ服用できるため，非常に使いやすい薬と言えます．

できるだけ空腹時に使う

『バイアグラ』を食後に服用すると吸収が悪くなるため，効き目が遅れて弱くなります[1]．そのため，できるだけ空腹時に服用する必要があります．

- 『バイアグラ』への食事の影響[1]
  T_{max}：1.8時間遅くなる
  AUC：14％低下する

速効性に優れた『レビトラ』〜吸収の速さ

『レビトラ』は，服用から10〜15分程度で効果が現れる，速効性に優れた薬です[2]．ただし，最も強力に作用が現れるのは服用から60〜90分後のため[2]，必要時の1時間前に飲んでおくのが一般的です．

効果が現れるまでの時間

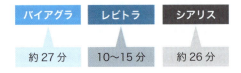

- 作用発現までにかかる時間（※各インタビューフォームより）
  『バイアグラ』　約27分
  『レビトラ』　　10〜15分
  『シアリス』　　約26分

『レビトラ』には，併用禁忌の薬が多い

『レビトラ』は，代謝酵素「CYP3A4」によって代謝・分解されます[2]．この代謝酵素は，抗真菌薬や抗ウイルス薬など，ほかのさまざまな薬によって阻害されることがあり，『レビトラ』の中毒症状の原因となります．そのため，『レビトラ』はこういった阻害作用をもつ薬と

> こぼれ話　『シアリス』と同じ「タダラフィル」製剤には，前立腺肥大の治療薬『ザルティア』と，肺動脈性肺高血圧症の治療薬『アドシルカ』がありますが，これらの薬をED治療の目的で使うことはできません．

は一緒に使うことができません．

■『レビトラ』と併用禁忌の薬（CYP3A4関連のもの）[2]
「HIVプロテアーゼ阻害薬」全般
「HIVプロテアーゼ阻害薬」の「リトナビル」を含む配合剤・『カレトラ』・『ヴィキラックス』など
『テラビック（一般名：テラプレビル）』
「コビシスタット」を含む製剤（『スタリビルド』）
『イトリゾール（一般名：イトラコナゾール）』 (☞p.204)

ほかにも，**クラスⅠAまたはⅢの抗不整脈薬とも併用禁忌に指定されている**[2] など，『レビトラ』は特に併用薬に注意が必要な薬です．

持続性に優れた『シアリス』〜直前に飲む必要がない薬

『シアリス』も，『バイアグラ』や『レビトラ』と同じように，必要時の1時間前に服用するよう添付文書上の用法には記載されています．

しかし，『シアリス』は**服用から36時間後でも効果が発揮される**ことが確認されています[3]．そのため，直前に慌てて飲んだりする必要がありません．これは，『シアリス』の長い半減期からもわかります．

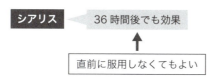

■半減期の比較
『バイアグラ』　3.23〜3.31時間
『レビトラ』　　3.2〜　5.3時間
『シアリス』　　14〜　15時間

ただし，薬を直前に飲んだ方が「不安が解消される」ような場合には，『シアリス』も直前に服用します．

advice
安易な個人輸入の使用を止めるための情報発信を

ED治療薬は，インターネットの個人輸入などで購入しようとする人が少なくありません．しかし，こうした販売経路では，偽物が非常にたくさん出回っています．箱や見た目だけ本物と同じで，薬としては全く別物であることもあり，**こうした偽物を飲んだことによって死亡した事例が日本でも報告されています**[4]．また，たとえ正規の薬であったとしても，個人輸入によって入手した薬を使った場合の副作用・健康被害は，基本的に「医薬品副作用被害救済制度」の対象外になります[5] (☞p.412)．

こぼれ話　インターネットを通じて入手できるED治療薬では，43.6％が偽造薬であったとする調査報告がされています〔「ED診療ガイドライン 2012年版」（日本性機能学会/編），リッチヒルメディカル，2012〕．

現在，インターネットで薬の名前を検索した際，処方箋医薬品を違法に通信販売するようなWebサイトが多数表示され，国民の不適切な薬の使用，偽造医薬品を使うリスクにつながっています．ところが，こういった惨状に気づいている医療従事者はそれほど多くありません．安易な個人輸入がなぜ怖いのか，なぜ止めた方がよいのか，日常業務のなかでも，もっと薬剤師が医薬品の適正使用に向けた情報発信をしていく必要があります．

> **Point**
> ❶『バイアグラ』は値段，『レビトラ』は速さ，『シアリス』は長さの点で優れる．
> ❷持病や併用薬によって，使える薬が限られる場合もある．
> ❸不適切な個人輸入による健康被害を防ぐために，薬剤師は適正使用についてもっと情報発信すべき．

▶ **抗不安薬の方がよく効くこともある**
　心理的なプレッシャーが主な要因であった場合には，『バイアグラ』などの薬よりも，『デパス（一般名：エチゾラム）』や『ソラナックス（一般名：アルプラゾラム）』といった抗不安薬（☞p.247）の方がよく効くことがあります．

添付文書，インタビューフォームの比較

◆ **有効成分**
バイアグラ：シルデナフィル
レビトラ　：バルデナフィル
シアリス　：タダラフィル

◆ **作用発現までの時間**
バイアグラ：約27分
レビトラ　：**10〜15分**
シアリス　：約26分

◆ **半減期**
バイアグラ：3.23〜3.31時間
レビトラ　：3.2〜5.3時間
シアリス　：**14〜15時間**

◆ **食事の影響**
バイアグラ：食後服用によりT_{max}が1.8時間遅くなり，AUCが14％低下する
レビトラ　：特になし
シアリス　：特になし

◆ **2回目の服用までに必要な間隔**
バイアグラ：24時間以上
レビトラ　：24時間以上
シアリス　：24時間以上

◆ **併用禁忌の薬**
バイアグラ：硝酸薬，『アンカロン（一般名：アミオダロン）』，『アデムパス（一般名：リオシグアト）』
レビトラ　：硝酸薬，**CYP3A4阻害作用をもつ「HIVプロテアーゼ阻害薬」・「抗真菌薬」など，クラスⅠA・クラスⅢの抗不整脈薬**
シアリス　：硝酸薬，『アデムパス（一般名：リオシグアト）』

◆ 脳梗塞・脳出血や心筋梗塞後の使用禁止期間
バイアグラ：6カ月
レビトラ　：6カ月
シアリス　：脳梗塞・脳出血後6カ月，心筋梗塞後**3カ月**

◆ 剤形の種類
バイアグラ：錠（25 mg，50 mg），**ODフィルム**（25 mg，50 mg）
レビトラ　：錠（5 mg，10 mg，20 mg）
シアリス　：錠（5 mg，10 mg，20 mg）

◆ 製造販売元
バイアグラ：ファイザー
レビトラ　：バイエル薬品
シアリス　：日本イーライリリー

■ 参考文献

1）バイアグラ錠　インタビューフォーム
2）レビトラ錠　インタビューフォーム
3）シアリス錠　インタビューフォーム
4）奈良県薬務課：模造医薬品による健康被害に対する注意喚起について．2011（http://www.pref.nara.jp/secure/64374/press230426.pdf）
5）厚生労働省：医薬品等の個人輸入について（http://www.mhlw.go.jp/topics/0104/tp0401-1.html）

乳がん・前立腺がんの治療薬

82.『ノルバデックス』と『アリミデックス』，同じ乳がん治療薬の違いは？
閉経の前後で変わる治療の効果，併用の問題点

> **Answer** 閉経の前は『ノルバデックス』，閉経の後は『アリミデックス』が主流

　『ノルバデックス（一般名：タモキシフェン）』と『アリミデックス（一般名：アナストロゾール）』は，どちらも乳がんの治療薬です．
　『ノルバデックス』は，**閉経前と閉経後，両方の乳がん**に効果があります．
　『アリミデックス』は，**閉経後の乳がんにだけ**効果があります．
　特に，閉経後の乳がんには『アリミデックス』の方がよく効くことから，閉経前は『ノルバデックス』，閉経後は『アリミデックス』を使うのが一般的です．

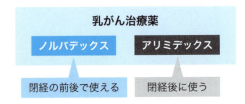

「エストロゲン」の分泌方法は，閉経の前後で変わる

　乳がんには，女性ホルモンである「エストロゲン」が深く関与しています．閉経前は，卵巣から「エストロゲン」が分泌されています．閉経後は，この卵巣からの分泌が減る代わりに，副腎から分泌されている「アンドロゲン（男性ホルモン）」を，「アロマターゼ」という酵素で「エストロゲン」に変換しています．

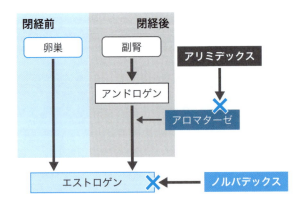

> **こぼれ話** 名前がよく似ていますが，『アリミデックス』は「アロマターゼ阻害剤（arimi）＋器用さ（dex）」という由来と一緒に覚えます．『ノルバデックス』は「新しい（nolva）＋器用さ（dex）」が由来です．

『ノルバデックス』は，「エストロゲン」の受容体を阻害します[1]．そのため，閉経前でも後でも「エストロゲン」の作用を減らすことができます．

　『アリミデックス』は，「アンドロゲン」を「エストロゲン」に変換する「アロマターゼ」という**酵素を阻害**します[2]．そのため，閉経後の「エストロゲン」しか減らすことができません．『アリミデックス』の適応が，閉経後乳がんに限定されているのは，このためです．

閉経後の乳がんには，『アリミデックス』の方が効果的

　閉経後の乳がんには，『ノルバデックス』と『アリミデックス』のどちらも効果があります．アメリカの臨床腫瘍学会が2014年に改訂したガイドラインで推奨している4種のレジメン（治療方法）のうち，3種が『ノルバデックス』から，1種が『アリミデックス』から開始するものになっています．

　しかし，閉経後の乳がんに対しては『アリミデックス』の方が再発を抑える効果が高く，またその抑制効果が薬の服用を終えてからも長期に渡って続くことが報告されています[3]．さらに，『アリミデックス』で治療した方が，死亡率を15％程度減らせるとする報告もあります[4]．このことから，閉経後の乳がんには『アリミデックス』を使うことが多くなってきています．

advice
ほてり・のぼせは服装で，血栓は水分とこまめな運動で対応を

　『ノルバデックス』や『アリミデックス』といった薬を飲むと，体内の「エストロゲン」の作用が弱まるため，「ほてり」や「のぼせ」を感じることがあります．通常，こうした副作用は薬を飲み続けているうちに治まっていくため，気温や室温によって簡単に調節できる服装を心がける，首元の汗はスカーフで対応するなど，服装の工夫で対応します．

　また，薬で血栓ができやすくなる傾向になるため，普段以上に水分補給を心がけ，旅行などで飛行機や列車に乗り，長時間同じ姿勢を続ける場合には，こまめに足を動かす運動をするよう指導する必要があります．

Point

1. 『ノルバデックス』は，「エストロゲン」の作用を阻害するため，閉経の前後で使える．
2. 『アリミデックス』は，「アンドロゲン」から「エストロゲン」への変換を阻害するため，閉経後に使う．
3. 閉経後の乳がんには，『アリミデックス』の方がよいとする報告が増えている．

▶『アリミデックス』を服用中に，骨粗鬆症治療の「SERM」を使わない
　『ノルバデックス』と『アリミデックス』を併用すると，副作用が増え，『アリミデックス』の効果が弱まることが報告されています[3]．
　『ノルバデックス』と同じ作用の「SERM」には，骨粗鬆症に使う『ビビアント（一般名：バゼドキシフェン）』や『エビスタ（一般名：ラロキシフェン）』（☞p.319）があります．これらの薬で

こぼれ話　『ノルバデックス』は，CYP2D6を阻害する『パキシル（一般名：パロキセチン）』との併用で，乳がんによる死亡率が高まるとする報告があります（BMJ, 340：c693, 2010 [PMID 20142325]）．

も，同じような効果減弱を起こす恐れがあります．

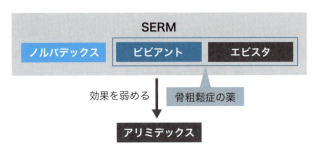

- SERM：選択的エストロゲン受容体モジュレーターの薬

 『ノルバデックス（一般名：タモキシフェン）』
 『ビビアント（一般名：バゼドキシフェン）』
 『エビスタ（一般名：ラロキシフェン）』

このことから，『アリミデックス』で治療中の乳がん患者の場合は，骨粗鬆症の治療に『ビビアント』や『エビスタ』などの「SERM」を使わないよう注意喚起されています[5]．

添付文書，インタビューフォームの比較

◆ 薬理作用の種類
 ノルバデックス：SERM（選択的エストロゲン受容体モジュレーター）
 アリミデックス：アロマターゼ阻害薬

◆ 適応症
 ノルバデックス：乳がん
 アリミデックス：**閉経後**乳がん

◆ 用法
 ノルバデックス：1日1〜2回（※20 mg錠は1日1回）
 アリミデックス：1日1回

◆ 錠剤の種類
 ノルバデックス：錠（10 mg，20 mg）
 アリミデックス：錠（1 mg）

◆ 製造販売元
 ノルバデックス：アストラゼネカ
 アリミデックス：アストラゼネカ

■ 参考文献

1) ノルバデックス錠　添付文書
2) アリミデックス錠　添付文書
3) Baum M, et al：Anastrozole alone or in combination with tamoxifen versus tamoxifen alone for adjuvant treatment of postmenopausal women with early breast cancer: first results of the ATAC randomised trial. Lancet, 359：2131-2139, 2002 [PMID 12090977]　※ATAC試験
4) Dowsett M, et al：Aromatase inhibitors versus tamoxifen in early breast cancer: patient-level meta-analysis of the randomised trials. Lancet, 386：1341-1352, 2015 [PMID 26211827]
5) 日本乳癌学会「NCCN腫瘍学臨床診療ガイドライン（2015年第3版）」臨床研究情報センター：NCCN ガイドライン日本語版（https://www.tri-kobe.org/nccn/guideline/breast/index.html）

こぼれ話　『アリミデックス』を乳がんリスクの高い閉経後女性に対して予防投与することで，乳がん発症を抑制することが報告されています（Lancet, 383：1041-1048, 2014 [PMID 24333009]）．

乳がん・前立腺がんの治療薬

83. 『カソデックス』と『オダイン』、同じ前立腺がん治療薬の違いは？
抗アンドロゲン薬の交替療法と治療抵抗性

> **Answer** 『カソデックス』は、『オダイン』より副作用が少ない

『カソデックス（一般名：ビカルタミド）』と『オダイン（一般名：フルタミド）』は、どちらも「抗アンドロゲン薬」に分類される、前立腺がんの治療薬です。

『カソデックス』は、『オダイン』よりも肝臓への負担が少ない傾向にあります。しかし、『カソデックス』で治療していると、だんだん薬が効かなくなってくることがあります。その場合、『オダイン』と切り替える（交替療法）ことで、再び効果が得られることがあります。

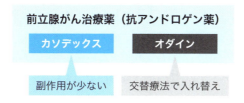

『カソデックス』と『オダイン』の作用と副作用

前立腺がんは、男性ホルモン「アンドロゲン」が深く関与しています。『カソデックス』と『オダイン』は、どちらも前立腺がん組織への「アンドロゲン」の作用をブロックする「抗アンドロゲン薬」です[1,2]。

『カソデックス』は、『オダイン』よりも肝臓への負担も少ないのが特徴です[1]。

■ 肝臓検査値への影響とその頻度[1,2]

『カソデックス』 AST 上昇（4.1％）、ALT 上昇（3.8％）、LDH 上昇（2.3％）、γ-GTP 上昇（2.1％）

『オダイン』 AST 上昇（**13.2％**）、ALT 上昇（**13.2％**）、LDH 上昇（3.8％）、γ-GTP 上昇（**5.9％**）

また、『カソデックス』は「アンドロゲン」受容体に対する親和性が『オダイン』よりも約4倍高いとされています[1]。このことから、『カソデックス』は**少ない副作用で高い効果を期待できる薬**と言えます。

こぼれ話 『オダイン』による重篤な肝障害については、1998年8月に緊急安全性情報（イエローレター）が出ています。

効かなくなった場合に，『カソデックス』を『オダイン』に入れ替える方法

　『カソデックス』や『オダイン』などの「抗アンドロゲン薬」と，「アンドロゲン」の分泌を減らす「LH-RHアゴニスト」を併用する「CAB（Combined Androgen Blockade）療法」では，しだいに薬が効かなくなってくることがあります．

　この場合，使用している「抗アンドロゲン薬」を別の「抗アンドロゲン薬」に切り替える，つまり『カソデックス』と『オダイン』を入れ替えることによって，再び病状を改善できることがあります[3,4]．薬が効かなくなってきた前立腺がんに対する治療法は限られているため，この「交替療法」はガイドラインでも選択肢の一つとして推奨（グレードB）されています[5]．

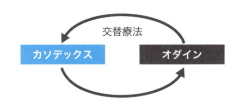

『カソデックス』を先に使うことが多い理由

　CAB療法では，『カソデックス』と『オダイン』のどちらを優先的に使うべきとする記載はガイドラインにもありません[5]．しかし，「抗アンドロゲン薬」として『カソデックス』を使った方が，『オダイン』を使った場合よりも少ない副作用で高い効果が得られる，とする報告もあります[6]．『カソデックス』は1日1回の服用ですむこともあり，『カソデックス』を先に使い，「交替療法」で『オダイン』を使うという方法が多い傾向にあります．

advice
前立腺がんは，経過観察でよいこともある

　前立腺がんは，自覚症状がほとんどないまま進行することがあります．そのため，「PSA値」の測定は前立腺がんの早期発見に非常に役立ちます．しかし，「PSA値」を測定することによって，高齢者の生存期間に影響しないような小さな前立腺がんが見つかることもあります．こうした前立腺がんにまで無理に薬を使うと，無用の副作用でかえって健康を害することにつながるため，治療を行わずに「経過観察」をする，という選択肢もあります．

　検査の目的は，生命を脅かすようながんを見つけ出すことです．検査で異常がみられたからといって絶対に治療しなければならないわけではありません．無用の心配・不安を煽らないよう，検査値については正しく理解しておく必要があります．

💡 Point

❶ 『カソデックス』と『オダイン』は，どちらも前立腺がんに使う「抗アンドロゲン薬」．
❷ 『カソデックス』の方が，CAB療法でも効果は高く副作用が少ない傾向にある．
❸ 薬が効かなくなってきた場合，『カソデックス』と『オダイン』を入れ替えることがある．

こぼれ話　前立腺肥大症の治療薬『アボルブ（一般名：デュタステリド）』を6カ月間服用しているとPSA値を約50％低下させます．そのため，測定値を2倍して基準値と比較する必要があります（アボルブカプセル 添付文書）．

▶ 去勢抵抗性前立腺がんに使う『イクスタンジ』

　新薬の『イクスタンジ（一般名：エンザルタミド）』は，『カソデックス』や『オダイン』と同じ「抗アンドロゲン薬」に分類される薬です．
　『イクスタンジ』は『カソデックス』や『オダイン』と比べて，「アンドロゲン」受容体に対する作用が強力で，さらに「アンドロゲン」受容体の核内移行やDNAとの結合を阻害するなど，「アンドロゲン」のシグナル伝達に対して複数の段階で作用するため，既存の薬が効かなくなってきた「去勢抵抗性前立腺がん」に使います[7]．

■ 添付文書，インタビューフォームの比較

◆ **薬効分類**
　カソデックス：抗アンドロゲン薬
　オダイン　　：抗アンドロゲン薬

◆ **適応症**
　カソデックス：前立腺がん
　オダイン　　：前立腺がん

◆ **用法**
　カソデックス：1日1回
　オダイン　　：1日3回

◆ **警告事項の記載**
　カソデックス：なし
　オダイン　　：肝臓に関する副作用の記載あり

◆ **肝臓検査値への副作用頻度**
　カソデックス：AST上昇（4.1％），ALT上昇（3.8％），LDH上昇（2.3％），γ-GTP上昇（2.1％）
　オダイン　　：AST上昇（13.2％），ALT上昇（13.2％），LDH上昇（3.8％），γ-GTP上昇（5.9％）

◆ **剤形の種類**
　カソデックス：錠・OD錠（80 mg）
　オダイン　　：錠（125 mg）

◆ **製造販売元**
　カソデックス：アストラゼネカ
　オダイン　　：日本化薬

■ 参考文献

1）カソデックス錠　インタビューフォーム
2）オダイン錠　インタビューフォーム
3）Hara T, et al：Novel mutations of androgen receptor: a possible mechanism of bicalutamide withdrawal syndrome. Cancer Res, 63：149-153, 2003 [PMID 12517791]
4）Suzuki H, et al：Alternative nonsteroidal antiandrogen therapy for advanced prostate cancer that relapsed after initial maximum androgen blockade. J Urol, 180：921-927, 2008 [PMID 18635218]
5）「前立腺癌診療ガイドライン 2016年版」（日本泌尿器科学会/編），メディカルレビュー社，2016
6）Schellhammer PF, et al：Clinical benefits of bicalutamide compared with flutamide in combined androgen blockade for patients with advanced prostatic carcinoma: final report of a double-blind, randomized, multi-center trial. Casodex Combination Study Group. Urology, 50：330-336, 1997 [PMID 9301693]
7）イクスタンジカプセル　インタビューフォーム

こぼれ話　日本には大豆を使った伝統的な食品が多く，これが前立腺がんのリスクを下げているのではないかとする仮説があります（Cancer Sci, 95：238-242, 2004 [PMID 15016323]）．

オピオイド鎮痛薬

84. 『タペンタ』と『トラマール』，同じオピオイド鎮痛薬の違いは？
除痛ラダーの位置づけと，個人差・麻薬指定

> **Answer** 『タペンタ』は，『トラマール』よりも強力で個人差の小さい，**医療用麻薬**

『タペンタ（一般名：タペンタドール）』と『トラマール（一般名：トラマドール）』は，どちらも「がん性疼痛」に使う鎮痛薬です．

『タペンタ』は，『トラマール』より強力で個人差も小さい鎮痛薬ですが，「医療用麻薬」に指定されているため扱いが難しい薬です．

一方『トラマール』は麻薬には指定されておらず，またがんとは関係ない痛みに使うこともできます．

どちらも一般的な鎮痛薬より強力な「オピオイド鎮痛薬」で，副作用のコントロールも難しいため，ほかの薬では効かない場合にのみ，使われます．

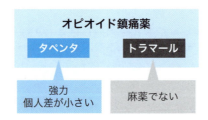

鎮痛効果〜「モルヒネ」換算量と，除痛ラダーの位置づけ

等鎮痛用量比は，『タペンタ』：『トラマール』：「モルヒネ」＝ 100：150：30（mg/日）とされ[1]，『タペンタ』の方が強力な鎮痛効果をもっています．

「除痛ラダー」の位置づけ

鎮痛薬は，「世界保健機関（WHO）」が作成した3段階の「除痛ラダー」に従って使うように示されています[1]．

弱い痛みには1段階目の鎮痛薬，『ロキソニン（一般名：ロキソプロフェン）』や『ボルタレン（一般名：ジクロフェナク）』（☞p.105）などのNSAIDs，または『カロナール（一般名：アセトアミノフェン）』（☞p.113）といった薬を使います．

強い痛みには3段階目の鎮痛薬，『オプソ（一般名：モルヒネ）』や『オキシコンチン（一般名：オキシコドン）』，『デュロテップ（一般名：フェンタニル）』といった強オピオイドを使います．

こぼれ話 『タペンタ』は粉砕も溶解もできないため，廃棄方法としては「焼却」が例示されています（東京都福祉保健局「医療用麻薬廃棄方法推奨例一覧」）．

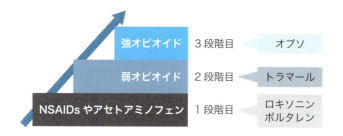

『トラマール』は，このちょうど中間，2段階目で使用する「弱オピオイド」に分類されています．一方，『タペンタ』の「除痛ラダー」における明確な位置づけはされていません[1]．2段階目で使用する『トラマール』よりも強いので3段階目に該当する，という意見や，3段階目で使用する「モルヒネ」よりも弱いので2段階目に該当する，という意見があります．

鎮痛薬は，「患者ごとの個別的な量で（for the individual）」かつ，「その上で細かい配慮を（with attention to detail）」といった鎮痛薬5原則に基づき[1]，臨機応変に使用するため，実際には『タペンタ』は2～3段階目で選択肢に挙がる薬，という扱いになっています．

個人差～代謝酵素「CYP2D6」の遺伝子多型

『トラマール』は，代謝酵素「CYP2D6」によって活性体に変換されてはじめて，薬としての作用を発揮します[2]．しかし，この代謝酵素「CYP2D6」は遺伝的に強く働く人とあまり働かない人がいるため，『トラマール』の効果には個人差があります．

一方で『タペンタ』は，こうした代謝酵素による活性化は必要ないため，個人差を小さく抑えることができます[3]．

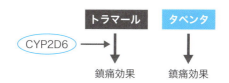

日本人の「CYP2D6」遺伝子多型

日本人の99％以上は，代謝酵素「CYP2D6」の働きが強いことがわかっています[4]．そのため，『トラマール』の作用が弱まってしまうことはほとんどないと考えられています．

医療用麻薬の指定～破壊や溶解への対策

『タペンタ』は日本でも麻薬指定されています[3]．そのため，調剤できる薬局が限られたり，他店舗との譲渡や廃棄の方法にもさまざまな制限があったりと，扱いが難しいのが難点です．特に『タペンタ』は，錠剤をハンマーで叩いても壊れない破壊強度をもっているほか，水に溶かすとゲル状になるなど，悪用や事故防止のための「改変防止技術（Tamper Resistant Formulation：TRF）」が施されています[5]．

一方，『トラマール』は，依存性も少ないことから麻薬指定されていません[6]（『トラマール』と「アセトアミノフェン」の配合剤である『トラムセット』も麻薬指定されていません）．

こぼれ話 既存の強オピオイドで効果が不十分な場合には，『メサペイン（一般名：メサドン）』という薬が選択肢に挙がります．

advice

「医療用麻薬」に対する正しい理解を

医療用麻薬に関しては,「モルヒネを使ったら寿命が縮まる」,「麻薬中毒になってしまう」といったような誤解が少なくありません．しかし,「モルヒネ」を使って痛みをやわらげた方が生存期間は長くなること,痛みがある場合には依存性がほとんど生じないことなど,適切に使用する限りそういった心配は無用であることがわかっています（後述）．不必要な不安に煽られ,適切な治療が受けられない,といったことを防ぐためにも,こうした患者の誤解や偏見はていねいに解消していく必要があります．

Point

① 『タペンタ』は除痛ラダーの2～3段階目に相当する鎮痛薬で,医療用麻薬に指定されている．
② 『トラマール』は除痛ラダーの2段階目に位置づけられる非麻薬の鎮痛薬で,がん性疼痛以外にも使える．
③ 医療用麻薬に対する誤解は多いため,薬剤師は正しい情報提供で理解を広める責務がある．

▶「医療用麻薬」を使うと寿命が縮まる？

早い段階から「モルヒネ」を使って痛みをコントロールする「早期緩和ケア」を行うことで,生活の質（QOL）が高くなるばかりか,生存期間も3カ月ほど長くなるという報告があります[7]．
「麻薬」を使うと聞くと,「もはや麻薬しか方法がないほどの時期なのか」と悲観的に捉える人が少なくありません．しかし,最近ではこうした「早期緩和ケア」が注目され,早いうちから「モルヒネ」などの鎮痛薬を使うことが増えています．

▶ 痛みを感じているときの「麻薬」では,中毒や依存症は起こらない

「麻薬」による中毒や依存症は,脳で「ドパミン」が異常に遊離されることによって起こりますが,痛みを感じているときに麻薬を使っても,この「ドパミン」の遊離はあまり起こりません．
炎症性疼痛の場合,脳では「ダイノルフィン」の遊離が起こっています．この「ダイノルフィン」が,μ 受容体（ドパミンの遊離を引き起こす）とは逆の作用をもつ κ 受容体に作用するため,「麻薬」による「ドパミン」遊離にブレーキがかかります[8]．
神経障害性疼痛の場合,脳では「β-エンドルフィン」の遊離が起こっています．この「β-エンドルフィン」が μ 受容体へ継続的に作用すると,μ 受容体は機能低下を起こすため,「麻薬」による「ドパミン」遊離は少なくなります[9,10]．
そのため,痛みを感じているときの「麻薬」では,中毒や依存症を起こす心配はありません．

添付文書,インタビューフォームの比較

◆ 適応症
　タペンタ　：中等度から高度の疼痛を伴う各種がんにおける鎮痛
　トラマール：非オピオイド鎮痛剤で治療困難な,疼痛を伴う各種がんと**慢性疼痛**

◆ 規制区分
　タペンタ　：劇薬, **麻薬**, 処方箋医薬品
　トラマール：劇薬, 処方箋医薬品

こぼれ話　医療用麻薬について,ネットや週刊誌等の極端な情報から偏った先入観をもっている患者も少なくありません．なぜ安全だと言えるのか,説明できるようにしておく必要があります．

◆ **通常の用法**
　タペンタ　：1日2回（12時間ごと）
　トラマール：1日4回（4〜6時間ごと）

◆ **剤形**
　タペンタ　：錠（25 mg, 50 mg, 100 mg）
　トラマール：OD錠（25 mg, 50 mg），注射液

◆ **製造販売元**
　タペンタ　：ヤンセンファーマ
　トラマール：日本新薬

参考文献

1) 「がん疼痛の薬物療法に関するガイドライン 2014年版」（日本緩和医療学会緩和医療ガイドライン委員会/編），金原出版，2014
2) トラマールOD錠　添付文書
3) タペンタ錠　添付文書
4) Chida M, et al：Genetic polymorphism of CYP2D6 in the Japanese population. Pharmacogenetics, 9：601-605, 1999［PMID 10591540］
5) 鹿児島市医報, 53 (11), 2014 (http://www.city.kagoshima.med.or.jp/ihou/633/633-1.htm)
6) WHO Expert Committee on Drug Dependence：WHO Expert Committee on Drug Dependence. World Health Organ Tech Rep Ser, 942：23-24, 2006［PMID 17373571］
7) Temel JS, et al：Early palliative care for patients with metastatic non-small-cell lung cancer. N Engl J Med, 363：733-742, 2010［PMID 20818875］
8) Narita M, et al：Direct evidence for the involvement of the mesolimbic kappa-opioid system in the morphine-induced rewarding effect under an inflammatory pain-like state. Neuropsychopharmacology, 30：111-118, 2005［PMID 15257306］
9) Ozaki S, et al：Suppression of the morphine-induced rewarding effect and G-protein activation in the lower midbrain following nerve injury in the mouse: involvement of G-protein-coupled receptor kinase 2. Neuroscience, 116：89-97, 2003［PMID 12535942］
10) Niikura K, et al：Neuropathic and chronic pain stimuli downregulate central mu-opioid and dopaminergic transmission. Trends Pharmacol Sci, 31：299-305, 2010［PMID 20471111］

こぼれ話　「WHOがん疼痛治療ガイドライン」では，2018年の改訂で「除痛ラダーにそって」が「投与量は個々の患者に合わせて」に含まれることで，原則が4つに簡略化されています。

甲状腺疾患治療薬

85. 『チラーヂン』と『メルカゾール』,同じ甲状腺疾患治療薬の違いは?
甲状腺ホルモンを増やす薬と減らす薬,併用の目的

> 甲状腺ホルモンを増やす『チラーヂン』,減らす『メルカゾール』

『チラーヂン（一般名：レボチロキシン）』は,甲状腺ホルモンを**増やす**薬です.
『メルカゾール（一般名：チアマゾール）』は,甲状腺ホルモンを**減らす**薬です.
甲状腺ホルモンは新陳代謝やエネルギー生産などにかかわっているため,少なすぎても多すぎても問題があります.そのため,**甲状腺ホルモンが少ない場合は『チラーヂン』,多い場合は『メルカゾール』を使って,適切なホルモン量に調節**します.また,薬の量を調節するだけでは効果が安定しない,といった場合,一時的に『チラーヂン』と『メルカゾール』を併用することもあります.

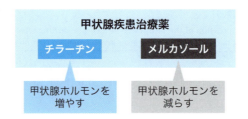

甲状腺ホルモンとして作用する『チラーヂン』

『チラーヂン』は,体内で甲状腺ホルモンとして作用します[1].甲状腺の機能が低下し,甲状腺ホルモンが少なくなると,新陳代謝やエネルギー生産能力が低下します.その結果,皮膚がカサカサになったり,体温が低くなったり,食べる量は少ないのに体重が増えたり,疲れやすくなったり,といった症状が起こります.この場合,『チラーヂン』などで甲状腺ホルモンを体内に補充することで,症状を改善することができます.

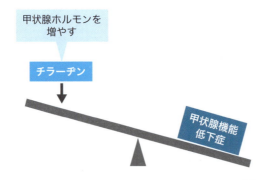

> こぼれ話　『チラーヂン』の「朝」服用と「就寝前」服用を比較すると,「就寝前」服用の方が甲状腺ホルモンの値をより大きく改善するという報告があります（Arch Intern Med, 170：1996-2003, 2010［PMID 21149757］）.

甲状腺ホルモンを抑える『メルカゾール』

『メルカゾール』は甲状腺ホルモンの産生を抑える薬です[2]．甲状腺ホルモンが異常に働き，甲状腺ホルモンが多くなると，新陳代謝やエネルギー生産能力が過剰になります．その結果，体温が上がって暑がりになったり，いくら食べても体重が減ったり，じっとしていても動悸や息切れを起こしたり，指先が震えたり，といった症状が起こります．この場合，『メルカゾール』などで甲状腺ホルモンの作用を弱めることで，症状を改善することができます．

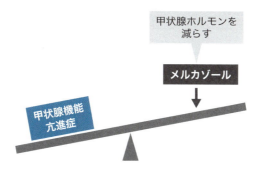

『チラーヂン』と『メルカゾール』を併用する目的

甲状腺機能亢進症である「バセドウ病」の治療初期には，病気として甲状腺ホルモンが多いのに，『メルカゾール』の作用によって甲状腺機能低下症と同じ症状が現れることがあります．この場合，通常は『メルカゾール』の量を減らすことで対応します．

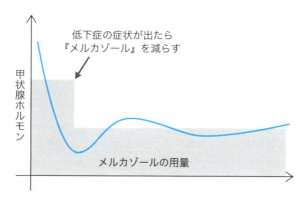

しかし，なかには『メルカゾール』を減らすと病状が悪化し，増やすとやはり薬が効きすぎる，といったように，薬の量を調節するだけでは不安定になってしまうケースもあります．こういった場合，甲状腺ホルモンの作用を安定させる（症状を抑える）目的で，『チラーヂン』と『メルカゾール』を一時的に併用する場合があります[3]．

特に，『メルカゾール』は**糖衣錠なので正確に半分に割ることが難しく，また粉砕しても苦味が出ます**[2]．そのため，5 mg単位以下での微調節をしづらいことから，こうした併用を行うことも選択肢の一つとなります．

ただし，将来的に併用を中止できる見込みがなければ別の治療方法を考える必要があります．

こぼれ話 甲状腺ホルモン製剤にはT₃製剤の『チロナミン（一般名：リオチロニン）』とT₄製剤の『チラーヂン』があります．『チロナミン』は『チラーヂン』より速効性がありますが，持続性はありません．

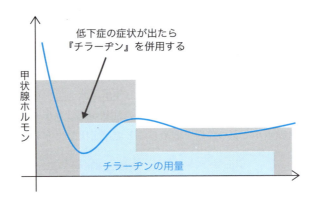

併用療法の歴史

『チラーヂン』と『メルカゾール』を併用する治療方法（Block and Replacement Therapy）は、「バセドウ病」の新たな治療方法として注目されたことがあります[4]．しかし，現在では寛解率を高めることはできないとして，特に推奨はされていません[5]．そのため，前述のような一時的なもの以外，併用は一般的ではありません．

「バセドウ病」の治療中は，妊娠が判明した時点で連絡を

甲状腺機能亢進症の「バセドウ病」は，妊娠可能な年齢の女性に多い傾向にあります．しかし，『メルカゾール』は妊娠初期（特に4～7週）まではできる限り避けた方がよいとされ[6]，**妊娠の初期から中期にかけて使うべき薬の種類や量が変わる**ことがあります．そのため，薬がまだ残っていても，妊娠が判明した時点ですぐに主治医に連絡するように指導する必要があります．

💡 Point

❶ 『チラーヂン』は甲状腺ホルモンを増やす，『メルカゾール』は甲状腺ホルモンを減らす．
❷ 『メルカゾール』の用量調節だけでは症状が落ち着かない場合，一時的に併用することもある．
❸ 妊娠初期は使うべき薬が変わるので，妊娠がわかった時点ですぐ主治医に連絡するよう指導する．

添付文書、インタビューフォームの比較

◆ 適応症
　チラーヂン　：甲状腺機能**低下症**，粘液水腫，クレチン病，甲状腺腫
　メルカゾール：甲状腺機能**亢進症**（バセドウ病など）

◆ 用法
　チラーヂン　：1日1回
　メルカゾール：1日1～4回

こぼれ話　抗甲状腺薬には『メルカゾール』と『チウラジール（一般名：プロピルチオウラシル）』があります．効果が高く副作用の少ない『メルカゾール』が第一選択薬に選ばれています．

◆ 剤形
チラーヂン ：錠（12.5 μg, 25 μg, 50 μg, 75 μg, 100 μg），散（0.01％）
メルカゾール：錠（**5 mgのみ**），注射

◆ 妊娠中の安全性評価
チラーヂン ：オーストラリア基準【A】（※最もリスクが低い，安全性が高いという評価）
メルカゾール：**妊娠初期（特に4〜7週まで）はできる限り避ける**

◆ 製造販売元
チラーヂン ：あすか製薬
メルカゾール：あすか製薬

■ 参考文献

1）チラーヂンS錠　インタビューフォーム
2）メルカゾール錠　インタビューフォーム
3）厚生労働省：重篤副作用疾患別対応マニュアル（代謝・内分泌：甲状腺機能低下症）（http://www.info.pmda.go.jp/juutoku/juutoku_index.html）
4）Hashizume K, et al：Administration of thyroxine in treated Graves' disease. Effects on the level of antibodies to thyroid-stimulating hormone receptors and on the risk of recurrence of hyperthyroidism. N Engl J Med, 324：947-953, 1991 [PMID 1900575]
5）Abraham P, et al：Antithyroid drug regimen for treating Graves' hyperthyroidism. Cochrane Database Syst Rev：CD003420, 2005 [PMID 15846664]
6）日本甲状腺学会：妊娠初期のチアマゾール投与に関する注意喚起について，2011（http://www.japanthyroid.jp/doctor/information/#ninshin）

抗てんかん薬

86. 『デパケン』と『テグレトール』，同じ抗てんかん薬の違いは？
全般発作と部分発作の第一選択薬

> **Answer** 『デパケン』は全般発作，『テグレトール』は部分発作の「第一選択薬」

『デパケン（一般名：バルプロ酸）』と『テグレトール（一般名：カルバマゼピン）』は，どちらも「てんかん」の薬です．

『デパケン』は，「全般発作」の「第一選択薬」です．

『テグレトール』は，「部分発作（局在関連てんかん）」の「第一選択薬」です．

『デパケン』は，「全般発作」と「部分発作」の両方に効果がありますが，「部分発作」に対する優先度はそれほど高いわけではありません．てんかん＝『デパケン』という安易な選択はできないことに注意が必要です．

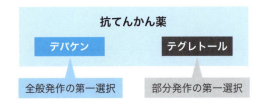

「てんかん」の分類と，「第一選択薬」の違い

「てんかん」は，脳のどこで過剰な興奮が起こっているか，によって「全般発作」と「部分発作」の2つに分類されます．『デパケン』も『テグレトール』も，この過剰な脳の神経伝達を抑えることで抗てんかん作用を発揮します．ガイドラインでは，**「全般発作」の第一選択薬は『デパケン』，「部分発作」の第一選択薬は『テグレトール』**とされています[1]．そのため，基本的にこの分類によって使い分けます．

- **てんかんの分類**
  全般発作：脳全体で過剰な興奮が起こっているもの
  部分発作：脳の一部で過剰な興奮が起こっているもの
  （部分発作のことを，最近は「局在関連てんかん」と呼ぶこともあります）

意識障害の有無で分類するわけではない

「全般発作」と「部分発作」の違いを，意識障害があるかないかで区別する，としている情報がときどきあります．しかし，「部分発作」には，意識障害を伴わない「単純部分発作」と，

> **こぼれ話** 『デパケン』や『テグレトール』では葉酸欠乏を起こすことがあるため，女性は妊娠前から 0.4 mg/日程度の葉酸を補充することが推奨されています［「てんかん治療ガイドライン2010」（日本神経学会/監），医学書院，2010］．

意識障害を伴う「複雑部分発作」があり，必ずしも意識障害の有無で区別できるわけではありません．

『デパケン』は「部分発作」にも使うが，優先順位は高くない

『デパケン』は，「全般発作」と「部分発作」の両方に効果があります[2]．そのため，てんかん＝『デパケン』という安易な使い方がされていたこともありますが，現在のガイドラインでは，「部分発作」に対する『デパケン』は第4候補という扱いで，そこまで推奨度が高いわけではありません[1]．

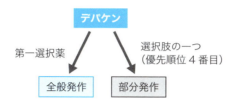

- **新規の「部分発作」に対するガイドラインの推奨度**
  第一選択薬：『テグレトール（一般名：カルバマゼピン）』
  第二選択薬：『アレビアチン（一般名：フェニトイン）』・『エクセグラン（一般名：ゾニサミド）』
  その他，候補になる薬：『デパケン』

部分発作に『デパケン』が使われている場合は，副作用歴や併用薬に注意

「部分発作」の「第一選択薬」である『テグレトール』は，**相互作用を起こす薬が非常に多いこと**[3]，また**皮膚障害の副作用も多いこと**[4]から，非常に扱いが難しい薬です．そのため，比較的副作用の少ない『デパケン』に切り替えて使っていることがあります．

このように，「部分発作」に対して『デパケン』が使われている場合，過去に『テグレトール』による副作用や相互作用が問題になった，というケースもあるため，注意が必要です．

advice
運転免許取得・妊娠など人生の節目には，専門医の受診も

「てんかん」の治療は，年単位で長く続ける必要があります．そのため，日常的な診察・薬の処方は「かかりつけ」の医師にしてもらい，何か困ったことが起きた場合は専門医を紹介してもらう，といった治療が一般的です．

特に，「てんかん」の治療薬は，2006〜2016年の10年間に10個の新薬が承認されています（後述）．また，発売当初はほかの薬との併用でしか使えなかった薬が，現在では単独で使えるようになっている場合もあります．

このように，「てんかん」の治療は大きく変わりつつあります．**運転免許を取得したい，結婚して子どもを産みたい，といった人生の節目には，一度専門医を受診して治療方針を軌道修正することも必要です．**

> **こぼれ話** 部分発作では，『デパケン』より『テグレトール』の方が最初のてんかんを起こすまでの時間が長く，より効果的であるとする報告があります（Cochrane Database Syst Rev, 6：CD011412, 2017［PMID 28661008］）．

Point

❶『デパケン』は「全般発作」,『テグレトール』は「部分発作」の第一選択薬.
❷『デパケン』は「全般発作」と「部分発作」の両方に効くが,「部分発作」に対する優先順位は高くない.
❸「てんかん」の薬物治療は,この10年で大きく変わりつつあるため,時には治療方針の修正も必要.

▶ 2006～2016年の10年間に新しく登場した「てんかん」の薬

現在,「てんかん」に使われている薬は20種近くありますが,その半数近い10種が2006年以降に登場した新薬です.特に,2016年には3種の新薬が承認され,選択肢が大きく広がっています.しかし,現行のガイドラインは2010年に改訂されたもので,一部の新薬に関しては記載がありません.そのため,医師によっても判断がわかれる部分があります.

2006年:『ガバペン(一般名:ガバペンチン)』
2007年:『トピナ(一般名:トピラマート)』
2008年:『ラミクタール(一般名:ラモトリギン)』
2010年:『イーケプラ(一般名:レベチラセタム)』
2012年:『ディアコミット(一般名:スチリペントール)』
2013年:『イノベロン(一般名:ルフィナミド)』
2016年:『フィコンパ(一般名:ペランパネル)』
2016年:『サブリル(一般名:ビガバトリン)』
2016年:『ビムパット(一般名:ラコサミド)』

添付文書,インタビューフォームの比較

◆ 適応症
デパケン　　：各種てんかん(小発作・焦点発作・精神運動発作ならびに混合発作)およびてんかんに伴う性格行動障害(不機嫌・易怒性等)の治療,躁病および躁うつ病の躁状態の治療,**片頭痛発作の発症抑制** ☞ p.297
テグレトール：精神運動発作,てんかん性格およびてんかんに伴う精神障害,てんかんの痙攣発作:強直間代発作(全般痙攣発作・大発作),躁病・躁うつ病の躁状態,統合失調症の興奮状態,三叉神経痛

◆ 併用禁忌の薬
デパケン　　：**カルバペネム系の抗生物質**
テグレトール：『ブイフェンド(一般名:ボリコナゾール)』,『アドシルカ(一般名:タダラフィル)』,『エジュラント(一般名:リルピビリン)』

◆ 併用注意の項目数
デパケン　　：9種
テグレトール：**29種**(CYP3A4にかかわる薬全般)

◆ 妊娠中の安全性評価
デパケン　　：オーストラリア基準【D】(添付文書上は「原則禁忌」)
テグレトール：オーストラリア基準【D】(添付文書上は「有益性が上回る場合のみ投与」)

◆ 剤形の種類
デパケン　　：錠・R錠(100 mg, 200 mg),細粒(20%, 40%),シロップ
テグレトール：錠(100 mg, 200 mg),細粒

こぼれ話 『デパケン』で治療中の小児患者に『オラペネム(一般名:テビペネム)』を使用すると,服用1日で発作を起こした事例が報告されています(Int J Clin Pharmacol Ther, 53:92-96, 2015 [PMID 25407257]).短期間でも避けるべき「禁忌」と言えます.

◆ **製造販売元**
デパケン　　　：協和発酵キリン
テグレトール：サンファーマ

■ **参考文献**
1) 「てんかん治療ガイドライン 2010」（日本神経学会/監，「てんかん治療ガイドライン」作成委員会/編），医学書院，2010
2) デパケンR錠　添付文書
3) テグレトール錠　添付文書
4) 厚生労働省：医薬品・医療機器等安全性情報．290，2012 (http://www1.mhlw.go.jp/kinkyu/iyaku_j/iyaku_j/anzenseijyouhou/290.pdf)

ビタミン剤

87. 『ビタノイリン』・『ノイロビタン』・『ビタメジン』，同じビタミンB製剤の違いは？
誘導体の違いと，ビタミンB_2の配合意義

> **Answer** 細かな違いはあるが，適応症は同じ

『ビタノイリン』・『ノイロビタン』・『ビタメジン』は，いずれもビタミンB群の薬です．すべての薬にビタミンB群（B_1・B_6・B_{12}）が入っています．『ビタノイリン』と『ノイロビタン』には，補助的にビタミンB_2も配合されています．

誘導体が異なるなど細かな違いはありますが，薬の適応症は同じで，厳密な使い分けは必要ありません．

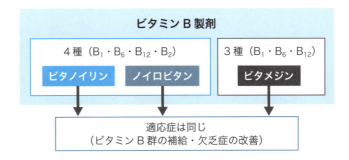

使う目的，適応症はすべて同じ

『ビタノイリン』・『ノイロビタン』・『ビタメジン』の適応症は同じです[1,2,3]．すべてビタミンB群の補給や欠乏症の改善を目的に使う薬で，厳密な使い分けが必要なほどの違いはありません．

■ ビタノイリン・ノイロビタン・ビタメジンの適応症
食事からの摂取が不十分な際のビタミンB群の補給
ビタミンB群の欠乏による神経痛・筋肉痛・関節痛，末梢神経炎・麻痺の症状改善

「ビタミンB_2」の配合理由

詳しいメカニズムはわかっていませんが，ビタミンB_1類を投与した際，臓器内でビタミンB_2濃度が減少することが報告されています．そのため，ビタミンB_1類を大量あるいは長期で投与する際には，ビタミンB_2を併用すべきとする意見もあります[4]．

『ビタノイリン』と『ノイロビタン』には，こうした理由から「リボフラビン（ビタミン

こぼれ話 『アリナミンF（一般名：フルスルチアミン）』，『ピドキサール（一般名：ピリドキサール）』，『メチコバール（一般名：メコバラミン）』など，単独のビタミンB製剤も使われています．

B_2)」が添加されています．

有効成分と誘導体の違い

『ビタノイリン』・『ノイロビタン』・『ビタメジン』の成分名は少しずつ異なります．これは，同じ「ビタミン B_1」にも，基本の形である「チアミン」と，その誘導体である「フルスルチアミン」や「ベンフォチアミン」といったものがあるからです．同様に，「ビタミン B_6」にも3種，「ビタミン B_{12}」にも4種の誘導体があります．厳密には，これら誘導体によって性質に多少の違いがありますが，これによって薬を使い分けなければならないほどの差ではありません．

	ビタノイリン	ノイロビタン	ビタメジン
B_1	フルスルチアミン	オクトチアミン	ベンフォチアミン
B_6	ピリドキサール	ピリドキシン	ピリドキシン
B_{12}	ヒドロキソコバラミン	シアノコバラミン	シアノコバラミン
B_2		リボフラビン	

「ビタミン B_1」に着目した違い

ビタミン B_1 とは，「チアミン」とその誘導体の総称のことです．主に神経機能の維持に重要です．ビタミン B_1 が欠乏すると，「脚気」などの原因にもなります．

3つの薬にはすべてビタミン B_1 が含まれていますが，いずれもチアミン誘導体です．

『ビタノイリン』に含まれるビタミン B_1：フルスルチアミン
『ノイロビタン』に含まれるビタミン B_1：オクトチアミン
『ビタメジン』に含まれるビタミン B_1　：ベンフォチアミン

『ビタノイリン』に含まれる「フルスルチアミン」は，「チアミン」と比べると消化管からの吸収がよく，血液中や臓器内に高い濃度で長時間維持される特徴があります[1]．
『ノイロビタン』に含まれる「オクトチアミン」は，ビタミン B_6・B_{12} との併用によって神経炎の改善効果，神経再生の促進効果が高かったことが報告されています[2,5]．
『ビタメジン』に含まれる「ベンフォチアミン」は，「チアミン」と比べると高い血中濃度を維持し，特に心筋・肝臓・腎臓・骨格筋などに高い濃度で維持される，という特徴があります[3,6]．

こぼれ話　「脚気」はビタミン B_1 の欠乏症の代表的なもので，大正時代には「結核」と並んで二大国民病とまで呼ばれていました．ビタミン B_1 が豊富な米糠を除去した「白米」が普及したことが原因の1つとされています．

「ビタミン B_6」に着目した違い

ビタミン B_6 とは、「ピリドキサール」とその誘導体の総称のことです．主に神経伝達や皮膚の形成，ホルモン調節に関与し，不足するとてんかん，痙攣，貧血，口内炎などの原因となります．

ビタミン B_6 は全部で3種あり，アルコール型を「ピリドキシン」，アルデヒド型を「ピリドキサール」，アミン型を「ピリドキサミン」と呼びます．すべて，体内で「ピリドキサールリン酸」に代謝されて作用します．

　　『ビタノイリン』に含まれるビタミン B_6：ピリドキサール
　　『ノイロビタン』に含まれるビタミン B_6：ピリドキシン
　　『ビタメジン』に含まれるビタミン B_6　：ピリドキシン

『ビタノイリン』に含まれる「ピリドキサール」は，「ピリドキシン」よりも種々の特性をもち，より活性が高いとされています[1]．

「ビタミン B_{12}」に着目した違い

ビタミン B_{12} とは，コバルト（Co）を含むビタミン類の総称です．主にアミノ酸代謝や葉酸合成に関与し，不足すると貧血や神経障害などの原因になります．

ビタミン B_{12} は，「シアノコバラミン」，「ヒドロキソコバラミン」，「アデノシルコバラミン」，「メチルコバラミン」の全部で4種類あります．

　　『ビタノイリン』に含まれるビタミン B_{12}：ヒドロキソコバラミン
　　『ノイロビタン』に含まれるビタミン B_{12}：シアノコバラミン
　　『ビタメジン』に含まれるビタミン B_{12}　：シアノコバラミン

『ビタノイリン』に含まれる「ヒドロキソコバラミン」は，「シアノコバラミン」と比べて体内の貯留性に優れ，効果が持続するという特徴をもっています[1]．

ビタミンB群が3種類も配合されている理由

ビタミン B_1・B_6・B_{12} は，それぞれを単独で使用するよりも，3種を併用した方が優れた治療効果が得られるとされています[7,8]．このことから，現在使われている『ビタノイリン』・『ノイロビタン』・『ビタメジン』にはこれら3種のビタミンB群が配合されています．

---

advice

水溶性のビタミンと，脂溶性のビタミンは区別する

ビタミンには，水溶性のものと，脂溶性のものがあります．このうち，水溶性のビタミンは大量に摂取しても尿として排泄されるため，身体に蓄積しにくく副作用は少ない傾向にあります．

　　※**水溶性のビタミン**：B，C，葉酸（☞p.363），パントテン酸，ビオチン，ニコチン酸アミド
　　※**脂溶性のビタミン**：A，D，E，K

こぼれ話　糖尿病やアルコール依存症などの栄養不良状態で抗結核薬『イスコチン（一般名：イソニアジド）』を使う場合，副作用予防のため「ビタミン B_6」の併用が推奨されています〔日本結核病学会 結核症の基礎知識（改訂第4版）〕．

しかし，脂溶性のビタミンは身体に蓄積しやすく，副作用や過剰症も起こりやすい傾向にあります．そのため，ビタミン剤やサプリメントを使う場合には「脂溶性のビタミン」の量に注意し，たかがビタミン剤と侮ることなく1日量を守ることなどを指導する必要があります．

Point

❶『ビタノイリン』・『ノイロビタン』・『ビタメジン』はビタミンB群の薬で，適応症は同じ．
❷『ビタノイリン』と『ノイロビタン』には，ビタミンB_2も入っている．
❸同じビタミンBでも，誘導体によって性質に多少の違いがある．

▶ 薬による着色尿

栄養ドリンクを飲むと，尿の色が濃い黄色になることがあります．これは飲料に含まれる「ビタミンC」が原因だと誤解している人が少なくありませんが，正しくは「ビタミンB_2」によるものです．そのため，『ビタノイリン』・『ノイロビタン』を服用中は，尿の色が黄色くなることがあります．これは過剰になった「ビタミンB_2」が排泄されているだけのことなので，心配の必要はありません．

尿の色が変わる薬はたくさんあり，またその色の変わり方もさまざまです．身体の異変なのか，薬が出ていっているだけのものなのか，余計な不安を抱かせないような指導が必要です．

■ 赤色系の着色尿

『セフゾン（一般名：セフジニル）』	赤色
『アスベリン（一般名：チペピジン）』	赤色　(☞ p.180)
『セスデン（一般名：チメピジウム）』	赤色
『プルゼニド（一般名：センノシド）』	黄褐色または赤色　(☞ p.243)
『キネダック（一般名：エパルレスタット）』	黄褐色または赤色
『リファジン（一般名：リファンピシン）』	橙赤色
『アザルフィジン（一般名：サラゾスルファピリジン）』	黄〜黄赤色
『フラジール（一般名：メトロニダゾール）』	暗赤色

■ 黄色系の着色尿

『フラビタン（一般名：フラビンアデニンジヌクレオチド）』	黄色
『ハイボン（一般名：リボフラビン）』	黄色
『ビタノイリン（一般名：ビタミンB群）』	黄色
『ノイロビタン（一般名：ビタミンB群）』	黄色
『アドナ（一般名：カルバゾクロム）』	橙黄色

■ 黒色系の着色尿

『ドパゾール（一般名：レボドパ）』	黒色
『アルドメット（一般名：メチルドパ）』	黒色

■ 青〜緑色系の着色尿

『オダイン（一般名：フルタミド）』	琥珀色または黄緑色　(☞ p.343)
『ノバントロン（一般名：ミトキサントロン）』	青〜緑色

添付文書，インタビューフォームの比較

◆ **含まれるビタミンB群**
 ビタノイリン：B_1・B_6・B_{12}・**B_2**
 ノイロビタン：B_1・B_6・B_{12}・**B_2**
 ビタメジン ：B_1・B_6・B_{12}

◆ **適応症**
 ビタノイリン：ビタミンB群の補給，欠乏による神経痛，筋肉痛・関節痛，末梢神経炎・末梢神経麻痺の改善
 ノイロビタン：ビタミンB群の補給，欠乏による神経痛，筋肉痛・関節痛，末梢神経炎・末梢神経麻痺の改善
 ビタメジン ：ビタミンB群の補給，欠乏による神経痛，筋肉痛・関節痛，末梢神経炎・末梢神経麻痺の改善

◆ **用法**
 ビタノイリン：服用回数の指定なし
 ノイロビタン：服用回数の指定なし
 ビタメジン ：服用回数の指定なし

◆ **尿の着色に対する注意書き**
 ビタノイリン：**あり**（ビタミンB_2による）
 ノイロビタン：**あり**（ビタミンB_2による）
 ビタメジン ：なし

◆ **剤形の種類**
 ビタノイリン：カプセル（25, 50）
 ノイロビタン：配合錠
 ビタメジン ：配合カプセル（B25, B50），配合散，静注

◆ **製造販売元**
 ビタノイリン：武田テバ薬品
 ノイロビタン：アステラス製薬
 ビタメジン ：第一三共

参考文献

1）ビタノイリンカプセル　添付文書
2）ノイロビタン配合錠　添付文書
3）ビタメジン配合カプセル　添付文書
4）ノイロビタン配合錠　インタビューフォーム
5）内藤儁, 他：顔面神経麻痺に関する実験的研究. 日本耳鼻咽喉科学会会報, 2：178-179, 1967
6）Shindo H, et al：Transport of organic compounds through biological membranes. I. Accumulative uptake os S-benzoylthiamine by human erythrocytes. Chem Pharm Bull (Tokyo), 15：295-302, 1967 [PMID 6075482]
7）ビタメジン配合カプセル　インタビューフォーム
8）福田尚久, 他：2-II-19 Alloxan糖尿病ラットの実験的神経炎に対するビタミンB_1, B_6, B_{12}の効果. ビタミン, 49：308-309, 1975

ビタミン剤

88. 『ロイコボリン』と『フォリアミン』，同じ葉酸製剤の違いは？
効果・保険適用と値段の問題

> **Answer** 効果が高い『ロイコボリン』，値段が安い『フォリアミン』

『ロイコボリン（一般名：ホリナート）』と『フォリアミン（一般名：葉酸）』は，どちらも「葉酸」の薬です．

「葉酸」として効果が高いのは『ロイコボリン』，薬の値段が安いのは『フォリアミン』です．

また，**関節リウマチの治療薬『リウマトレックス（一般名：メトトレキサート）』の副作用軽減に保険適用がある**のは『ロイコボリン』だけです．しかし，『ロイコボリン』は『フォリアミン』の**43倍近く高価**なため，日常的な副作用防止には『フォリアミン』がよく使われています．

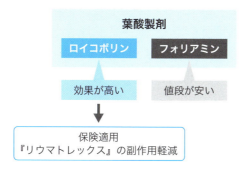

「活性型葉酸」の『ロイコボリン』と，副作用への適応

『ロイコボリン』は，体内で「活性型葉酸」となって効果を発揮します[1]．このことから，『ロイコボリン』は通常の「葉酸」よりも高い効果が期待できます．そのため，『ロイコボリン』は単なる「葉酸」の補充ではなく，『リウマトレックス』などの「葉酸代謝拮抗薬」の副作用軽減を目的に使います[1]．実際，『リウマトレックス』で重篤な副作用が起きた場合には，より効果が高く，保険適用もある『ロイコボリン』を使うようガイドラインでも推奨されています[2]．

保険適用と値段の問題〜『フォリアミン』の使用

『リウマトレックス』など「葉酸代謝拮抗薬」の副作用を軽減する，という使い方に保険適用があるのは『ロイコボリン』だけで，『フォリアミン』にはありません[1,3]．しかし，『ロイ

こぼれ話 同様に「亜鉛」補充の薬にも，保険適用のある『ノベルジン（一般名：酢酸亜鉛）』と，安価で広く使われている『プロマック（一般名：ポラプレジンク）』があります．

コボリン』の価格は『フォリアミン』の43倍近く，非常に高価です．そのため，日常的な副作用予防としては，安価な『フォリアミン』がよく使われています．

■ 薬価の比較（2025年改定時）
『ロイコボリン』5 mg　　436.00
『フォリアミン』5 mg　　 10.10

実際，日常的な副作用予防には『フォリアミン』でも十分に効果が得られるため，ガイドラインでも『ロイコボリン』は**重篤な副作用が起きた時**，『フォリアミン』は**日常的な副作用予防**，といった使い分けが言及されています[2]．

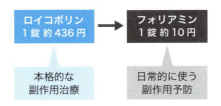

advice
複雑な飲み方は，きちんと根拠も添えて

『リウマトレックス』の治療効果は，「葉酸」の働きを阻害することで発揮されます．そのため，葉酸製剤である『フォリアミン』や『ロイコボリン』を**同時に**飲んでしまうと効果が弱まり，病状が悪化する恐れがあります．このことから，『フォリアミン』や『ロイコボリン』は通常，『リウマトレックス』を飲んでから24〜48時間後（翌日，あるいは翌々日）に服用します．

複雑な飲み方には，効果を高めたり副作用を減らしたりする理由があります．単に飲み方を説明するだけでなく，「なぜそんな飲み方をしなければならないのか」という理由・根拠も添えて説明することで，より説得力のある指導になります．

Point

❶『ロイコボリン』は，『リウマトレックス』などの葉酸代謝拮抗薬の副作用軽減に保険適用がある．
❷『フォリアミン』は，1錠10円と非常に安いため，日常的な副作用予防によく使われている．
❸『ロイコボリン』や『フォリアミン』は，『リウマトレックス』と「同時に」飲んではいけない．

▶ **24〜48時間の理由**
『リウマトレックス』と『ロイコボリン』・『フォリアミン』は，24〜48時間の間隔をおいて投与すれば，治療効果に影響しないとされています[2]．一方，『リウマトレックス』が血液中，もしくは筋肉や脂肪中に残っている状態（分布相以内）で『ロイコボリン』や『フォリアミン』を使うと，治療効果が弱まってしまうことがあります[4]．

こぼれ話　『デパケン』や『テグレトール』（☞ p.354）などにも葉酸拮抗作用がありますが，サプリメントでの葉酸補充で胎児への悪影響を軽減できることが報告されています（N Engl J Med, 343：1608-1614, 2000 [PMID 1307234]）．

また,『ロイコボリン』や『フォリアミン』の投与で副作用が治まっても,病状が悪化したような場合には,1 mg単位で用量を調節することがあります.その場合,「散剤」で微調節ができる『フォリアミン』は非常に便利です.

添付文書,インタビューフォームの比較

◆ 適応症
ロイコボリン（5 mg錠）：**葉酸代謝拮抗剤の毒性軽減**
フォリアミン　　　　　：葉酸欠乏症・補給,葉酸欠乏による各種貧血,呼吸不全症候群

◆ 1錠の値段（2016年改定時）
ロイコボリン：**814.50**（5 mg錠）
フォリアミン：9.60

◆ 剤形
ロイコボリン：錠（5 mg, 25 mg）,注射液
フォリアミン：錠（5 mg）,散（100 mg/g）,注射液

◆ 製造販売元
ロイコボリン：ファイザー
フォリアミン：日本製薬

参考文献

1) ロイコボリン錠5mg　添付文書
2) 「関節リウマチ治療におけるメトトレキサート（MTX）診療ガイドライン 2016年改訂版」（日本リウマチ学会MTX診療ガイドライン策定小委員会/編）,羊土社,2016
3) フォリアミン錠　添付文書
4) Morgan SL, et al：Supplementation with folic acid during methotrexate therapy for rheumatoid arthritis. A double-blind, placebo-controlled trial. Ann Intern Med, 121：833-841, 1994 [PMID 7978695]

こぼれ話　インターネットで「葉酸サプリ」と検索すると,間違った情報や不必要に高額なサプリメントを販売しているWebサイトがたくさん表示されます.妊娠を考える女性が惑わされないよう,薬剤師が正しい情報提供をすることも大切です.

アミノ酸製剤

89. 『リーバクト』と『アミノレバン』，同じアミノ酸製剤の違いは？
BCAA製剤のカロリーと使い分け

> **Answer** アミノ酸だけの『リーバクト』，栄養補給も兼ねた『アミノレバン』

『リーバクト』と『アミノレバン』は，どちらも肝不全のときのアミノ酸バランスを整える，「分岐鎖アミノ酸（BCAA：branched-chain amino acids）」の薬です．

『リーバクト』は，「**分岐鎖アミノ酸**」だけの薬です．

『アミノレバン』には，「分岐鎖アミノ酸」だけでなく，**五大栄養素も含まれているため**，栄養補給も兼ねて使います．

そのため，十分に食事を摂れているかどうか，主に使う人の栄養状態によって使い分けます．

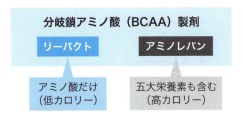

「分岐鎖アミノ酸」だけで，低カロリーな『リーバクト』

『リーバクト』には，「L-バリン」・「L-ロイシン」・「L-イソロイシン」の3種の「分岐鎖アミノ酸」が含まれています[1]．入っているのはこの「分岐鎖アミノ酸」だけなので，『リーバクト』は非常に低カロリーです．

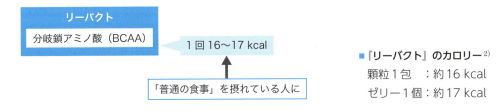

■『リーバクト』のカロリー[2]
顆粒1包　：約16 kcal
ゼリー1個：約17 kcal

『リーバクト』はどういったときに必要なのか？〜普通の食事ができる人に

食事も十分に摂った上で，栄養素を含む「アミノ酸製剤」を使うと，カロリー過剰になってしまいます．しかし，だからといって食事を制限してまで薬で栄養補給することは望ましくありません．

そのため，普通に食事を摂れている人は，低カロリーの『リーバクト』が適しています．

> **こぼれ話**　『リーバクト』ゼリーの専用フレーバーは1袋1gあたり3.8 kcalで，フレーバーを使ってもカロリー過多になる心配はありません（EAファーマ株式会社 製品Q&A）．

『リーバクト』を使う際は，1日あたりタンパク質40g以上，カロリー1,000 kcal以上の熱量を食事から摂るよう注意書きがされています[2]．個人差はありますが，これが「普通に食事を摂れる」ことの一つの目安です．

五大栄養素も含む『アミノレバン』〜含まれる成分の目的

『アミノレバン』には，『リーバクト』と同じ「分岐鎖アミノ酸」に加え，五大栄養素〔タンパク質・脂質・炭水化物（糖質）・ビタミン・微量元素〕も入っています[3]．

- ■『アミノレバン』に含まれるもの[3]
  ① **分岐鎖アミノ酸**　：L-バリン，L-ロイシン，L-イソロイシン
  ② **その他のアミノ酸**：L-トレオニン，L-アルギニン，L-トリプトファン，L-リシン，L-ヒスチジン
  ③ **タンパク質**　　　：ゼラチン加水分解物
  ④ **脂質**　　　　　　：コメ油
  ⑤ **糖質**　　　　　　：デキストリン
  ⑥ **ビタミン**　　　　：レチノール，エルゴカルシフェロール，ビスベンチアミン，リボフラビン，ピリドキシン，シアノコバラミン，葉酸，L-アスコルビン酸，トコフェロール，フィトナジオン，パントテン酸，ニコチン酸アミド，ビオチン
  ⑦ **微量元素**　　　　：硫酸Mg水和物，グリセロリン酸Ca，リン酸二水素Na，クエン酸第一鉄，硫酸銅，硫酸亜鉛，ヨウ化カリウム，硫酸マンガン，塩化カリウム
  ⑧ **肝臓を守る成分**　：重酒石酸コリン

『アミノレバン』はどういったときに必要なのか？〜肝性脳症の悪循環

　肝臓の機能が衰えると，本来は肝臓で解毒される「アンモニア」が血液中に増えます．それが脳に蓄積すると「肝性脳症」を起こすことがあります．

　「アンモニア」はタンパク質の代謝によって産生されます．そのためこの「肝性脳症」の症状を改善するためには，タンパク質の量を制限した食事が有効です[4]．しかし，こうした食事制限によって低栄養状態に陥ってしまう人が少なくありません．かといって，タンパク質の量を増やすと体内で「アンモニア」が増え，「肝性脳症」のリスクが高まります．このように，タンパク質の量を増やせば「肝性脳症」，減らせば「低栄養」と，悪循環をくり返すことになります．

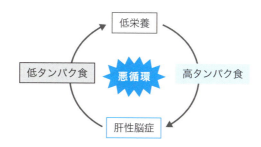

こぼれ話　『アミノレバン』は好みに応じてフレーバーや野菜などと混ぜてもよいとされていますが，50℃以上の熱湯（スープなど）で溶かしたり，酸性の強い果物と混ぜたりすると，タンパク質が変性する原因になります．

『アミノレバン』は1日（3包）でタンパク質40.5 g，熱量630 kcalになるため，**タンパク質の量を抑えたまま栄養を補給**でき，こうした悪循環を止めることができます[3]．

advice

夜間・早朝のエネルギー不足に注意

肝臓が弱ると，肝臓にエネルギーを溜めておくことができなくなります．そのため，夕食から翌日の朝食までの時間があき過ぎると，夜間や早朝にエネルギー不足を起こすことがあります．例えば，寝ている間に足がつる（こむらがえり），朝起きたときから疲れている，といった場合には，エネルギー不足を起こしている可能性があります．

こうしたトラブルは，食事や薬の時間を工夫する，適度な夜食を摂るなどの対応で解消できる可能性があります．食事や薬の時間，夜間・早朝に起きたトラブルの内容を具体的に記録し，それを医師に見せながら相談するよう指導してください．

Point

❶『リーバクト』は，普通の食事ができている人向けの，「アミノ酸」だけの薬．
❷『アミノレバン』は，タンパク質の量を制限した栄養補給もできる，「アミノ酸」の薬．
❸夜間・早朝の低栄養トラブルは，薬の時間や食事内容の記録をとったうえで，主治医に相談するように指導する．

▶ Fischer比～「分岐鎖アミノ酸（BCAA）」と「芳香族アミノ酸（AAA）」

アミノ酸には，「分岐鎖アミノ酸（BCAA）」と「芳香族アミノ酸（AAA）」があります．これらのアミノ酸はエネルギー源として利用されますが，肝臓は両方のアミノ酸を使えるのに対し，筋肉は「分岐鎖アミノ酸」しか使うことができません．

肝不全になると肝臓での代謝が少なくなるため，筋肉でひたすら「分岐鎖アミノ酸」ばかりが消費されます．その結果，相対的に「芳香族アミノ酸」が過剰になってきます．

このように，「分岐鎖アミノ酸」と「芳香族アミノ酸」のバランス（Fischer比）が崩れると，人体にさまざまな悪影響を及ぼします．そのため，『リーバクト』や『アミノレバン』などで「分岐鎖アミノ酸」を補給することで体内のアミノ酸バランスが整えられ，肝不全患者の予後が改善されます[5]．

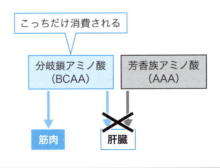

こぼれ話　200 kcal程度の夜食を摂る「就寝前エネルギー投与」は，肝硬変患者のエネルギー代謝やQOLを改善することから推奨されています〔「肝硬変診療ガイドライン2015（改訂第2版）」（日本消化器病学会／編），南江堂，2015〕が，カロリー過多には注意が必要です．

添付文書，インタビューフォームの比較

◆ 適応症
　リーバクト　　：**食事摂取量が十分にもかかわらず**，低アルブミン血症を呈する非代償性肝硬変患者の低アルブミン血症の改善
　アミノレバン：肝性脳症を伴う慢性肝不全患者の栄養状態の改善

◆ 用法
　リーバクト　　：1日3回，食後
　アミノレバン：1日3回，食事と一緒に

◆ 1日量（3回分）のカロリー
　リーバクト　　：48kcal
　アミノレバン：**630**kcal

◆ 摂取できる「分岐鎖アミノ酸（BCAA）」の1日量
　※リーバクト
　　L-バリン　　　：3,432 mg
　　L-ロイシン　　：5,712 mg
　　L-イソロイシン：2,856 mg
　※アミノレバン
　　L-バリン　　　：4,806 mg
　　L-ロイシン　　：6,111 mg
　　L-イソロイシン：5,768 mg

◆ 剤形の種類
　リーバクト　　：顆粒，経口ゼリー
　アミノレバン：散，点滴静注

◆ 専用フレーバーの種類
　リーバクト　　：青りんご・コーヒー・ヨーグルト（経口ゼリー用）
　アミノレバン：ヨーグルト・パイナップル・コーヒー・フルーツ（散用）

◆ 製造販売元
　リーバクト　　：EAファーマ
　アミノレバン：大塚製薬

■ 参考文献
1）リーバクト配合顆粒　添付文書
2）リーバクト配合顆粒　インタビューフォーム
3）アミノレバンEN配合散　添付文書
4）メルクマニュアル家庭版：肝性脳症
5）市田文弘，他：肝性脳症を伴う非代償性肝硬変患者に対する特殊アミノ酸経腸栄養剤の臨床的研究．肝臓，29：1051-1061，1988

漢方薬

90. 同じ『葛根湯』でも，メーカーによって分量が違うのはなぜ？
日本薬局方の「葛根湯」のレシピと「満量処方」の意味

> 『葛根湯』の処方には，4種類あるから

漢方薬は，どの生薬をどのくらい使うのか，「日本薬局方」で分量が細かく定められています．**「日本薬局方」で定める『葛根湯』には，全部で4種類の処方パターンがあります．** そのため，この4種のうちのどの処方に基づいた『葛根湯』なのかによって，生薬の分量が異なります．使われている生薬量が多いものが，理論上は薬として強力ですが，実際の治療効果にはそれほど違いはないと考えて問題ありません．

日本薬局方で定める，『葛根湯』の処方の4パターン

「日本薬局方」で定める『葛根湯』の処方には，使う生薬の量が少しずつ異なる4つのパターンがありますが，**どの処方に基づいた製剤であっても，すべて『葛根湯』です**[1]．

■ 4種類の『葛根湯』の処方

	①	②	③	④
葛根	8.0 g	4.0 g	4.0 g	4.0 g
麻黄	4.0 g	4.0 g	3.0 g	3.0 g
大棗	4.0 g	3.0 g	3.0 g	3.0 g
桂皮	3.0 g	2.0 g	2.0 g	2.0 g
芍薬	3.0 g	2.0 g	2.0 g	2.0 g
甘草	2.0 g	2.0 g	2.0 g	2.0 g
生姜	1.0 g	1.0 g	2.0 g	1.0 g
全量	**25 g**	**18 g**	**18 g**	**17 g**

そのため同じ『葛根湯』であっても，①～④のどの処方に基づいた『葛根湯』なのかによって，生薬の量に違いが生じます．実際，医療用として使われている『葛根湯』であっても，メーカーによって使われている生薬の分量が異なります．

こぼれ話 甘草に含まれる「グリチルリチン」にはカリウム排出を促す作用があります．そのため，過量になると低K血症・むくみ・高血圧などの「偽アルドステロン症」を起こす恐れがあります．

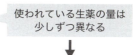

「日本薬局方」の『葛根湯』の処方
（全4パターン）
① 全量25 gの処方
② 全量18 gの処方1
③ 全量18 gの処方2
④ 全量17 gの処方

使われている生薬の量は少しずつ異なる
↓
すべて『葛根湯』

■『クラシエ葛根湯エキス細粒』[2]
（① 全量25 gの処方）

葛根	8.0 g
麻黄	4.0 g
大棗	4.0 g
桂皮	3.0 g
芍薬	3.0 g
甘草	2.0 g
生姜	1.0 g

■『ツムラ葛根湯エキス顆粒（医療用）』[3]
（③ 全量18 gの処方）

葛根	4.0 g
麻黄	3.0 g
大棗	3.0 g
桂皮	2.0 g
芍薬	2.0 g
甘草	2.0 g
生姜	2.0 g

実際の治療効果には大きな差はないと考えられますが，理論上は使っている生薬が多い『クラシエ葛根湯エキス細粒』の方が，より強力な『葛根湯』と言えます．

「満量処方」とは，日本薬局方で定められた処方通りの分量

「満量処方」とは，「日本薬局方」の「漢方処方エキスの製法」に記載されている処方通りの分量（処方の1日最大配合量）でつくられた漢方薬のことを言います[4]．

漢方薬は主に副作用を減らす目的で，生薬の分量を減らしたり，抽出したエキスをすべて薬に使わなかったりすることがあります．このとき，減らした割合によって「3/4処方」や「1/2処方」といった呼び方をします．通常，「満量処方」の方が使われている生薬の量は多くなるため，より強力な漢方薬になります．

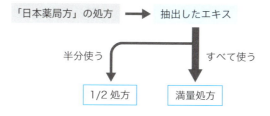

『葛根湯』は，元の処方が4パターンあるから複雑

『葛根湯』は，元の処方が4パターンあるため，この「満量処方」や「3/4処方」だけでは生薬の量を比較できません．実際，『葛根湯（①全量25 g）』の「3/4処方」は，『葛根湯（④

こぼれ話　甘草は1日5 g，グリチルリチンは1日200 mgが上限量とされていましたが，2016年4月にこの含有量制限は撤廃されています（薬生発0307第3号）．

全量17 g）』の「満量処方」よりも，使われている生薬の量は多くなります．

このように，『葛根湯』は「満量処方」と書いてあるもの ＝ 使われている生薬の量が多い，とは限らないため，実際の成分量で比較する必要があります．

■ **使われている生薬の総量**
『葛根湯（①全量25 g）』の「3/4処方」　18.75 g
『葛根湯（④全量17 g）』の「満量処方」　17.00 g

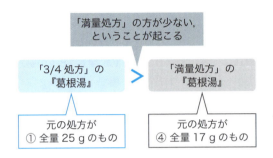

advice

生薬が多ければ多いほどよい，とは限らない

漢方薬では，必ずしも生薬の量が多い「満量処方」がよいとは限りません．適した漢方薬は体質や体調，季節などによっても変わります．「3/4処方」や「1/2処方」でも効果が得られるのであれば，わざわざ薬の量を増やす必要はありません．

特に，「漢方薬には副作用がない」という誤解は，副作用の兆候を見落とすことにもつながりかねません．漢方薬も薬である以上，副作用が起こることもあるということはきちんと指導する必要があります．

生薬のgは，西洋薬のmgとはもつ意味が異なる

そもそも，漢方薬は植物や動物などさまざまなものを原料とし，薬にする際にはそれを乾燥・抽出して使います．こうした天然のものに含まれる有効成分の量は産地や生育状況によって個体差があり，また乾燥・抽出の工程によっても違いが出ます．そのため，mg単位の差が大きく薬効薬理に影響する西洋薬とは違い，漢方薬の生薬のgの小さな違いにはそこまでこだわる必要はありません．

Point

❶ 同じ『葛根湯』でも4つの処方パターンがあり，使われている生薬の量が異なる．
❷ 「日本薬局方」の処方通りであれば「満量処方」，量を減らせば「3/4処方」・「1/2処方」になる．
❸ 含まれる生薬の小さな違いには，そこまでこだわる必要はない．

こぼれ話 1996年に『小柴胡湯』の副作用「間質性肺炎」によって死者が出たことから，漢方薬に対する過信は薄れましたが，いまだに「天然由来のものは安全・安心」という間違った油断は広く存在しています．

▶ **中国の『葛根湯』は，日本と大きく処方が異なる**

日本も中国も，『葛根湯』の根拠にしているのは「傷寒論」や「金匱要略」といった古典で同じです．しかし，同じ『葛根湯』でも，中国の処方は日本の処方と大きく異なります．

■ **中国の『葛根湯』の「満量処方」**[5]

カッコン（葛根）	9.0 g
タイソウ（大棗）	5.0 g
マオウ（麻黄）	6.0 g
カンゾウ（甘草）	5.0 g
ケイヒ（桂皮）	6.0 g
シャクヤク（芍薬）	6.0 g
ショウキョウ（生姜）	6.0 g

日本では，生薬の抽出に使う水の多くは軟水ですが，中国の水は硬水です．また，日本のように湿気の多い気候では「ブクリョウ（茯苓）」や「ジュツ（朮）」など，身体を乾燥させる生薬が好まれる一方，乾燥した中国では「ジオウ（地黄）」など身体を潤す生薬がよく用いられます．このように，水や気候などの違いによっても，適した生薬の分量は変わってきます．

■ **参考文献**

1) 第十七改正日本薬局方「医薬品各条」
2) クラシエ葛根湯エキス細粒　添付文書
3) ツムラ葛根湯エキス顆粒（医療用）　添付文書
4) 厚生労働省：第十五改正日本薬局方の制定に伴う医薬品等の承認申請等に関する質疑応答集（Q&A）について．2007（https://www.pmda.go.jp/files/000158297.pdf）
5) 「中医処方解説」（伊藤 良，山本 巌/監，神戸中医学研究会/編著），医歯薬出版，1991

こぼれ話 漢方薬にはいろいろな自然由来の原料が含まれているため，ドーピング検査を受ける可能性がある人は，すべての漢方薬を避けることが推奨されています（世界アンチ・ドーピング規程「禁止表国際基準2020年1月1日発効」）．

外用薬

91. ステロイド外用剤の『リンデロン』，DP・V・VG・Aの違いは？
ステロイドの強さと使い分け

> **Answer** それぞれステロイドとしての強さが異なる，別の薬

　ステロイド外用剤の『リンデロン』には，DP・V・VG・Aの4種類があります．同じ『リンデロン』でも，このアルファベットが違えば**薬の成分・ステロイドとしての強さも異なる，別の薬**です．

　皮膚の厚さは場所によって大きく異なるため，同じ薬を塗っても吸収される量が違います．そのため，**薬を塗る場所によって，『リンデロン』も厳密に使い分ける必要があります**．

　塗り薬は，家に残っている薬を自己判断で使ったり，家族・兄弟間で使い回したりといった間違った使い方が特に起こりやすい薬です．薬の強さや使い分けはきちんと指導しておかなければなりません．

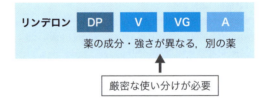

4種類の『リンデロン』の成分と強さ

　そもそも，ステロイド外用剤には強さのランクが5段階（Ⅰ群〜Ⅴ群）あり，塗る場所によって明確に使い分ける必要があります[1]．『リンデロン』も4種がそれぞれ別の強さにランク分けされています．

■ステロイド外用剤の強さのランク
Ⅰ群：最も強い（strongest）
Ⅱ群：非常に強い（very strong）
Ⅲ群：強い（strong）
Ⅳ群：普通（medium）
Ⅴ群：弱い（weak）

> **こぼれ話** 日本では5段階ですがアメリカでは7段階に分類され，軟膏・クリーム・ローションの剤形の違いで別ランクに分類されている場合もあります（Fitzpatrick's dermatology in general medicine, 5th edition. pp.2714, 1999）．

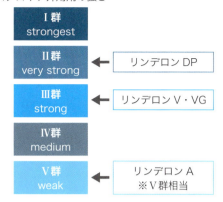

ステロイド外用剤の強さ

① 『リンデロンDP（一般名：ベタメタゾンジプロピオン酸エステル）』（Ⅱ群）

5ランクあるステロイド外用剤のうち，2番目に強いⅡ群に該当します．『アンテベート』や『マイザー』等と同じ強さのもので，主に手足や体幹といった部分に使用し，顔には使いません．

② 『リンデロンV（一般名：ベタメタゾン吉草酸エステル）』（Ⅲ群）

『リンデロンDP』よりも1ランク下の3番目，Ⅲ群に該当するステロイド外用剤です．一般的に，体幹のうち腹部や首など皮膚の薄い部分にも使用できる強さです．

③ 『リンデロンVG（一般名：ベタメタゾン吉草酸エステル＋ゲンタマイシン）』（Ⅲ群＋抗菌薬）

『リンデロンV』の成分に，抗菌薬である「ゲンタマイシン」を配合したものです．化膿している際などには，"ステロイドで炎症止め＋抗菌薬で化膿止め"という効果が期待できます．

④ 『リンデロンA（一般名：ベタメタゾンリン酸エステル＋フラジオマイシン）』（Ⅴ群相当＋抗菌薬）

一般的なステロイド外用剤ではなく，眼や耳といった場所に使用できる特別なステロイドです．「フラジオマイシン」という抗菌薬も配合されているため，眼や耳に細菌が感染し，炎症を起こしているような場合に使用します．

ステロイド外用剤は，塗布する場所によって使い分ける

人間の皮膚は，場所によって厚さが大きく異なるため，同じ薬を塗っても吸収される量が変わります．そのため，薬を塗る場所によって，ステロイド外用剤は厳密に使い分ける必要があります．

こぼれ話 免疫抑制薬「タクロリムス」の外用剤『プロトピック』は，0.1％製剤がⅢ群（strong），0.03％製剤がⅣ群（medium）相当とされ，切り替えの目安になっています（「EBM皮膚疾患の治療 up-to-date」（宮地良樹／編），中外医学社，2015）．

■ 薬の吸収率の比[2)]

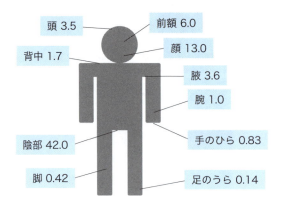

　例えば顔と足のうらでは，薬の吸収が100倍近く異なるため，同じ薬を使うわけにはいきません．皮膚が厚い手足に，弱いステロイド外用剤を使っても，あまり効果が期待できません．皮膚が薄い顔に，強いステロイド外用剤を使うと，副作用で皮膚が薄くなってしまう恐れがあります．

　「たかが塗り薬」と油断することなく，自己判断で勝手な使い方をしたり，家族・兄弟間で薬を使い回したりしないよう，指導が必要です．

advice

虫刺されに『リンデロン』を使う場合は，特に注意

　『リンデロン』は，虫刺されに処方されることがあります．この場合，1回で薬を使い切ることはほとんどないため，残った薬は使ってもよいか，ということがよく問題になります．

　自己判断での使用は絶対にダメだ，と突っぱねるのは現実的ではありません．しかし，安易に使ってよいと言うと，足に処方された強い薬を顔に塗る，といったような危険な使い方の原因にもなってしまいます．

　そのため，虫刺されで処方された場合には，どこに使える薬なのか，どこに使ってはいけない薬なのか，をきちんと説明しなければなりません．特に，薬を1〜2回塗っても治らない場合には，単なる虫刺されではなく，感染症など別の可能性を考える必要があります．また，虫刺されであっても動悸や冷や汗のようなショック症状がある場合は，すぐに受診するよう指導してください．

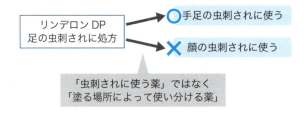

こぼれ話　ステロイド外用剤の分子量はおおむね500以下で，ゴシゴシ擦り込まなくとも皮膚のバリアを透過できるようになっています．

Point

❶ ステロイド外用剤の『リンデロン』には，DP・V・VG・Aの4種類があり，薬の強さも成分も全く違う．
❷ ステロイド外用剤は，塗布する場所によって厳密に使い分ける必要がある．
❸ 「たかが塗り薬」という油断，自己判断の使用や家族・兄弟間の使い回しに注意する．

▶ 薬は，ちょっと名前が違うだけで中身も全然違う

薬はよく似た名前のものもありますが，アルファベットが一文字・二文字違うだけでも，薬として全く別のものであるケースがたくさんあります．似たような名前の薬の混同には注意が必要です．

■ アルファベットの違いで，全く別の薬である例
『オイラックス』と『オイラックスH』 ……… Hがついている方には，ステロイドが配合されている
『ビオフェルミン』と『ビオフェルミンR』 …… 抗菌薬と一緒に使うときは，Rがついている方を選ぶ（☞ p.235）
『ミコンビ配合錠AP』と『ミコンビ配合錠BP』… 配合されている有効成分の量が違う
『PL配合顆粒』と『SG配合顆粒』 ………… 総合感冒薬（かぜ薬）と解熱鎮痛薬（☞ p.122）

▶ 保湿剤との重ね塗りが効果的

『リンデロン』などのステロイド外用剤は，『ヒルドイド（一般名：ヘパリン類似物質）』（☞ p.379）などの「保湿剤」と一緒に使うことで，より高い効果を得ることができます[3]．このとき，ステロイド外用剤と保湿剤の塗布順序を入れ替えても，治療効果に影響するほどの吸収差は生じないこと[4]，副作用のリスクも変わらないこと[5]が，それぞれ示唆されています．しかし一般的には，ステロイド外用剤を不必要に塗り広げないように「保湿剤を広く」→「ステロイドをピンポイントで」という順で塗布します．

▶ ステロイドで皮膚が黒くなる？

「ステロイドを使うと皮膚が黒くなる」という話がありますが，ステロイドに皮膚を着色させる作用はありません．これは炎症が原因で起きた色素沈着を，そのときに使用していたステロイド外用剤が原因で起きたものだと誤解してしまったことで生まれた話です[1]．

むしろ「ステロイド」を使わずに炎症が長引くと，それだけ皮膚の色素沈着は起こりやすくなるため，適切に薬を使うべき旨を指導する必要があります．

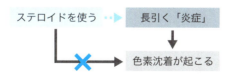

こぼれ話 アトピー性皮膚炎で起こる皮膚の着色は，皮膚を掻く・擦ることによる「摩擦性黒皮症」と，炎症が起きたことによる「炎症後色素沈着」が原因とされています（Dermatology, 229：174-182, 2014 [PMID 25227244]）．

添付文書，インタビューフォームの比較

◆含まれる有効成分
DP ：ベタメタゾンジプロピオン酸エステル
V ：ベタメタゾン吉草酸エステル
VG：ベタメタゾン吉草酸エステル ＋ ゲンタマイシン
A ：ベタメタゾンリン酸エステル ＋ フラジオマイシン

◆ステロイドの強さのランク
DP ：Ⅱ群
V ：Ⅲ群
VG：Ⅲ群（＋抗菌薬）
A ：Ⅴ群相当（＋抗菌薬）

◆販売されている剤形
DP ：軟膏，クリーム，ゾル
V ：軟膏，クリーム，ローション
VG：軟膏，クリーム，ローション
A ：眼・耳科用軟膏，点眼・点鼻用液

◆製造販売元
すべて，塩野義製薬

参考文献

1) 日本皮膚科学会アトピー性皮膚炎診療ガイドライン作成委員会：アトピー性皮膚炎診療ガイドライン 2016年版．日本皮膚科学会雑誌，126：121-155, 2016
2) Feldmann RJ & Maibach HI：Regional variation in percutaneous penetration of 14C cortisol in man. J Invest Dermatol, 48：181-183, 1967 ［PMID 6020682］
3) Msika P, et al：New emollient with topical corticosteroid-sparing effect in treatment of childhood atopic dermatitis: SCORAD and quality of life improvement. Pediatr Dermatol, 25：606-612, 2008 ［PMID 19067864］
4) 大井一弥，他：ステロイド皮膚外用剤と保湿剤の併用のタイミングによるステロイド角層内取込みへの影響に関する研究．西日皮膚，73：248-252, 2011
5) 大谷道輝，他：ステロイド軟膏と保湿剤の併用による塗布順序が及ぼす局所および全身性副作用への影響．日皮会誌，123：3117-3122, 2013

外用薬

92. 『ヒルドイド』と『パスタロン』，同じ保湿剤の違いは？
皮膚への刺激と角質への作用

 刺激が少なく全身に使える『ヒルドイド』と，
皮膚の厚い手足向きの『パスタロン』

『ヒルドイド（一般名：ヘパリン類似物質）』と『パスタロン（一般名：尿素）』は，どちらも皮膚の保湿剤です．

『ヒルドイド』は刺激が少ないため，顔も含めて全身に使うことができる保湿剤です．

『パスタロン』は角質を柔らかくする作用があるため，皮膚の厚い手足に効果的な保湿剤です．

どちらも皮膚トラブルを治すための医薬品で，日常的なケアや肌をきれいにする目的で使うものではないことに注意が必要です．

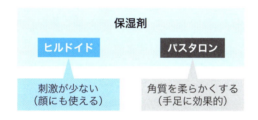

水分保持能力が高い『ヒルドイド』～高い保湿効果と安全性

『ヒルドイド』は，構造中に硫酸基・カルボキシル基・水酸基など多くの親水基があります[1]．そのため，多くの水分子を集めて保持する作用があります．実際，『ヒルドイド』による保湿効果は「白色ワセリン」の2.5倍近く強力であるとされています[2]．

また，『ヒルドイド』には目立った副作用もなく，0歳の赤ちゃんの顔にも使えるほか，「ローション」・「クリーム」・「ソフト軟膏」など豊富なタイプが揃っているため，皮膚の状況や使い心地，季節などによっても使い分けることができます．

ただし，『ヒルドイド』は血液凝固抑制作用をもつ「ヘパリン」と似た作用をもつため，出血性疾患のある人には使えません[3]．

こぼれ話 尿素製剤には10%と20%のものがあります．市販の20%製剤では年齢制限が設定されている場合があります（例：『ケラチナミンコーワ20%尿素配合クリーム』）．

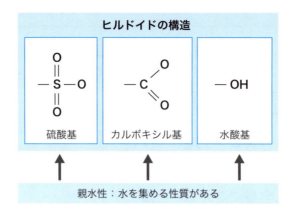

『ヒルドイド』と「ステロイド外用剤」の重ね塗り・混合も効果的

『ヒルドイド』は「ステロイド外用剤」と一緒に使うことで効果が高くなることも報告されています[4]．そのため治療の際には，『ヒルドイド』と「ステロイド外用剤」を重ね塗りする，あるいは混合した薬が処方される，といったことがあります．

角質を柔らかくする『パスタロン』〜手足に効果的な特性

『パスタロン』は，ハンドクリームなどにも使われている「尿素」の保湿剤です．「尿素」が皮膚表面から角質層に浸透すると，そこに生じた浸透圧差によって水を引き寄せることになります．「尿素」には，こうした角質の水分保有力を強化する作用があります[5]．

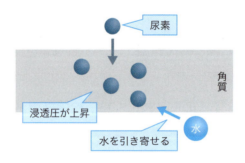

また，「尿素」には角質を溶かしてはがす作用があるため，塗布することで皮膚表面が滑らかになります[5]．

『パスタロン』も顔も含めた全身に使うことはできますが，こうした特性から角質の多い皮膚，つまり手や足など皮膚の厚い部分に適した保湿剤と言えます．実際，『パスタロン』の適応症には「進行性**指掌**角皮症」や「**足蹠部**皸裂」といった手足の皮膚トラブルが含まれています[6]．

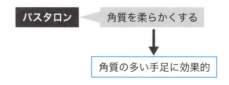

> **こぼれ話**　『ヒルドイド』のクリーム・ソフト軟膏の用法は「塗擦（すり込む）」，ローションの用法は「塗布（のばして塗る）」で，厳密には塗り方が異なります．

ただし，ひび・あかぎれのある場所に塗布すると刺激を感じることがあります[6]．そのため，すでにひび・あかぎれがひどい場合には先に「ステロイド」などで治療する必要があります．

advice

保湿剤は，思っているよりもたくさん塗る必要がある

保湿剤は一般的に，**保湿剤を塗ったあとの皮膚にティッシュをかぶせたときに，そのティッシュがさらりと落ちずにひっかかる程度の量**を塗る必要があると言われています．これは，思っているよりもかなり多めの量です．

このときの目安が，大人の指の**第一関節の長さをチューブから出した量（1FTU／1 Finger Tip Unit）**を，手のひら2枚分の面積に使うことです．

『ヒルドイド』や『プロペト（一般名：白色ワセリン）』といった保湿剤は，乳液のように薄くのばし，擦り込んで使うと思っている人は少なくありません．皮膚科にありがちな「何度もぶり返す」というトラブルを防げるよう，正しい保湿剤の使用量を指導するようにしてください．

どちらも「医薬品」であることに注意

『ヒルドイド』と『パスタロン』は，どちらも病気の予防や治療を目的に使う「医薬品」です．**美容・スキンケアを目的とした「化粧品」ではありません**．特にインターネットでは「尿素」の害について強調するような意見もありますが，こうした意見は「尿素」を美容目的で化粧品のように扱ったことが最大の原因です．

効き目がよいことから美容目的で使おうとする人も少なくありませんが，保湿剤だからと侮ることなく，**皮膚のトラブルが改善されたらケアの方法を変える**など，適切な使用を促す指導を行うようにしてください．

💡 Point

❶『ヒルドイド』は，刺激の少ない保湿剤．
❷『パスタロン』は，角質の厚いところ（手足）に適した保湿剤．
❸「医薬品」であって「化粧品」ではないことに注意．

▶「エモリエント効果」と「モイスチャー効果」
「保湿効果」には，2種類あります．
「エモリエント効果」…皮膚の乾燥を防ぐもの
「モイスチャー効果」…皮膚に潤いを与えるもの
『プロペト』の保湿効果は，「エモリエント効果」です．薬が皮膚を覆い，水分の蒸発を防ぐことで皮膚の乾燥を防ぎます[7]．
『ヒルドイド』や『パスタロン』の保湿効果は，「モイスチャー効果」です．周囲の水分を集め，角質の水分保持力を高めます[3]．
一般的に，「エモリエント効果」よりも「モイスチャー効果」の方が保湿効果は高い傾向にあり

こぼれ話 『ヒルドイド』の「ソフト軟膏」は特殊な剤形で，油中水型（W/O型）乳剤性軟膏のため，一般名処方の場合は「油性クリーム」という表記になります．

ます．

```
                         保湿効果
            ┌─────────────────┴─────────────────┐
        エモリエント効果                    モイスチャー効果
            │                                   │
        皮膚の乾燥を防ぐ                    皮膚に潤いを与える
      （プロペト・ワセリンなど）          （ヒルドイド・尿素・セラミドなど）
```

▶ より刺激が少ない『プロペト』

『ヒルドイド』も刺激が少ない保湿剤ですが，傷のある場所に使うと刺激を感じる場合があり，基本的には使えません[3]．また，『ヒルドイド』にはクリームやローションなど扱いやすくするために添加物も使われていますが，敏感な人はこうしたものにも刺激を感じてしまうことがあります．

そういった場合には，より刺激が少ない『プロペト』を使います．『プロペト』は「白色ワセリン」を眼科用としても使えるまでに精製したもので，添加物が使われておらず，また不純物もきわめて少ないのが特徴です[7]．

『プロペト』は，『ヒルドイド』に比べて値段もかなり安い薬ですが，保湿効果ではやや劣る[2]ため，皮膚の状況や値段に応じて使い分ける必要があります．

添付文書，インタビューフォームの比較

◆ **効果と適応症**
〈ヒルドイド〉
1. 保湿効果によるもの（皮脂欠乏症，進行性指掌角皮症）
2. 血液凝固抑制・血流促進作用によるもの（凍瘡，血行障害に基づく疼痛と炎症性疾患，血栓性静脈炎）
3. 血腫・腫脹の除去作用によるもの（打撲による腫脹・血腫）
4. 繊維芽細胞増殖抑制作用によるもの（ケロイド）

〈パスタロン〉
1. 保湿効果によるもの（老人性乾皮症，アトピー皮膚，進行性**指掌**角皮症）
2. 角質溶解効果によるもの（**足蹠**部皸裂）

◆ **使用回数**
ヒルドイド：1日1〜数回
パスタロン：1日2〜3回

◆ **禁忌（使用できないケース）**
ヒルドイド：出血性疾患の患者
パスタロン：なし

◆ **主な副作用**
ヒルドイド：クリーム：皮膚炎，掻痒，発疹．ソフト軟膏，ローションは臨床試験段階で副作用なし
パスタロン：刺激感（4.6％）

◆ **剤形の種類**
ヒルドイド：クリーム，ソフト軟膏，ローション，ゲル
パスタロン：クリーム，ソフト軟膏，ローション

◆ **製造販売元**
ヒルドイド：マルホ
パスタロン：佐藤製薬

こぼれ話　「お風呂上がりすぐ」の塗布を指示されることの多い保湿剤ですが，アトピー性皮膚炎の子どもに対する保湿効果は，入浴1分後でも30分後でも差がないとされています（pediatr dermatol, 26：273-278, 2009 [PMID 19706087]）．

参考文献

1) ヒルドイドソフト軟膏　インタビューフォーム
2) 野澤 茜, 他：保湿剤の効果に及ぼす入浴と塗布時期の関係. 日本皮膚科学会雑誌, 121：1421-1426, 2011
3) ヒルドイドソフト軟膏　添付文書
4) Msika P, et al：New emollient with topical corticosteroid-sparing effect in treatment of childhood atopic dermatitis: SCORAD and quality of life improvement. Pediatr Dermatol, 25：606-612, 2008 ［PMID 19067864］
5) パスタロンクリーム　インタビューフォーム
6) パスタロンクリーム　添付文書
7) プロペト　インタビューフォーム

こぼれ話　尿素製剤は，10％以下であれば保湿作用，10％より高いものは角質溶解作用が主に発揮されると考えられています（Dermatol Ther, 31：e12690, 2018 ［PMID 30378232］）．

ドライアイ治療薬

93. 『ムコスタ』と『ジクアス』，同じドライアイ治療薬の違いは？
点眼回数と苦味・コンタクトレンズ

> **Answer** 点眼回数の少ない『ムコスタ』，苦味や眼のかすみが少ない『ジクアス』

『ムコスタ（一般名：レバミピド）』と『ジクアス（一般名：ジクアホソル）』は，どちらもドライアイの治療に使う目薬です．

『ムコスタ』は**1日4回の点眼**で済みますが，苦味が強く，また使用後に一時的に眼がかすむことがあります．

『ジクアス』は1日6回の点眼が必要ですが，**ソフトコンタクトレンズを装着したままでも点眼**できます．

どちらも『ヒアレイン（一般名：精製ヒアルロン酸）』よりも高い効果が期待できる目薬で，点眼回数や苦味・使用感，コンタクトレンズの有無によって使い分けるのが一般的です．

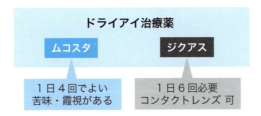

点眼回数の比較〜手間が少ない『ムコスタ』

『ムコスタ』は1日4回の点眼で，ドライアイの治療ができる目薬です[1]．1日4回であれば，**朝・昼・夕と寝る前の4回**と，わかりやすいタイミングでの点眼で済みます．

『ジクアス』や『ヒアレイン』といったほかのドライアイ治療薬は，1日5〜6回の点眼が必要ですが[2,3]，忙しい現代人にとって4〜5時間ごと，1日に5〜6回も目薬を使うことは難しく，使い忘れてしまう傾向があります．臨床試験では確実に薬を使い続けた場合のデータが示されますが，実際に処方された薬ではこうした用法の難しさなどが治療効果に大きな影響を与えることも，考慮する必要があります．

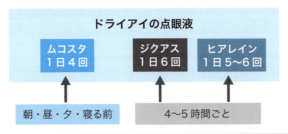

こぼれ話 ドライアイの治療薬には，第3類医薬品の『ソフトサンティア』もよく使われます．「塩化カリウム」と「塩化ナトリウム」を成分とした人工涙液で，コンタクトレンズ装着時にも使えます．

苦味や眼のかすみ〜使用感の良い『ジクアス』

『ムコスタ』は，成分そのものに強い苦味があるため，点眼後に苦味を感じることがよくあります[1]．また，点眼液が白く濁っているため，点眼後に一時的に眼がかすむこともあります[1]．

一方，『ジクアス』にはこうした苦味や霧視といった副作用はなく，使用感のよい目薬と言えます．ただし，どちらの目薬でも，刺激を感じることはあります．

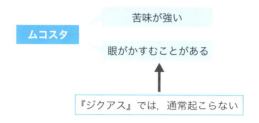

ソフトコンタクトレンズ装着時にも適した『ジクアス』

『ジクアス』は，2015年7月から添加物の「塩化ベンザルコニウム」を使わない製剤に改良されています[2]．そのため，**ソフトコンタクトレンズを装着したままでも点眼できる**という利点があります．

『ムコスタ』にも「塩化ベンザルコニウム」は使われていませんが，有効成分の「レバミピド」がレンズに吸着する性質があります[1]．そのため，点眼後に違和感がある場合は装着したままの点眼は控える必要があります．

どちらも『ヒアレイン』より高い効果が期待できる

『ムコスタ』と『ジクアス』は，どちらも涙の成分である「ムチン」を増やして涙の量と質を改善する作用があります．そのため，水分の乾燥を防ぐ作用の『ヒアレイン』と比べて，それぞれより高い効果が得られるとされています[4,5]．

現在のところは，点眼回数や使用感，コンタクトレンズの有無などによって使い分けられていますが，『ムコスタ』と『ジクアス』の効果を直接比較した臨床試験もすでに終了している（umin:000012742）ため，今後の発表には気をつけておく必要があります．

advice
目薬を使った後は，パチパチとまばたきしない

目薬を使った後に，パチパチとまばたきする人は少なくありません．しかし，まばたきをすると薬がすぐに涙管から流れ出ていってしまい，薬の効果が十分に得られません．

点眼した後は目頭（涙管）を軽く抑えて目を閉じ，しばらく薬液を目全体に行き渡らせる必要があります．特に『ムコスタ』は1〜5分程度は目を閉じておくように添付文書にも記載されています．

これは，多くの人が思う「点眼」とは大きく異なる方法であることに注意が必要です．

また，目に保持できる液体の量も限られているため，目薬をたくさん使ってもあふれるだけで，より高い効果が得られるようになるわけではありません．

効果がいまひとつの場合や点眼液がすぐになくなってしまう場合は，自己流の点眼方法に

こぼれ話　『ヒアレイン』には水分を集める作用があり，いま分泌されている涙の乾燥を防ぐことから『ムコスタ』や『ジクアス』よりも速効性に優れている，とされています．

なっていないかどうか，一度正しい点眼方法を確認するようにしてください．

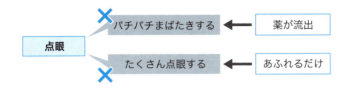

Point

❶『ムコスタ』は，1日4回（朝・昼・夕・寝る前）の点眼でよく，使うタイミングがわかりやすい．

❷『ジクアス』は，苦味や霞視がなく，またソフトコンタクトレンズを装着したままでも点眼できる．

❸ どちらも『ヒアレイン』より高い効果が期待できるが，正しい方法で点眼することが前提．

添付文書，インタビューフォームの比較

◆ **適応症**
ムコスタ：ドライアイ〔※内服薬は胃粘膜保護薬（☞ p.228）〕
ジクアス：ドライアイ

◆ **用法・用量**
ムコスタ：1日4回（1回1滴）
ジクアス：1日6回（1回1滴）

◆ **主な副作用**
ムコスタ：**苦味**（15.7％），刺激感（2.5％），**霞視**（1.2％）
ジクアス：刺激感（6.7％） ※苦味・霞視の報告なし

◆ **ソフトコンタクトレンズへの吸着**
ムコスタ：有効成分が吸着する恐れ
ジクアス：なし （※製造番号MS1161までは「塩化ベンザルコニウム」使用）

◆ **pHと浸透圧比**（☞ p.157）
ムコスタ：pH 5.5〜6.5，浸透圧比 0.9〜1.1
ジクアス：pH 7.2〜7.8，浸透圧比 1.0〜1.1

◆ **点眼液1本の液量**
ムコスタ：0.35 mL（※1回使い切りタイプ）
ジクアス：5 mL

◆ **製造販売元**
ムコスタ：大塚製薬
ジクアス：参天製薬

■ **参考文献**
1）ムコスタ点眼液　添付文書
2）ジクアス点眼液　添付文書
3）ヒアレイン点眼液　添付文書
4）ムコスタ点眼液　インタビューフォーム
5）Takamura E, et al：A randomised, double-masked comparison study of diquafosol versus sodium hyaluronate ophthalmic solutions in dry eye patients. Br J Ophthalmol, 96：1310-1315, 2012 [PMID：22914501]

こぼれ話 ドライアイの対処法として，就寝時に水で濡らしたガーゼを両目に被せておく「wet gauze eye mask」という方法もあります（Ophthalmologica, 208：216-219, 1994 [PMID 7970551]）．

■ 緑内障治療薬

94. 『キサラタン』・『タプロス』・『トラバタンズ』・『ルミガン』，同じプロスタグランジン関連薬の違いは？
値段・使いやすさ・効果と副作用の比較

> **Answer** 効果はおおむね同じだが，少しずつ異なる特徴がある

『キサラタン（一般名：ラタノプロスト）』・『タプロス（一般名：タフルプロスト）』・『トラバタンズ（一般名：トラボプロスト）』・『ルミガン（一般名：ビマトプロスト）』は，緑内障の治療に使う点眼薬です．

すべて，眼球の内部を循環している房水の排出を増やすことで眼圧を下げる「プロスタグランジン関連薬」で，**治療効果に大きな違いはありません**．

『キサラタン』は最も古くから使われている薬で**値段が安く**，後発（ジェネリック）医薬品もあります．

『タプロス』は国産の薬で，**使い勝手がよい**のが特徴です．

『トラバタンズ』は「塩化ベンザルコニウム」を含まず，**角膜にやさしい**製剤です．

『ルミガン』はほかの3剤と比べ，**効果・副作用ともにやや強い**傾向にあります．

厳密な使い分けの基準はありませんが，値段や使い勝手，効果・副作用の状況によって使い分ける場合があります．

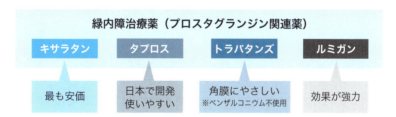

『キサラタン』の強み〜プロスタグランジン関連薬の治療効果と値段

『キサラタン』・『トラバタンズ』・『ルミガン』で，眼圧を下げる効果は大きく変わらないとされています[1]．また，『タプロス』も『キサラタン』の効果も同等とされています[2]．このことから，**この4剤間で緑内障の治療効果に大きな違いはない**とされ，4つともすべて開放隅角緑内障の第一選択薬に選ばれています[3]．

このうち，『キサラタン』は1996年と最も古くに誕生した薬のため使用実績も豊富で，後発（ジェネリック）医薬品も含めて最も安価です．緑内障の治療は長く続ける必要があ

> **こぼれ話** 点眼後に目頭を抑えることで鼻〜消化管への流入を防ぎ，血中薬物濃度の上昇を回避することができる，とされています（Arch Ophthalmol, 102：551-553, 1984 [PMID 6704011]）．

るため,『キサラタン』は最も経済的負担が少なく治療を続けやすい薬と言えます.

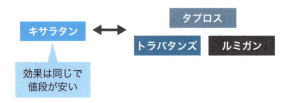

■ 薬価の比較（2025年改定時）と国際誕生年

『キサラタン』	305.50/mL（1996年誕生）	※後発医薬品は **151.00〜232.10**/mL
『タプロス』	541.70/mL（2008年誕生）	※後発医薬品は279.10〜308.00/mL
『トラバタンズ』	389.80/mL（2001年誕生）	※後発医薬品は232.00/mL
『ルミガン』	485.00/mL（2001年誕生）	※後発医薬品は148.30〜214.40/mL

『タプロス』の強み〜日本人のデータと使いやすさ

『キサラタン』・『トラバタンズ』・『ルミガン』はアメリカで開発された薬ですが,『タプロス』は日本で開発された国産の薬です.そのため,**臨床試験も日本人を対象に行われ,日本人での有効性と安全性が確認**されています[3].薬は,人種や遺伝的資質・生活環境の違いによって効果や副作用に大きく違いが生じることがあります.そのため,日本人を対象に臨床試験が行われた『タプロス』は,日本人に対してより安心して使える薬です.

また,『タプロス』は『キサラタン』と比べて容器が扱いやすく,**患者満足度の点で優れている**とする報告もあり[4],治療継続率の悪い緑内障治療において,使い続けやすい薬と言えます.

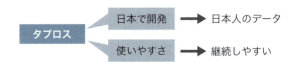

『トラバタンズ』の強み〜塩化ベンザルコニウムの有無

『トラバタンズ』は「プロスタグランジン関連薬」のなかで唯一,**「塩化ベンザルコニウム」を使わない製剤**です[5].「塩化ベンザルコニウム」は角膜に悪影響を及ぼす可能性が指摘され,さまざまな点眼液で「塩化ベンザルコニウム」を使わない製剤が増えてきています（例：『アレジオン点眼液』（☞ p.157）・『ジクアス点眼液』（☞ p.384））.

特に,緑内障の治療ではアレルギーやドライアイよりも長期に渡って薬を使い続ける必要があるため,こうしたリスクの少ない『トラバタンズ』を選ぶことがあります.実際,『トラバタンズ』では「塩化ベンザルコニウム」を含む他剤より**角膜上皮障害を起こしにくいこと**も報告されています[6].

こぼれ話 参天製薬の点眼ボトル「ディンプルボトル」はグッドデザイン賞を受賞した容器で,力を入れなくとも点眼できるため使いやすいのが特徴です.ただし,人によっては液が出過ぎるという問題も起こります.

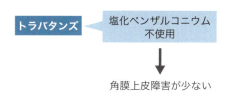

『タプロス』の1回使い切りタイプ「ミニ点眼液」も不使用

『タプロス』には通常の点眼液（2.5 mL）のほかに，1回使い切りタイプの「ミニ点眼液（0.3 mL）」がありますが，この「ミニ点眼液」では「塩化ベンザルコニウム」は使われていません[3]．そのため『トラバタンズ』と同様，より角膜にやさしい点眼液と言えます．

『ルミガン』の強み～効果も副作用も強い切り札

「プロスタグランジン関連薬」の効果には大きな違いはないとされるなかで，『ルミガン』の眼圧下降効果は同等かあるいはやや強めとする報告もされています[7]．ただし，眼が充血するなどの副作用の発生頻度も高い傾向にあります．

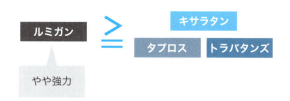

■ 充血の副作用発生頻度（臨床試験時）
- 『キサラタン』　17.7%
- 『タプロス』　　31.3%
- 『トラバタンズ』22.0%
- 『ルミガン』　　**45.5**%

『ルミガン』は効果も副作用も強く出る傾向にあるため，ほかの薬では眼圧が下がらない場合の切り札としても使われています．

advice

緑内障の治療継続率は物凄く低い

　緑内障は，軽いうちは自覚症状に乏しく，また薬を使っても目に見えて改善する病気ではないため，治療を続ける必要性を感じられないことがあります．そのため，治療の継続率も非常に低く，通院や点眼が億劫になって途中で止めてしまう人が少なくありません．

　緑内障治療の目的は，視野を維持し失明を防ぐことです．現状，いったん緑内障によって失われてしまった視力は回復させる方法がありません．気づいた時点から，治療を真面目に続けていくことが非常に大切です．薬の使い方だけでなく，なぜ治療を続ける必要があるのかという動機付けも，あわせて指導する必要があります．

> **こぼれ話**　緑内障治療の継続率は，1年で60.9%にまで低下するという報告があります（Jpn J Ophthalmol, 58：68-74, 2014 [PMID 24408788]）．

Point

❶『キサラタン』・『タプロス』・『トラバタンズ』・『ルミガン』で治療効果に大きな差はない．
❷『キサラタン』は安価，『タプロス』は使いやすい，『トラバタンズ』は角膜にやさしい．
❸『ルミガン』の効果は，ほかの薬と比べてやや強い傾向がある．

▶「まつ毛美容液」として不適切に販売されていることに注意

「プロスタグランジン関連薬」では，副作用として眼周辺の多毛化が起こることがあります．この作用を利用した「睫毛貧毛症」治療の外用液『グラッシュビスタ』は，『ルミガン』と同じ「ビマトプロスト」製剤です．

しかし，日本では『ルミガン』を美容のために使うことは認められておらず，また医師の診断もなく自己判断で使用していると，**虹彩への色素沈着や失明といった大きな副作用にも気づきにくく非常に危険**です．特に，このような不適切な使用で副作用が起こった場合は**「医薬品副作用被害救済制度」の対象にもなりません**．

現在，『ルミガン』を「まつ毛を増やす美容液」として販売しているWebサイトは非常にたくさんありますが，こうした不適切な販売をするWebサイトに対しては取締りを強化するとともに，消費者にも利用しないよう声をあげていく必要があります．

▶ 全身の副作用が少ない「プロスタグランジン関連薬」，局所の副作用が少ない「β遮断薬」

「プロスタグランジン関連薬」と並んで，『チモプトール（一般名：チモロール）』などの「β遮断薬」も効果と安全性に優れることから，緑内障治療に広く使われている点眼薬です．「β遮断薬」は，「プロスタグランジン関連薬」で問題となる色素沈着や睫毛が太くなる，彫りが深くなる（上眼瞼溝深化）といった**局所的な副作用は少ない**ですが，気管支平滑筋の収縮や血圧低下・徐脈といった**全身の副作用が起こりやすい**傾向にあります[2]．そのため，持病や体質によって使い分ける必要があります．

また，眼圧は房水の産生と流出によって調整されていますが，「プロスタグランジン関連薬」は流出を促し，「β遮断薬」は産生を抑えることで，眼圧を下げます．そのため，作用機序の異なる2種を併用することで眼圧に対して別の方面からアプローチすることができ，より高い効果が得られる場合があります．実際，「プロスタグランジン関連薬」と「β遮断薬」の配合薬も登場しています．

ただし，緑内障の薬物治療は単剤で行うのが基本で，3種以上の薬が必要な場合には外科的な治療も考慮する必要があります[2]．

■「プロスタグランジン関連薬」と「β遮断薬」の配合薬
『ザラカム』　　：ラタノプロスト ＋ チモロール
『ミケルナ』　　：ラタノプロスト ＋ カルテオロール
『デュオトラバ』：トラボプロスト ＋ チモロール
『タプコム』　　：タフルプロスト ＋ チモロール

こぼれ話 プロスタグランジン関連薬の点眼は閉塞隅角緑内障による視野悪化を防ぐ効果があるため，緑内障の早期発見は重要です（Lancet, 385：1295-1304, 2015［PMID 25533656］）．

添付文書, インタビューフォームの比較

◆ **適応症**
- キサラタン　：緑内障・高眼圧症
- タプロス　　：緑内障・高眼圧症
- トラバタンズ：緑内障・高眼圧症
- ルミガン　　：緑内障・高眼圧症

◆ **国際誕生年と開発国**
- キサラタン　：1996年, 米国
- タプロス　　：2008年, **日本**
- トラバタンズ：2001年, 米国
- ルミガン　　：2001年, 米国

◆ **用法**
- キサラタン　：1回1滴, 1日1回
- タプロス　　：1回1滴, 1日1回
- トラバタンズ：1回1滴, 1日1回
- ルミガン　　：1回1滴, 1日1回

◆ **塩化ベンザルコニウムの添加**
- キサラタン　：あり
- タプロス　　：あり（ミニ点眼液では不使用）
- トラバタンズ：**不使用**
- ルミガン　　：あり

◆ **点眼液の性状** (☞ p.157)
- キサラタン　：pH 6.5～6.9, 浸透圧比 1.0
- タプロス　　：pH 5.7～6.3, 浸透圧比 1.0～1.1（ミニ点眼液は pH 5.7～6.3, 浸透圧比 0.9～1.1）
- トラバタンズ：pH 5.7, 浸透圧比 0.9～1.1
- ルミガン　　：pH 6.9～7.5, 浸透圧比 1.0

◆ **剤形の種類**
- キサラタン　：点眼液 2.5 mL
- タプロス　　：点眼液 2.5 mL, **ミニ点眼液 0.3 mL**
- トラバタンズ：点眼液 2.5 mL
- ルミガン　　：点眼液 2.5 mL

◆ **製造販売元**
- キサラタン　：ファイザー
- タプロス　　：参天製薬
- トラバタンズ：ノバルティスファーマ
- ルミガン　　：千寿製薬

参考文献

1) Toris CB, et al：Update on the mechanism of action of topical prostaglandins for intraocular pressure reduction. Surv Ophthalmol, 53 (Suppl1)：S107-120, 2008［PMID：19038618］
2) タプロス点眼液　インタビューフォーム
3) 「緑内障診療ガイドライン（第4版）」(日本眼科学会), 2018
4) 江黒友春, 他：2群並行比較によるラタノプロストとタフルプロストの眼圧下降効果の検討. 臨床眼科, 66：913-916, 2012
5) トラバタンズ点眼液　添付文書
6) Henry JC, et al：Efficacy, safety, and improved tolerability of travoprost BAK-free ophthalmic solution compared with prior prostaglandin therapy. Clin Ophthalmol, 2：613-621, 2008［PMID 19668762］
7) Aptel F, et al：Efficacy and tolerability of prostaglandin analogs: a meta-analysis of randomized controlled clinical trials. J Glaucoma, 17：667-673, 2008［PMID：19092464］

うがい薬

95. 『アズノール』と『イソジン』、同じうがい薬の違いは？
炎症止めと消毒薬、薄め方・「うがい」の方法

> **Answer** 炎症を抑える『アズノール』と、殺菌・消毒する『イソジン』

『アズノール（一般名：アズレン）』と『イソジン（一般名：ヨウ素）』は、どちらも「うがい薬」として処方されますが、用途の異なる別の薬です。
『アズノール』は炎症を抑える薬、『イソジン』は消毒薬です。
それぞれ、適した薬の薄め方や「うがい」の方法も異なるため、同じ「うがい薬」だからと混同しないよう指導が必要です。

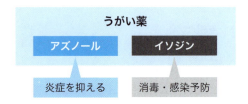

薬理作用と使う目的の違い〜処方される状況

『アズノール』には、**炎症を抑える効果**と、**傷の治癒を促す効果**があります[1]。そのため、口内炎や咽頭炎など、口や喉の粘膜に炎症・傷ができているような状況で処方される「うがい薬」です。
『イソジン』には、**さまざまな細菌に対する殺菌効果**や、**インフルエンザ・風疹などのウイルスに対する不活化効果**があります[2,3]。そのため、喉が荒れているなど、普段よりも細菌・ウイルスに感染しやすくなっている状況で処方される「うがい薬」です。
このように、『アズノール』と『イソジン』はそれぞれ全く別の目的で使う「うがい薬」のため、互いに代用はできません。

■『イソジン』のウイルス不活化効果の例

インフルエンザウイルス	14倍希釈（0.5%）	で30秒
アデノウイルス	14倍希釈（0.5%）	で30秒
ロタウイルス	14倍希釈（0.5%）	で30秒
ポリオウイルス	14倍希釈（0.5%）	で30秒
単純ヘルペスウイルス	70倍希釈（0.1%）	で30秒
SARSウイルス	15倍希釈（0.47%）	で60秒
鳥インフルエンザウイルス	30倍希釈（0.23%）	で10秒

こぼれ話　「アズレン」の由来は、スペイン語の「azul：青い」です。白いカモミールの花から抽出した精油が青かったこと、炭化水素としては例外的に鮮やかな青色をしていることなど、その青さが特徴的だったことから名付けられました。

薄め方の違い〜適切な希釈倍率

『アズノール』と『イソジン』では，それぞれ適した薄め方が異なります．

■ 適切な希釈倍率 [1,2)]
『アズノール』 100 mLの水に対して5〜7滴
『イソジン』　15〜30倍希釈程度

15〜30倍希釈，『イソジン』を適量で薄める目安

「小さじ1杯程度（5 mL）の『イソジン』を，コップ半分（100 mL）の水に薄める」と，20倍希釈になります．そのため，およそこのくらいの感覚で薄めれば，15〜30倍程度の希釈になります．厳密な希釈をしようと神経質になる必要はありませんが，あまり薄めすぎると効果も期待できなくなってしまうことに注意が必要です．

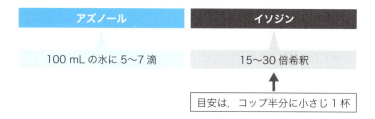

うがいの方法の違い〜薬が接触すべき場所

「うがい薬」は，薬が作用すべき場所に接触していなければ効果は得られません．

『アズノール』は，炎症や傷のある部分に薬が接触するよう「うがい」する必要があります．喉の奥が腫れているのであれば，喉の奥でガラガラする「うがい」が正しい方法ですが，口内炎ができているような場合には，口を漱ぐような「うがい」が必要です．

一方『イソジン』は，口や喉に付着した異物・微粒子を洗い流し，除去する目的で使用します．そのためには，まず口を漱ぎ，それから喉の奥まで「うがい」する必要があります．その際，あまり短い時間の「うがい」では十分な効果が得られないため，およそ30秒以上行う必要があります[2)]．

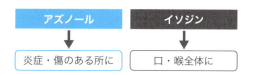

advice
ざっくりした分類ではなく，薬の名前はきちんと覚えておく

こうした薬の細かな違いは，患者にとってはわからないことがほとんどです．そのため，「うがい薬」に限らず，「痛み止め (☞p.113)」や「胃薬 (☞p.216)」，「血液をサラサラにする薬 (☞p.79)」といったざっくりとした覚え方をしていることが少なくありません．

しかし，こうした覚え方では**いざという時に全く役に立ちません**．自分が飲んでいる薬は名前で覚えておくこと，また「お薬手帳」で管理する，携帯電話・スマートフォンで写真を

こぼれ話　『アズノール』には「うがい液」のほかに，口腔用の「ST錠」，内服薬の「錠剤」・「細粒」，外用薬の「軟膏」があり，また『AZ点眼液』もアズレン化合物の薬です．

撮っておく，メモを残しておくなど，薬の用量（mg）までをできるだけ正確に記録しておくよう指導する必要があります．

Point

❶『アズノール』は炎症を抑えるため，『イソジン』は消毒・殺菌のために使う．
❷『アズノール』と『イソジン』では，適切な薄め方・うがいの方法も違う．
❸「うがい薬」のようなざっくりした覚え方では，いざというときに役に立たない．

▶ 日常的な「うがい」と，注意が必要なときの「うがい」

「うがい」は，水道水であってもきちんと正しい方法で「うがい」すれば，風邪の発症を36％減らせるという報告もあります[4]．しかし，この正しい「うがい」とは，**1回15秒以上を連続3回，これを最低でも1日に3回**と，相当に気合の入ったものであることに注意が必要です．

通常，ここまで徹底した「うがい」をできる人は多くありません．そのため，インフルエンザが流行しているときや，自分が喉を傷めていて感染しやすい状態にあるときなどは，ただの水ではなく，殺菌作用のある『イソジン』を使って「うがい」することも考えます．

| 日常的な風邪予防のうがい | ← | 水 |
| インフルエンザなどの感染症の予防 | ← | うがい薬 |

添付文書，インタビューフォームの比較

◆ **薬理作用**
　アズノール：消炎，創傷治癒促進
　イソジン ：細菌に対する殺菌，ウイルスに対する不活化

◆ **適応症**
　アズノール：咽頭炎，扁桃炎，口内炎，急性歯肉炎，舌炎，口腔創傷
　イソジン ：咽頭炎，扁桃炎，口内炎，抜歯創を含む口腔創傷の**感染予防**，口腔内の**消毒**

◆ **薄め方**
　アズノール：約100 mLの水に5〜7滴（4〜6 mg）
　イソジン ：15〜30倍に希釈

◆ **薬の色**
　アズノール：暗青色
　イソジン ：暗赤褐色

◆ **製造販売元**
　アズノール：日本点眼薬研究所
　イソジン ：ムンディファーマ

■ 参考文献
1）アズノールうがい液　添付文書
2）イソジンガーグル　添付文書
3）遠矢幸伸，他：ポビドンヨード製剤の抗カリシウイルス活性．日本化学療法学会雑誌，54：260-262, 2006
4）Satomura K, et al：Prevention of upper respiratory tract infections by gargling: a randomized trial. Am J Prev Med, 29：302-307, 2005［PMID 16242593］

こぼれ話　風邪の予防を目的にした日常的な「うがい」では，『イソジン』を使うよりも水道水で「うがい」した方が効果的とされています（参考文献4）．これは，喉などの常在菌も死滅させてしまうことが要因と考えられています．

消毒薬

96. 『ウエルセプト』と『ウエルパス』，同じ消毒薬の違いは？
ノロウイルスと指向性アルコール

> **Answer** 『ウエルセプト』は，「ノロウイルス」にもある程度の効果がある

『ウエルセプト（一般名：エタノール）』と『ウエルパス（一般名：ベンザルコニウム）』は，どちらも手指に使う消毒薬です．

『ウエルセプト』は，普通の「エタノール」消毒では効かない「ノロウイルス」にも，ある程度の効果が得られるよう改良された指向性アルコールの消毒薬です．

『ウエルパス』には，**添加物として消毒用と同じ濃度で「エタノール」**が使われています．そのため，実質は「エタノール」の消毒薬です．

「ノロウイルス」の汚染源を確実に消毒するためには「**次亜塩素酸**」が必要です．しかし，「次亜塩素酸」は手荒れや塩素のにおいの原因になります．こうした問題が少ない『ウエルセプト』は，**日常的な消毒薬**として非常に使いやすい薬と言えます．

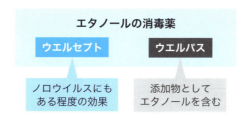

『ウエルセプト』の「ノロウイルス」への効果

「エタノール」は，ウイルスの「エンベロープ」を破壊することで効果を発揮します．そのため，**元からエンベロープをもたないタイプ**の「ノロウイルス」などには，効果が得られません．

しかし，「エタノール」に「クエン酸」「乳酸」と「亜鉛化合物」を添加することによって，こうしたノンエンベロープ・ウイルスに対しても消毒効果を発揮するようになります[1]．これらを配合した『ウエルセプト』は，「エタノール」の消毒薬でありながら「ノロウイルス」**にも効果**のある特殊なものと言えます．

こぼれ話 『ウエルセプト』には誤飲防止のため，苦味のある「八アセチル化しょ糖」も添加されています．

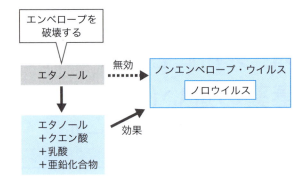

汚染源の確実な消毒と，日常的な手指の消毒の使い分け

　「ノロウイルス」を確実に消毒するためには，直接の感染源（吐しゃ物）などには2％（20,000 ppm），廃棄物や環境消毒には0.1％（1,000 ppm）の「次亜塩素酸」が必要です[2]．

　一方，手指の消毒に「次亜塩素酸」を頻繁に使っていると，手荒れの大きな原因になります．また，0.1％であっても塩素には強い刺激臭があるため，悪臭の原因にもなります．このことから，「次亜塩素酸」を日常的な消毒薬として使うのは現実的ではありません．

　その点，手荒れや刺激臭の問題が少ない『ウエルセプト』は，日常的な手指の消毒として非常に使いやすい消毒薬と言えます．

『ウエルパス』の扱いと「エタノール」の量

　『ウエルパス』は，「ベンザルコニウム」の消毒薬です．「ベンザルコニウム」自体は，「エタノール」よりも消毒効果が低い「低水準」に分類される消毒薬です[3]．しかし『ウエルパス』には添加物として，『ウエルセプト』と同じ消毒用の濃度で「エタノール」が含まれています．そのため，「ベンザルコニウム」では効かない「結核菌」などにも『ウエルパス』は効果が得られることがわかっています[4]．このことから，『ウエルパス』も実質は「エタノール」の消毒薬として扱っても差し支えありません．

■ **エタノールの含有量** [4,5]
　『ウエルセプト』　100 mL 中に 83 mL（有効成分として）
　『ウエルパス』　　100 mL 中に 83 mL（添加物として）

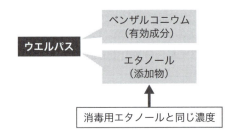

こぼれ話　2016年熊本地震の避難所でも，ノロウイルス感染防止のため食事前の手指消毒に『ウエルセプト』が使われました．

advice

手に石鹸が残っているとトラブルの元になる

手洗いによる手荒れの多くは，石鹸などの洗浄剤を十分に洗い落さなかったことが原因とされています．また，石鹸などが残った状態で消毒薬を使うと，消毒効果が弱まってしまうことになります．

このことから，手洗いをする際には，流水で石鹸はしっかりと洗い落とし，その上で消毒薬を使わなければなりません．こうした「正しい手洗い」の方法は，意外と知られていません．公衆衛生に関する知識として，広く周知していく必要があります．

Point

❶『ウエルセプト』は，「ノロウイルス」にもある程度の効果が期待でき，日常的な消毒に便利．
❷『ウエルパス』は，添加物として入っている「エタノール」の濃度が，消毒用エタノールと同じ．
❸ 石鹸はきれいに洗い流さないと，手荒れや消毒効果が弱まる原因になる．

▶「ノロウイルス」の培養技術は，まだない

「ノロウイルス」は，培養する技術が確立されていません．そのため，直接「ノロウイルス」に対する消毒効果を実証することは，現代の科学技術ではできません．

そのため，『ウエルセプト』は「ノロウイルス」と遺伝的に近しい代替ウイルスを使って消毒効果を検証しています．

■ ノロウイルスの代替ウイルス
ネコカリシウイルス：米国環境保護局（EPA）が，代替ウイルスとして指定しているもの
マウスノロウイルス：ヒトの「ノロウイルス」と遺伝的に近しいもの

消毒薬がこの2種のウイルスの両方に効果を発揮すれば，ヒトの「ノロウイルス」にも消毒効果があると考えられています[6]．

▶「エタノール」の消毒薬と酒税

通常，「エタノール」には酒税がかかります．そのため，消毒用の「エタノール」であっても，飲用できる状態のものであれば課税され，商品価格が高くなる傾向があります．

そこで多くの消毒用「エタノール」は，別の消毒薬を混ぜることで飲用不可の状態とし，免税を受けることで商品価格を抑えるように工夫されています．

「エタノール」に「ベンザルコニウム」や「グルコン酸クロルヘキシジン」などがよく配合されているのには，こういった税金面の事情も関係しています．

こぼれ話　2016年9月に，ヒトのノロウイルス培養に成功したとするはじめての報告があり（Science, 353：1387-1393, 2016 [PMID 27562956]），今後のノロウイルス研究の飛躍が期待されています．

添付文書,インタビューフォームの比較

- ◆ **効能・効果**
  - ウエルセプト：手指・皮膚の殺菌・消毒
  - ウエルパス　：手指の消毒

- ◆ **有効成分**
  - ウエルセプト：エタノール
  - ウエルパス　：ベンザルコニウム

- ◆ **添加物**
  - ウエルセプト：**乳酸**,**クエン酸水和物**,**硫酸亜鉛水和物**,グリセリン,ミリスチン酸イソプロピル,トコフェロール酢酸エステル,ハアセチル化しょ糖
  - ウエルパス　：プロピレングリコール,ミリスチン酸イソプロピル,**エタノール**

- ◆ **「エタノール」の含有量**
  - ウエルセプト：100 mL中に83 mL
  - ウエルパス　：100 mL中に83 mL

- ◆ **同じブランド名の別商品**
  - ウエルセプト：なし
  - ウエルパス　：『ホーム・ウエルパス』,『ウエルパスマイルド』

- ◆ **製造販売元**
  - ウエルセプト：丸石製薬
  - ウエルパス　：丸石製薬

■ 参考文献

1) 丸石製薬「ウエルセプト」製品情報
2) 厚生労働省：ノロウイルスに関するQ&A.（http://www.mhlw.go.jp/stf/seisakunitsuite/bunya/kenkou_iryou/shokuhin/syokuchu/kanren/yobou/040204-1.html）
3) 「今日の治療薬2017」（浦部晶夫,他／編）,南江堂,2017
4) ウエルパス手指消毒用　インタビューフォーム
5) ウエルセプト　添付文書
6) Division of Viral Diseases, National Center for Immunization and Respiratory Diseases, Centers for Disease Control and Prevention.Updated norovirus outbreak management and disease prevention guidelines. MMWR Recomm Rep, 60：1-18, 2011 [PMID 21368741]

こぼれ話　消毒用エタノールの濃度表記には,体積百分率（v/v%,またはvol%）,質量百分率（w/w%）,質量対体積百分率（w/v%）が混在しているため,注意が必要です（参考：https://www.fizz-di.jp/archives/1077343845.html）.

禁煙補助薬

97. 『チャンピックス』と『ニコチネル』，同じ禁煙補助薬の違いは？

ニコチンの有無，禁煙方法と成功率，副作用の違い

> **Answer** タバコの満足感を弱める『チャンピックス』，
> タバコの代わりに「ニコチン」を補給する『ニコチネル』

『チャンピックス（一般名：バレニクリン）』と『ニコチネル（一般名：ニコチン）』は，どちらも禁煙補助薬です．

『チャンピックス』は，タバコによる満足感を弱めることで，自然に喫煙量を減らす「内服薬」です．

『ニコチネル』は，タバコの代わりに「ニコチン」を補充することで，禁煙の継続を助ける「貼付剤」です．

『チャンピックス』の方が**禁煙成功率**は高いですが，『ニコチネル』の方が不快な**副作用**が少なく使い続けやすい薬です．このように『チャンピックス』と『ニコチネル』は一長一短の特徴をもっているため，患者に合った薬を選ぶことが大切です．

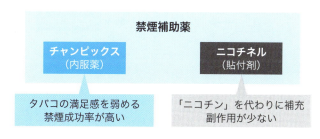

作用の違い〜「ニコチン」の有無と，禁煙の開始日

『チャンピックス』と『ニコチネル』は，どちらも禁煙補助薬ですが，作用は全く異なります．

『チャンピックス』は，タバコによる満足感を弱めることで喫煙量を減らし，自然と「禁煙」へと行動を変える効果がある薬です．

『ニコチネル』は，タバコの代わりに「ニコチン」を補充し，「禁煙」の継続を助ける薬です．

『チャンピックス』の作用〜タバコがマズくなるメカニズム

通常，タバコによって「ニコチン」を摂取すると，脳では「ドパミン」が放出され，満足感が得られます．『チャンピックス』は，$\alpha_4\beta_2$ニコチン受容体に対する部分作動（刺激と拮抗）作用により，この「ニコチン」による「ドパミン」放出を抑える作用があります．その

こぼれ話 副流煙でも代謝酵素を誘導し，薬のクリアランスに影響するという報告があります（Ther Drug Monit, 23：503-505, 2001 [PMID 11591894]）．受動喫煙でも薬物治療に悪影響を及ぼす可能性が指摘されています．

ため,『チャンピックス』を服用中にタバコを吸っても満足感が得られず,美味しいと感じなくなります[1].

『チャンピックス』は,**薬を飲みはじめても1週間はタバコを吸ってもよい**とされています[1].しかし,このときに吸ったタバコはマズく感じるため,自然と喫煙量が減っていくようになります.この経験をした上で,1週間後から「禁煙」をはじめることになります.

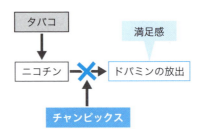

『ニコチネル』の作用～禁煙の継続を助ける

禁煙で最も難しいのは,「ニコチン」が減ることによる離脱症状です.『ニコチネル』は,**タバコの代わりに「ニコチン」を補充する**ことで,この離脱症状を防ぎ,禁煙の継続を助ける効果があります[2].

『ニコチネル』には「ニコチン」が含まれているため,**薬を使いはじめたその日から「禁煙」をはじめる必要があります**[2].

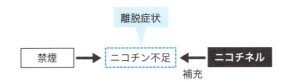

禁煙達成率の違い

『チャンピックス』や『ニコチネル』を使うことで,薬なしで挑戦するよりも禁煙成功率は高くなります.『チャンピックス』と『ニコチネル』の禁煙達成率を比較すると,**1年(52週)後の禁煙率は『チャンピックス』の方が高い**とされています[3].また,数ある禁煙補助薬のなかでも『チャンピックス』は,「ニコチン製剤」ガムの1.72倍,『ニコチネル』の1.51倍と,**最も高い禁煙達成率を発揮する**という報告もあります[4].

このことから,より高い成功率が期待できる『チャンピックス』でまず挑戦する,という選び方をする場合があります.

不快な副作用の違い

『チャンピックス』では,吐き気(28.5％),不眠症(16.3％),異常な夢(13.0％),頭痛(11.6％)と,非常に高い頻度で不快な副作用が生じることが報告されています[1].

一方,『ニコチネル』では目立った全身の副作用は不眠(5.9％)だけで,『チャンピックス』と比べると副作用が少なく,**使い続けやすいのが特徴です**[2].

> **こぼれ話** 部分作動薬(パーシャルアゴニスト)は,作動過剰の際は阻害,作動不足の際は刺激するように働き,受容体の作用を適度に調節するような効果を発揮します.

そもそも禁煙補助薬を使い続けることができなければ，「禁煙」の挑戦もできません．そのため，使い続けやすいという観点から『ニコチネル』を選ぶ場合があります．

advice
禁煙補助に，健康保険が使える医療機関がある

自分や家族に対する健康への影響から，タバコを減らそうとしている人が増えています．「ニコチンのガム」は市販されているため，医療機関にかからずに補助剤を使った禁煙に挑戦することもできます．しかし今の日本では，一定の条件に当てはまれば，禁煙補助に健康保険を使うことができます．保険が使える医療機関（日本禁煙学会のWebサイトから検索可能）では，禁煙に対する適切な支援を受けることができるため，自分一人で挑戦するよりもより成功しやすくなります．

禁煙に興味をもつ人がいたら，近所の専門の医療機関を紹介するなど，健康増進のために積極的な活動をしていく必要があります．

Point

❶ 『チャンピックス』は，タバコをまずくすることで喫煙量を減らす「内服薬」で，禁煙成功率が高い．
❷ 『ニコチネル』は，タバコの代わりに「ニコチン」を補充する「貼付剤」で，副作用が少ない．
❸ 禁煙は，医療機関の支援を受けて行うことで，より成功しやすくなる．

▶『チャンピックス』と『ニコチネル』の併用

『チャンピックス』では「ニコチン」を補充できないため，実際に禁煙を開始するとニコチンの離脱症状が起こることがあります．

こういった場合，離脱症状がピークになるタイミングに合わせて『ニコチネル』を併用することで，禁煙成功率が20％ほど高くなるという報告もされています[5]．

現状では保険適用外の使い方ですが，今後の検討によってより高い成功率の禁煙方法が確立されることが期待されています．

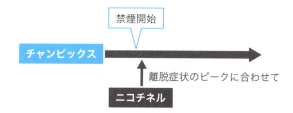

▶ 基礎疾患に対するリスク

『チャンピックス』はこれまで，精神疾患をもつ人への「警告」が添付文書に記載されていましたが，大規模臨床試験でも有害事象は認められなかったため[6]，この記載は2017年7月に削除されています[1]．ただし，「禁煙」自体が精神状態に大きく影響もすることには注意が必要です．

『ニコチネル』は血圧を高める作用があるため，狭心症や心筋梗塞・脳卒中・不整脈などの心血

こぼれ話　成人男性の喫煙率は28.2%で，ピーク時1966年の83.7%と比べて大きく減少していますが，成人女性の喫煙率の9.0%は50年ほど横ばいのまま推移しています（2017年JT全国たばこ喫煙率調査）．

管系の疾患を悪化させる恐れがあります[7]．そのため，こうした基礎疾患をもつ人には禁忌で使用できません[2]．

添付文書，インタビューフォームの比較

◆ 薬のタイプ
　チャンピックス：内服薬
　ニコチネル　　：貼付剤

◆ 適応症
　チャンピックス：**ニコチン依存症の喫煙者**に対する禁煙の補助
　ニコチネル　　：医師により禁煙が必要と診断された**禁煙意志の強い喫煙者**が，医師の指導のもとに行う禁煙の補助

◆ 「ニコチン」の含有
　チャンピックス：含まない
　ニコチネル　　：含む

◆ 禁煙開始日
　チャンピックス：服用の1週間後から禁煙開始
　ニコチネル　　：**使用初日から禁煙開始**

◆ 主な副作用
　チャンピックス：吐き気（28.5％），不眠（16.3％），異常な夢（13.0％），頭痛（11.6％）など
　ニコチネル　　：不眠（5.9％）

◆ 剤形の種類
　チャンピックス：錠（0.5 mg，1 mg）
　ニコチネル　　：TTS（10，20，30）

◆ 製造販売元
　チャンピックス：ファイザー
　ニコチネル　　：グラクソ・スミスクライン

■ 参考文献

1) チャンピックス錠　添付文書
2) ニコチネルTTS　添付文書
3) Cahill K, et al：Nicotine receptor partial agonists for smoking cessation. Cochrane Database Syst Rev：CD006103, 2008［PMID 18646137］
4) Cahill K, et al：Pharmacological interventions for smoking cessation: an overview and network meta-analysis. Cochrane Database Syst Rev：CD009329, 2013［PMID 23728690］
5) Koegelenberg CF, et al：Efficacy of varenicline combined with nicotine replacement therapy vs varenicline alone for smoking cessation: a randomized clinical trial. JAMA, 312：155-161, 2014［PMID 25005652］
6) Anthenelli RM, et al：Neuropsychiatric safety and efficacy of varenicline, bupropion, and nicotine patch in smokers with and without psychiatric disorders (EAGLES)：a double-blind, randomised, placebo-controlled clinical trial. Lancet, 387：2507-2520, 2016［PMID 27116918］
7) Mills EJ, et al：Cardiovascular events associated with smoking cessation pharmacotherapies: a network meta-analysis. Circulation, 129：28-41, 2014［PMID 24323793］

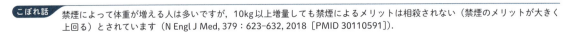

こぼれ話　禁煙によって体重が増える人は多いですが，10kg以上増量しても禁煙によるメリットは相殺されない（禁煙のメリットが大きく上回る）とされています（N Engl J Med, 379：623-632, 2018［PMID 30110591］）．

AGA治療薬

98. 『ザガーロ』と『プロペシア』，同じAGA治療薬の違いは？
治療効果の違いと値段の比較

> **Answer** 高い効果が期待できる『ザガーロ』，
> 値段を安く抑えられる『プロペシア』

『ザガーロ（一般名：デュタステリド）』と『プロペシア（一般名：フィナステリド）』は，どちらも男性型脱毛症（AGA: androgenetic alopecia）の治療薬です．

『ザガーロ』は，0.5 mgまで増やすことで『プロペシア』より高い効果が得られます．

『プロペシア』は，『ザガーロ』より値段が安く「ジェネリック医薬品」もあるため，経済的負担を抑えられます．

どちらも，薄毛の主な原因となる「ジヒドロテストステロン」を減らす「5α還元酵素阻害薬」で，作用は同じです．また，どちらの薬もカプセルから出したり，錠剤を割ったりしないよう注意が必要です．

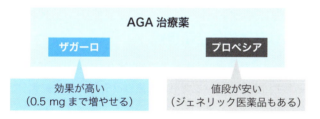

治療効果の比較〜上限量と作用の違い

『ザガーロ』は1日0.1〜0.5 mg，『プロペシア』は1日0.2〜1 mgで使います[1,2]．『ザガーロ』を1日0.1 mg使った場合と，『プロペシア』を1日1 mg使った場合とでは，治療効果は同じくらいになります．

しかし，『ザガーロ』を1日0.5 mgにまで増やすと，毛髪の数・太さの評価でより高い治療効果が得られることが報告されています[3]．特に，『ザガーロ』は量を増やしても副作用が増えないこと[3]から，より高い効果を期待する場合には『ザガーロ』を1日0.5 mgで使う方法が選ばれます．

こぼれ話 5α還元酵素阻害薬の「デュタステリド」は，『アボルブ』として前立腺肥大症の治療にも使われています．

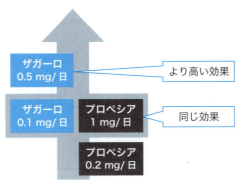

AGAの治療効果

作用する酵素型の違い

『ザガーロ』と『プロペシア』はどちらも男性ホルモン「テストステロン」を脱毛の原因物質「ジヒドロテストステロン」に変換する「5α還元酵素」を阻害することで，薄毛を治療する薬です．『ザガーロ』は「5α還元酵素」のⅠ型とⅡ型の両方を，『プロペシア』は「5α還元酵素」のⅡ型を選択的に阻害します[1,2]．治療効果の差は，この作用の違いによって生じると考えられています．

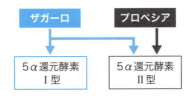

値段の差〜AGAは基本的に全額自費

『ザガーロ』や『プロペシア』は，医療保険が適用されない「薬価基準未収載」の薬です[1,2]．そのため保険は使えず，治療にかかる費用は全額自己負担になります．なお，実際の価格も医療機関がそれぞれ独自に設定しますが，地域差があまり大きくならないよう，ある程度の価格目安が定められている場合があります．自己負担のAGA治療では，薬の値段差がそのまま経済的負担の差につながるため，治療を続けるためには少しでも値段の安い薬を選ぶことも必要です．

- **AGA治療薬の価格の目安**
『ザガーロ』 『プロペシア』よりやや高め（ジェネリック医薬品はない）
『プロペシア』 1錠250〜300円程度（ジェネリック医薬品は，この80％程度）

advice
子どもや女性は，薬に触れない

『ザガーロ』や『プロペシア』の有効成分は，皮膚から吸収されることがあります．『ザガーロ』はカプセルに，『プロペシア』は錠剤にコーティングが施されているため，普通に薬を取り扱っている限りは有効成分に直接触れることはありません．しかし，カプセルが破れた場合や，錠剤が割れたような場合には，有効成分が露出した状態になります．こうした状態の

> **こぼれ話** 『プロペシア』は，女性に使っても発毛効果や脱毛抑制効果は得られなかったことが報告されています（J Am Acad Dermatol, 43：768-776, 2000 [PMID 11050579]）．

薬に子どもや女性が触れると，身体の成長・胎児の成長に悪影響を及ぼす恐れがあります[1,2]．
『ザガーロ』や『プロペシア』は，カプセルから出したり錠剤を割ったりといったように，薬に勝手に手を加えないように注意し，もし子どもや女性が触れてしまった場合には，すぐに流水と石鹸で洗うよう指導してください．

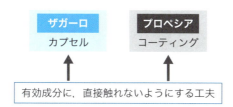

Point

❶『ザガーロ』を1日0.5 mgで使えば，高い治療効果が期待できる．
❷ 保険が使えないため，『プロペシア』やそのジェネリック医薬品は，財布にやさしい選択肢になる．
❸『ザガーロ』や『プロペシア』の有効成分に，子どもや女性が触れないよう注意する．

添付文書，インタビューフォームの比較

◆ **適応症**
　ザガーロ　：男性における，男性型脱毛症
　プロペシア：男性における，男性型脱毛症の進行遅延

◆ **薬価基準**
　ザガーロ　：未収載
　プロペシア：未収載

◆ **用法**
　ザガーロ　：1日1回
　プロペシア：1日1回

◆ **用量**
　ザガーロ　：0.1〜0.5 mg
　プロペシア：0.2〜1 mg

◆ **剤形の種類**
　ザガーロ　：カプセル（0.1 mg，0.5 mg）
　プロペシア：錠剤（0.2 mg，1 mg）
　※脱カプセル，錠剤の粉砕はどちらも不可

◆ **製造販売元**
　ザガーロ　：グラクソ・スミスクライン
　プロペシア：MSD

参考文献

1) ザガーロカプセル　添付文書
2) プロペシア錠　添付文書
3) Gubelin Harcha W, et al：A randomized, active- and placebo-controlled study of the efficacy and safety of different doses of dutasteride versus placebo and finasteride in the treatment of male subjects with androgenetic alopecia. J Am Acad Dermatol, 70：489-498.e3, 2014 [PMID 24411083]

こぼれ話　『プロペシア』の1 mg錠を割って使えば割安だ，とするネット情報が出回っているため，安易に錠剤を割る・砕くといった加工が行われている恐れもあり，注意喚起が必要です．

薬に関わるすべての人に知ってほしいこと

99.「エビデンスレベル」って何？
専門家個人の意見から
ランダム化比較試験のメタ解析まで

> **Answer** どれだけ「偏り（バイアス）」の少ない研究かを示すランク

エビデンスとは

「エビデンス」とは，**診療行為に対する「科学的根拠」**のことです．

医療に対して何か情報を入手した際，その情報は本当に正しいと言えるのか，その裏付けとなる「科学的根拠」があるかどうか，を確認する必要があります．

この「科学的根拠」は，主に研究者の研究論文という形でまとめられ，学会の学術雑誌で公表されています．日本の論文であれば「医学中央雑誌（医中誌）」，海外のものであれば「アメリカ国立医学図書館の論文データベース（PubMed）」で主に探すことができます．

エビデンスレベルとは

「科学的根拠」のレベルとは，その研究の結果が「どれだけ一般的なものか？」ということです．

「偏り」が全くない研究は存在しません．しかし，**どれだけ「偏り」を減らすように研究が行われているか**，という視点から，「科学的根拠」を8つにランク付けしています．

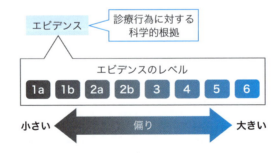

「偏り」とは？

「偏り」は「バイアス」とも呼びます．何かの調査をする際に，ある特徴をもつ偏った集団が対象となってしまうことによって生まれます．

■ 結果が偏る例

スポーツジムに通う人を対象に健康調査をしたとします．そもそも，スポーツジムに通う人というのは健康意識の高い人です．そのため，調査結果は一般的なものよりも，健康のために努力する方向に偏ります．

> **こぼれ話** 各種ガイドラインなどで，参考文献に付記してあるⅠやⅡなどの表記は，エビデンスレベルを示すものです．

- **対象が偏る例**

   職場で持病の調査をしたとします．この時，病気になって退職したような人は対象から外れてしまいます．そのため，健康な労働者ばかりを調査することになってしまいます．

- **情報が偏る例**

   病院に生涯通うことがない健康な人がいます．こういった人が天寿を全うした際，じつは小さながんがあったことが後になってわかることがあります．一方，病弱な人は頻繁に病院に通うため，小さながんでも発見され，がんであると診断されることがあります．

   このように，検査を受ける回数が多い方が，疾患が見つかる頻度が高くなります．

- **交絡バイアス（最も注意すべき偏り）**

   「運動不足」と「がんの発症」の因果関係を調査するとします．その際，運動をしないグループと，運動をよくするグループに分け，それぞれのがんの発症率を調査することになります．

   ところが，じつは運動をしないグループは全員「喫煙者」で，運動をするグループは全員「禁煙者」である，という事実が隠れていることもあります．すると，調査結果として出てきた「運動量」と「がん」の因果関係には，「喫煙量」と「がん」の因果関係も上乗せされていることになります．

   このように，**原因でも結果でもない，全く別の第三の要因によって，検討している因果関係が影響を受けること**を「交絡バイアス」と呼びます．

見かけ上の因果関係

運動不足 → がん

実際の因果関係

別の要因が混じる　運動不足／喫煙 → がん

つまり，何かの研究・調査を行う際にはこうした「偏り」を排除し，できる限り「一般的なもの」に近づけられるような方法を選ぶ必要があります．

研究デザインのレベル分類

「エビデンスレベル」は，ヒトを対象にした研究が対象になります．動物実験や細胞実験にはエビデンスのレベル分けはありません．

こぼれ話　抗うつ薬の服用と自殺の関係でも，失業や貧困といった「交絡バイアス」の影響を指摘する報告があります（BMJ，334：242，2007［PMID 17164297］）．

■ 8つに分類される臨床研究のエビデンスレベル
（高いエビデンスレベル）
1a：ランダム化比較試験のメタ解析
1b：少なくとも一つのランダム化比較試験
2a：ランダム割付を伴わない同時コントロールを伴うコホート研究
2b：ランダム割付を伴わない過去のコントロールを伴うコホート研究
3 ：症例対照研究
4 ：処置前後の比較など，前後比較や対照群を伴わない研究
5 ：症例報告
6 ：専門家個人の意見，専門家委員会報告
（低いエビデンスレベル）

※説明をわかりやすくするため，エビデンスレベルが低い順に説明します．

6：権威の主観：専門家個人の意見
◆概要
　大学病院の教授や，学会の評議員などに当たる人物が，主観的に述べた意見のことです．
◆強み
　権威をもった人物の意見のため，説得力があります．
◆弱み
　あくまで主観的な意見なので，その人物の利害関係〔例：利益相反（COI）〕や気分によっても変わることがあります．

5：ある1つの事例：症例報告
◆概要
　ある1人の患者の実例を報告したものです．
◆強み
　1例だけであっても実際に客観的なデータが存在するため，専門家の意見よりも高いエビデンスレベルで扱えます．
◆弱み
　例えば1日500本の喫煙者だったり，130kgの巨漢だったり，毎日20km走るランナーであったりと，その患者の背景がきわめて特殊なこともあります．そこまで極端ではなくとも，どんな薬を使っていたか，普段どんな生活をしているか，どんな持病があるかといった背景によって，別の人でも同じ結果が得られるとは限りません．

4：ある1つの観察報告：処置前後の比較など，前後比較や対照群を伴わない研究
◆概要
　ある程度の集団に治療を行い，その治療の前後でどのような変化が現れたかを比較するものです．
◆強み
　ある程度の集団に行うため，1例だけの症例報告よりも高いエビデンスレベルで扱えます．

こぼれ話　症例対照研究は，時間とコストのかからない研究デザインですが，因果関係と相関関係を取り違えるリスクがあることや，最近では個人情報保護法によるデータ利用が難しくなっているなどの問題点があります．

◆弱み

その治療方法を行わなかった場合にどうなったか，という対照群がないため，本当にその治療の効果かどうかを判定することができません．

3：過去にさかのぼる：症例対照研究
◆概要

「血圧」と「喫煙」の関係を調査するとします．いま，同じ薬を飲んでいたにもかかわらず，血圧が下がった人と下がらなかった人がいます．このように血圧の下がり具合に差が出たのはなぜか，過去をさかのぼりその要因として「喫煙」の有無を探る方法です．

例えば，いま血圧がうまく下がっている人のなかには，過去に禁煙をできている人が多かった，といったような報告になります．

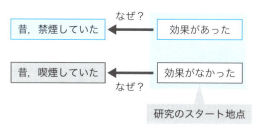

過去にさかのぼって要因を探る

◆強み

「禁煙」していれば「血圧」が下がった，というだけでなく，「喫煙」していたら「血圧」が下がらなかった，という比較対照を置いているため，エビデンスレベルは症例報告より高く扱えます．

◆弱み

研究をはじめる時点で，「血圧が下がった」という結果が判明しています．そのため，研究をする際にどうしても偏見が入ってしまいます．

2a～2b：未来に向かって行う：コホート研究
◆概要

「血圧」と「喫煙」の関係を調査しようとするとき，高血圧で，かつ喫煙者である患者を追跡調査します．そして，ある程度の期間が経った時点で，禁煙したかどうか，血圧が下がったかどうかを調査します．

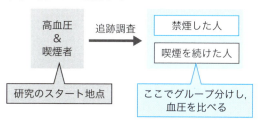

未来に向かって追跡する

こぼれ話 コホート研究では，調査をする母集団の数が少なかったり，追跡調査の期間が短かったりすると，稀なアウトカムが発生せず，検出できないことがあります．

◆強み

調査をはじめる時点では結果が未知なので，対象者を選ぶ際に偏見が入り込む余地がありません．そのため，症例対照研究よりも高いエビデンスレベルで扱えます．

◆弱み

例えば，自発的に禁煙するような人は，ほかにも運動をしたり，食事に気を付けていたりと，健康意識が高い生活を送っている可能性が非常に高いと言えます．こうした生活習慣が結果に影響した可能性（交絡バイアス）を排除できません．

1b：同じ背景で比較する：ランダム化比較試験（RCT）

◆概要

「血圧」と「喫煙」の因果関係を調査しようとするとき，日常的に喫煙し，かつ，高血圧である患者をまずランダムに集めます．続いてさらにランダムに「喫煙を続けるグループ」と「禁煙するグループ」にランダムに振り分けます．そして，この2つのグループにどんな差が出るか，を調査するものです．

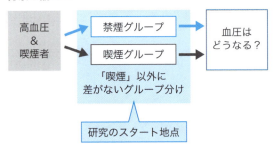

◆強み

ランダム（無作為）に集団を選び振り分けるため，「喫煙」以外に差のない2グループ間で比較することができ，ほかの要因による差を排除することができます．

◆弱み

確かに比較する2つのグループ間には「喫煙」以外の差はありません．しかし，例えば日本人で行った研究と，アメリカ人で行った研究とでは，対象者の遺伝的体質や食文化・生活環境も異なるため，同じ結果が得られるとは限りません．

1a：現在最高ランクのエビデンス：ランダム化比較試験のメタ解析

◆概要

現在最もエビデンスレベルが高いとされる研究のデザインです．公表されている論文のなかから，複数のランダム化比較試験（1b）の結果を，まとめて再解析するものです．

こぼれ話　メタ解析では，「著効」と「無効」のようにあまりに結果の異なる研究結果を集めた場合，不適切な解析結果が得られてしまうことがあります（異質性バイアス）．

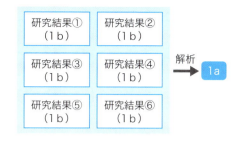

◆強み

　背景が異なるさまざまな集団に行った研究結果を，まとめて再解析することになるため，複数の研究結果を総合的に判断できます．そのため，単独のランダム化比較試験よりも，広く一般に適用しやすくなります．

◆弱み

　この研究デザインも万能ではありません．そもそも研究者にとって都合の悪い研究結果は，論文になっていない可能性があります．そのため，論文の選び方によっては，結果が偏ってしまう危険性があります．

　重要なのは，こうした高い「エビデンスレベル」の結果を踏まえて，実際にどういった医療として活かしていくのか，という点です．

advice

専門家個人の意見は最もエビデンスレベルが低い

　注目すべきは，専門家の意見（エキスパート・オピニオン）が最も低いレベル6に設定されていることです．どれだけ権威ある人の意見であっても，それはきちんとデザインされた研究結果には及ばない，としているところが重要です．

　このときの「専門家」とは，大学教授や学会の評議員といった水準の人たちを指します．一介の医師・薬剤師といった専門職，会社の担当者といった人の意見であっても，臨床的なエビデンスになり得ないことにも注意が必要です．

Point

❶ エビデンスレベルは，どれだけ「偏り（バイアス）」の少ない研究かを示すランク．
❷ 専門家個人の意見は，最もエビデンスレベルが低い．
❸ ランダム化比較試験のメタ解析も，万能ではない．

薬に関わるすべての人に知ってほしいこと

100. 他人の薬，個人輸入の薬はなぜ使ったらいけないのか
医薬品副作用被害救済制度について

> **Answer** 万が一のとき，補償を受けられないから

　日本には，もし薬の副作用で健康被害を受けてしまった場合に，医療費の実費や生活補償・年金を給付してもらえる「医薬品副作用被害救済制度」があります．

　しかし，この制度を受けられるのは，「薬を正しく使用」していた場合に限ります．**他人の薬を使った場合や，間違った使い方をした場合，個人輸入で手に入れた薬を使っていた場合には，副作用が起きてもこの補償を受けることができません．**

　「家族であれば，似たような症状であれば使ってもよいか」という質問を受けることは少なくありませんが，この制度を周知するとともに，必要に応じてなぜダメなのかということを説得力ある指導でしっかりと納得させることも大切です．

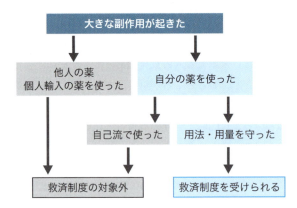

医薬品副作用被害救済制度の条件

　すべての薬には副作用があります．今の段階では明らかになっていない「潜在的なリスク」が，後々になって明らかになる，といったケースも少なくありません．そのため，たとえ細心の注意を払い，正しい使い方を心がけていたとしても，副作用を100％防ぐことは困難です．このような不可避の副作用で受けた健康被害は，「医薬品副作用被害救済制度」によって補償を受けることができます．

副作用によって，入院治療が必要になってしまった場合

　医療費　　：治療にかかった費用のうち，自己負担分の全額
　医療手当：入院や通院にかかる，治療費以外の諸費用として，月額36,300円または34,300円

こぼれ話　副作用が起こらないように正しく薬を使うことは「リスク回避」，もし副作用が起こってしまった場合でも救済制度を受けられるようにしておくことは「リスク管理」です．

※これらの請求は，対象となる医療が行われたときから5年以内に行う必要があります．

副作用によって，日常生活に支障があるほどの障害が残った場合
18歳以上：より重い1級で年額2,752,800円，2級で2,203,200円
18歳未満：より重い1級で年額860,400円，2級で688,800円
※これらの請求には請求期限がありません．18歳未満で対象となった場合でも，18歳からは18歳以上の年金に移行されます．

死亡した場合
生活維持者が死亡した場合：生活再建のため，原則10年間にわたって年額2,408,400円を支給
生活維持者以外が死亡した場合：一時金として7,225,200円
葬祭料：葬祭の費用として206,000円
※2017年4月1日改定時の金額

しかし，これらの制度は「医薬品等の不適正な使用によるもの」は対象となりません．家族や他人の薬を勝手に使っていた場合や，個人輸入で処方薬を入手して使っていたような場合には，この「不適正な使用」に該当し，補償を受けることができません[1]．

不支給になる理由の3割が，「適正に使用していない」こと

2007〜2011年の5年間，年間1,000件を超える申請に対して，20%程度は不支給になっています．不支給になる理由にはさまざまありますが，「医薬品を適正に使用していないため」という理由での不支給が全体の28%程度に上ります．

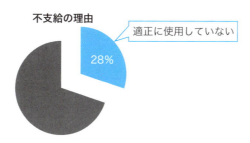

■救済の対象とならない事例[1]
・予防接種を受けたもの
・救命のためなど，緊急にやむを得ず大量の医薬品を使った場合
・被害が軽度のもの
・抗癌剤や免疫抑制薬といった，対象外の薬を使った場合
・**適正に薬を使用しなかった場合**

他人の薬をもらって使った，家族の薬を使い回した，家に余っていた薬を勝手に使った，用法・用量を守らずに大量に使った，個人輸入で入手した薬を使っていた，という場合は「適

こぼれ話　生物由来製品で起こった副作用には，二次感染者への救済も含めた「生物由来製品感染等被害救済制度」があります．

正に使用していない」と判断されます．

advice
まずは救済制度の存在を正しく伝える

解熱鎮痛薬の貼付剤による「光線過敏症」は，他人から譲り受けた薬で多発していますが，「医薬品副作用被害救済制度」の存在も知らず，他人の薬では補償が受けられないということも知らなかった，というケースがほとんどです．

一般にもまだ非常に認知度が低い制度ですが，薬を使うすべての人にとって，いざというときのための大切な制度です．自分に処方された薬は，自分だけのもので他人に譲ってはいけない，勝手な使い方をしてはいけない，ということは比較的よく知られたことですが，「もし守らなかった場合にどんな不利益を被ることになるのか」ということも，きちんと伝える必要があります．

Point

❶ 薬で大きな副作用が起きた場合は，「医薬品副作用被害救済制度」による補償を受けることができる．

❷ 他人の薬を使った場合，間違った使い方をした場合，個人輸入で入手した薬を使った場合は，対象外になる．

❸「医薬品副作用被害救済制度」の認知度は低いため，質問を受けたときなどに少しずつ周知していくことが大切．

▶ **市販薬や通販で購入した薬も，正しく使っていれば対象になる**

「医薬品副作用被害救済制度」は，病院で処方された薬だけでなく，ドラッグストア等で購入した薬や，インターネットで購入した一般用医薬品なども救済の対象となります．

ただし，本来は処方箋が必要な薬（処方箋医薬品など）を個人輸入した場合など，正規の手段で購入していない場合には，対象外になります．

■ 参考文献

1）医薬品医療機器総合機構：医薬品副作用被害救済制度に関するQ&A（https://www.pmda.go.jp/relief-services/adr-sufferers/0006.html）

こぼれ話　医薬品医療機器等法では，一般用医薬品を薬局で販売する場合は「医薬品副作用被害救済制度」に関する解説を薬局内に掲示しなければならない，と定められています．

索引 INDEX

詳細に解説されているページを**太字**で示します．

数字・ギリシャ文字

1FTU	381
5α還元酵素	404
α-グルコシダーゼ阻害薬	48
α刺激薬	149
α遮断作用	33
$β_2$刺激薬	170, 173
$β_3$刺激薬	332
β-エンドルフィン	348
β遮断薬	33, 298
β-ラクタマーゼ	192
κ受容体	348
μ受容体	348
ω-3脂肪酸	**75**
ω受容体	256

欧文

A〜E

AAA	368
ACE阻害薬	**14**, 21
AGA	403
ARB	**14**, 18
ARISTOTLE試験	87
basal-bolus療法	55
BCAA	366
BPSD	290
CAB（Combined Androgen Blockade）療法	344
Ca拮抗薬	25, 298
COPD	34, 177
COX	110, 113, 118
CTZ	304
CYP2C19	91, 94, 220, 223
CYP2C8	72
CYP2C9	72
CYP2D6	285, 347
CYP3A	72, 265
CYP3A4	27, 68, 205, 257, 283, 336, 356
DHA	75
DPI（ドライパウダー吸入器）	170
DPP-4阻害薬	51
d-クロルフェニラミン	**129**
ED治療薬	335
EPA	75

F〜P

Fischer比	368
H_2ブロッカー	**216**
HMG-CoA還元酵素阻害薬	63, 67, 71
L-カルボシステイン	**176**
MDI（定量噴霧吸入器）	170
MIC	188, 209, 214
morning surge	19, 22
NAPQI	115
Nocturnal Gastric Acid Breakthrough	218
non-dipper型	19
NSAIDs	105, 109, **115**, **120**, 147, 220, 295
OATP	68
P-CAB	218, 223
PK-PD理論	188
PL配合顆粒	**122**
PPARα	71
PPI	**216**, 220, 223
PSA値	344
PT-INR	85
P糖蛋白	205

R〜Z

RCT	410
RE-LY試験	86
RM錠	294
RNAポリメラーゼ阻害薬	199
ROCKET-AF試験	86
RPD錠	294
SDA	276, 280, 285
SERM	319, 341
SG配合顆粒	**122**
SNRI	267
SSRI	267, 271
SU類	46
T/P比	22
TRF	347
URAT1	99
Z-drug	257

和文

あ行

アーチスト	**33**
アコファイド	307
アサコール	**231**
アシクロビル	**201**
アシテア	**161**
アジルサルタン	16
アジルバ	16
アスタット	**209**
アズノール	**392**
アスピリン	**79**, 92
アスピリン喘息	105, **110**, 119, 120, **147**
アスベリン	**180**
アズレン	**392**
アセチルコリン	306
アセトアミノフェン	**113**, **122**, 185

アゾセミド······42	アンジオテンシン変換酵素阻害薬······14	インフルエンザ治療薬······196
アテローム血栓性脳梗塞······81	アンドロゲン······30	インフルエンザ脳症······105, 106, **114**, **116**
アドエア······**170**	アンプラーグ······81	インペアード・パフォーマンス······134
アドソルビン······**239**	アンブロキソール······**176**	ウエルセプト······**395**
アトルバスタチン······**67**, 73	胃炎······306	ウエルパス······**395**
アドレナリンα₁受容体······327	イグザレルト······80, 84	うがい······394
アナストロゾール······321, **340**	イクスタンジ······345	うがい薬······392
アナフィラキシー・ショック······163	イコサペント酸······**75**	ウレアーゼ活性······225
アビガン······199	胃酸分泌抑制薬······216	エクセグラン······355
アピキサバン······80, 84	イソジン······**392**	エスシタロプラム······**271**
アマージ······**293**	イソソルビド······311	エスゾピクロン······257, **260**
アマリール······**46**	イソバイド······311	エストロゲン······340
アミトリプチリン······300	一次除菌······225	エソメプラゾール······**220**, 225
アミノレバン······**366**	イトプリド······**306**	エタノール······**395**
アムロジピン······**25**	イトラコナゾール······**204**	エチゾラム······**247**
アムロジン······**25**	イトリゾール······**204**	エディロール······**316**
アモキシシリン······188, **192**	イナビル······**196**	エドキサバン······80, 84
アモバン······**260**	胃粘膜保護薬······228	エナラプリル······15, **21**
アラミスト······**152**	イノレット······60	エバスチン······146
アリセプト······**289**	イミグラン······**293**	エバステル······146
アリミデックス······321, **340**	イミダプリル······15, **21**	エパデール······**75**
アルダクトンA······**29**	医薬品副作用被害救済制度······337, 412	エビスタ······**319**, 342
アルツハイマー型認知症······289	医療用麻薬······346	エビデンス······406
アルドステロン······29	イルベサルタン······16	エビデンスレベル······406
アルドステロン拮抗薬······29	イルベタン······16	エピナスチン······146, 159
アルドステロン・ブレイクスルー······17, **30**	インヴェガ······281, **285**	エフィエント······81, 89, **91**
アルファカルシドール······**316**	インクレチン······51	エフィナコナゾール······206, **213**
アルファロール······**316**	インスリン······58	エプレレノン······17, **29**
アルプラゾラム······**247**	インスリン アスパルト······**54**	エモリエント効果······381
アレグラ······**129**, **133**, 146, **149**	インスリン グラルギン······**58**	エリキュース······80, 84
アレジオン······146, 159	インスリン製剤······54	エリザス······**152**
アレビアチン······355	インスリン抵抗性······46	エルデカルシトール······**316**
アレロック······146	インスリン デグルデク······**54**, **58**	エレトリプタン······**293**
アレンドロン酸······**323**	インスリン デテミル······**58**	塩化ベンザルコニウム······385, 388
アロプリノール······**98**, **101**	陰性症状······276	オイグルコン······**46**
アロマターゼ······340	インタール······**157**	嘔吐中枢······305
アンジオテンシンⅡ受容体拮抗薬······14, 18	インデラル······33, **297**	横紋筋融解症······72
		オーグメンチン······**192**

オセルタミビル ……………… **196**	肝不全 ……………………………366	クレストール ……………… **63**, **67**
オダイン …………………… **343**	漢方薬 ……………………………370	クレナフィン ……………… 206, **213**
オノン ………………………… 147	偽陰性 ……………… 217, 221, 225	クローン病 ……………………… 231
オピオイド鎮痛薬 ……… 116, 346	気管支喘息 ………………… 34, 178	クロピドグレル ……… 81, **88**, **91**, **94**
オマリグリプチン ……………… **51**	キサラタン …………………… **387**	クロモグリク酸 ………………… 157
オメプラール ……………… **220**, 225	キサンチンオキシダーゼ …… 98, 101	クロルフェニラミン …………… 185
オメプラゾール …………… **220**, 225	気道潤滑薬 ……………………… 177	血液脳関門 ……………………… 302
オラペネム ……………………… 298	気道粘液調整薬 ………………… 176	血管収縮剤 ……………………… 155
オルメサルタン …………………16	機能性ディスペプシア ………… 307	月経不順 …………………………29
オルメテック ……………………16	キプレス ……………………146, 147	ケトプロフェン ……………… **126**
オレキシン ……………………… 264	逆流性食道炎 ……………… 181, 217	下痢止め ………………………… 239
オロパタジン ……………… 146, **157**	吸着剤 …………………………… 239	眩暈（めまい） ………………… 309
	牛乳アレルギー ………………… 239	減感作療法 ……………………… 161
か行	吸入ステロイド ………………… 170	抗アルドステロン作用 …………43
外傷後ストレス障害 …………… 269	吸入補助器具 …………………… 173	抗アンドロゲン薬 ……………… 343
改変防止技術 …………………… 347	強迫性障害 ……………………… 269	抗ウイルス薬 …………………… 201
潰瘍性大腸炎 …………………… 231	局在関連てんかん ……………… 354	抗うつ薬 …………………… 267, 271
化学受容器引金帯 ……………… 304	去勢抵抗性前立腺がん ………… 345	光学異性体 ……… 139, 220, **222**, 260
科学的根拠 ……………………… 406	去痰薬 …………………………… 176	高カルシウム血症 ……………… 317
ガスモチン …………………… **306**	禁煙補助薬 ……………………… 399	抗凝固薬 …………………………79
カゼイン ………………………… 240	緊急安全性情報 ……………………88	抗菌スペクトル ………………… 187
カソデックス ………………… **343**	筋弛緩作用 ……………………… 247	抗菌薬 ……………………… 187, 235
葛根湯 ………………………… **370**	緊張型頭痛 ……………………… 295	高血圧 ……… 14, 18, 21, 25, 29, 38, 42
ガナトン ……………………… **306**	空腹時 …………………… **143**, 151	抗血小板薬 ………………… 79, 88, 91, 94
カフェイン ……………… 124, 254, 258	クエチアピン …………………… 253	抗コリン作用 ……………… 130, 310
カフコデ ……………………… **184**	クエン酸第一鉄 ……………… **312**	抗コリン薬 ……………………… 332
空咳 ……………………… **16**, 18, 23	グラッシュビスタ ……………… 390	鉱質コルチコイド ……………… 167
カリウムイオン競合型アシッドブロッカー ……………………… 218	クラビット ………………… 188, 236	甲状腺機能亢進症 ……………… 351
カリウム保持性利尿薬 ……………29	クラブラン酸 ………………… **192**	甲状腺機能低下症 ……………… 351
カルシウム吸収 ………………… 316	クラリス ………………………… 188	甲状腺ホルモン ………………… 350
カルバペネム系 ………………… 356	クラリスロマイシン ……… 188, 225	抗真菌薬 …………………… 204, 209, 213
カルバマゼピン ……………… **354**	クラリチン ………… 131, 135, 142, 146	抗精神病薬 ……………………… 275
カルベジロール ………………… **33**	グリクラジド …………………… **46**	光線過敏症 ……………………… 127
カロナール …………………… **113**	グリベンクラミド ……………… **46**	抗てんかん薬 …………………… 297
がん性疼痛 ……………………… 346	グリミクロン …………………… **46**	高尿酸血症 ……………………… 103
肝性脳症 ………………………… 367	グリメピリド …………………… **46**	抗ヒスタミン薬
甘草 ……………………………… 370	グルコース ……………………… 48	…… 123, 129, 133, 137, 141, 145, 149, 184
カンデサルタン ………… 16, **18**, 300	グレープフルーツジュース …………………… 27, 133, 142, 283	抗不安作用 ……………………… 247

抗不安薬	247	
交絡バイアス	407	
抗ロイコトリエン薬	135, 145	
誤嚥性肺炎	16, 23	
個人輸入	337, 412	
骨粗鬆症	39, 316, 319, 323	
骨代謝	316	
コナヒョウヒダニ	161	
コバシル	**21**	
コホート研究	409	
コルチゾール	168	
コンタクトレンズ	159, 384	

さ行

サイアザイド系利尿薬	38
ザイザル	**133**, **137**, **145**, 146
最小発育阻止濃度	188, 209, 214
サイトテック	229
サイレース	**251**
ザイロリック	**98**, **101**
サインバルタ	**267**
ザガーロ	**403**
ザナミビル	**196**
ザファテック	**51**
サルポグレラート	**81**
サルメテロール	**170**, **173**
サワシリン	188, **192**
酸化マグネシウム	**243**
ジアゼパム換算	**257**
シアリス	**335**
ジェイゾロフト	**267**, **271**
ジクアス	**384**
ジクアホソル	**384**
シクロオキシゲナーゼ	**110**, 113, 118
ジクロフェナク	**105**
持効型インスリン	**54**
持効型インスリン製剤	**58**
脂質異常症	71, 77
シックデイ・ルール	**56**

ジヒドロコデインリン酸	185
ジヒドロピリジン系	25
ジフェニドール	**309**
ジフェンヒドラミン	185
ジプロフィリン	185
シムビコート	**170**
社会不安障害	269
周辺症状	290
消化性潰瘍	216
脂溶性ビタミン	360
消毒薬	395
症例対照研究	409
食後過血糖	54
食直後	76
女性化乳房	29
除痛ラダー	346
ジルチアゼム	**25**
ジルテック	**131**, **137**, 146
シルデナフィル	**335**
シロスタゾール	81
シロドシン	**327**
新規抗凝固薬	84
シングレア	135, **145**, 147
心原性脳塞栓症	80
シンバスタチン	73
心不全	29, 33, 38
錐体外路障害	275, 282, 286, **302**, 307
水痘	202
睡眠薬	251, 256, 260, 264
水溶性ビタミン	360
スーパー耐性菌	237
スタチン	63, 67, 71
ステロイド	165, 173, 211
ステロイド外用剤	374, 380
ステロイド点鼻薬	152
ストロング・スタチン	63
スピロノラクトン	**29**
スペーサー	173

スボレキサント	**264**
スマトリプタン	**293**
スルホニル尿素類	46
整腸剤	235, 239
赤色血栓	79
セチリジン	131, **137**, 146
セファドール	**309**
ゼフナート	**209**
ゼプリオン	281, 287
セララ	17, **29**
セルトラリン	**267**, **271**
セルベックス	**228**
セレコキシブ	**109**
セレコックス	**109**
セレスタミン	131
セレネース	**275**
セロクエル	253
セロトニン	267, 306
セロトニン5-HT$_4$受容体	306
セロトニン再取り込み阻害薬	267
セロトニン・ドパミン拮抗薬	276, 280, 285
セロトニン・ノルアドレナリン再取り込み阻害薬	267
遷延性低血糖	49
喘息	170, 181, 186
喘息吸入薬	170
選択的エストロゲン受容体モジュレーター	319
選択的セロトニン再取り込み阻害薬	271
善玉菌	235
センノシド	**243**
全般発作	354
前立腺がん	343
前立腺肥大	130
前立腺肥大症	327
躁うつ病	273
早期緩和ケア	348
双極性障害	273

総合感冒薬……………184	タミフル **196**	テルミサルタン………16
早朝高血圧………19, 22	タムスロシン **327**	てんかん………354
ゾーミッグ………293	タモキシフェン **340**	点眼液………157
ゾニサミド………355	男性型脱毛症………**403**	転倒防止効果………316
ゾピクロン………**260**	タンナルビン **239**	天然ケイ酸アルミニウム………**239**
ゾビラックス………**201**	タンニン酸アルブミン………**239**	統合失調症………275, 280, 285
ソラナックス………**247**	チアマゾール **350**	糖質コルチコイド………167
ソランタール………**118**	チアラミド **118**	等電点沈殿………60
ソリフェナシン………**331**	チカグレロル **94**	糖尿病………51, 54
ゾルピデム………**256**	チクロピジン………81, **88**	糖尿病性腎症………15, 18, 21
ゾルミトリプタン………293	チペピジン **180**	糖尿病性網膜症………46, 74
	着色尿………361	ドーピング禁止薬物………150
た行	チャンピックス **399**	ドネペジル………**289**
ダイアート **42**	中途覚醒………251	ドパミン………306, 348
第一世代抗ヒスタミン薬………129	超速効型インスリン………54	ドパミンD_2受容体………306
第一世代（定型）抗精神病薬………275	チラーヂン **350**	ドパミン受容体拮抗薬………302
代償性抗利尿………40	チペピジン	トピナ………300
帯状疱疹………202	鎮咳薬 **180**	トピラマート………300
耐性………235, 237	痛風………98, 103	ドライアイ………384
耐性菌………192	痛風発作………103	ドライパウダー吸入器（DPI）…170
第二世代………137	爪白癬………204, 206, 214	トラセミド………**42**
第二世代抗ヒスタミン薬………129, 133	爪水虫………213	トラバタンズ………**387**
第二世代（非定型）抗精神病薬………275	低K血症 **44**	トラベルミン………305
ダイノルフィン………348	ディオバン………16	トラボプロスト………**387**
退薬症状………249, 261	低血糖 **48**	トラマール………**346**
タケキャブ………219, **223**	定量噴霧吸入器（MDI）……170	トラマドール………116, **346**
タケプロン………**223**	ディレグラ **149**	トラムセット………116, 347
多剤耐性菌………237	デキサメタゾン **152**	トリアゾラム………205, **256**
タダラフィル………**335**	デキストロメトルファン **180**	トリクロルメチアジド………**38**
タナトリル………15, **21**	テグレトール **354**	トリプタノール………300
ダニアレルギー………161	デザレックス………**141**, 146	トリプタン製剤………**293**, 297
他人の薬………412	デスロラタジン………**141**, 146	トレシーバ………**54**, 58
ダビガトラン………80, 84, 205	鉄剤………312	トレラグリプチン………51
タフルプロスト………**387**	デパケン………**297**, 354	ドンペリドン………**302**
タプロス………**387**	デパス **247**	
タペンタ………**346**	テビペネム………298	**な行**
タペンタドール………**346**	テプレノン **228**	内耳障害………309
	デュタステリド **403**	内リンパ水腫………309
	デュロキセチン **267**	ナウゼリン………**302**
	テルビナフィン………**204**, 209	

ナゾネックス	**152**
ナフトピジル	**327**
ナラトリプタン	**293**
ニコチネル	**399**
ニコチン	**399**
二次除菌	225
日内変動	168
乳がん	321, 340
乳酸菌	235
入眠障害	251
ニューロタン	16, **18**
尿酸	98
尿酸産生過剰型	98
尿酸生成抑制薬	98, 101
尿酸排泄促進薬	99
尿酸排泄低下型	98
尿素	**379**
認知行動療法	258
認知症	289
ネキシウム	**220**, 225
ネブライザー	173
ノイラミニダーゼ阻害薬	196
ノイロビタン	**358**
脳内ヒスタミン受容体占有 134, 138, 143	
ノボラピッド	**54**
乗り物酔い	305
ノルアドレナリン	267
ノルバスク	26
ノルバデックス	**340**
ノロウイルス	395

は行

パーキンソン病	303
バイアグラ	**335**
バイアス	406
バイアスピリン	**79**, 92
バイオアベイラビリティ	153
肺サーファクタント	177
排尿障害	327
ハイボン	300
吐き気	303
パキシル	272
白色血栓	79
白色ワセリン	**382**
白癬	209
白癬菌	204
バクタ配合錠	189
パスタロン	**379**
バセドウ病	351
バゼドキシフェン	**319**, 342
パタノール	**157**
鼻づまり	149
パナルジン	81, **88**
パニック障害	247, 248, 269
バラシクロビル	**201**
パリエット	225
パリペリドン	281, **285**
バルサルタン	16
ハルシオン	205, **256**
パルス療法	166, 205
バルデナフィル	**335**
バルトレックス	**201**
ハルナール	**327**
バルプロ酸	**297**, 354
パルモディア	**71**
バレニクリン	**399**
パロキセチン	272
ハロペリドール	**275**
反跳性不眠	261
ヒアルロン酸	384
ヒアレイン	384
ビオフェルミン	235
ビオフェルミンR	235
ビカルタミド	**343**
ヒスタミン	**145**, 149, 310
ビスホスホネート製剤	323
ビソプロロール	**33**
ビタノイリン	**358**
ピタバスタチン	**67**, 72
ビタミンB_1	359
ビタミンB_{12}	360
ビタミンB_2	358
ビタミンB_6	360
ビタミンB群	**358**
ビタミンD_3	316
ビタメジン	**358**
ヒドロクロロチアジド	39
ヒドロコルチゾン	166
ビビアント	**319**, 342
ビホナゾール	209
ビマトプロスト	**387**
ビラスチン	**141**, 146
ビラノア	**141**, 146
ピリン系	124
ヒルドイド	**379**
ピロリ菌	189, 216
ピロリ除菌	221, **224**
貧血	313
ファビピラビル	199
不安障害	247, 269
フィナステリド	**403**
フィブラート系薬	71
フェキソフェナジン **129**, **133**, 146, 149	
フェニトイン	355
フェニルアルキルアミン系	25
フェノフィブラート	**71**
フェブキソスタット	**101**
フェブリク	**101**
フェロ・グラデュメット	312
フェロミア	312
フォリアミン	**363**
副鼻腔炎	182
浮腫	38
フスコデ	**184**
不整脈	25

プソイドエフェドリン …… **149**	ベシケア …… **331**	マイスリー …… **256**
ブデソニド …… **170**, **172**	ベタニス …… **331**	マクサルト …… **293**, 297
ブドウ糖 …… 48	ベタヒスチン …… **309**	マグミット …… **243**
部分発作 …… 354	ベタメタゾン …… 131, **165**	マリゼブ …… **51**
不飽和脂肪酸 …… 75	ベタメタゾン吉草酸エステル …… 375	慢性心不全 …… 15, 18, 21
プラザキサ …… 80, 84, **205**	ベタメタゾン吉草酸エステル＋ゲンタマイシン …… 375	慢性腎不全 …… 39, 318
ブラジキニン …… 16	ベタメタゾンジプロピオン酸エステル …… 375	慢性閉塞性肺疾患 …… 172, 177
プラスグレル …… 81, 89, **91**	ベタメタゾンリン酸エステル＋フラジオマイシン …… 375	満量処方 …… 371
フラノクマリン …… 27	ベネット …… 323	ミカルディス …… 16
プラバスタチン …… **63**	ヘパリン類似物質 …… **379**	ミグシス …… **297**
プラビックス …… 81, **88**, **91**, **94**	ペマフィブラート …… **71**	水虫 …… 204, 209
プランルカスト …… 147	ベラパミル …… **25**, 300	ミソプロストール …… 229
フリバス …… **327**	ペラミビル …… **196**	ミティキュア …… **161**
ブリリンタ …… **94**	ペリンドプリル …… **21**	ミノドロン酸 …… **323**
プリンペラン …… **302**	ベルソムラ …… **264**	ミラベグロン …… **331**
フルイトラン …… **38**	ヘルベッサー …… **25**	ミルタザピン …… 253
プルゼニド …… **243**	ペロスピロン …… **280**	ムコスタ …… **228**, **384**
フルタミド …… **343**	ベンザルコニウム …… 159, **395**	ムコソルバン …… **176**
フルチカゾン …… **152**, **170**, **172**	片頭痛 …… 293, 297	ムコダイン …… **176**
フルニトラゼパム …… **251**	片頭痛予防薬 …… 297	胸やけ …… 306
プレタール …… 81	ベンズブロマロン …… **98**	メインテート …… **33**
フレックスタッチ …… 60	ベンゾジアゼピン系 …… 247, 251, 261	メサラジン …… **231**
プレドニゾロン …… **165**	ベンゾチアゼピン系 …… 25	メジコン …… **180**
プレドニン …… **165**	ペンタサ …… **231**	メタ解析 …… 410
プロゲステロン …… 30	便秘薬 …… 243	メチルエフェドリン …… 185
プロスタグランジン …… 113, 118	芳香族アミノ酸 …… 368	メトクロプラミド …… **302**
プロスタグランジン関連薬 …… 387	保湿剤 …… 377, 379	メトトレキサート …… 363
フロセミド …… **38**, **42**	ボナロン …… **323**	メトプロロール …… 34, 300
ブロチゾラム …… **251**	ボノテオ …… **323**	メニエール病 …… 303, **309**
プロドラッグ …… 201	ボノプラザン …… 219, **223**	メバロチン …… **63**
プロトンポンプ阻害薬 …… **216**, 220	ポララミン …… 129	めまい（眩暈）…… 309
ブロナンセリン …… **280**	ホリナート …… 363	メマリー …… **289**
プロプラノロール …… 33, **297**	ボルタレン …… 105	メマンチン …… **289**
ブロプレス …… 16, **18**, 300	ホルモテロール …… 170, **173**	メラトニン …… 264
プロペシア …… **403**		メリスロン …… **309**
プロペト …… 382		メルカゾール …… **350**
ブロモバレリル尿素 …… 185	**ま行**	モイスチャー効果 …… 381
分岐鎖アミノ酸 …… 366		モーラステープ …… **126**
閉経後乳がん …… 341	マイコスポール …… 209	モーラスパップ …… **126**

モーラスパップXR……………**128**	ランタスXR………………59, **61**	レニベース…………………15, **21**
モサプリド………………**306**	ランダム化比較試験…………410	レニン・アンジオテンシン系
持ち越し効果………………253	リーバクト……………**366**	……………………14, **30**
モメタゾン…………**152**	リウマトレックス………………363	レバミピド……………**228**, **384**
モルヒネ換算量………………346	リクシアナ………………80, **84**	レビー小体型認知症……………291
モンテルカスト……135, **145**, 146	リザトリプタン………………**293**	レビトラ……………………**335**
	リシノプリル………………15, **300**	レベミル………………**58**
	リスパダール……**275**, **280**, **285**	レボセチリジン… **133**, **137**, **145**, 146
や行	リスペリドン……**275**, **280**, **285**	レボチロキシン…………**350**
	リセドロン酸………………**323**	レボドパ……………………303
薬剤証明書………………254	離脱症状………………249, **401**	レボフロキサシン………188, **236**
薬物乱用頭痛……………**294**, 299	リバーロキサバン……80, **84**	レルパックス………………**293**
ヤケヒョウヒダニ……………161	リバロ…………………**67**, 72	レンドルミン………………**251**
ユリーフ……………**327**	リピディル………………**71**	ロイコトリエン………………**145**
ユリノーム……………**98**	リピトール………………**67**, 73	ロイコボリン………………**363**
葉酸…………………**363**	リフレックス…………………253	ロキソニン
葉酸代謝拮抗薬……………363	リポバス………………73	……**105**, **109**, **113**, **118**, **228**, **295**
陽性症状…………………**276**	リボフラビン…………………300	ロキソプロフェン
ヨウ素…………………**392**	硫酸鉄………………**312**	……**105**, **109**, **113**, **118**, **228**, **295**
	緑内障………………130, **387**	ロサルタン…………………16, **18**
ら行	リラナフタート………………**209**	ロスバスタチン……………**63**, **67**
	リレンザ…………………**196**	ロゼレム………………253, **264**
ライ症候群…………………116	リン酸コデイン…178, 180, **184**, 186	ロトリガ……………………**75**
ライゾデグ………………**56**	リンデロン…………**165**, **374**	ロナセン…………………**280**
ライゾデグ配合注……………**54**	ループ利尿薬……………38, 42	ロプレソール…………………300
ラシックス………………**38**, 42	ルーラン………………**280**	ロメリジン…………**297**
ラタノプロスト……………**387**	ルコナック……………206, **213**	ロラタジン………131, 135, 142, 146
ラニナミビル………………**196**	ルネスタ………………257, **260**	ロンゲス………………15, 300
ラノコナゾール……………**209**	ルプラック……………………**42**	
ラピアクタ………………**196**	ルミガン……………………**387**	**わ行**
ラベプラゾール………………225	ルリコナゾール……206, **209**, **213**	
ラミシール……………**204**, **209**	ルリコン……………………**209**	ワーファリン…………**79**, 84
ラメルテオン………………253, **264**	レクサプロ………………**271**	ワソラン………………**25**, 300
ラロキシフェン……………**319**, 342		ワルファリン………………**79**, 84
ランソプラゾール……………**223**		
ランタス……………**58**		

● 著者プロフィール

児島 悠史（こじま ゆうし）

薬剤師 / 薬学修士 / 日本薬剤師会 JPALS 6

2011年に京都薬科大学大学院を修了後，薬局薬剤師として活動．「誤解や偏見から生まれる悲劇を，正しい情報提供と教育によって防ぎたい」という理念のもと，ブログ「お薬Q&A～Fizz Drug Information（https://www.fizz-di.jp/）」やTwitter「@Fizz_DI」を使って科学的根拠に基づいた医療情報の発信・共有を行うとともに，薬剤師が医学論文を日常業務に役立てる方法について大学や薬剤師会主催の研修会で講演するほか，医療情報を扱うテレビ・ラジオ番組への出演や監修，雑誌の連載にも携わる．近著に「OTC医薬品の比較と使い分け（羊土社）」．

利益相反（COI）

特定の製薬企業との利害関係，開示すべき利益相反関係にある製薬企業は一切ありません．

※ 本書発行後の更新・追加情報を，弊社のホームページにてご覧いただけます．

羊土社ホームページ
「薬局ですぐに役立つ薬の比較と使い分け100」のページ
https://www.yodosha.co.jp/yodobook/book/9784758109390/
「発行後の更新情報」をご覧下さい．

薬局ですぐに役立つ薬の比較と使い分け100

2017年11月 1日　第 1 刷発行
2025年 4 月30日　第16刷発行

著　者　児島悠史
発行人　一戸裕子
発行所　株式会社　羊　土　社
　　　　〒101-0052
　　　　東京都千代田区神田小川町 2-5-1
　　　　TEL　　03（5282）1211
　　　　FAX　　03（5282）1212
　　　　E-mail　eigyo@yodosha.co.jp
　　　　URL　　www.yodosha.co.jp/
装　幀　羊土社デザイン室
印刷所　株式会社 加藤文明社

© YODOSHA CO., LTD. 2017
Printed in Japan

ISBN978-4-7581-0939-0

本書に掲載する著作物の複製権，上映権，譲渡権，公衆送信権（送信可能化権を含む）は（株）羊土社が保有します．
本書を無断で複製する行為（コピー，スキャン，デジタルデータ化など）は，著作権法上での限られた例外（「私的使用のための複製」など）を除き禁じられています．研究活動，診療を含み業務上使用する目的で上記の行為を行うことは大学，病院，企業などにおける内部的な利用であっても，私的使用には該当せず，違法です．また私的使用のためであっても，代行業者等の第三者に依頼して上記の行為を行うことは違法となります．

JCOPY ＜（社）出版者著作権管理機構 委託出版物＞
本書の無断複写は著作権法上での例外を除き禁じられています．複写される場合は，そのつど事前に，（社）出版者著作権管理機構（TEL 03-5244-5088, FAX 03-5244-5089，e-mail：info@jcopy.or.jp）の許諾を得てください．

乱丁，落丁，印刷の不具合はお取り替えいたします．小社までご連絡ください．

OTC薬選びに自信がつく！

OTC医薬品の比較と使い分け

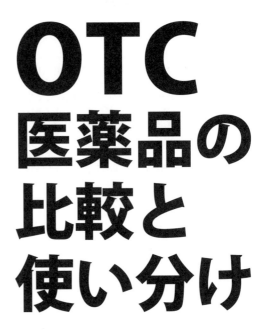

児島悠史【著者】　**坂口眞弓**【監修】　**神田佳典**【執筆協力】

■ 定価 4,180円（本体 3,800円+税10%）　■ B5判　■ 464頁　■ ISBN 978-4-7581-0943-7

■ 有効成分を徹底比較！

症状と有効成分から、OTCの適切な使い分けがわかる！

■「現場で役立つQ&A」も充実！

妊婦・授乳婦への対応など、117の現場で役立つQ&Aで商品選びに自信がつく！

- Q 妊婦・授乳婦でも選択肢になる薬は？その安全性評価は？
- Q インフルエンザの疑いがあったら，必ず病院を受診すべき？【総合感冒薬】
- Q 風邪の咳に，咳止めは効く？【鎮咳・去痰薬】
- Q ニコチンのガムとパッチ，禁煙成功率は同じ？【禁煙補助薬】
- Q ステロイド外用薬は1日に何回塗ってもよい？【痒み止め】
- Q 外用薬は，内服薬よりもよく効いて副作用も少ない？【鎮痛消炎薬】
- Q「抗コリン薬」と「抗ヒスタミン薬」の使い分けは？【乗り物酔いの薬】

などなど **117**のQ&Aを掲載!!

発行　**羊土社 YODOSHA**　〒101-0052　東京都千代田区神田小川町2-5-1　TEL 03(5282)1211　FAX 03(5282)1212
E-mail：eigyo@yodosha.co.jp
URL：www.yodosha.co.jp/

ご注文は最寄りの書店，または小社営業部まで